现代医院管理实践与经济运行

主编 李 凯 冯鲁俊 李惜羽 陈倩莹
　　　任庆丽 韩振文 胡 毅

中国海洋大学出版社
·青岛·

图书在版编目（CIP）数据

现代医院管理实践与经济运行 / 李凯等主编. —青
岛：中国海洋大学出版社，2023.3
ISBN 978-7-5670-3417-4

Ⅰ．①现… Ⅱ．①李… Ⅲ．①医院－管理－研究
Ⅳ.①R197.32

中国国家版本馆CIP数据核字（2023）第040678号

出版发行	中国海洋大学出版社			
社　　址	青岛市香港东路23号		邮政编码	266071
出 版 人	刘文菁			
网　　址	http://pub.ouc.edu.cn			
电子信箱	369839221@qq.com			
订购电话	0532-82032573（传真）			
策划编辑	韩玉堂			
责任编辑	韩玉堂		电　　话	0532-85902349
印　　制	蓬莱利华印刷有限公司			
版　　次	2023年3月第1版			
印　　次	2023年3月第1次印刷			
成品尺寸	185 mm×260 mm			
印　　张	31.75			
字　　数	1004千			
印　　数	1～1000			
定　　价	136.00元			

发现印装质量问题，请致电15865352991，由印刷厂负责调换。

前 言
FOREWORD

　　现代化医院管理制度是指医院在新型公共治理框架下形成的政府、所有者代表与医院之间责任和权利关系的一系列制度安排,包括政府宏观治理制度和微观的医院内部管理制度。加强医院制度建设,用制度文化激励和约束每个职工的行为,形成规范的医院管理体系、高效的制度实施体系、严密的制度监督体系、有力的制度保障体系,对营造一个职工工作舒心、患者就诊满意、政府放心的医院文化氛围至关重要。近年来,我国医院信息化建设取得了长足的进步和发展,医院信息系统也从单纯的费用管理系统升级到临床信息和管理决策支持系统,在提高医疗服务质量与效率、改善就医环境、配合医疗保障制度实施、促进医院科学管理等方面起到了重要作用,已成为医院正常运转的基本条件。

　　在当前深化医院改革的过程中,为了加强医院管理,规范医院管理行为、职业道德行为、医疗服务行为,提高医疗质量,保证医疗安全,防范医疗差错事故发生,我们总结医院工作制度运行中的经验和教训,本着实用性和可操作性的原则,力求简单扼要,便于记忆与执行,精心编写了这本《现代医院管理实践与经济运行》,意在提高执行力,并对其他医院有借鉴和相互学习的作用。

　　本书根据我国当前医院管理的实际情况,以及医院的管理知识、技术快速更新与发展的需要,结合国内外医院信息化建设、精细化管理的研究进展和实践经验编写而成。内容涉及医院感染管理、医疗质量管理、医疗安全管理、病案管理、档案管理、医学设备管理、医院建筑工程管理、医院环境和卫生保护管理、人力资源管理、绩效管理、财务管理等方面。本书语言精练、结构合理、逻辑清晰,适合卫生行政机构工作人员、医院各部门管理人员、各级医护人员等阅读和学习,也可作为医院管理培训班的辅助教材。

　　制度建设是一项政策性强、严谨性高的工作,也是一个长期的任务。由于我们的编写水平有限,书中可能存在不妥之处,敬请广大读者提出宝贵意见,以便再版时修订。

《现代医院管理实践与经济运行》编委会

2022 年 10 月

目 录
CONTENTS

第一章　管理学与医院管理学

第一节　管理学概述

一、管理的概念

管理是人类社会活动的重要组成部分之一,是一切有组织的社会劳动必不可少的活动过程。解决有限资源与相互竞争的多种目标之间的矛盾是管理的基本任务,如何将有限的资源在相互竞争的多种目标之间合理分配,如何有效组织、控制和协调资源,如何领导和激励生产实践活动中最重要的人力资源,这些都是管理者面对的重要问题。

(一)管理的概念

从字面上讲,管理就是管辖和处理的意思。管理作为一个科学概念,到目前为止还没有一个统一的、为大多数人所接受的定义。国内外专家学者由于研究管理时的出发点不同,他们对管理所下的定义也就不同,但都从某个侧面反映了管理的不同内涵。强调工作任务的人认为,管理是由一个或多个人来协调其他人的活动,以便收到个人单独活动所不能收到的效果。强调管理者个人领导艺术的人认为,管理就是领导,基于组织中的一切有目的的活动都是在不同层次的领导者的领导下进行的,组织活动是否有效,取决于这些领导者个人领导活动的有效性。强调决策作用的人认为,管理就是决策。

还有许多专家学者对管理下了很多定义,如哈罗德·孔茨在其《管理学》一书中指出,管理就是设计和保持一种良好环境,使人在群体里高效率地完成既定目标;斯蒂芬·P·罗宾斯认为,管理是指同别人一起,或通过别人使活动完成得更有效的过程;丹尼尔·A·雷恩认为,管理是指管理者为有效地达到组织目标,对组织资源和组织活动有意识、有组织、不断地进行的协调活动。

管理要解决的本质问题是有限资源与组织目标之间的矛盾。管理通常是指在特定环境下,通过计划、组织、控制、激励和领导等活动,协调人力、物力、财力和信息等资源,以期更好地实现组织目标的过程。这包含以下四层含义:管理采取的措施是计划、组织、控制、激励和领导这五项基本活动,又称之为管理的五大基本职能;通过五项基本活动,对人、财、物、信息、时间等组织资源进行有效的协调与整合;管理作为一种有目的的活动,必须为有效实现组织目标服务,以使整

1

个组织活动更加富有成效,这也是管理活动的根本目的;管理活动是在一定的环境中进行的,环境既给管理创造了一定的条件和机会,同时也对管理形成一定的约束和威胁,有效的管理必须充分考虑组织内外的特定条件。

(二)管理的基本特征

1.管理具有必然性

管理是共同劳动的产物,在社会化大生产条件下得到强化和发展,广泛适用于社会的一切领域,已成为现代社会极为重要的社会功能。随着生产力的发展和人类社会的进步,资源与目标之间的矛盾越来越复杂,管理的重要性也更加突出,管理越来越成为经济社会发展的关键因素。当今世界,各国经济社会发展水平的高低很大程度上取决于其管理水平的高低。

2.管理具有两重性

一种是与生产力相联系的管理的自然属性,另一种是与生产关系相联系的管理的社会属性。管理的自然属性是指通过组织生产力、协作劳动,使生产过程联系为一个统一整体所必需的活动,并取决于生产力发展水平和劳动社会化程度。同时管理又是管理者维护和巩固生产关系,实现特定生产或业务活动目的的一种职能,这是管理的社会属性,取决于社会关系的性质和社会制度。

3.管理具有不确定性

影响管理效果的因素往往很多,而许多因素是无法完全预知的。其中最难以精确把握的就是人的因素,包括人的思想、个性和人际关系等,都是管理的主要对象,但同时又都是不确定和模糊的。所以类似这种无法预知的因素造成管理结果的不确定性。

4.管理具有系统性

组织作为一个整体是由各要素的有机结合而构成的。在进行管理时,经常需要考虑各要素之间的关系,以及单个要素变化对其他要素和整个组织的影响,以全局和联系的方式来思考和解决问题。

5.管理既是科学又是艺术

管理是一门科学,它具有科学的特点,即客观性、实践性、理论系统性、真理性和发展性,管理的科学性在于其强调客观规律,研究对象和管理规律均客观存在。管理也是一门艺术,能够像艺术一样,熟练地运用知识并且通过巧妙的技能来达到某种效果,具有实践性、创新性、原则性和灵活性等特点,符合艺术的特点。

二、管理学理论

管理的观念与实践已经存在了数千年,但管理形成一门学科才有 100 多年的历史。以 19 世纪末 20 世纪初泰勒的科学管理理论的产生为标志,可简单划分为古典管理理论、中期管理理论和现代管理理论等阶段。

(一)古典管理理论

自从有了人类历史就有了管理,管理思想是随着生产力的发展而发展起来的。在古典管理理论出现之前,管理者完全凭自己的经验进行管理,没有管理规范与系统制度,被称为经验管理或传统管理。19 世纪末 20 世纪初,随着生产力的发展,管理理论开始创立与发展,以泰勒的科学管理和法约尔的一般管理为代表。

1.科学管理理论

其创始人泰勒 1856 年出生在美国费城一个富裕家庭,主要代表作有 1895 年的《计件工资制》、1903 年的《车间管理》和 1911 年的《科学管理原理》。《科学管理原理》奠定了科学管理理论的基础,标志着科学管理思想的正式形成,泰勒也因此被西方管理学界称为"科学管理之父"。泰勒的主要思想和贡献:管理的中心问题是提高劳动生产率,工时研究与劳动方法的标准化,科学地挑选与培训工人,实行差别计件工资制,管理职能与作业职能分离,强调科学管理的核心是"一场彻底的心理革命"。

2.一般管理理论

在以泰勒为代表的一些人在美国倡导科学管理的时候,欧洲也出现了一些古典的管理理论及其代表人物,其中影响最大的要数法约尔及其一般管理理论。法约尔将企业的全部活动概括为六种:技术性工作,商业性工作,财务性工作,会计性工作,安全性工作,管理性工作。法约尔在1916 年出版了《工业管理与一般管理》一书,提出了一般管理理论。法约尔的主要管理思想与贡献是:对企业经营活动的概括,最早提出管理的职能,系统地总结管理的一般原则,对等级制度与沟通的研究,重视管理者的素质与训练。

(二)中期管理理论

1.人际关系理论

尽管泰勒的科学管理理论与法约尔的一般管理理论在 20 世纪初对提高企业的劳动生产率产生了很大作用,但是仅通过此种理论和方法解决提高生产率的问题是有难度的。一个以专门研究人的因素来达到调动人的积极性的学派——人际关系学派应运而生,为以后的行为科学学派奠定了基础,也是由科学管理过渡到现代管理的跳板。该学派的代表人物是美国哈佛大学的心理学教授梅奥,代表作为《工业文明的人类问题》。人际关系理论是从著名的霍桑试验开始的,试验结果表明,生产率提高的原因不在于工作条件的变化,而在于人的因素;生产不仅受物理、生理因素的影响,更受社会环境、社会心理因素的影响。梅奥认为企业中的人首先是"社会人",即人是社会动物,而不是早期科学管理理论所描述的"经济人";生产效率主要取决于职工的工作态度和人们的相互关系;重视"非正式组织"的存在与作用。

2.系统组织理论

巴纳德 1886 年出生,1906 年进入哈佛大学经济系学习,是对中期管理思想有卓越贡献的学者之一,是社会系统学派的创始人。该理论认为,社会的各个组织都是一个合作的系统,都是社会这个大协作系统的某个部分或方面;组织不论大小,其存在和发展都必须具备3 个条件:即明确的目标、协作的意愿和良好的沟通;同时必须符合组织效力和组织效率这两个基本原则,所谓组织效力是指组织实现其目标的能力或实现目标的程度,所谓组织效率是指组织在实现其目标的过程中满足其成员个人目标的能力或程度。

(三)现代管理理论

现代管理理论产生与发展的时期为 20 世纪 40 年代末至 70 年代,这是管理思想最活跃、管理理论发展最快的时期,也是管理理论步入成熟的时期。第二次世界大战后,世界政治趋于稳定,生产社会化程度的日益提高,现代科学技术日新月异的发展,人们对管理理论普遍重视,出现许多新的管理理论和学说,并形成众多学派,称为"管理理论丛林",其代表性学派如下。

1.管理过程学派

管理过程学派以亨利、厄威克、古利克、孔茨、奥唐奈等为代表。该学派认为,无论是什么性质的组织,管理人员的职能是共同的。法约尔认为管理有五种职能,包括计划、组织、人员配备、指挥和控制,它们构成一个完整的管理过程。管理职能具有普遍性,即各级管理人员都执行着管理职能,但侧重点不同。

2.行为科学学派

行为科学学派是在人际关系理论的基础上发展起来的,代表人物和代表作有马斯洛及《激励与个人》、赫兹伯格及《工作的推动力》、麦格雷戈及《企业的人性方面》。该学派认为管理是经由他人达到组织目标,管理中最重要的因素是对人的管理,所以要研究如何调动人的积极性,并创造一种能使下级充分发挥力量的工作环境,在此基础上指导他们的工作。

3.决策理论学派

从社会系统学派发展而来,主要代表人物是曾获诺贝尔经济学奖的赫伯特·西蒙,其代表作为《管理决策新科学》。该学派认为,管理就是决策。管理活动全部过程都是决策的过程,管理是以决策为特征的;决策是管理人员的主要任务,管理人员应该集中研究决策问题。

除上述代表性学派外,现代管理科学理论还包括伯法的数理学派、伍德沃德的权变理论学派、德鲁克和戴尔的经验主义学派、卡斯特和卢森特的系统管理学派等。20世纪80年代后,随着社会经济的迅速发展,特别是信息技术的发展与知识经济的出现,世界形势发生了极为深刻的变化。面对信息化、全球化、经济一体化等新的形势,管理出现了一些全新的发展,这些理论代表了管理理论的新趋势,包括有企业文化、战略管理思想、企业流程再造、学习型组织和虚拟企业等。同时,现代管理也出现了战略化、信息化、人性化和弹性化等趋势。

(李惜羽)

第二节 医院管理学概述

一、医院管理及医院管理学的概念

(一)医院管理的概念

医院管理是指根据医院的环境和特点,运用现代管理理论和方法,通过计划、组织、控制、激励和领导等活动,使医院的人力、物力、财力、信息、时间等资源得到有效配置,以期更好地实现医院整体目标的过程。医院管理活动的目的是要在有限的医疗卫生资源条件下,以充分实现医院的最佳社会效益和经济效益,发挥医院的整体效能并创造出最大的健康效益。医院管理的主要任务是认真贯彻执行国家的卫生方针政策,增进医院发展活力,充分调动医院及医务人员的积极性,不断提高医院服务质量和效率,更好地为人民健康服务,为构建社会主义和谐社会服务。

(二)医院管理学的概念

医院管理学是运用现代管理科学的理论和方法,研究并阐明医院管理活动的规律及其影响因素的应用学科。医院管理学是管理学的一个分支和理论性、实践性、综合性较强的学科,既与医学科学相联系,又与其他社会科学及自然科学紧密相连,是医学和社会科学的交叉学科。医院管理学与管理学、组织行为学、社会学、公共政策学、经济学、卫生事业管理学、卫生经济学、卫生法学、卫生统计学、流行病学等许多学科有着十分密切的关系。

二、医院管理研究的主要任务与研究对象

(一)医院管理研究的主要任务

医院管理研究的目的是发现医院管理活动的客观规律,完善和发展医院管理科学理论,指导医院管理活动实践。医院管理研究的主要任务是研究医院系统的管理现象和运行规律,医院系统在社会系统中的地位、功能和制约条件,医院管理体制,监督、补偿、治理和运行等机制,医院内部组织领导、经营管理、质量控制和资金、人力、物流、信息等要素的组织协调等。

医院管理研究是卫生政策与管理研究的重要领域,是研究医院管理现象及其发展规律的科学,综合运用政策学、经济学、管理学的原理和方法,研究影响医院发展的宏观管理体制、运行机制和提高医院内部管理水平、运营效率的理论和方法,其目的是要促进医院实现组织目标、提高医院工作效率和效果。

(二)医院管理学的研究对象

医院管理学的研究对象主要是医院涉及的要素、医院系统及各子系统的管理现象和规律,系统之间的关系、定位、作用和制约机制,医院运行的过程及影响其运行的内外环境,同时也要研究医院系统在社会大系统中的地位、作用和制约条件。

三、医院管理学的研究内容和学科体系

(一)医院管理学的研究内容

医院管理学的研究内容主要包括:医院管理的基本理论和方法;与医院管理紧密相关的卫生发展战略与卫生政策、卫生服务体系、卫生资源及筹资体系等卫生管理内容;医院人力资源管理、质量管理、信息管理、财务管理、经营管理、后勤保障管理、绩效管理等内部运行管理内容。

也有将医院管理研究分为理论研究、宏观政策研究、服务体系研究、微观运行管理研究等内容。理论研究包括医院管理思想、管理原则、医院管理研究方法论、研究对象、学科体系、医院管理职能等。宏观政策研究包括运用系统论思想,研究医院在卫生体系中的地位、作用及运行规律,管理体制、运行机制、监管机制,以探索医院整体发展思路和战略目标等宏观战略研究;法律法规、政策、税收、支付等政策环境,群众卫生服务需要、需求等社会环境,经济环境,竞争环境等环境研究。服务体系研究包括医疗服务体系、区域医疗规划及资源配置、城乡医疗服务网、医院分级管理等。微观运行管理研究主要包括:运用管理学基本理论,研究医院管理的各个环节,领导,计划,决策,控制,效率(人员、设备的利用),医院业务流程管理等;组织人事管理,经营管理,质量管理,财务管理,信息管理,后勤管理等。

(二)医院管理学的学科体系

医院管理学的研究内容非常广泛,有必要对其学科体系进行划分,明确该学科的研究对象、研究范畴及其之间的有机联系,促进医院管理学的学科建设和发展。关于医院管理学的学科体系,目前国内外还没有形成完全一致的看法,有以医院科室和部门设置为基础进行分类的,如医疗科室管理、医技科室管理、护理管理、病案管理等;也有划分为业务管理、行政管理、经济管理等。这些分类方法概念不够清晰,难以形成理论体系。为了突出医院管理的理论性、整体性、层次性、实践性及实用性等特点,多数医院管理研究者将其分为综合理论和应用管理两大部分。

1.综合理论部分

综合理论部分也称之为医院管理学总论,主要研究医院管理的基本原理与医院概论等基本

理论问题,包括医院管理学的概念、研究对象、学科体系与发展,医院管理的职能和方法、医院管理的政策等。

医院概论主要从社会角度来研究医院这个特定系统的一般规律,主要包括医院的发展历史、定义和类型、性质、地位、工作特点、任务和功能、医院管理的方针政策、医院发展趋势、医疗法规等。

此外,还要研究医院体系的管理,包括医院管理体制、治理机制、补偿机制、运行机制和监管机制,医院服务体系的布局与发展规划、医院资源的筹集与使用(如医疗保障制度、医院支付方式改革等)、城乡医疗服务网建设和医院之间协作等。

2.应用管理部分

应用管理部分也可以称为医院管理学各论,主要研究医院管理这个系统中既相互联系又有区别的各个要素及其之间的关系等。这些要素管理主要有组织及人力资源管理、质量管理(医疗管理、技术管理、质量改进、安全管理)、信息管理、财务与经营管理(即经济管理)、科教管理、后勤管理(包括物资设备、后勤保障)等。由这些要素形成各个专业的管理,有些专业管理又可以分为若干子系统。

(1)组织管理:为了实现医院目标,将医院的人员群体按照一定的功能分工划分成相应的组织机构并有机结合,使其按一定的方式与规则进行活动的集合体。医院组织机构设置是医院进行各项活动的基本条件,医院组织管理也是整个医院管理的基础。

(2)人力资源管理:人力资源是任何组织中的第一资源,在医院中则更为重要。医院人力资源管理包括人员的录用、培养、使用等相关的体制和激励约束机制、人员的编配、职权的划分、医德医风建设等。

(3)质量管理:对医院活动全过程进行组织、计划、协调和控制,从而提高技术水平、医疗质量和技术经济效果,包括医疗服务的及时性、有效性、安全性,患者的满意度,医疗工作效率,医疗技术经济效果等内容,可以具体划分为医疗管理、技术管理、质量改进和安全管理。

(4)信息管理:信息处理、信息系统的建立和情报资料的管理,如医院统计、病案管理、资料管理等。它作为一项专业管理,贯穿在各项专业及其相互联系中。

(5)财务管理:进行经济核算和成本核算,降低医疗成本,避免浪费。管好用好资金,合理地组织收入和支出,以较少的财力和物力发挥较大的医疗技术经济效果,保证医疗业务的开展及发展业务的需要。

(6)经营管理:从医院经济实体性的角度,将医院经济活动与医疗服务活动相结合,社会效益与经济效益相统一基础上的经济管理过程。医院经营主业是医疗业务,同时有科研、教学、预防保健服务、医药器材物品生产与加工,以及其他生产经营活动。

(7)科教管理:将现代管理学原理、方法应用于医院的科技活动及教学中,调动临床科技人员和医院有关部门的积极性,实现在科技活动中各要素的最佳组合并发挥最大效能。内容包括医院科研规划及实施管理、科研制度管理、科研人才管理、科研经费管理、临床医学教育管理、住院医师规范化培训、继续医学教育管理等。

(8)后勤管理:围绕医院的中心任务,对医院的能源供给、环境卫生、保养维修、车辆调度、生活服务、药品器材、医疗设备等进行计划、组织、协调和控制,以保障医院工作的顺利进行,可以划分为总务保障管理、物资管理和设备管理。

医院管理系统各部分可以有各自的目标,但医院作为一个整体系统则有一个总的目标,医院各个子系统的运行和各项专业的管理都必须围绕医院总体目标的实现而进行。医院各项专业管理各有特点,但又密切联系,在实际管理工作中相互交叉、难以分割。不同历史时期,医院管理学研究的内容也各有侧重。在新的形势下,"以人为本"的服务观与"以患者为中心"的医疗观已成为医院管理研究的主旋律。如何完善医疗服务体系,改革医院管理体制及治理、运行、补偿和监管机制,转变医院发展模式,加强医院内部管理,减轻患者负担等,已经成为当前医院管理研究的重要内容。而关于医院质量管理、医院经营管理、医学科技与教育、职业道德建设、医院管理理论等的研究,则是医院管理学研究的长久课题。

四、医院管理学的研究方法

目前我国医院管理正处于从经验管理向科学管理的转变之中,医院管理实践中产生许多新的问题,迫切需要从医院管理学学科发展的角度进一步研究,这就必然需要了解医院管理学的一般研究方法,属于方法论中一般科学方法论和具体科学方法论的范畴。医院管理学是一门交叉学科,其研究方法多为借鉴管理学、社会学、经济学和医学等学科的理论和方法,结合医院管理的特点和规律,研究解决医院管理中的问题。主要方法可以分为定性研究和定量研究。

(一)定性研究方法

定性研究方法是社会学常用的一种探索性研究方法,多运用在关于事物性质的研究。通常是根据研究者的认识和经验确定研究对象是否具有某种性质或某一现象变化的过程及原因。定性研究方法主要是通过特定的技术或方式获得人们的一些主观性信息,对特定问题的研究具有相当深度,通常是定量研究的先前步骤。常用的定性研究方法如下。

1.观察法

观察法是社会学研究的最基本方法之一,它不同于日常生活中的一般观察,而是一种有意识的系统行为。定性观察法是指在自然状态下对研究对象的行为和谈话进行系统、详细的观察,并记录其一言一行。

2.访谈法

访谈法是指研究者在一定的规则下,按照事先确定的目的和内容,面对面地询问被访者并通过与其交谈获取有关信息的方法;可以分为非结构式访谈、半结构式访谈和结构式访谈,通常与观察法结合使用。

3.专题小组讨论法

专题小组讨论法也称焦点小组讨论法,是由一个经过训练的主持人以一种无结构的自然形式召集一小组同类人员(通常不超过12人),对某一研究专题在主持人协调下展开讨论,从而获得对讨论问题的深入了解的一种定性研究方法。该方法常用于收集目标人群中较深层次的信息,定性了解人们对某问题的看法和建议等。经常作为定量调查的补充。

4.选题小组讨论法

选题小组讨论法是一种程序化的小组讨论过程,召集6～10人来讨论某个特定问题的有关方面及原因,并对其进行收集判断,以确定优先方案。该方法既提供了表达个性和权威的机会,也照顾到了大多数人的意见,常用于社会需求评估。

5.文献分析方法

文献分析方法是通过查阅有关文献资料或记录,在较短时间内尽快了解某个研究问题相关情况的一种方法,是开展各种研究通常必不可少的一种重要方法。

6.德尔菲法

德尔菲法是一种预测和决策的方法,通过匿名方式,让专家独立地针对一个问题进行思考,并采用信函方式与研究者建立信息联系。研究者对信函信息汇总整理并将主要结果反馈给各位专家,供专家再次分析判断,反复多次后,专家意见趋于一致。该方法通常用于预测领域,也可广泛应用于各种评价指标体系的建立和具体指标的确定过程。

7.新发展的研究方法

新发展的研究方法主要有头脑风暴法、SWOT分析法、利益相关者分析法、情景分析法等。

(二)定量研究方法

定量研究方法是指运用概率论及统计学原理对社会现象的数量特征、数量关系及变化等方面的关系进行研究,并能用定量数据表示结论的一种研究方法。该方法使人们对社会现象的认识趋向精确化,与定性研究相结合以进一步准确把握事物发展的内在规律。

常用方法有系统分析法、预测分析法、投入产出分析法、统计分析法和层次分析法等。

(李　凯)

第三节　医院管理学的方法论与基本原则

一、医院管理学的方法论

方法论是指认识世界和改造世界的一般方法,在不同层次上有哲学方法论、一般科学方法论、具体科学方法论之分。关于认识世界、改造世界、探索实现主观世界与客观世界相一致的最一般的方法理论是哲学方法论;研究各门学科,带有一定普遍意义,适用于许多有关领域的方法理论是一般科学方法论;研究某一具体学科,涉及某一具体领域的方法理论是具体科学方法论。三者是互相依存、互相影响、互相补充的对立统一关系。哲学方法论在一定意义上带有决定性作用,它是各门科学方法论的概括和总结,是最为普遍的方法论,对一般科学方法论和具体科学方法论有着指导意义。

每一门学科都有其方法论,也就是总的指导思想和原则。研究我国医院管理,其方法论应该包括,必须从我国的国情和医院发展的实际出发,掌握有关社会科学、现代管理科学和医学科学等知识,并以此为基础,运用一般科学研究的基本方法,如定性调查的方法、统计和实验等定量的方法、综合分析的方法等。同时要研究现代管理科学在医院管理中的应用,紧密结合国情和实际,借鉴国外一切先进的科学管理理论和经验。重视我国医院管理的实践经验,全面理解医院作为社会事业重要组成部分的性质,坚持社会效益第一的原则和促进人民健康的根本宗旨,合理运用医院管理的相关理论和方法。

二、医院管理学的基本原则

医院管理学作为一门科学,其发展既要遵循哲学层面的普遍客观规律、也要遵循管理科学的一般规律,还要紧密结合本学科领域的特点。医院管理学的发展应坚持以下原则。

（一）遵循医院管理客观规律

马克思主义认为,规律是事物、现象或过程之间的必然关系。规律具有本质性的内部联系,也是现象间的必然关系,是现象中的普遍东西。管理作为一门科学,存在不以人们意志为转移的客观规律。医院管理者的责任就是要正确认识并把握医院管理的客观规律,运用科学管理方法,使医院良好运行并实现其发展目标。切忌脱离客观实际、主观随意。

（二）坚持发展的观点

一切客观事物都处在不断运动、发展、变化之中,因此医院管理必须与不断发展变化着的客观实际相适应。医院管理的对象是发展、运动着的,新情况、新问题不断出现,发展观点强调管理上的动态性、灵活性和创造性。要始终坚持发展的观点,改革创新,切不可满足现状,墨守成规,停滞不前,思想僵化。

（三）坚持系统的观点

所谓系统,一般是指由相互作用和相互依赖的若干组成部分相结合而成为具有特定功能的有机整体。任何系统都不是孤立的,它总是处在各个层次的系统之中,它在内部和外部都要进行物质、能量、信息的交换。所谓系统的观点,就是把所研究的事物看作是一个系统。医院正是这样一个系统,因此,研究医院管理必须坚持将医院作为一个整体系统加以研究。医院作为一个系统,由人员、设备、物资、经费、信息等要素组成,并按功能划分为若干子系统及更小的子系统,形成层次结构。

（四）坚持"以人为本"的理念

人是一个系统中最主要、最活跃的要素,也是一切活动的最重要资源。重视人的因素,调动人的积极性,已成为现代管理的一条重要观点。传统管理以管理事务为主体,现代管理则发展到以人为主体的管理,即只有充分调动人的积极性、主动性、创造性,才能实现管理的目标。在医院系统中,服务提供者是医院员工,服务对象是病患中的人,这就要求在医院管理中既要充分调动医院员工的积极性、主动性和创造性,又要切实尊重患者、服务患者,真正做到"以人为本"。

（五）遵循医疗行业特点

医疗行业作为一个服务行业,有其显著特点。医院是一个劳动、知识和资金密集型兼有的组织,对生产诸要素中劳动力素质的依赖更为明显;医疗服务具有明确的区域性、连续性、协调性和可记性等特点,且调节供需矛盾的方法少、效果差、难度大和周期长;医疗服务的产出直接依赖消费者的协作,医疗服务消费者严重依赖提供者;由于医疗服务的需求弹性较小,医疗服务的价格和服务的效用、意愿之间的关系并不紧密。医院提供的服务是直接面对消费者的即时性供给,具有明显的不确定性、专业性、垄断性和不可替代性,同时责任重大、客观上要求无误和完整,还有部分福利性的特点。医疗服务的需求者具有明确的目的性,即以较少的花费治愈疾病;但其寻求服务的过程则是盲目的、被动的和不确定的;同时医疗服务要求公益性和公平性,往往表现为第三方付费。

医疗服务具有其他服务性行业难以比拟的复杂性,医院管理者要认真研究。

（六）坚持一切从实际出发

医院管理研究在我国还是一门新兴学科,其理论体系、研究方法还很不完善,大多是直接学习和借鉴其他一些学科的理论和方法,尚未形成独立的学科体系。在这样一个阶段,我们必须加强医院管理理论的研究,同时又要认真总结我国医院改革发展的经验和教训,紧密结合医药卫生体制改革的实际,坚持理论研究与医院实践相结合。在研究方法上,要坚持定性与定量研究相结合,针对研究问题,采取适宜研究方法。在推进医院改革发展中,要坚持借鉴国际经验与开拓创新相结合,既要从中国国情出发、坚持走中国特色的创新之路,又要学习借鉴国际的先进经验,同时避免其已走过的弯路。

(韩振文)

第四节　医院管理的职能

所谓职能是指人、机构或事物应有的作用。管理职能是管理系统功能的体现,是管理系统运行过程的表现形式。管理者的管理行为,主要表现为管理职能,每个管理者工作时都在执行这些职能中的一个或几个。医院管理的职能主要是管理职能在医院工作实践中的运用,通常包括计划职能、组织职能、控制与协调职能、激励职能、领导职能等。现结合医院管理的具体内容,逐一做出说明。

一、计划职能

计划是管理的首要职能。计划是对未来方案的一种说明,包括目标、实现目标的方法与途径、实现目标的时间、由谁完成目标等内容,是管理工作中必不可少的重要内容。计划贯穿于整个管理工作中,具有如下特点:目的性,即计划工作为目标服务;第一性,管理过程中的其他职能都只有在计划工作确定了目标后才能进行;普遍性,计划工作在各级管理人员的工作中是普遍存在的;效率性,计划要讲究经济效益;重要性,计划是管理者指挥的依据、进行控制的基础。

计划工作也是医院管理的首要职能,主要包括确定医院目标、实现目标的途径和方法等,而目标又可分为医院的整体目标和部门的分目标。按照计划所涉及的时间分类,可以分为长期计划、中期计划和短期计划。长期计划是战略性计划,它规定医院在较长时期的目标,是对医院发展具有长期指导意义的计划;短期计划通常是指年度计划,它是根据中长期计划规定的目标和当前的实际情况,对计划年度的各项活动所做出的总体安排。中期计划介于长期计划和短期计划之间,是指今后一段时间内,医院的发展步调、重点任务等。

按照计划内容来分,可分为整体计划和部门计划。整体计划是对整个医院都具有指导意义的计划,如医院总体发展规划。部门计划是医院科室和部门的工作计划,如医疗计划、药品计划、财务计划、人员调配计划、物资供应计划、设备购置计划、基建维修计划等。

计划工作是一种特定的管理行为,是医院各级管理者所要完成的一项劳动,是一种预测未来、设计目标、决定政策、选择方案的连续程序。所以在制订计划和目标时,要进行调查研究和预测,并在此分析比较的基础上,做出最优的选择。

二、组织职能

组织是为达到某些特定目标,经由分工和合作及不同层次的权利和责任制度而构成的人的集合。实现计划目标,要建立有效的、连续性的工作系统。这个系统包括体制、机构的建立和设置,工作人员的选择和配备,规定职务、权限和责任,建立工作制度和规范,同时建立有效的指挥系统,使单位的工作有机地组织起来,协调地发展。组织有以下基本含义:目标是组织存在的前提,组织是实现目标的工具,分工合作是组织运转并发挥效率的基本手段,组织必须具有不同层次的权利和责任制度,组织这一工作系统必须是协调的。

医院组织是指为了实现医院目标,以一定的机构形式,将编制的人员群体进行有机地组合,并按一定的方式与规则进行活动的集合体。医院组织是组成医院的基本机构,是医院进行各项活动的基本条件,也是整个医院管理的基础。医院组织设置的原则主要考虑以下几点:管理宽度原则,一个领导者有效指挥下属的人数是有限的;统一指挥原则,一个人只能接受一个上级的命令和指挥;责权一致原则,赋予责任的同时,必须赋予相应的权力;分工协作的原则,按照不同专业和性质进行合理分工,各部门也要协调和配合;机构精简原则,保证机构正常运转情况下配置少而精的管理人员。

医院组织机构的设置,要从医院的工作性质和任务规模出发,适应自身的职能需要。组织工作就是为了实现医院的共同目标,需要建立有效的、连续性的工作系统,而建立这个系统所采取的行动过程。医院组织工作的一般程序为确定医院目标、设置组织结构、合理配置资源、授予相应权责利、协调沟通各方关系等。

三、控制与协调职能

控制是指组织在动态变化过程中,为确保实现既定的目标而进行的检查、监督、纠偏等管理活动。控制就是检查工作是否按既定的计划、标准和方法进行,若有偏差要分析原因,发出指示,并做出改进,以确保组织目标的实现。它既是一次管理循环过程的重点,又是新一轮管理循环活动的起点。按照控制活动的性质分,可分为预防性控制、更正性控制;按照控制点的位置分,可分为预先控制、过程控制、事后控制;按照信息的性质分,可分为反馈控制、前馈控制;按照采用的手段分,可分为直接控制、间接控制。

医院不论是惯性运作还是各项工作计划的执行,都必须在有控制的条件下进行。医院内的控制通常可以分为三种。一是事前控制,又称前馈控制,是指通过情况观察、规律掌握、信息收集整理、趋势预测等活动,正确预计未来可能出现的问题,在其发生之前采取措施进行防范,将可能发生的偏差消除在萌芽状态,如制定实施各种规章制度,开展医疗安全、药品安全、预防医院感染等活动。二是过程控制,又称事中控制,是指在某项经济活动或者工作过程中,管理者在现场对正在进行的活动或者行为给予指导、监督,以保证活动和行为按照规定的程序和要求进行,如诊疗过程、护理过程等。三是事后控制,又称后馈控制,是指将实行计划的结果与预定计划目标相比较,找出偏差,并分析产生偏差的原因,采取纠正措施,以保证下一周期管理活动的良性循环,如医疗事故处理等。

医院进行控制的方式主要有利用医院信息系统,进行各类绩效考核等。控制是一种有目的的主动行为。医院的各级管理人员都有控制的职责,不仅对自己的工作负责,而且必须对医院整体计划和目标的实现负责。控制工作离不了信息的反馈,在现代化医院中建立医院信息系统将会成为管理者进行控制工作、保证管理工作沿着医院的目标前进的一种重要手段。

协调就是使组织的一切工作都能和谐地配合,并有利于组织取得成功。协调就是正确处理组织内外各种关系,为组织正常运转创造良好的条件和环境,促进组织目标的实现。它包括组织内部的协调、组织与外部环境的协调、对冲突的协调等。协调也可以说是实现控制的一种重要手段,与控制相比有更好的管理弹性。

四、激励职能

激励是指人类活动的一种内心状态,它是具有加强和激发动机,推动并引导行为使之朝向预定目标的作用。激励有助于激发和调动职工的积极性,这种状态可以促使职工的智力和体力能量充分地释放出来,产生一系列积极的行为;有助于将职工的个人目标与组织目标统一起来,使职工把个人目标统一于组织的整体目标,激发职工为完成工作任务做出贡献,从而促使个人目标与组织目标的共同实现;有助于增强组织的凝聚力,促进内部各组成部分的协调统一。

医院管理者要对职工进行培训和教育,充分激励职工的积极性、创造性,不断提高业务水平,更好地实现目标。正确的激励应遵循以下原则:目标结合的原则,将医院组织目标与个人目标较好地结合,使个人目标的实现离不开实现组织目标所做的努力;物质激励与精神激励相结合的原则,既要做好工资、奖金等基本物质保障的外在激励,也要做好满足职工自尊心和自我实现的内在发展激励;正负激励相结合的原则,即运用好奖励和惩罚两种手段进行激励约束。

目前医院激励职工的手段与方法包括:①物质激励,在物质激励中,突出的是职工的工资和奖金,通过金钱的激励作用满足职工的最基本需要;②职工参与管理,参与管理是指在不同程度上让职工和下级参与组织决策和各级管理工作的研究和讨论,能使职工体验到自己的利益同组织利益密切相关而产生责任感,职工代表大会是目前医院职工参与管理的主要形式之一;③工作成就感,使工作具有挑战性和富有意义,满足职工成就感的内在需求,也是激励的一种有效方法;④医院文化建设,通过建设富有特色的医院文化,增强职工的凝聚力和归属感,从精神上激励职工产生自尊和责任感。

五、领导职能

领导是在一定的社会组织或群体内,为实现组织预定目标,领导者运用法定权力和自身影响力影响被领导者的行为,并将其导向组织目标的过程。领导的基本职责,是为一定的社会组织或团体确立目标、制定战略、进行决策、编制规划和组织实施等。

领导职能是领导者依据客观需要开展一切必要的领导活动的职责和功能,医院领导的基本职能包括规划、决策、组织、协调和控制等。有效的领导工作对于确保医院高效运行并实现其目标至关重要。在医院经营管理活动的各个方面都贯穿着一系列的领导和决策活动。例如,办院方针、工作规划、质量控制、人事安排、干部培训、财务预算、设备更新等都要做出合理的决定。从我国医院管理现状来看,领导者在现代医院管理中的作用越来越大,地位也越来越重要。领导的本质是妥善处理好各种人际关系,其目的是形成以主要领导者为核心、团结一致为实现医院发展目标而共同奋斗的一股合力。

我国医院的领导体制也在不断变化之中。自1991年以来,我国公立医院的领导体制多实行院长负责制,也有少部分为党委领导下的院长负责制;而在一些股份制医院、民营医院、合资医院则有不少实行的是董事会领导下的院长负责制。院长负责制是目前我国医院领导体制的主体形式,在该体制下医院院长对医院行政、业务工作全权负责,党委行使保证监督的职能,职工通过职工代表大会参与医院的民主管理与民主监督。公立医院院长受政府或其下属机构委托全权管理医院,对行政、业务工作全面负责,统一领导。当前,新一轮的医药卫生体制改革正在全面深化的过程中,我国医院的领导和管理体制也必将会随之发生相应的改变。

(韩振文)

第五节 医院的产生和发展

医院的产生和发展,与疾病流行和防治的需要、社会经济的发展、政治文化的变革、科学技术的进步,尤其是医药学的进展密切相关。医院的演变过程大致可分为4个阶段。

一、医院萌芽阶段

医院作为医疗机构的一种基本组织形式,其功能和性质并非从一开始就很完备,而是经过一个漫长的历史发展过程才形成的。至于医院究竟起始于哪个年代,医院的雏形又是在何时形成的,并无确切记载。1914年,法国考古学家C.H.Begonen在图卢兹城南发现1.7万年以前冰河时期的医人壁画,这是至今发现的最早的关于医院的记载。人们还通常认为作为人类文明摇篮之一的底格里斯河和幼发拉底河流域也是医疗的起源地,作为美索不达米亚文明重要内容的医学从在努佛志发现的泥板上的楔形文字记载上得到证实,早在公元前3 000年前就刻记了一本常规的治疗手册,这是世界上最古老的医书记载和药方集。但通常认为,医学的鼻祖是古希腊医学的代表人物希波克拉底(Hippocrates,BC460-BC377)和古罗马医学的代表人物盖伦,尤其是盖伦的解剖学,对医学的发展起着十分重要的推动和导向作用。

有人认为,古代医院的萌芽首先与宗教密切相关,当时人们认为疾病的发生是对天神的邪念,是鬼魔缠身,是犯有罪孽受到应有的惩罚。根据记载,最早设立医院的是古印度。印度流域的文明大约在公元前2 000年已达到顶峰。在大约公元前1 500年的吠陀时代(Vedic era)的名为《吠陀》(Veda)的梵文圣书记载了印度医学发展的丰碑,但巫术信仰、魔鬼畏惧的祈祷放在首位。印度是最早出现医院雏形的国家,约于公元前560年至公元前480年在佛陀释迦牟尼(Gautama Buddha)的教导下建立了医院,这要比西方大陆的医院约早1 000年。佛教寺院以慈善事业为宗旨,兼治患者并在寺院中留宿,这是医院的一种重要起源形式。在西方,最早见于修道院中附设的"病院"(sick-wings),有的称为专门医院(proper hospital)。最著名的12世纪鲁派茨贝格女修道院(the Rupertsberg convent)院长卞琴(Hildegard von Bingen),就是创办医院的典范。到13世纪后半叶,称为圣灵教会(Order of the Hosy Ghost)的教会组织下设1 000多个附属机构,它们就是现代医院、孤儿院和贫民院的前身。十字军东征(the Crusade)期间(11世纪末至13世纪末)造成大量患病和体弱者,导致成立大量教团。1099年成立"圣约翰医院骑士教团"(the Order of the Knights of the Hospital of St.John,简称Hospitaller,其意为慈善收养院);12世纪初成立"十字军圣殿骑士救护团"(the Order of the Temple,简称Templars,其意为寺庙收养院)和"恶疾救护团"(the Order of Lazars,简称Lazaret,其意为传染病收容院,当时主要是指收容麻风患者);12世纪末叶出现了"条顿骑士救护团"(the Teutonic Order)和"圣灵骑士救护团"(the Order of the Holy Ghost)。上述这些圣灵教团开设的医院不仅照料患者,还收留弃婴、孤儿、穷人、残疾人、衰老者和流浪者。

欧洲的中世纪被称为黑暗时代(the Dark Era),不但科学技术发展受到宗教桎梏的影响而发展甚慢,而且出现两次疾病大流行。第一次是在西罗马灭亡(公元476年)不久,东罗马贾斯廷朝代(the Justinian)发生的鼠疫到800年后又一次猖獗流行,从1347年起蔓延到印度、俄罗斯等地,夺去了 4 200 万人的生命。第二次就是夺去欧洲 1/4 人口的黑死病(the Black Death)流行。两次鼠疫大流行对欧洲医院的建立和发展起着重要的作用。欧洲疾病流行还发生于 13 世纪末叶至 14 世纪初的麻风病大流行,圣拉扎罗斯修道院(the Holy Lazarus Convent)成为闻名于欧洲的麻风病院(Lazar House),并建立收治麻风患者的麻风村(leprosorium)和麻风屋(Leper-hut);15 世纪末首先发现于英国的神秘的"英国出汗病"(the English Sweeting sickness,又称 Sudor amglicus),这种主要侵犯青壮年的,以极度寒战、高热和出奇臭汗为主要症状的高度传染性的疾病,再次使欧洲处于极度恐慌之中,时疫大流行推进了医院的发展。

我国是医院萌芽产生最早的国家之一。据记载,秦汉时期(前 221 至公元 220)就有宫廷医疗组织,其医事制度随着朝代更换而变化。秦有太医令,丞主医疗;西汉太医令则丞有二,一属太常(即太医院)、一属少府(即宫廷药房),并设太医令、太医丞、药丞、方丞等官职,分别担任医、疗、方等医职,直至晋代、南北朝都沿用此制度,其服务范围也逐渐延伸到宫廷以外。隋唐时,设立太医署,它是国家最高医疗机构,由令、丞、医监、医院,掌管医事政令,各地都普遍设立医院和药局。此外,公元 2 年,汉朝建立了我国最早的收容传染病的隔离院;东汉时(162 年)建立了类似军医院的机构,称"庵芦";这种军医院至元朝已基本健全,成为专门收治患病军人的"安乐堂"。隋唐时代开始设立收容麻风患者的"疠人坊",收治普通患者的慈善机构"悲田坊",以后又出现养病坊、福田坊、广惠坊、安济坊、安乐坊、慈幼局、养济院等医疗组织。

综上所述,国内外的历史证明,医院的萌芽和形成与宫廷、宗教和时疫密切相关。宫廷医院的诞生是出于为统治阶级少数人服务的目的,宗教医院的出现是建立在慈善济贫的人道基础上的,时疫流行促使医院的发展是疾病防治的需要,这充分反映了医院的萌芽形成从一开始就打上了时代性、阶级性和人道主义的烙印。

二、医院形成阶段

14~16 世纪,文艺复兴运动的狂飙有力地推动了科技文化和医学的发展,使初步形成的医院日趋完善,尤其是维萨留斯的解剖学,威廉·哈维的血液循环理论和人体胚胎学,雷文虎克发明的显微镜,现代临床先驱布尔哈维的贡献,西德纳姆(Thomas Sydenham)的病理学先驱,哈勒(Albrecht Haller)对生理学的贡献,施旺的细胞组织学,维也纳医学院临床体制的建立,法国皇家外科研究院的成立,莫尔干尼的病理解剖学,奥恩布鲁格发明的叩诊,医伯纳德(Claude Bernard)创导的现代实验生理学,雷奈克发明的听诊器,都对医院进入高速的发展做出了贡献。

1789 年法国大革命的胜利,为医院的发展提供了客观条件。法国医师比奈尔(Philippe Pine)将惨无人道的精神患者收容所改造成为精神病医院,这种将实际上的精神病患者监狱变为医院的哲理观点对医院管理带来了深刻的影响。几乎在同时,法国医师卡巴尼斯(Cabaniss)发表了《对巴黎医院的意见》,系统地、科学地提出了改善医院必要条件的措施,并在担任巴黎市医院管理局局长时对医院管理做出显著贡献。维也纳总医院院长旨兰克(Jo-hann Peter Frank)提出了国家卫生福利制度,并把医院与卫生监督、预防疾病结合起来,1779 年出版了《系统全面的医疗政策》(A Systematic and Comprehensive Medical Policy)一书,对如何改善医院业务管理系统、加强患者护理和树立良好医风等问题提出了系统的论点。1803 年,拿破仑颁布了医学教育和医院事业管理的法律,对医院事业进行统一管理,这标志着医院进入初期形成阶段。

三、近代医院阶段

从 19 世纪 70 年代开始,随着社会经济文化和科学技术的迅猛发展,尤其是医学科学技术的大进展:①科学家发现了人群大部分的传染病病原体,如结核、痢疾、白喉、伤寒、脑膜炎等,并在灭菌法方面有明显突破;②生物电的发现,促进各种生理检查仪和示波仪的诞生;③物理诊断技术应用,尤其是放射(X 射线)和放射性元素等;④化学疗法的诞生,尤其是弗莱明(Alexander Fleming)发现青霉素;⑤以南丁格尔(Florence Nightingale)为代表的现代护理的创建,形成比较完整和系统化的医院服务系统,促进了分科化、标准化、集体协作的医院管理的发展和进步。即明确了医护、医技分工,注重医院整体协调功能,建立各项管理制度和技术操作规程,实施标准化管理。

我国近代医院的建立是从外国教会在我国各地设立一批教会医院开始的。西医最早传入中国是16 世纪,意大利传教士利玛窦(Ricc Matteo)1583 年来华,以后又有艾儒略(Aleni Julio)来华,他们除在澳门设立传教点外,还在重庆、韶关、南昌、南京、北京、上海等地建立活动中心。18 世纪后,英美代替了意、葡、西等国。1807 年,英国传教士马礼逊(R.Morrison)到广州传教,1820 年伙同李湿斯顿(T.R.Levinstone)在澳门开设了一个小医院,以后发展为马礼逊医学院,迁至香港。1827 年,美国传教士派克(P.Parker)在广州开办眼科医院(后改为博济医院)。第一次鸦片战争后,中英《南京条约》签订,清政府被迫开放广州、福州、厦门、宁波、上海五处为通商口岸,允许外国人设立教会和医院。1844 年,美国罗克哈特(Lockhart)在上海开设了仁济医院,1861 年他又在北京设立了立施医院,1865 年美国圣公会在上海开设同仁医院,1867 年英国长老会在汕头设立高德医院,1879 年英国圣公会在杭州设立广济医院(即现在浙江大学医学院附属二院),1882 年英国苏格兰教会在沈阳设立盛景施医院,以后在各地尤其是沿海城市设立了多个教会医院。例如,1907 年的上海广慈医院(现上海第二医科大学附属瑞金医院),1908 年德国人在上海设立的同济医院,1918 年美国人在北京开办的协和医院。据 1876 年统计,外国人在我国开办的教会医院有 16 所,诊所 24 个;1905 年统计,教会医院增加到 166 所,诊所 241 个。外国教会还在广州开设了博济医学校(1866 年)、夏葛医学院(1899 年)、光华医学院(1908 年),在北京成立协和医学校(1906 年),在上海开设震旦医学院(1899 年)、圣约翰大学医学系(1908 年),在成都设立了华西协和大学医学院(1910 年)、福州成立了大同医学堂(1911 年)。据 1915 年统计,外国教会在我国开设了 23 所医学院校。教会医院的建立对推动我国医院事业的发展起了一定作用,但新中国成立前我国医院事业发展是较缓慢的。据统计,1949 年全国共有各种医疗卫生机构 3 670 个,床位 84 625 张,其中县和县以上医院有 2 600 个,床位 80 000 张,这些医院74.8% 集中在城镇。新中国成立后,在党和政府的领导下,医疗卫生事业得到显著发展。据统计,截至 2009 年底,全国共有医疗机构907 249 所,其中医院 20 291 所,拥有医院床位 312.08 万张,卫生技术人员 784.38 万人。

四、现代医院阶段

20 世纪 70 年代以来,世界社会经济格局的巨大变化,科学技术的突飞猛进,促进医院现代化的发展。医院现代化的主要特征:①诊疗技术的现代化,例如,各型 B 超、CT、ECT、PECT、磁共振、中子治疗仪、伽马刀等,都给医院诊疗技术手段和方法增添了质的变化,各种自动分析仪的使用,使医务人员在短时间内获取大量患者的疾病信息,提高了诊疗水平;②医院专科分化与整合,分科越来越细,既高度分化,又高度整合,如分子生物学、遗传学、免疫学等,充分发挥了现代医院的高科技功能;③预防保健功能增强,在社区保健和三级社会预防中充分发挥医院的社会保健功能;④经营管理高效,应用现代化的管理技术和方法,尤其是随着医院信息系统的完善和数字化医院的建设,社会效益和服务效能都得到显著提升。

从目前我国医院现状来看,大部分省市级医院已具备或基本具备向现代化医院过渡的条件,尤其是一些国家重点医疗教学基地,通过加强管理、深化改革、完善机制等重要措施,可争取早日跻身于世界先进行列。但是大多数医院,尤其是县以下医院,还应从实际出发,坚持适宜技术,决不能走脱离我国国情和医疗资源配置明显不合理和浪费或只为少数人服务的错误道路。医院现代化是一个逐步实现和逐步创造条件争取实现的不断发展过程,决不能脱离我国初级阶段的最大国情,在这个过程中特别要处理好硬件与软件的关系。

总之,医院的发展受社会经济、科学、文化的制约。医院的发展必须与医学科学技术的发展相适应,也可以说医学技术的发展是医院发展的基本要素。

(韩振文)

第六节　医院功能与医院服务

一、医院功能

医院功能也就是医院任务。《医疗机构管理条例》指出医疗机构(含医院)是以尊重生命、救死扶伤、维护和保证公民健康为宗旨,要以患者为中心,在提高医疗质量的基础上,保证教学和科研任务的完成,并不断提高教学质量和科研水平。同时做好预防、指导基层工作。国外有的将医院功能分为照料病员、培养医师及其他人员、增进大众健康和推进医学的研究四个方面。

医院的基本功能如下。

(一)医疗

医疗是医院的主要功能。医院医疗工作以诊疗与护理两大业务为主体,医疗与辅助业务密切配合,形成一个医疗整体,为患者服务。医院医疗一般分为门诊医疗、住院医疗、康复医疗和急救医疗。门诊、急诊诊疗是第一线,住院患者诊疗是重点。

(二)教育培训医务人员及相关专业人员

医学教育有个显著的特点,就是学校只是医学教育的一部分,必须经过毕业后医学教育才能培养成为一个合格的医师。临床医学是实践医学,医院是住院医师的规范化培训和专科医师培养的基地。临床研究生的培养也是大型医院,尤其是教学医院的基本任务。医院必须具有对全体医院工作人员进行培养教育的功能。只有充分发挥这一功能,才能不断培育专业医务人才队伍,提高业务技术水平,提高医疗质量。此外,教学医院还要承担临床教学的任务。

(三)开展科学研究

医院是集中进行医疗实践的场所。医院开展科学研究是提高业务水平的需要,如开展新业务、新疗法,要先进行实验研究,取得成果,然后用于临床,对临床研究,往往能对医学发展做出贡献,提高医疗质量。医院在医疗实践中蕴藏着无数的研究课题,医院必须具有临床医学研究的功能。

(四)预防保健和社区医疗服务

医院不仅单纯为了治疗患者,必须进行预防保健工作,开展社区医疗服务,成为人民群众健康服务活动的中心。要扩大预防,指导基层,开展健康咨询、门诊和住院体格检查、疾病普查、妇幼保健指导、卫生宣教等业务。同时还要开展计划生育的技术工作,医院必须对社会保健做出自己的贡献。

(五)康复功能

医院的康复功能日益受到重视。事实上,康复范围不只是康复各种治疗,其涵盖范围相当广泛,其主要目的与功能分别是:第一要让每一位患者能在生理上完全康复,第二是使每位患者在心理上完全摆脱创伤,第三则是使患者能早日回归社会,第四是使患者发挥其原来之角色功能,而不是留下任何疾病之阴影,第五为预防患者再患同一伤病而住院。

以上五项功能不是各自孤立的,而是相互联系、相辅相成的。也不是并列的,而是以医疗为中心,医疗与其他四项功能相结合,围绕医疗工作统筹安排,才能全面完成医院各项任务。

二、医院服务

医院是以诊治疾病、护理患者为主要目的的医疗机构,是对公众或特定人群进行疾病防治和保健康复的场所。医院以患者和一定的社会人群为主要服务对象,以医学技术为基本服务手段,以满足医疗保健需求为主要服务内容,以蕴涵生命健康和安全的医疗产出和非物质形态的健康服务为主要服务形式。医院服务,从内涵上看,包括技术性服务和功能性服务;从外延上看,可分为疾病诊疗康复服务、亚健康人群的保健服务、健康人群的疾病预防服务等。医院服务是一种特殊的公共产品,医院是产品的提供者,医务人员是产品的生产者,患者是产品的使用者,社会是产品的受益者。

作为典型的服务单位,医院服务与其他服务又有着本质的差异。医院服务的特性如下。

(一)无形性与易逝性

医院服务在本质上是一种行动、过程和表现,不是实物。医院服务很难向患者进行具体展示,医院服务的需求和供给是同时显现的。因此,医院服务尤其是急诊服务具有地域性。医院服务很难用专利等手段加以保护,新的服务项目可以轻易地被仿效。未接受服务的患者很难感知和判断其质量和效果,对医疗服务质量进行客观评估,往往根据医务人员、服务设施和环境等有形线索来进行判断。患者为了减轻医疗服务的风险,通常相信亲朋好友的推荐、医院在社会上的声誉,以及他们自己过去的就诊经验。

医院服务不是有形产品,不能被储存、返修或返工。医务人员的技术、技能不实际操作,就会生疏荒废。医院的服务能力不及时应用到诊疗服务之中,不转化为实实在在的服务,就没有价值,就意味着资源的流失和浪费。这要求医院在对医疗需求进行科学分析的基础上,合理确定医院的适宜规模,配备医务人员、医院设施和医疗设备。

(二)专业性与伦理性

医院服务是知识密集型产品,是多种思维劳动的综合产物。由于医院服务关系到人的生命安危,所以法律上规定只有具备专门的知识、受过专门训练的医疗专业技术人员和具备法定条件的医疗机构,才能作为医疗服务的提供者或经营者。

由于绝大多数患者不具备医疗专业知识,很难对自己的医疗需求、服务内容和服务质量做出科学的判断,不得不依赖医疗专业技术人员的专门知识和技能。医院服务的提供者完全可能操纵患者的医疗需求,甚至可以创造医疗需求。医务人员与患者在对疾病的认识程度上极度不对称,医务人员在心理上具有绝对优势。提供者可以利用技术上的垄断地位和需求者的紧迫需要而单方面决定服务的内容和服务质量。另外,患者在疾病的诊治过程中需要把自己身体的隐秘部位暴露给医务人员,把自己的一些隐私告诉医务人员。所以医院服务具有很强的伦理性。医院服务的专业性和伦理性,要求医院的医务人员,树立以患者为中心的理念,发扬救死扶伤、人道主义精神及对医疗事业无私奉献的价值观念,具备高尚的医德情操和道德素养。

(三)社会性与公益性

医院肩负着重要的社会功能,医院的服务具有社会性。医院的功能,不仅仅体现在诊治某个患者的个体效果,更重要的是要看它的社会效果。医院的社会功能主要体现在:①维护和增进人类健康,人类的繁殖、出生、发育、疾病、衰老、死亡是一个自然过程,这一过程日益需要医疗活动的干预和影响,所以医疗保健已成为人类社会生活中必不可少的条件;②保护和增强社会劳动力,医疗的最佳效果是使患者重返社会,参加精神文明和物质文明建设,医疗工作是直接为生产力的基本要素之一劳动力服务的,它的作用只对劳动者的自然属性发生作用,不直接影响劳动者的社会属性;③社会适应不良的调节,医疗能够帮助个人暂时离开所处社会环境,缓和精神上的紧张,补偿社会功能上的缺陷;④完善社会健康体系,医院的任务,是以医疗为中心,同时开展社会预防,要求临床医师在日常医疗的各个环节中体现预防观点,落实预防措施,完成预防任务,要求医院扩大服务范围,从院内服务扩大到院外服务,从技术服务扩大到社会服务,为完善社会健康体系做出贡献;⑤调剂社会公益、福利。医疗卫生事业是政府实行一定福利政策的社会公益事业,医院等卫生机构均获得政府或社会组织一定数额的事业补贴经费,因此起着促进或延缓社会财政对公共事业的补偿或其他特殊分配的作用。

医院服务包括预防保健、疾病诊疗等内容,其中预防保健由社会人群共享,属于公共服务;疾病诊疗虽然都有具体的服务对象,但也属于准公共服务。因此,医院服务的公益性不容置疑。医院是社会保障体系的一部分,医院服务首先要强调的是其社会效益。医院在为社会服务的时候,对患者要不分贫富贵贱,一视同仁。医院服务的公益性决定了其必须坚持社会效益与经济效益的统一,在确保社会效益的同时讲求经济效益,以增强医院实力,提高医疗服务的水平与效果。提高经济效益的根本途径在于提高医疗服务的水平与质量,注意投入与产出之合理比例。

(四)随机性与连续性

人们什么时候生病、生什么病,或疫情什么时候发生、多大规模,都是事先很难准确预料的;同时每一位患者都有个体化的表现。因而医院服务的需求与供给都具有很大的随机性,既不可能像一般日常生活消费品那样有计划地消费,也不可能像工厂那样按标准程序进行大批量商品的生产。在医院必须强调时间就是生命,在治疗与抢救患者过程中要分秒必争。医院要方便患者就医,节假日往往是多数患者可以自由支配的时间,医院服务不应该有节假日之分,必须是 24 h 服务。

医院接受患者就诊、病情观察与治疗要求连续不间断,各种工作安排都要适应医疗工作连续性要求,医院必须为患者提供连续的不间断的医疗服务。

(五)生产与消费的同一性

医院服务具有生产与"消费"不可分离的特点,服务人员向患者提供服务之时,也正是患者"消费"服务之时。医院服务的完成,实际上是医务人员和患者互动配合,共同与疾病斗争的结果。因此患者在接受治疗时,不是被动无关的,他是医务人员的重要协作者,医疗的质量不完全由医师决定,而是很大程度上受双方的合作意识、指导接受能力与参与配合程度的影响。医院服务的同一性决定了患者在医疗服务质量评价中起十分重要的作用。

(六)广泛性与层次性

医疗服务面广,各行各业、男女老少,在产生医疗需求时,不得不选择医院的服务。尽管人们都希望最好是"别有病",但是一旦有了病,就必须去医院看医师。当然也有许多人由于各种原因,生病后没有及时就诊,这样医院就存在着大量的具有潜在需求的患者。如果医院还是等患者上门,那么,医院起不到对疾病的预防作用,也使患者的疾病得不到及时发现、及时治疗,较难取得医疗效果。

医院服务的层次性主要表现在以下方面。①核心服务。核心服务是医院服务的最基本层次,也就是患者需求的物质或服务的利益。例如,患者到医院看病是为了诊断病情,寻找治疗方法,得到高质量的治疗,尽快解除病痛,获得康复。②形式服务。即患者需求的医疗服务实体或外在质量。如医疗服务的项目、技术水平、设备条件、治疗质量与效果,能否满足患者的不同需求。③附加服务。即患者需求的医疗服务延伸部分与更广泛的医疗服务。如医学知识的介绍、病情咨询、服务承诺、就医环境、生活方便舒适程度等。

(七)异质性与不确定性

医院服务由医院员工提供,同时需要患者的积极参与。医疗服务质量取决于很多服务提供者不能完全控制的因素,如患者清楚表达的能力、员工满足患者需要的能力和意愿、患者间的相互作用、患者对服务的需求程度等。同样的疾病对于不同的个体,其症状、体征都不会完全一样,同样的病用同样的药在不同个体的反应也是不一样的,有的反应常常不可预知。同一位医务人员、同一个诊疗环境、同一个病种、同一个诊疗方案,对于不同的患者,都可能产生不同的疗效,表现为不同的服务质量。实践中,导致医院服务异质性的原因主要有 3 个方面。一是医务人员的原因,由于心理状态、服务技能、努力程度等的不同,同一家医院中的医务人员提供的服务是有差异的,即使是同一位医务人员,其提供的服务在不同的情况下、在质量上也可能会有差异。二是患者的原因,如患者的知识水平、经济水平、个人体质等不同,直接影响服务的质量和效果。三是医务人员与患者间相互作用的原因,即使是同一位医务人员向同一位患者提供的服务,也可能会因双方当时的情绪等原因而存在差异。

医院作为提供医疗服务的组织还具有卫生服务组织所共有的特性。例如,定义和衡量产出较为困难、服务工作多变而且复杂、大多数工作紧急且不容延误、工作几乎不允许含糊和出错、组织内部各个部门和岗位高度相互依赖并且要求高度协调等。

(韩振文)

第七节　医院管理发展历程

纵观国外医院管理的发展历程,其大致经历了经验管理、科学管理、管理科学和文化管理 4 个阶段。

一、经验管理阶段

经验管理阶段是以宗教的或原始的行政性管理为主的阶段。在 19 世纪末工业革命以后,管理学首先从工厂(企业)管理产生并发展起来。它对医院的早期管理产生了极大的影响。当时，在欧美国家，由宗教团体建立的医院仍占主导地位，部分医院由慈善家发起，也有政府兴办的公立医院和医师们兴建的医院。医院只设病房(不分科室)和厨房等，以抚慰不能在家中治疗的贫穷和垂危患者为目的。医院的医师都是凭自己的经验操作，医师的培养以师傅带徒弟的个人传授方法为主。医院的投资者和医师们直接担任管理者，凭其个人意志和经验进行管理，管理的方式没有摆脱小生产和纯粹经验医学的传统。在西方国家，医院管理者多数是(宗教)董事会、慈善团体理事会的工作人员，医院的具体管理工作是在医院总护士长协助下完成的。公立医院任命在职医师为医监或者医务长，在宗教或慈善团体理事会管理人员的协助下对医院进行管理。其管理职能主要局限于为医院筹措资金，协调患者、医师、护士之间的关系等一般行政性管理。

二、科学管理阶段

科学管理阶段是以技术性的标准管理为主的阶段。20世纪开始以来，随着社会经济和科学技术的迅速发展，医院的规模、结构、医学科学技术和医疗活动不断扩充与进步。在科学管理思想的影响下，医院要求管理者不但要有一定的医学知识，而且要有相应的管理知识和技能，使得在以医师为主体的医疗技术活动的基础上，初步形成科学的医疗技术管理。它一方面表现为一系列医疗技术常规和技术操作规程的统一制订和实施的管理；另一方面表现为逐步严密起来的科学组织和分工。1910年，美国学者豪兰(Howland)等提出医院管理是一门独立的科学，提倡对医院管理人员进行管理教育。1913年，美国外科医师协会成立，把医院标准化作为目标之一。1917年召开了医院标准化大会，此后，在全美国开展了医院标准化运动，并开始医院评审。该协会对不符合标准的医院的医师不予承认会员资格。1935年，该协会调查委员会主席麦克依陈(Mac Dachen 1881－1955)出版了《医院的组织和管理》专著，开始形成医院管理学科体系。为适应医院管理工作的需要，美国医学会开始组织医院管理人员讲习会。从1934年开始，美国芝加哥大学设立了医院管理的课程。之后，许多大学都设立了医院管理课程，由大学培养医院管理专业人员。美国的医院管理学及医院管理学大学教育的成果，引起了世界各国的重视，第二次世界大战后欧洲等许多国家都效仿美国的做法，纷纷在大学设立医院管理课程(讲座)或管理专业，促进了医院管理学的发展。

三、管理科学阶段

管理科学阶段是协作的系统的管理阶段。第二次世界大战后特别是进入20世纪60年代，医疗技术飞速发展，促进了医院现代化建设的进程。由于基础医学各学科进一步广泛地应用于临床医疗，打破了各科独立进行医疗技术的科学管理界限，医师仅凭个人的经验为患者提供全面的服务显然不够了，而形成多学科乃至医院非医疗部门的协作。又因新学科的不断出现，医院的组织结构、技术结构日趋复杂，使得以医师为主体的医师、护士、患者之间的简单运行关系转向一个组织过程。医院的组织指挥不再是以单一的权力结构形式沿着一条指挥链向下传递，而是对医院各专业系统组织有效的协调。现代管理科学的许多理论、观点和方法，大量被医院管理所引用，电子计算机等技术也广泛应用于医院管理，加速了医院现代化进程。

20世纪80年代，世界卫生组织确定了"2000年人人享有卫生保健"的全球性卫生战略目标，促进了医学模式向生物、心理、社会医学模式转变，医院功能扩大，出现了与社区相联系的医院外周功能单位，促使医院将传统的封闭管理模式改变为系统的开放式管理。医院作为一个不断发展的复杂的技术服务系统,着眼于医院发展的社会利益目标,组织院内外多层次多系统的协作,优化自身的结构,提高在社会卫生保健系统中的竞争能力,从整体上寻求医院新的发展。

为了适应医院管理的实践与发展,欧美各国与日本进一步发展了专业机构、学术团体和行业协会,出版医院管理专业的杂志和专著,各医学院校纷纷开展了医院管理专业教育,使医院管理实践、管理人才培养和研究工作结合起来,推动了医院管理科学的进步与发展。

四、文化管理阶段

文化管理是近年医院管理领域的又一个新的阶段。在企业界,20 世纪 60 年代就有人开始进行文化管理的研究,到了 80 年代,对这一课题进行探讨的文章数量大大增加。很多管理者期望通过有效管理并弘扬组织文化,以创出良好业绩。在众多的文化管理的专著中,影响最大的要数彼得·圣吉(Peter M.Senge)的著作《第五项修炼——学习型组织的艺术和实务》。在企业界文化管理思潮的影响下,医院文化管理也日益受到医院管理者的重视。医院管理者开始逐渐认识到文化是医院经营管理中宝贵的无形资产,文化管理是现代管理的前沿,是核心竞争能力的原动力,医院文化管理是医院获得持续发展的有效手段。

医院文化作为文化管理理论在医院的表现形式,它既是社会文化在医疗卫生领域的拓展和延伸,又具有自己的框架结构、价值取向和个性特征。医院一旦形成自己特有的文化氛围,就会反过来对医院组织的发展、医院主体的行为产生巨大的推动或制约作用。医院文化作为医院这个特殊的社会组织,在一定的民族文化传统中逐步形成的具有本医院特色的基本信念、价值观念、道德规范、规章制度、生活方式、人文环境,以及与此相适应的思维方式和行为方式的总和,其内涵包括由物质、制度、精神文化构成的三大子系统,以及医院哲学、医院精神、医院道德、医院民主、医院制度、医院公共关系等六个方面的内容。其中医院价值观念是医院文化的核心与灵魂。价值观是医院在追求成功过程中所推崇、信奉的原则和价值取向。医院文化作为医院经营管理的新型管理理论,一是能较全面地认识和运用医院管理各要素的实施管理。医院中不仅存在经济的、技术的要素,还存在着文化的、心理的要素,积存着大量的价值观念、道德规范。把管理当作"一种文化和一种价值观及信念的系统",从而完全适应了新技术革命以来管理文化建设的趋势。二是它着重从管理的哲学层面阐述管理要点。它研究的不是医院管理中的具体问题和具体方法,而是医院管理中的世界观和方法论;它回答的是医院是什么? 医院应该具有什么样的基本信念、价值观、道德规范等反映管理理论中的"哲学"层面的重大问题。目前,国内外医院都十分重视医院文化的研究及其在医院管理中的应用,我国医院近年来绝大多数建立了自己的形象识别系统(Hospital Identity System,HIS),提炼了医院精神和核心价值观,建立了医院员工的行为规范,普遍提出建设学习型医院的理念并加以实践,也有医院提出较为系统的研究型医院、学院型医院的文化建设理念、管理思路和具体措施。

（韩振文）

第二章　医院感染管理

第一节　手　卫　生

洗手作为一种简单而经济的操作方法,在控制医源性感染和耐药性细菌方面起着重要的作用。保持良好卫生习惯,避免经手造成环境、医疗器具、患者用品等污染,防止直接或间接造成患者或医护人员的感染,是提高医疗质量、保障患者和医护人员安全等工作的一项重要内容。

一、手卫生的定义

手卫生为医护人员洗手、卫生手消毒和外科手消毒的总称。

(一)洗手

医护人员用肥皂(皂液)和流动水洗手,祛除手部皮肤污垢、碎屑和部分致病菌的过程。

(二)卫生手消毒

医护人员用速干手消毒剂揉搓双手,以减少手部暂居菌的过程。

(三)外科手消毒

外科手术前医护人员用肥皂(皂液)和流动水洗手,再用手消毒剂清除或者杀灭手部暂居菌和减少常居菌的过程。使用的手消毒剂可具有持续抗菌活性。

二、洗手与卫生手消毒设施

(1)设置流动水洗手设施。

(2)手术部、产房、导管室、层流洁净病房、骨髓移植病房、器官移植病房、重症监护病房、新生儿室、母婴室、血液透析病房、烧伤病房、感染疾病科、口腔科、消毒供应中心等重点部门应配备非接触式洗手设施。有条件的医疗机构在诊疗区域均宜配备非接触式洗手设施。

(3)应配备清洁剂,宜为一次性包装。重复使用的容器应每周清洁与消毒。

(4)应配备干手物品或者设施,避免二次污染。

(5)应配备合格的速干手消毒剂,并符合下列要求:①应符合国家有关规定;②宜使用一次性包装;③医护人员对选用的手消毒剂应有良好的接受性,手消毒剂无异味、无刺激性等;④易挥发的醇类产品开瓶后使用有效期不超过 30 d;不易挥发的产品开瓶后使用有效期不超过 60 d。

(6)手卫生设施的设置位置应方便医护人员、患者和陪护人员使用,应有醒目、正确的手卫生标识,包括洗手流程图或洗手图示等。

三、手卫生应遵循的原则

(一)基本要求

(1)手部指甲长度不应超过指尖。

(2)手部不应戴戒指等装饰物。

(3)手部不应戴人工指甲、涂抹指甲油等指甲装饰物。

(二)洗手、卫生手消毒应遵循的原则

(1)当手部有血液或其他体液等肉眼可见的污染时,应用肥皂(皂液)和流动水洗手。

(2)手部没有肉眼可见污染时,宜使用速干手消毒剂消毒双手代替洗手。

(3)接触患者的血液、体液、分泌物、排泄物以及被传染性致病微生物污染的物品后,或直接为传染病患者进行检查、治疗、护理或处理传染患者污物之后,应先洗手,然后进行卫生手消毒。

四、洗手指征

(1)直接接触每个患者前后,从同一患者身体的污染部位移动到清洁部位时。

(2)接触患者的黏膜、破损皮肤或伤口前后,接触患者的血液、体液、分泌物、排泄物、伤口敷料等之后。

(3)穿脱隔离衣前后,摘手套后。

(4)进行无菌操作、接触清洁、无菌物品之前。

(5)接触患者周围环境及物品后。

(6)处理药物或配餐前。

五、洗手方法

(1)在流动水下,使双手充分淋湿。

(2)取适量肥皂(皂液),均匀涂抹至整个手掌、手背、手指和指缝。

(3)认真揉搓双手至少 15 秒钟,应注意清洗双手所有皮肤,包括指背、指尖和指缝,具体揉搓步骤见图 2-1:①掌心相对,手指并拢,相互揉搓;②掌心对手背沿指缝相互揉搓,交换进行;③掌心相对,双手交叉指缝相互揉搓;④弯曲手指使关节在另一手掌心旋转揉搓,交换进行;⑤右手握住左手大拇指旋转揉搓,交换进行;⑥将五个手指尖并拢放在另一手掌心旋转揉搓,交换进行;⑦右手握住左手腕回旋摩擦,交换进行,在流动水下彻底冲净双手,擦干,取适量护手液护肤。

六、卫生手消毒方法

医护人员卫生手消毒应遵循以下方法。

(1)取适量的速干手消毒剂于掌心。

(2)严格按照六步洗手法的揉搓步骤进行揉搓,作用时间 1 min。

(3)揉搓时保证手消毒剂完全覆盖手部皮肤,直至手部干燥。

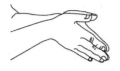 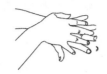 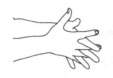

步骤1.掌心相对,手指　步骤2.掌心对手背沿指缝　步骤3.掌心相对,双手交　步骤4.弯曲手指使关节在另一掌
并拢相互揉搓　　　相互揉搓,交换进行　　　叉指缝相互揉搓　　心旋转揉搓,交换进行

步骤5.一手握另一手大拇指旋　步骤6.五个手指尖并拢在另一掌心　步骤7.握住手腕回旋
转揉搓,交换进行　　中旋转揉搓,交换进行　　摩擦,交换进行

图 2-1　七步洗手法

七、外科手消毒方法

应遵循先洗手后消毒的原则,不同患者手术之间、手套破损或手被污染时、术中更换手术衣时应重新进行外科手消毒。方法如下:①修剪指甲,挫平甲缘,清除指甲下的污垢;②流动水下冲洗双手、前臂和上臂下 1/3;③取适量的皂液或其他清洗剂按六步洗手法清洗双手、前臂和上臂下 1/3,用无菌巾擦干;④取适量的手消毒剂按六步洗手法揉搓双手、前臂和上臂下 1/3,至消毒剂干燥。

(任庆丽)

第二节　医院隔离技术

一、概念

(一)隔离

采用各种方法、技术,防止病原体从患者及携带者传播给他人的措施。

(二)标准预防

针对医院所有患者和医护人员采取的一组预防感染措施,包括手卫生,根据预期可能的暴露选用手套、隔离衣、口罩、护目镜或防护面罩,以及安全注射,也包括穿戴合适的防护用品处理患者环境中污染的物品与医疗器械。标准预防是基于患者的血液、体液、分泌物(不包括汗液)、排泄物、非完整皮肤和黏膜均可能含有感染性因子的原则。

(三)个人防护用品

用于保护医护人员避免接触感染性因子的各种屏障用品,包括医用外科口罩、手套、护目镜、防护面罩、防水围裙、隔离衣、防护服、防水胶鞋、呼吸保护器等。

二、不同传播途径疾病的隔离与预防

(一)隔离原则

(1)在标准预防的基础上,医院应根据疾病的传播途径(接触传播、飞沫传播、空气传播和其他途径传播),依据《医院隔离技术规范》采取相应传播途径的隔离与预防措施。

(2)隔离病室应有正确、醒目的隔离标识,并限制人员的出入。黄色为空气隔离,粉色为飞沫隔离,蓝色为接触隔离。

(3)传染病患者或可疑传染病患者应安置在单人隔离房间。受条件限制的医院,同种病原体感染的患者可安置于一室。

(4)隔离患者的物品应专人专用,定期清洁与消毒。日常工作随时做好消毒,患者出院、转院和死亡后应进行终末消毒。

(5)接触隔离患者的工作人员应按照隔离要求穿戴相应的隔离防护用品,如穿隔离衣、戴医用外科口罩、手套等,并进行手消毒。

(二)接触传播疾病的隔离与预防

经直接或间接接触传播疾病如消化道感染、多重耐药菌感染、皮肤感染等患者,在标准预防的基础上,还应采用接触传播的隔离与预防措施。

1.患者的隔离

应限制患者的活动范围,减少转运。如需要转运时,应采取有效措施,减少对其他患者、医护人员和环境表面的污染。

2.医护人员的防护

(1)接触隔离患者的血液、体液、分泌物、排泄物等物质时,应戴手套;离开隔离病室前,接触污染物品后应摘除手套,洗手和/或手消毒。手上有伤口时应戴双层手套。

(2)进入隔离病室,从事可能污染工作服的操作时,应穿隔离衣;离开病室前,脱下隔离衣,按要求悬挂,每天更换清洗与消毒,或使用一次性隔离衣,用后按医疗废物管理要求进行处置。接触甲类传染病应按要求穿防护服,离开病室前,脱去防护服,应确保工作服及皮肤不接触污染的环境表面,脱去的防护服应按医疗废物管理要求进行处置。

(三)空气传播的隔离与预防

接触经空气传播的疾病,如开放性肺结核、麻疹、水痘、流行性出血热等,在标准预防的基础上,还应采用空气传播的隔离与预防。

1.患者的隔离

(1)疑似或确诊患者宜安置在负压病房中。疑似患者应单人间安置,确诊同种病原体感染的患者可安置在同一病室,床间距不小于1.2 m。

(2)当患者病情允许时,应戴医用外科口罩,定期更换,其活动宜限制在隔离病室内。

(3)应严格空气消毒。

(4)无条件收治时,应尽快转送至有条件收治经空气传播疾病的医疗机构。暂不能转出的患者,应安置在通风良好的临时留观室或空气隔离病室。

2.患者的转运

(1)应制订经空气传播疾病患者院内转运与院外转运的制度与流程。

(2)转运时工作人员应做好经空气传播疾病的个人防护,转运中避免进行产生气溶胶的操作。患者病情容许时应戴医用外科口罩。

（3）转运过程中若使用车辆,应通风良好,有条件的医院可采用负压转运车。转运完成后,及时对转运车进行终末消毒。

3.医护人员的防护

（1）应严格按照区域流程,在不同的区域,穿戴不同的防护用品,离开时按要求摘脱,并正确处理使用后物品。

（2）进入确诊或可疑传染病患者房间时,应戴帽子、医用防护口罩;进行可能产生喷溅的诊疗操作时,应戴护目镜或防护面罩,穿防护服,当接触患者及其血液、体液、分泌物、排泄物等物质时应戴手套。

(四)飞沫传播的隔离与预防

接触经飞沫传播的疾病,如开放性肺结核、麻疹、手足口病、百日咳、白喉、流行性感冒（H1N1,H2N3 等）、病毒性腮腺炎、流行性脑脊髓膜炎、炭疽、肺鼠疫、猩红热、脊髓灰质炎等,在标准预防的基础上,还应采用飞沫传播的隔离预防。

1.患者的隔离

（1）患者应安置在单人隔离房间,当条件受限时同种病原体感染的患者可安置于一室,床间距应≥1.1 m。

（2）患者病情允许时,应戴外科口罩,并定期更换。应限制患者的活动范围。

（3）患者之间、患者与探视者之间相隔距离在 1 m 以上,探视者应戴外科口罩。

（4）加强通风,或进行空气消毒。

（5）应减少转运,无条件收治时应尽快转送至有条件收治呼吸道传染病的医疗机构进行收治,并注意转运过程中医护人员的防护。

2.医护人员的防护

（1）应严格按照区域流程,在不同的区域,穿戴不同的防护用品,离开时按要求摘脱,并正确处理使用后物品。

（2）与患者近距离(1 m 以内)接触,应戴帽子、医用防护口罩;进行可能产生喷溅的诊疗操作时,应戴护目镜或防护面罩,穿防护服;当接触患者及其血液、体液、分泌物、排泄物等物质时应戴手套。

(五)其他传播途径疾病的隔离与预防

应根据疾病的特性,采取相应的隔离与防护措施。

1.患者的隔离

（1）将患者安置于有效通风的隔离病房或隔离区域内,必要时置于负压病房隔离。

（2）严格限制探视者,如需探视,探视者应正确穿戴个人防护用品,并遵守手卫生规定。

（3）限制患者活动范围,离开隔离病房或隔离区域时,应戴外科口罩。

（4）应减少转运,当需要转运时,医护人员应注意防护。

2.医护人员防护

（1）医护人员应经过专门的培训,掌握正确的防护技术,方可进入隔离病区工作。

（2）应严格按防护规定着装。不同区域应穿不同服装,且服装颜色应有区别或有明显标识。

（3）隔离区工作的医护人员应每天监测体温两次,体温超过 37.5 ℃及时就诊。

（4）医护人员应严格执行区域划分的流程,按程序做好个人防护,方可进入病区,下班前应沐浴、更衣后,方可离开隔离区。

(任庆丽)

第三节　医院卫生学监测

一、环境卫生学监测时间

Ⅰ、Ⅱ类环境区域每月一次,Ⅲ类环境区域每季度一次,但Ⅲ类环境区域中的普通住院病区不做常规监测。当怀疑医院感染暴发与空气、物体表面、医护人员手、消毒剂等污染有关时,应对空气、物体表面、医护人员手、消毒剂等进行监测,并针对目标微生物进行检测。

手术部空气卫生学效果监测:每季度抽测≥25%;采用洁净技术净化手术部,不同净化级别手术间,每月抽测,每季度抽测总数≥25%;并保证每一手术间及洁净辅助用房每年至少监测一次。手术人员手卫生效果监测:每月抽测人数应不少于日平均手术量医护人员总数的1/10。

二、采样和监测原则

(1)采样后应尽快对样品进行相应指标的检测,送检时间不得超过 4 h;若样品保存于 0 ℃~4 ℃时,送检时间不得超过 24 h。

(2)监测结果如不符合卫生学标准,应查找原因,重新消毒后采样复验,直到达到卫生学标准。

(3)若在疑似暴发流行时,则尽可能对未消毒处理的现场进行采样,并增加采样点。

三、环境卫生学监测方法

(一)空气微生物污染检查方法

1.采样时间

Ⅰ类环境在洁净系统自净后与从事医疗活动前采样;Ⅱ、Ⅲ、Ⅳ类环境在消毒或规定的通风换气后与从事医疗活动前采样。采样前关闭门窗,在无人走动的情况下,静止 10 min 后进行采样。

2.检测方法

(1)Ⅰ类环境可选择平板暴露法和/或空气采样器法。空气采样器法可选择六级撞击式空气采样器或其他经验证的空气采样器。检测时将采样器置于室内中央 0.8~1.5 m 高度,按采样器使用说明书操作,每次采样时间不应超过 30 min。房间>10 m² 者,每增加 10 m² 增设一个采样点。

(2)Ⅱ、Ⅲ、Ⅳ类环境采用平板暴露法:室内面积≤30 m²,设内、中、外对角线 3 点,内、外点的布点位置应距墙壁 1 m 处;室内面积>30 m²,设 4 角及中央 5 点,4 角的布点位置应距墙壁 1 m 处;将普通营养琼脂平皿(θ90 mm)放置各采样点,采样高度为距地面 0.8~1.5 m;采样时将平皿盖打开,扣放于平皿旁,暴露规定时间(Ⅱ类环境暴露 15 min,Ⅲ、Ⅳ类环境暴露 5 min)后盖上平皿盖及时送检。

(3)用记号笔在平皿底部记录所在采样点的位置。

3.化验单填写要求

应注明采样时间、标本名称、地点、暴露时间。

(二)物体表面微生物污染检查方法

1.采样时间

潜在污染区、污染区消毒后采样。清洁区根据现场情况确定。

2.采样面积

被采表面 $<100~cm^2$，取全部表面；被采表面 $\geqslant 100~cm^2$，取 $100~cm^2$。

3.采样方法

用 $5~cm\times 5~cm$ 灭菌规格板放在被检物体表面，用浸有无菌 $0.03~mol/L$ 磷酸盐缓冲液或生理盐水采样液的棉拭子一支，在规格板内横竖往返各涂抹 5 次，并随之转动棉拭子，连续采样 $1\sim 4$ 个规格板面积，剪去手接触部分，将棉拭子投入装有 $10~mL$ 采样液的试管中送检。门把手等小型物体则采用棉拭子直接涂抹物体采样。若采样物体表面有消毒剂残留时，采样液应含相应中和剂。

4.采样内容

应根据科室工作特点，重点监测与患者的皮肤、黏膜密切接触易造成医院感染的医疗、护理用品，如治疗台、雾化器、氧气湿化瓶、呼吸机用具、治疗用水、体温计、新生儿保温箱、奶瓶、新生儿磅秤、眼科受水器、病床、床旁桌椅等，原则上是根据科室的特点选择监测对象。

5.化验单填写要求

应注明采样时间、地点、被采样物品的名称及采样面积(被采样品面积不足 4 个规格板，可采 $1\sim 3$ 个规格板，但应注明采样面积，以便于微生物室计算物体表面菌落数)。

(三)医护人员手卫生检查方法

1.采样时间

应在手卫生后，接触患者或从事医疗活动前采样。每月对手术部，每季度对产房、导管介入室、层流洁净病房、骨髓移植病房、器官移植病房、重症监护病房、新生儿室、母婴室、血液透析病房、烧伤病房、感染疾病科、口腔科等部门工作的医护人员手进行消毒效果的监测；当怀疑医院感染暴发与医护人员手卫生有关时，应及时进行监测，并进行相应致病性微生物的检测。

2.采样方法

被检者采用六步洗手法清洁双手后五指并拢，将浸有无菌 $0.03~mol/L$ 磷酸盐缓冲液或生理盐水采样液的棉拭子一支在双手指曲面从指跟到指端来回涂擦各 2 次(一只手涂擦面积约 $30~cm^2$)，并随之转动采样棉拭子，剪去手接触部位，将棉拭子放入装有 $10~mL$ 采样液的试管内送检。采样面积按平方厘米(cm^2)计算。若采样时手上有消毒剂残留，采样液应含相应中和剂。如使用棉拭子与试管一体的则应遵循无菌技术操作原则，避免污染，立即送检。

3.化验单填写

应注明采样时间、被检者姓名。

4.卫生学监测标准

洗手及手消毒后 $\leqslant 10~CFU/cm^2$，外科手消毒后 $\leqslant 5~CFU/cm^2$。

四、紫外线灯监测

(一)监测方法

1.紫外线辐射强度监测

新灯管功率为 30 W、40 W 时辐射强度必须 $\geqslant 90~\mu W/cm^2$，每年监测一次；辐射强度 80～

89 $\mu W/cm^2$,每半年监测一次；辐射强度 70～79 $\mu W/cm^2$,每季度监测一次；当辐射强度 <70 $\mu W/cm^2$,应更换紫外线灯管。

2.紫外线灯时间监测

使用紫外线进行空气消毒时,如没有紫外线辐射强度监测设备,应登记每支紫外线灯的起始及累计使用时间,超过时限(累计 1 000 h)应及时更换。

(二)注意事项

(1)紫外线灯管的购置应符合国家规范要求。

(2)应保持紫外线灯管表面的清洁,每周及监测前用 75%乙醇擦拭灯管。

(3)紫外线辐射强度监测应由专人进行。紫外线辐照计应在计量部门检定的有效期内使用；紫外线监测指示卡应取得国家卫生行政部门的许可批件,并在产品有效期内使用。

(4)每次监测后记录监测时间及强度。

(5)更换紫外线灯管应记录更换时间。

(任庆丽)

第四节　医院环境感染管理

医院环境感染管理是医院管理的重要部分,其作用是减少或控制污染源的扩散,保障医院患者、工作人员、社会人群免受有害因素的侵袭和影响,保证医院安全。

一、医院环境感染危险度分类及管理

医院内部环境感染危险度分区,应依据是否有患者存在以及是否存在潜在的被患者的血液、体液、分泌物、排泄物等污染的可能而进行划分,并针对不同环境感染危险度采取相应的环境清洁卫生等级管理。一般按风险等级划分为低度风险区域、中度风险区域和高度风险区域。不同风险区域相应等级的环境清洁与消毒管理具体要求如下。

(一)低度风险区域

1.环境清洁等级分类

清洁级。

2.定义及范围

基本没有患者或患者只做短暂停留的区域。患者的血液、排泄物、分泌物等体液对环境或物表的污染主要以点污染为主。如行政管理部门、图书馆、会议室、病案室等。

3.方式

湿式卫生。

4.频率

1～2 次/天。

5.标准

要求达到区域内环境干净、干燥、无尘、无污垢、无碎屑、无异味等。

(二)中度风险区域

1.环境清洁等级分类

卫生级。

2.定义及范围

有普通患者居住，患者的体液、血液、分泌物、排泄物对环境表面存在潜在污染可能性的区域。如普通住院患者、门诊科室、功能检查室等。

3.方式

湿式卫生，可采用清洁剂辅助清洁。

4.频率

2 次/天。

5.标准

要求达到区域内环境表面菌落总数≤10 CFU/cm²，或自然菌减少一个对数值以上。

(三)高度风险区域

1.环境清洁等级分类

消毒级。

2.定义及范围

有感染或定植患者居住的区域以及高度易感患者采取保护性隔离措施的区域，如感染性疾病病房、手术室、产房、重症监护病房、器官移植病房、烧伤科病房、新生儿病房、导管室、腔镜室、血液透析室及普通病房的隔离病房等。

3.方式

湿式卫生，可采用清洁剂辅助清洁；高频接触的环境表面，实施中、低水平消毒。

4.频率

2 次/天以上。

5.标准

要求达到区域内环境表面菌落总数I、II类环境≤5 CFU/cm²，III、IV类环境≤10 CFU/cm²。

二、医院治疗环境类别及管理

医院治疗环境分为 4 个类别，对不同类别的治疗环境应制订相应的管理方法及卫生学标准，以达到医院感染控制管理的要求。

(一)I 类环境管理要求

1.I 类环境

采用空气洁净技术的诊疗场所，分洁净手术部和其他洁净场所。

2.I 类环境卫生标准

空气平均菌落数空气采样器法检测≤150 CFU/m³，平板暴露法检测每皿≤4 CFU/30 min，物体表面平均菌落数≤5 CFU/cm²。

3.I 类环境的空气消毒方法

采用空气净化技术，把手术环境空气中的微生物粒子及微粒总量降到允许水平，达到IV级及以上洁净度要求。

（二）Ⅱ类环境管理要求

1.Ⅱ类环境

包括非洁净手术室,产房,导管室,血液病病区、烧伤病区等保护性隔离病区,重症监护病区,新生儿室等。

2.Ⅱ类环境卫生标准

要求空气平均菌落数每皿≤4 CFU/15 min,物体表面平均菌落数≤5 CFU/cm²。

3.Ⅱ类环境的空气消毒方法

室内应定时清洁、通风换气,必要时可采用下述空气消毒方法。

(1)循环风紫外线空气消毒器:适用于有人状态下室内空气的消毒。这种消毒器由高强度紫外线灯和过滤系统组成,可有效地杀灭进入消毒器空气中的微生物,并有效地滤除空气中的尘埃粒子。使用方法应遵循产品的使用说明,在规定的空间内正确安装使用。消毒时应关闭门窗,进风口、出风口不应有物品覆盖或遮挡。

(2)静电吸附式空气消毒器:适用于有人状态下室内空气的净化。这类消毒器采用静电吸附和过滤材料,消除空气中的尘埃和微生物。使用方法应遵循产品的使用说明,在规定的空间内正确安装使用。消毒时应关闭门窗,进风口、出风口不应有物品覆盖或遮挡,消毒器的循环风量(m³/h)要大于房间体积的 8 倍以上。

(3)紫外线空气消毒:适用于无人状态下的室内空气消毒。紫外线灯采用悬吊式或移动式直接照射。安装时紫外线灯(30 W 紫外线灯,在 1 m 处的强调应＞70 μW/cm²)应≥1.5 W/m³,照射时间≥30 min,室内温度＜20 ℃或＞40 ℃时,或相对湿度＞60%时,应适当延长照射时间。应保持紫外线灯表面清洁,每周用 75%(体积比)的乙醇纱布擦拭一次,发现灯管表面有灰尘、油污应及时清除。

(4)化学消毒方法。①超低容量喷雾法:适用于无人状态下的室内空气消毒。将消毒液雾化成 20 μm 以下的微小粒子,在空气中均匀喷雾,使之与空气中微生物颗粒充分接触,以杀灭空气中微生物。采用 3%过氧化氢、5 000 mg/L 过氧乙酸、500 mg/L 二氧化氯等消毒液,按照 20～30 mL/m³ 的用量加入电动超低容量喷雾器中,接通电源,即可进行喷雾消毒。消毒前关好门窗,喷雾时按先上后下、先左后右、由里向外,先表面后空间,循序渐进的顺序依次均匀喷雾。作用时间:过氧化氢、二氧化氯为 30～60 min,过氧乙酸为 60 min。消毒完毕,打开门窗彻底通风。喷雾时消毒人员应做好个人防护,佩戴防护手套、口罩,必要时戴防毒面具,穿防护服。喷雾前应将室内易腐蚀的仪器设备,如监护仪、显示器等物品盖好。②熏蒸法:适用于无人状态下的室内空气消毒。利用化学消毒剂具有的挥发性,在一定空间内通过加热或其他方法使其挥发达到空气消毒。采用 0.5%～1%(5 000～10 000 mg/L)过氧乙酸水溶液(1 g/m³)或二氧化氯(10～20 mg/m³)加热蒸发或加激活剂;或采用臭氧(20 mg/m³)熏蒸消毒。消毒剂用量、消毒时间、操作方法和注意事项等应遵循产品的使用说明。消毒前应关闭门窗,消毒完毕,打开门窗彻底通风。消毒时房间内温度和湿度应适宜,盛放消毒液的容器应耐腐蚀,大小适宜。

（三）Ⅲ类环境管理要求

1.Ⅲ类环境

包括母婴同室,消毒供应中心的检查包装灭菌区和无菌物品存放区,血液透析中心(室),其他普通住院病区等。

2.Ⅲ类环境卫生标准

要求空气平均菌落数每皿≤4 CFU/5 min,物体表面平均菌落数≤10 CFU/cm²。

3.Ⅲ类环境的空气消毒方法

室内应定时清洁、通风换气,必要时可采用上述空气消毒方法。

(四)Ⅳ类环境管理要求

1.Ⅳ类环境

包括普通门(急)诊及其检查、治疗室,感染性疾病科门诊和病区。感染性疾病科的设置要相对独立,内部结构做到布局合理、分区清楚,便于患者就诊,并符合医院感染预防与控制要求。二级综合医院感染性疾病科门诊应设置独立的挂号收费室、呼吸道(发热)和肠道疾病患者的各自候诊区和诊室、治疗室、隔离观察室、检验室、放射检查室、药房(或药柜)、专用卫生间;三级综合医院感染性疾病科门诊还应设置处置室和抢救室等。感染性疾病科门诊应配备必要的医疗、防护设备和设施。设有感染性疾病病房的,其建筑规范、医疗设备和设施应符合国家有关规定。

2.Ⅳ类环境卫生标准

要求空气平均菌落数每皿≤4 CFU/5 min,物体表面平均菌落数≤10 CFU/cm²。

3.Ⅳ类环境的空气消毒方法

加强环境的卫生清洁和通风换气,必要时可采用上述空气消毒方法。呼吸道传染病患者所处场所宜采用负压隔离病房。条件受限制的医院可采用通风包括自然通风和机械通风,宜采用机械排风。或选用安装空气净化消毒装置的集中空调通风系统。

三、医院环境感染与控制管理要求

医院环境、物体表面污染已成为各种病原体储存的空间。人们可以通过诊疗、生活接触等方式成为感染的传播来源,因此,医院环境、物体表面的清洁与消毒应作为医院感染预防与控制的重要环节。地面和物体表面应保持清洁,当遇到明显污染时,应及时进行消毒处理,所用消毒剂应符合国家相关要求。

(一)地面的清洁与消毒

地面无明显污染时,采用湿式清洁。当地面受到患者血液、体液等明显污染时,先用吸湿材料祛除可见的污染物,再清洁和消毒。

(二)物体表面的清洁与消毒

室内用品如桌、椅、床旁桌等的表面无明显污染时,采用湿式清洁。当地面受到明显污染时,先用吸湿材料祛除可见的污染物,然后再清洁和消毒。

(1)环境物体表面根据手的接触频率分为手低频率接触表面和手高频率接触表面。对于高频率接触的物体表面如门把手、床栏、床旁桌椅、遥控器、设备开关、调节按钮和卫生间的环境表面等,应更加频繁地进行清洁与消毒。对高频接触、易污染、难清洁与消毒的表面,可采取屏障保护措施,如使用塑料薄膜、铝箔等覆盖物,并实行一用一更换。邻近患者诊疗区域手高频接触的物体表面,建议采用目测法、化学法(荧光标记法、荧光粉剂法、ATP 法)、微生物法等清洁质量监测方法,确保环境控制持续有效。

(2)实施环境表面清洁单元化,指在终末及日常清洁时,以邻近患者区域内所有高频接触的环境物体表面作为独立区域进行清洁,要求湿式打扫,避免扬尘,擦拭物体表面的布巾不同患者之间和洁污区域之间应更换,擦拭地面的地巾不同病房及区域之间应更换。用后集中清洗、消毒、干燥保存。清洁剂/消毒剂应按单元使用,现用现配,使用后立即更换。对于接触隔离的患者,宜每一位患者为清洁单元,若接触隔离预防的患者处于同一病区,视该病区为清洁单元。

推荐使用一次性消毒湿巾,避免交叉传播。一次性使用消毒湿巾用后按医疗废物处置。

(3)清洁病房或诊疗区域时,应有序进行,由上而下,由里到外,由轻度污染到重度污染;有多名患者共同居住的病房,应遵循清洁单元化操作。

(4)环境物体表面如有少量血液、体液、分泌物、排泄物等感染性物质小范围污染时,应立即进行清洁和消毒处理,避免污染物因干燥而凝固在物体表面而形成生物膜。如污染量较大时,应使用吸湿材料进行清理后,再行清洁与消毒,以此减少清洁过程被感染的危险,使用后按医疗废物处置。

(5)医疗设备表面清洁与消毒:是指各种医疗仪器、设备,如血液净化机、X线机、仪器车和牙科治疗椅等的手柄、监护仪、呼吸机、麻醉机、血压计袖带、听诊器等物体表面。这些仪器通常直接或间接地与健康完整的皮肤相接触,因此属于低度危险性物品,使用后立即清洁或低水平消毒。接触隔离患者的低度危险设备宜专人专用。

(6)使用中的新生儿床和保温箱内表面,日常清洁应以清水为主,不应使用任何消毒剂。若需进行终末消毒后应用清水彻底冲净,干燥备用。

(7)患者出院、转出、死亡后,应对环境、物体表面实施终末清洁与消毒,彻底清除传染性病原体,如多重耐药菌。

(8)不要使用高水平消毒剂或灭菌剂对环境进行消毒,不得在患者诊疗区域采用消毒剂进行环境喷雾消毒。

(三)感染高风险的部门其地面和物体表面的清洁与消毒

感染高风险的部门如手术部、产房、导管室、洁净病房、骨髓移植病房、器官移植病房、重症监护病房、新生儿室、血液透析病房、烧伤病房、感染疾病科、口腔科、检验科等病房与部门的地面与物体表面,应保持清洁、干燥,每天进行消毒,遇明显污染时去污、清洁与消毒。地面消毒采用含有效氯 500 mg/L 的消毒液擦拭,作用 30 min。物体表面消毒方法同地面或采用 1 000～2 000 mg/L 季铵盐消毒液擦拭。

避免在重点区域如烧伤病房、手术部、重症监护室和实验室等使用地垫,以防发生血液、体液等污染,不宜清洁与消毒。

(四)清洁工具的消毒

应分区使用,实行颜色标记。擦拭布巾用后清洗干净,在含有效氯 250 mg/L 的消毒液(或其他有效消毒液)中浸泡 30 min,冲净消毒液,干燥备用。地巾用后清洗干净,在含有效氯 500 mg/L 的消毒液中浸泡 30 min,冲净消毒液,干燥备用。或采用自动清洗与消毒,将使用后的布巾、地巾等物品放入清洗机内,按照清洗器产品的使用说明进行清洗与消毒,一般程序包括水洗、洗涤剂洗、清洗、消毒、烘干,取出备用。

(任庆丽)

第五节 医疗用品管理

一、概念

(1)清洁:祛除物体表面的有机物、无机物和可见污染物的过程。

(2)清洗:祛除诊疗器械、器具和物品上污物的全过程,流程包括冲洗、洗涤、漂洗和终末漂洗。

(3)消毒:清除或杀灭传播媒介上病原微生物,使其达到无害化的处理。

(4)灭菌:杀灭或清除医疗器械、器具和物品上一切微生物的处理。

二、消毒灭菌作用水平及方法

根据消毒因子的适当剂量(浓度)或强度和作用时间对微生物的杀灭能力,可将其分为 4 个作用水平的消毒方法。

(一)灭菌法

可杀灭一切微生物(包括细菌芽孢)达到灭菌保证水平的方法。耐高温、耐湿的物品和器材首选高压蒸汽灭菌法或干热灭菌。怕热、忌湿物品和器材,应选择低温灭菌法消毒灭菌。

(二)高水平消毒

杀灭一切细菌繁殖体包括分枝杆菌、病毒、真菌及其孢子和绝大多数细菌芽孢,达到高水平消毒的方法。①物理方法:热力、电离辐射、微波、紫外线等;②化学方法:含氯消毒剂、戊二醛、过氧乙酸、臭氧、过氧化氢等。

(三)中水平消毒

杀灭除细菌芽孢以外的各种病原微生物,包括分枝杆菌,达到消毒要求的方法。①物理方法:超声波;②化学方法:碘类、醇类、酚类。

(四)低水平消毒

能杀灭细菌繁殖体(分枝杆菌除外)和亲脂病毒,达到消毒要求的方法。①物理方法:通风换气、冲洗;②化学方法:单链季铵盐类(苯扎溴铵等)、双胍类、中药消毒剂及金属离子消毒剂等。

三、医疗用品危险度分类及管理

根据物品污染后导致感染的风险高低及在患者使用之前的消毒和灭菌要求而进行医疗物品危险度分类。

(一)高度危险性物品

进入人体无菌组织、器官、脉管系统,或有无菌体液从中流过的物品或接触破损皮肤、破损黏膜的物品。如手术器材、穿刺针、腹腔镜、心脏导管、植入物、活检钳、输液(血)器材、注射药物和液体、透析器、血制品、导尿管、膀胱镜等采用灭菌方法,达到灭菌水平。

(二)中度危险性物品

与完整黏膜相接触,而不进入人体无菌组织、器官和血流,也不接触破损皮肤、破损黏膜的物品。如呼吸机管道、胃肠道内镜、麻醉机管道、肛门直肠压力测量导管等。可选用中水平消毒法。但消毒要求并不相同,如气管镜、喉镜、口表、肛表、压舌板等必须达到高水平消毒。

(三)低度危险性物品

与完整皮肤接触而不与黏膜接触的器材。如毛巾、脸盆、便器、痰盂(杯)、地面;餐具、茶具;墙面、床旁桌、病床及围栏、床面、被褥;听诊器、血压计袖带等。可用低水平消毒法或只作一般清洁处理,仅在特殊情况下,才需做特殊的消毒要求。

四、无菌物品管理和使用要求

(一)无菌物品管理要求

(1)无菌物品存放间应保持环境清洁,有独立的储备空间,温度≤24 ℃,相对湿度≤70%。

(2)无菌物品应分类放置,固定位置,标识清楚。

(3)无菌物品存放柜应距地面高度≥20 cm,距离墙≥5 cm,距离天花板≥50 cm。

(4)接触无菌物品前应洗手或手消毒。

(5)无菌物品存放有效期:储存环境的室温低于24 ℃,且湿度低于70%时,使用纺织品包装的无菌物品有效期宜为14 d,未达到此标准时,有效期宜为7 d。医用一次性纸袋包装的无菌物品,有效期宜为1个月;使用一次性医用皱纹纸、一次性纸塑袋、医用无纺布、硬质容器包装的无菌物品,有效期宜为6个月。

(6)无菌物品应遵循先进先出的使用原则。

(二)无菌物品使用要求

(1)无菌物品按灭菌日期依次放入专柜,过期应重新进入标准清洗、消毒、灭菌程序。

(2)无菌物品必须一人一用一灭菌。

(3)无菌持物钳在干燥的无菌持物钳罐内保存,每4 h更换1次,或采用一次性单包装镊子备用;无菌干燥敷料罐、无菌治疗巾包、器械盒开启后应注明开启时间,并在24 h内更换,进行消毒灭菌。如内置消毒液的无菌敷料罐(乙醇棉球、碘伏棉球),应每周消毒2次。

(4)抽吸的药液(放置在无菌环境下)及配制好的静脉输注用无菌液体,超过2 h后不得使用。启封抽吸的各种溶媒超过24 h不得使用,宜采用小包装。

(5)一次性小包装的皮肤消毒剂应注明开启日期或失效日期,有效期1周,使用后立即加盖,保持密闭;重复使用的盛放消毒剂的容器,应每周清洁、消毒1次,并达到相应的消毒与灭菌水平。对于性能不稳定的消毒剂如含氯消毒剂,配制后使用时间不应超过24 h。

(6)无菌棉签宜使用小包装。打开小包装后注明开启时间,不得超过4 h。

(7)任何种类的无菌物品及化学消毒剂均在有效期内使用。

(8)一次性物品必须一次性使用,不得复用。

五、重复使用后的诊疗器械、器具及物品处理管理要求

(1)病房使用后的器械、器具及物品不得在病区内清点。无明显污染的器械、器具及物品直接置于封闭的容器中,对沾染血液、脓液及污染严重的器械,使用者立即进行初步冲洗处理并密闭放置。不能及时回收者应采用多酶或保湿清洗液(按厂家说明书要求配制)喷洒在器械表面并放置于密闭容器中,防止干燥,由消毒供应中心集中回收处理。

(2)被朊病毒、气性坏疽、破伤风及突发原因不明的传染病病原体污染的可重复使用的诊疗

器械、器具和物品,应使用双层黄色医疗废物包装袋封闭包装并标明感染性疾病的名称,由消毒供应中心单独回收处理。原因不明的传染病病原体污染的手术器械、器具与物品其消毒的原则如下:在传播途径不明时,应按照多种传播途径,确定消毒的范围和物品;按病原体所属类别中抵抗力最强的微生物,确定消毒的剂量(可按杀灭芽孢的剂量或浓度确定,如含有效氯 2 000~5 000 mg/L 的消毒液浸泡 30 min 可杀灭细菌芽孢);医护人员做好职业防护。

(3)氧气吸入装置及湿化瓶处置:①湿化液应采用新制备的冷开水/新制备的蒸馏水,24 h 更换 1 次,储存容器每周消毒 1 次;②采用鼻导管持续吸氧患者应每天更换鼻导管 1 次,鼻塞导管吸氧患者每 3 更换 1 次;③非一次性湿化瓶清洗干净后,首选湿热消毒或采用含有效氯 500 mg/L 的消毒液浸泡 30 min,用新制备的白开水或无菌水冲净晾干备用,每周消毒 2 次,如停止吸氧时,应及时消毒,干燥保存,一次性湿化瓶每 3 天更换 1 次并注明更换时间;④连续使用面罩吸氧,吸氧面罩每天更换 1 次。

(4)超声雾化器具处置:面罩与螺纹管一人一用一消毒,用后清洗干净,首选湿热消毒,化学消毒可选用含有效氯 500 mg/L 的消毒液浸泡 30 min(感染患者应采用含有效氯 1 000 mg/L 的消毒液),清水洗净晾干,清洁保存备用;或使用 75% 乙醇作用 5 min,晾干清洁保存备用。氧气雾化器药杯专人专用,用后清洗干净,干燥保存。

(5)简易呼吸器用后处理:简易呼吸器使用后可放至盒内,送消毒供应中心处理。无条件者可在病房处置室处理。其方法如下:操作者戴一次性手套在流动水下冲净分泌物,松解各部件,并充分浸泡于含有效氯 500~1 000 mg/L 的消毒液中 30 min,取出后在流动水下反复冲洗;储氧袋采用含有效氯 500~1 000 mg/L 的消毒液擦拭消毒,然后在流动水下冲净,各部件均干燥后保存于清洁盒内。

(6)吸引器瓶用后处理:用后冲洗干净,浸泡于含有效氯 500~1 000 mg/L 的消毒液中 30 min,取出后在流动水下反复冲洗,干燥备用。

(7)体温计消毒及检查方法:体温计应一人一用,用后消毒。凡接触黏膜的口表、肛表应采用高水平消毒,用后浸泡于含有效氯 1 000~1 500 mg/L 的消毒液中 30 min,取出后在流动水下反复冲洗,干燥备用;腋下使用的体温计只接触皮肤可采用中水平消毒,用后完全浸泡于 75% 乙醇中 30 min,取出后干燥备用。乙醇应每周更换 1 次,容器每周清洁、消毒 1 次。

在使用新的体温计前及每周消毒体温计后,应校对其准确性,其方法如下:将全部体温计甩至 35 ℃ 以下,于同一时间放入已测好的 35 ℃ 以下的水中,3 min 后取出检视,凡误差在 0.2 ℃ 以上或玻璃管有裂痕者,不能再使用;合格的体温计干燥后放入容器内备用。体温计数量较多时应分批次检查,保证检查的准确性。

(8)止血带应保持洁净,每天用后集中清洁处置,干燥保存。隔离患者必须专用,每次用后采用含有效氯 1 000 mg/L 的消毒液浸泡 30 min 后用清水冲净晾干,干燥保存。

(9)接触完整皮肤的医疗器械、器具及物品,如听诊器、监护仪导联、血压计袖带等,应保持清洁,被污染时应及时清洁与消毒。隔离患者必须专用,出院或转科后采用含有效氯 1 000 mg/L 的消毒液浸泡 30 min,清水洗后晾干。

(10)治疗车上物品应摆放有序,上层放置清洁与无菌物品,下层放置使用后物品;治疗车应配备速干手消毒剂,每天进行清洁与消毒,遇污染随时进行清洁与消毒。

(11)床单位的消毒要求:①患者住院期间地面及床单位的床体、床旁桌、床旁椅(凳)等表面无明显污染时,每天采用湿式清洁;当受到血液、体液等明显污染时,先用吸湿材料祛除可见污染物,再清洁和消毒。出院时进行终末消毒,消毒方法采用含有效氯 500 mg/L 的消毒液或季铵盐类物体表面消毒剂擦拭,并用床单位消毒器进行消毒。感染高风险的部门,如重症监护病房、新生儿室、血液净化病房、产房、手术部等,地面与物体表面应保持清洁、干燥,每天进行消毒,遇明显污染物时随时去污、清洁与消毒。地面采用含有效氯 500 mg/L 的消毒液擦拭,作用 30 min。物体表面消毒方法和地面或采用 1 000~2 000 mg/L 季铵盐类消毒液擦拭。使用清洁或消毒布巾擦拭时,不同患者床单位的物品之间应更换布巾。各种擦拭布巾应分区域使用,用后统一清洗消毒,干燥备用。②患者的床上用品如床单、被套、枕套等,应一人一更换;住院时间超过 1 周时应每周更换;遇污染时及时更换。更换后的用品应及时清洗与消毒。③床单位使用的被芯、枕芯、床垫、床褥等每年定期清洗与消毒;遇污染及时更换,清洗与消毒。④病床隔帘根据使用频率每 3~6 个月清洗消毒一次,遇污染及时清洗消毒。

(12)患者生活卫生用品清洁与消毒:生活卫生用品如毛巾、面盆、痰盂(杯)、便器、餐饮具等,应保持清洁,个人专用,定期消毒;患者出院、转院或死亡后应对其使用过的生活卫生用品进行终末消毒。有条件的病区污染间可配置便器清洗消毒器。

(任庆丽)

第三章 医院医疗质量管理

第一节 立 法 概 况

医疗质量(medical quality)作为医院重要的管理内容其管理行为与社会其他行为一样,均接受法的规范和约束,法是医院和有关员工共同行为的准则。与质量管理关系密切的是医政法,医政法是指国家规定的医政活动、社会医事管理活动、医疗机构自我管理活动,以及因医政活动而产生社会关系的法律规范总称。自新中国成立以来,我国至今尚无一部关于卫生领域的基本法律,只有其他基本法律中的有关条款构成医政法法规。质量管理立法也是如此,目前尚无一部单项的法律,但在其他某些法律、法规中的有关条款对质量管理有明确规定和要求。现就我国医院医疗质量管理的立法概况简述如下。

1964 年,卫生部、财政部《关于计划生育工作经费开支问题的规定》第四条要求:医疗保健机构必须注意提高医疗质量,降低不必要的医疗消耗,不准乱收费用。

1981 年,《关于加强城市医院管理的几点意见》第二条指出,全国的医院、门诊、护理、医技科室、医疗仪器、医院经济,以及后勤管理要加强科学管理,提高医疗和服务质量。此条可看出医疗质量和服务质量是两个有不同内涵的概念。

该《意见》中,"医院管理"要求,各医院可结合本院实际情况逐步制订出反映医疗质量和工作效率的评价标准,应用医疗统计方法,定期进行综合分析,找出改进措施,搞好质量控制,坚持防止责任事故的发生。

1982 年,卫生部发布了《全国医院工作条例》。该《条例》共七章三十条,是医院管理的纲领性法规之一。》该《条例》第一章第一条规定:医院必须贯彻党和国家的卫生工作方针和政策,遵守政府法令。提示医院的管理行为不能违反国家有关法律、法规和规章要求,并必须严格依法实施管理。

第二条:医院必须以医疗工作为中心,在提高医疗质量的基础上,保证教学和科研任务的完成,并不断提高教学质量和科研水平。

在第三章"医疗预防"中,第八条要求:认真做好住院患者的诊疗工作。对住院患者应有固定的医师负责,实行住院医师、主治医师、主任医师(科主任)三级负责制,及时做出正确的诊断和治疗。严格执行值班和交接班制度。认真按时写好病历,保持病历的及时性、准确性、完整性,提高病历书写质量。组织好危急重患者的抢救、会诊及疑难病例和死亡病例的讨论。加强手术管理，建立重大手术和新开展手术的术前讨论和审批制度，明确门诊和住院手术范围。

其中，第五章"技术管理"第二十二条规定：医院必须建立以岗位责任制为中心的各项规章制度，明确各级各类人员职责，严格执行医疗护理常规和各项技术操作规程。对病历书写、急症抢救、手术前讨论、查房、查对、交接班、疑难病例讨论、死亡病例讨论等关键性制度，应经常检查实施情况。

第二十三条指出：医疗质量是衡量一个医院服务思想、技术水平和管理水平的主要标志。并规定对诊断符合率、治愈率、抢救成功率、病死率、病床周转次数、平均住院日、门诊人次、差错事故发生率等指标要经常进行检查、总结、研究，以提高医疗护理质量。虽然，该《条例》未使用"医疗质量管理"这一术语，但第一次提出了医疗质量的相关内涵。

1989年，卫生部开始在国内推行"医院分级管理"，将我国医院根据任务和功能的不同分为一至三级医院，并根据各级医院的技术水平和管理水平的高低分别划分为甲、乙、丙等（三级医院增设特等）。同时，采用医院评审制度，制订了《综合医院评审标准》。该《标准》由包括"质量管理"等7个方面的相应标准组成。由于各种因素，1999年医院评审制度终止。

1992年3月，卫生部发布的《医院工作制度的补充规定（试行）》中，增设了"质量管理制度"，该制度对医疗质量管理的组织体系、医疗质量管理的运行方法等做了七条规定，这是我国第一次将医疗质量管理纳入制度化管理范畴。

1993年9月，卫生部针对国内一些医疗机构对医疗质量疏于管理的现象，发布了《关于加强医疗质量管理的通知》（卫医发〔1993〕第31号）文。该文件将"确保医疗质量"定位为医疗工作的头等任务和医院现代科学管理的核心地位。同时把服务态度定为医疗质量的重要组成部分，而且明确要求把改善服务态度纳入质量保证方案中。

2005年，卫生部发布的《医院管理评价指南（试行）》共有医院管理、医疗质量管理与持续改进、医疗安全、医院服务、医院绩效、部分统计指标等7个方面。其中，"医疗质量管理与持续改进"有较具体的要求。

2011年，政府再度恢复医院评审制度，相继出台了《三级综合医院评审标准》等10余个综合医院与专科医院评审标准，各评审标准均有特定章节描述对医疗质量管理与持续改进的规定与要求，评审标准的发布说明政府对质量管理给予了极大的关注和重视。

由于医疗质量直接关系到人民群众的健康权益和对医疗服务的切身感受，为加强医疗质量管理，规范医疗服务行为，保障医疗安全，维护医患双方的合法权益，2016年9月，国家卫计委以令的方式发布了《医疗质量管理办法》。该《办法》主要内容包括建立国家医疗质量管理相关制度、明确医疗质量管理的责任主体、组织形式、工作机制和重点环节，明确各级卫生计生行政部门的医疗质量监管责任、医疗机构及其医务人员涉及医疗质量问题的法律责任等。2021年10月，国家卫健委发布《三级医院评审标准（2020年版）实施细则》，"第二章临床服务质量与安全管理"描述了具体要求。最高卫生行政部门通过顶层制度设计，进一步建立完善我国医疗质量管理长效工作机制，从制度层面加强保障和约束，实现全行业的统一管理和行业全覆盖。

上述有关医疗质量管理的法规性文件，为当前医院进行医疗质量管理提供了法规性依据，同时也表明各级医院必须按照有关法规实施医疗质量管理。

（韩振文）

第二节 术语概念

术语是反映科学研究的成果,直接反映该领域科学知识积累和科学进步的程度,术语的规范与统一是一门成熟和独立学科所必备的基础条件。术语概念是一个理论问题,也是指导医疗质量管理实践的认识问题,只有明确科学的术语概念,才能有效地进行医疗质量管理。

一、质量管理概念

国际标准化组织(International Standard Organization,ISO)将质量管理定义为"在质量方面指挥和控制组织相互协调的活动"。质量管理包括组织的最高管理者制订质量方针(quality policy)与质量目标(quality objectives),建立质量管理体系等。质量管理由质量策划(quality planning)、质量控制(quality control)、质量保证(quality assurance)和质量改进(quality improvement)4个部分组成。质量策划是指致力于设定质量目标并规定必要的作业过程和相关资源以实现其质量目标,质量控制是致力于满足质量的要求,质量保证是致力于对达到质量要求提供信任,质量改进是指致力于满足质量要求的能力。

二、质量意识概念

意识是人头脑对于客观物质世界的反映,是感觉和思维等各种心理过程的总和,其中思维是人类特有的反映现实的高级形式。例如,作为一个医院院长,进入你所在的医院的时候,你就会对医院发生的问题马上敏感起来。比如,当你了解到门诊患者突然减少,这是为什么? 由什么因素造成门诊量下降,医院下一步应采取什么措施和对策? 这就是"问题意识"。又如,你想买一件某品牌全棉衬衣,到商店后售货员给你一件衬衣看,你一定首先注意的是品牌标识,再看看有无"全棉的标记",其手感是否是棉的感觉,这就是"质量意识"。

质量意识(quality consciousness)是医院每个层面的人员对质量问题和质量管理的思想观念、心理状态和行为表现的总称。增强质量意识是实施医院质量管理的关键,质量教育的重点是质量意识教育,因为医务人员的质量意识如何是实施质量管理的第一要素。质量问题首先是人的素质问题,每个人的个人素质又集中地反映在质量意识上。因此,任何人都不自觉地有着自己的质量意识。正确的质量意识不是自发形成的,而是与个人的觉悟、修养、教育及良好的医院文化氛围有关。增强质量意识就是要通过强化质量意识教育,树立正确的质量意识,克服轻视质量或抵制质量管理的心态和行为。质量意识可分为3个意识层次。

(一)质量观念

质量观念(quality concept)是质量意识的核心和基础,是质量和质量管理的认知意识,包括认识什么是质量、质量是如何形成的、什么是质量控制和质量管理、如何进行质量控制和质量管理、什么是质量要素和质量决定因素等。

医务人员的医疗质量观与医学模式有直接关系。传统的生物医学模式质量观是只重视医疗技术质量和生物医学效应的狭义质量观,而生物、心理、社会医学模式质量是全面的医疗服务质量观。

质量观的深层次问题是认知质量和质量管理的世界观问题。正确的医疗服务质量观是以辩证唯物主义为指导的现代医学模式的科学质量观。在机械唯物主义和形而上学认识论的指导下就不能树立全面的科学质量观,甚至会形成形形色色的片面质量观。

(二)质量价值观

质量价值观(quality values)是质量意识的第二层次。在医院管理与医疗活动中,我们可看到存在如下问题。例如:涉及质量管理的相关部门对某质量管理问题不关心与配合支持;医师在诊疗过程中未考虑合理检查、合理用药和合理治疗等问题。质量价值是指医疗质量对社会、患方、医院和自己有什么意义,包括科学价值、生命价值、生活价值、经济价值及伦理道德价值等。质量价值观是在正确的质量观支配下,对医疗质量的价值的认识及价值取向。它决定着管理者和医务人员对保证质量有无自觉的内驱力,对质量管理和质量控制的执行有没有积极性。端正管理者与员工的价值观是增强质量意识的关键。

(三)质控心态

质控心态是质量意识的第三层次。在医院的管理中,有时我们会发现:个别员工对质量管理有抵触情绪,甚至有抗拒行为,这就是质控心态的表现。质控心态是每个员工质量意识的直观外在表现和质量意识的综合体现,所以质控心态和对待质量管理的行为表现各异。它与个人的素质、知识、职业道德和职业习惯密切相关。

质控心态是对待质量管理的情绪倾向,不仅是个人的情绪,还包括群体情绪。医务人员能否保证医疗服务质量不只是技术上合格就行了,还必须有良好的个人和群体质控心态。伦理学家认为,质量意识是职业道德的重要标志之一。其观点是:没有强烈的质量意识就不可能有高尚的职业道德,从而也不可能有优质的医疗服务。

三、医疗质量概念

迄今为止,全世界对医疗质量的定义尚未取得一致意见定义。1984 年,美国医学会(American Medical Association,AMA)对医量质量的定义:患者生活质量的改善及/或对延长寿命确实有贡献的医疗。而美国医疗机构评审联合委员会(Joint Commission on Accreditation of Healthcare Organizations,JCAHO)对医疗质量的定义,"在现有医学知识的基础上,医疗服务可以提高满意结果可能性的程度和降低不满意结果可能性的程度"。2016 年,国家卫计委在《医疗质量管理办法》中给予的定义,"指在现有医疗技术水平及能力、条件下,医疗机构及其医务人员在临床诊断及治疗过程中,按照职业道德及诊疗规范要求,给予患者医疗照顾的程度"。

由于社会、生产力和科学技术的不断进步,以及人民对健康需求的不断增长,医疗质量随着医学模式向生物、心理、社会医学的转变,其内涵已从单一的临床医疗质量转变为整体综合质量的观点和看法。广义的整体综合质量内涵还包括疗效、服务、时间和费用四个方面。此外,广义的医疗质量不仅包括医院诊治全过程的医疗工作质量,而且包括向医院诊治前后延伸的趋势,即包括了增加医院服务范围、内容和手段、扩充健康知识和防病治病的宣教,加强出院患者的随访和康复指导等,正形成医院质量的重要内容。

医疗质量定义的不同表述是因为定义者研究的思路、关注点有所不同或各有所侧重。另外,因前述原因人们对医疗服务的感受、体验与要求在不断提升。所以,目前要给"医疗质量"下所谓完整定义较为困难,随着时间的推移和研究范围扩大,新的医疗质量的定义还会出现与发生变化。

四、医疗服务质量概念

医疗服务（medical services）是医疗机构以患者和社会人群为主要服务对象，以医学知识和医学技术为基本服务手段，向社会提供能满足人们卫生保健需要，为人们带来实际利益的医疗产出和非物质形态的服务。

（一）医疗产出

主要包括医疗服务实体及其质量，它们能够满足人们对医疗服务使用价值的需要，如手术后将疾病治愈。

（二）非物质形态的服务

主要包括服务态度、医院形象、品牌和声誉等，可以给患者带来心理上的满足、信任感和附加利益，具有象征性价值能满足服务对象精神及心理上的需要。

医疗服务质量特性是服务质量特性在医疗服务业中的体现，它除了具有其他服务质量的特征外，还具有其自身特殊的质量特性，包括安全性、时间性、有效性、经济性、适宜性和可及性等。

关于医疗服务质量的概念尚无统一的定义。目前具有一定的代表性并得到广泛赞同的医疗服务质量概念是：1988年美国技术评估办公室（office of technology assessment，OTA）对医疗服务质量提出的定义，即"利用医学即知识和技术，在现有条件下，医疗服务过程增加患者期望结果和减少非期望结果的程度"；以及同年多那比第安所做的定义，"医疗服务质量是指利用合理的方法实现期望目标（恢复患者身心健康和令人满意）的能力"。

虽然上述概念表述不同，但都反映了两个重要的医疗服务质量理念：一是医疗服务已从"供者导向"向"患者导向"转变；二是医疗服务质量是医疗服务的使用价值是否满足患者健康需求的程度。医疗服务质量是衡量医疗服务机构整体素质和医疗能力发展水平的一个重要标志。

五、医疗质量管理概念

医疗质量管理是医疗工作的头等任务和医院现代科学管理的核心，它是医院全部职能管理的一个重要方面。医疗质量管理是指导和控制组织与医疗质量有关的相互协调的活动，是对确定和达到质量要求所需的职能和活动的管理。该管理包括医院质量方针的确定、医疗质量目标的制订、质量策划、质量控制、质量保证及质量改进。2016年，国家卫计委发布的《医疗质量管理办法》的定义，"按照医疗质量形成的规律和有关法律、法规要求，运用现代科学管理方法，对医疗服务要素、过程和结果进行管理与控制，以实现医疗质量系统改进、持续改进的过程"。

六、医疗质量安全核心制度概念

医疗质量安全核心制度是指医疗机构及其医务人员在诊疗活动中应当严格遵守的相关制度。2005年，卫生部发布了《医院管理评价指南（试行）》，该《指南》第一次提出医疗质量安全核心制度的概念，并列出了13个核心制度；2016年在《医疗质量管理办法》中又提出18个。建立医疗质量安全核心制度这种概念是我国医院质量管理的特色。

18个核心制度包括首诊负责制度、三级查房制度、会诊制度、分级护理制度、值班和交接班制度、疑难病例讨论制度、急危重患者抢救制度、术前讨论制度、死亡病例讨论制度、查对制度、手术安全核查制度、手术分级管理制度、新技术和新项目准入制度、危急值报告制度、病历管理制度、抗菌药物分级管理制度、临床用血审核制度、信息安全管理制度。

（韩振文）

第三节 质量管理基本原理

医院质量管理基本原理是指医院质量管理的本质和现实的反映,是在医院质量管理实践中被检验的正确理论,医疗质量必须遵循有关质量管理基本原理和理论进行管理。

一、系统论原理

系统论原理是现代管理科学的一个最基本的原理。ISO 对系统基本定义:"相互关联或相互作用的一组要素"。系统原理是指系统是由相互联系相互作用的若干要素结合而成的、具有特定功能的有机整体。系统是由两个以上的要素组成,各要素之间存在着有机的联系,整体具有新的功能和性质。

医院质量管理是医院管理的重要组成部分。以质量管理而言,医院质量管理就是一个系统,如果我们将医疗质量管理放在医院质量管理中,医疗质量管理就属医院质量管理的子系统,它们之间存在着有机的联系(图 3-1)。

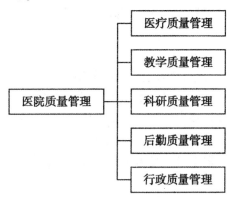

图 3-1 医院质量管理系统示意图

医院管理是一个复杂的系统,质量管理不是单一独立的过程,而是由医院多个相互关联、作用的过程构成的,他们之间的关系相当密切而复杂。医院管理者(包括员工)可将自己负责的管理对象视为一个整体系统,而不是一个孤立分割的部分来进行管理。从整体系统着眼,使局部服从整体。

例如,我们根据医疗工作活动的特点,将它看作是一个较独立的系统。医疗工作系统是由门、急诊工作,病房工作,护理工作及医技工作等小系统组成的。对组成医疗工作的各小系统过程加以识别、理解和管理,以达到实现预定的管理目标。

医院质量管理要用系统论原理的思想整体体现,并将此原理用于医疗质量管理中。在医院质量管理中,要求科室领导着眼于医院的整体质量,而不是一个科室的质量,应明确一个科室的医疗质量能影响全院的质量,个人医疗质量不仅会影响科室的质量,还会影响全院的质量。

系统原理运用医疗质量管理的意义在于运用系统的观点、理论和方法对管理活动进行充分的系统分析,将医疗质量关联的过程作为系统加以识别、分析、理解和管理。换句话讲,管理对象是一个系统,具有系统论的属性。系统原理的运用有助于提高和实现质量管理目标的有效性和效率。

二、控制论原理

控制论原理源于控制论理论,控制论是一种能应用于任何系统中的一般控制理论。所谓控制,就是由管理人员对组织实际运行是否符合预定的目标进行测量,并采取措施确保组织目标实现的过程。

控制是医院管理的重要行为,对于医院质量管理具有极为重要的意义。医院医疗质量管理是一项有意识的活动,要达到一定的目的。可是,医院活动受多种因素制约,其发展有多种可能性。为保证医院质量管理目标的实现,医院管理者就不得不对医疗活动和医疗行为实行一定的控制,并采取各种方式将各项质量活动过程处于人的监控之下或处于正常活动状态。

医疗质量的实时监控是目前医疗质量管理的推崇方式,实施医疗质量的实时监控需实现从事后控制为主转向事前、事中控制为主,从以终末质量控制为主转向过程质量控制为主,从反馈控制为主转向前馈和现场控制为主,从被动控制向主动控制的控制方式转变。

控制不仅是医疗质量管理的重要组成内容之一,而且其他的管理工作也离不开控制。因此,控制也是现代医院管理所必需的。故医院管理者应运用控制原理实施管理,以保证实际工作能与医院的目标、计划保持一致,以提高医院质量管理活动的有效性。

三、政策主导原理

政策是国家或政党为实现一定历史时期的路线而制定的行动准则。政策主导原理指国家对卫生事业、医院各项管理工作及正常运程起主导的作用。政策主导作用是由国家政权的性质和职能所决定,国家的政策在医院管理中始终处于主导作用。国内有学者研究,国家有关部门共颁布与医院管理有关的法律法规和有关技术标准规范近 400 个,这对医院的管理起到导向的作用。国家政策对医院管理的引导,其根本目的是为了保障人民群众的身体健康,以满足民众日益增长的卫生保健需求,从而促进卫生事业的发展。

政策主导就是医院要对国家的方针政策进行宣传和教育培训、让员工都知晓,并必须不折不扣地贯彻执行。必要时,卫生行政部门对政策贯彻落实要进行行政干预和采用法律手段强行执行。此外,医院在制订本单位的质量管理制度或措施时,必须以国家的相关政策为依据,体现有关政策的要求和规定,充分发挥国家相关政策的导向作用,不能与国家的政策相矛盾或有违背之处。

四、整分合原理

整分合原理是现代管理基本原理之一。整分合原理是指在整体规划下明确分工,在分工基础上进行有效整合。"整"是指整体,整体可以是某项工作、某个部门、某个项目等。要充分详细了解整体的功能、任务、作用、目的等。"分"是明确分工、任务或目标分解,建立责任制,以便实现有效管理。"合"就是进行强有力的组织管理,在纵向的分工之间建立起必要的横向联系,使各个方面的环节同步协调、综合协作,形成合力,使管理系统正常运转,做到整体把握、科学分解、组织综合。

整分合原理就卫生行业而言,整是指医院管理的整体性,即必须在医院的质量管理整体目标下才能获得高水平的管理效果。分是指医院管理的科学分工,即必须在科学、合理、明确的分工下才能发挥每个成员的最大作用,才能最有效地利用资源。合是指在已分工的基础上进行有效的综合,发挥最大的整体效能。

　　管理必须有分有合,先分后合,这是整分合原则的基本要求。在这个原则中,整体是前提,分工是关键,综合是保证。

　　如果不是科学的分工,就会无法避免和解决分工带来的各环节的脱节及横向协作的困难,不能形成"凝聚力",进而影响完成和实现整体目标等众多问题。

五、层次原理

　　层次原理是指一个组织按管理的功能与分工设定的行政等级的层次数目,形成组织的等级制或层次性管理结构。当组织达到一定规模时,管理层次和管理幅度之间存在着一种反比例的关系。管理幅度越大,管理层次就越少;反之,管理幅度越小,则管理层次就越多。这两种情况相应地对应着两种类型的组织结构形态,前者称为扁平型结构,后者则称为高耸型结构。扁平型结构则被认为比较灵活,容易适应环境,组织成员的参与程度也相对比较高。

　　所谓层次管理就是分级管理,这在医疗质量管理中非常重要。由于扁平型结构有利于缩短上下层级距离,密切关系,信息纵向流快,管理成本较低,且由于各层管理幅度较大,各层有较大的自主性、积极性和满足感,医疗质量管理层次一般为3个层面,即决策层、控制层和执行层(或称操作层),如图3-2所示。

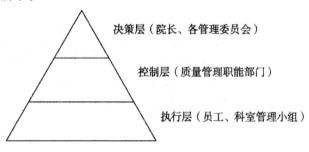

图3-2　医疗质量管理层级示意图

　　图3-2表明医疗质量管理层级的纵向结构中,院长和各质量管理委员会属决策层,位于三角形层的顶端把握质量管理的方向,制订质量目标及实现目标的方针政策,实施质量管理的组织、指挥、决策和协调工作;质量管理职能部门和主管部门属控制层,位于层次的第二层,履行医疗质量的指导、检查、监督、考核、评价和控制管理职能。员工及科室管理小组属执行层,位于三角形层的底部,执行落实质量管理的各项规章制度,解决纠正本科室存在的质量问题。现代医院管理要求管理的各个层次都要赋予其管理功能,承担管理职责和责任,并给予一定权力,使其职权责统一。

六、弹性原理

　　弹性是指物体在外界力的作用下变形,除去外力后能做出反应,变形随即消失,并维持自身稳定性的能力与特性,这种性质称为弹性。弹性原理是指管理必须要有很强的适应性和灵活性,用以适应系统外部环境和内部条件发生变化的形势,实现灵活管理。

　　引用到管理科学上,弹性原理就是要考虑到人和事物本身的可塑性,以及客观事物运动过程的可变性,进而把握在一定原则下或一定范围内的可调节性,进而对内外部环境变化做出能动的反应并最终达成有效目标的能力。组织系统的弹性通过富有弹性的管理来实现,称为"管理弹性"。

医院面对的社会形态是多样的。同时系统也是不断变化的,是动态发展的。因而,医院的质量管理具有很多的不稳定性,是一个多因素、多变化的综合管理。实践中,想把每一个变化都考虑到,每一个因素都抓到几乎是不可能的。

如在制订某管理方案时要有一定的"弹性"思想,考虑周到点多准备几种备选方案;制订指标时,应考虑到不能定得太高而致不能完成、定得太低又不能达到管理目的;再如,在抗生素使用管理时应考虑具有一定的弹性,在不违反合理用药的前提下,医师有一定的选择余地等。这是因为质量管理的主要对象是人,人是有思维的。所以,医院质量管理必须保持适当的弹性是为了更好地达到管理目的。质量管理系统必须保持充分的伸缩性,以便及时适应客观事物的各种变化,才能实现有效的动态管理。掌握管理科学的弹性原理知识,对实现高效能管理的连续性、提高管理技巧和水平都有非常重要的现实意义。

(韩振文)

第四节　医疗质量的三级结构

医疗质量的形成既是一个过程,又有一定规律。医疗质量的形成过程由 3 个层次构成,称为"三级质量结构",即结构质量、环节质量和终末质量。这是医疗质量管理的实践经验总结。遵照医疗质量形成的过程及规律,按层次实施对构成医疗质量的各环节进行有效的控制是医疗质量管理的根本。医疗质量的三级结构是密切联系、互相制约、互相影响的。结构质量贯穿于质量管理的始末,终末质量是基础质量和环节质量的综合结果,而终末质量又对结构和环节质量起反馈作用。

一、结构质量

结构质量是由符合质量要求、满足医疗工作需求的各要素构成,是医疗服务的基础质量,是保证医疗质量正常运行的物质基础和必备条件。

医疗质量要素通常由人员、技术、物资、规章制度和时间五个要素组成,是最基本的要素。目前根据医疗质量管理的实际,各个学者在此基础上进一步扩展,使得医疗质量要素更加符合医院医疗质量管理。

(一)人员

人是医疗质量要素中的首要因素。人员素质对医疗质量起着决定性的作用。它包括医院人员的政治思想、职业道德、工作作风、业务技术水平、身体健康状况,机构与人员组织配置的合理程度,如人员编制、年龄、资历、能力、知识结构等。

(1)数量要充足,结构要合理。根据医院的规模和功能任务,在人员数量上一定要配够。根据医院的功能、性质、任务等不同,各类医学专业人员之间都要按一定的结构比例配备。

(2)重视医学专业人员,但不可忽视保障人员。医、药、护、技等医学专业人员是医疗服务的直接参与者,对医疗质量具有直接决定作用,而医疗保障人员包括医疗活动的生活服务人员,保障医疗服务的水、电、暖、气、衣、食、住、行等,对于医疗服务质量的影响虽然是间接的,但影响往往很大。

(二)技术

技术是医疗质量的根本。医疗服务的实质是"人"运用"医疗技术"为"患者"服务。因此,在这里的"人"不只是医学专业人员,包括参与医疗活动的所有人员;"患者"不只是生了病的人,包括以保健为目的的所有人;医疗技术一般是指医学理论、医疗技能和专科技术水平,但这里的"医疗技术"不只是单纯的专业技术,还包括在医疗活动中使用的所有技术。

1.技术质量

技术质量是指某种技术工作的优劣程度。各种技术均有其质量指标,来评价工作的优劣程度。技术质量是在医疗技术上以最小的消耗取得最大的医疗效果。技术质量的评价:①医疗工作效率和质量指标的完成情况;②规章制度的执行情况;③新技术、新疗法、新药物的评审情况;④经济效益的评价等。

2.技术要靠学习、实践和训练

不论是医疗专业技术、管理专业技术,还是保障专业技术,并不是天上掉下来的,也不是生来就有的,而都是靠学习实践和训练获得的。

(1)学习专业技术:对于专业理论上的知识,主要是靠学习。

(2)总结专业经验:高超的技术除了学习训练外,还要通过总结经验。不总结经验,专业技术就不会提高,不善于总结经验,专业技术提高也不会快。尤其是医院管理技术,如果不善于总结,仅靠学习和训练是不会有提高的。

(3)以医疗专业技术为主导:无论在什么时候,医疗专业技术都是形成医疗质量专业技术中的主导技术。如果医疗专业技术水平很低,也必然地影响到医疗质量。

(4)注重保障专业技术:尽管保障专业并不直接参加医疗活动,在医疗活动中处于从属地位,但是保障专业在医疗活动中的作用是十分重要的。

3.加强"三基"训练

加强"三基"训练是医院人才培养和提高技术的一项长远的任务。"三基"是在《全国重点高等学校暂行工作条例》中提出的,是指基础理论、基础知识和基本技能的简称。只有切实抓好"三基"训练,才能不断提高医务人员素质,适应世界科学技术日新月异的发展形势,才能有广阔的适应能力,才能满足社会主义现代化建设的需要。

(1)基础理论是经过实践检验和论证了的系统知识,为人们在基础科学研究中获得关于客观事物及其现象的本质与规律的知识。临床医学基本理论是指与疾病诊断、治疗有关的基础理论,如人体解剖、生理、病理、药理学、输液、输血、水及电解质平衡基础理论;休克、感染、发热等的病因及发病机制,常见病的诊断、鉴别诊断和处理原则,危重患者,营养、热量供应及护理基础理论。

(2)基础知识是指某一学科中由一系列基本概念和原理所构成的系统知识。临床医疗基础知识是指为疾病诊断、治疗直接提供科学依据的基础知识,如医疗护理技术操作常规,各种疾病的阳性体征,各种检验检查的标本采取方法及临床意义,各种药物的基本成分、作用、使用方法、适应证及禁忌证。

(3)基本技能是为顺利地完成某种任务所必需的活动方式。临床医疗基本技能是指诊断治疗的操作技能和思维判断能力。前者如各种注射、穿刺技术基础;后者如对患者的诊治过程,根据自己掌握的理论知识和实践经验、结合患者的病情,通过反复思考、分析、归纳,拟订出完整的诊断治疗计划等。

4.医院管理技术

医院管理对医疗质量的作用非常重要。医疗活动必须在医院管理的控制下运行,没有医院管理活动的医疗是不可能的,医疗质量也是不可能产生的。医院管理技术对于医疗质量管理影响很大,管理技术水平高,医疗质量肯定好,这是毋庸置疑的。医学科学的发展,一方面促进了医院管理的发展,另一方面又对管理提出了新的更高的要求。新的管理理论、观点、观念和方法应运而生,使医院管理水平上了一个台阶。尤其是计算机在医院管理中的应用,更加使医院管理方法步入现代化、规范化和自动化的轨道,对医疗质量管理更加全面。

(三)物资

物资是医院存在的基础,也是医疗质量的基础。如果没有物资这个物质基础,要提高基础医疗质量就是"无源之水""无本之木"。医院是看得见摸得着、客观存在的,由物质构成的有形体。医院物资、药品器材的供应、设备的完好和先进程度是医疗质量的保证基础。

物资的医疗质量效益主要靠物资管理。物资对于基础医疗质量的作用显而易见,但并不是说有了物资、使用了物资,基础医疗质量就提高了。相反,有了物资不用,或只用不管,物资在基础医疗质量建设中仍然是不会产生多大效益的。因此,管理好物资才是提高基础医疗质量的重点。

1.设备的购置

设备的购置一定要符合医院实际,切不可脱离医院的实际。医用物资的价格相差很大,小到几分钱的针头,大到上千万元的仪器。医院在引进时,一定要考虑到所花代价与医院的实际情况是否相符。根据医院的任务、功能、技术发展特点和当地卫生资源分布情况,积极引进和发展新技术设备,并有计划地进行设备更新换代。设备建设也要从区域规划的全局出发,防止资源浪费。

2.加强设备管理

要提高设备完好率和使用率。不仅要把设备使用率看作是对卫生资源的利用,而更重要的是要将其看作是提高基础医疗质量的一个内容。同时还要注意物资合理使用。

3.药品物资

药品物资是指药品、试剂、消毒物品、消耗性物资、生活物资等方面医疗所需药品物资,供应要齐全、及时和质优。它是医疗服务质量的物质基础和保证。加强医疗质量管理,必须抓好药品物资管理规章制度,严格执行《中华人民共和国药品管理法》,完善药品物资管理规章制度,严格把好质量关,保证药品物资质量,杜绝假冒伪劣药物品。合理用药,保障医疗需求。

(四)规章制度

医疗质量管理必须以规章制度为准则。就是指医疗工作必须严格地执行各级各类规章制度,按章办事。没有规章制度,医疗质量就无法形成;有了规章制度而不去执行,医疗质量同样不能保证。

1.用规章制度规范医院工作制度

医院的工作,不论是直接参加医疗服务还是间接参与医疗服务,都需要有一整套工作制度。如果没有这个"规矩",医院的各项工作就进行不下去。一个患者从在门诊到病房住院,对一个疾病从检查诊断到治疗护理,都要有一套规章制度,就是由于有一整套的工作规范,才使得患者的住院诊疗有了保证。

2.用规章制度规范工作人员行为

医疗服务是一项很严密的工作,对于每一个参与医疗服务活动的人员,都应该有相应的任务分工和责任要求,使每个工作人员任其职、尽其责,共同完成医疗服务工作。否则,医疗服务就处于无政府状态。

3.用规章制度规范质量评价

医疗质量的高低是通过对疾病的诊疗来形成,通过对各种服务效果的评价来体现。因此,必须有一套评价标准,如诊断质量、治疗质量、护理质量等的评价标准,既是评价质量的指标,又是医疗质量管理准则。

(五)时间

时间又称时限,实施任何医疗过程,都必须注意及时性、适时性和准时性,医疗质量必须有时间观念,重视时间对基础医疗质量的影响。

1.时间能影响医疗质量

换言之,医疗质量的高低与时间有着密切关系。例如,在一般的疾病诊疗中,时间对于质量有影响,但并不是主要的。而在特殊情况下,如急症抢救时,时间又显得非常重要,往往只是几分钟甚至数秒钟,患者的转归就可能是截然不同的两种结果。这两种结果就是两种医疗质量。此时,时间就是生命,争取时间就是争取生命;时间就是质量,争取时间就是提高质量。

2.工作效率

工作效率是医疗质量的一个组成部分,浪费时间就是降低工作效率,而降低了工作效率就是降低了医疗质量。因为充分利用时间是提高工作效率的主要方法。

值得注意的是,医疗质量的五个要素并不是孤立存在的,他们互相依靠、相互制约,必须通过有效的组织管理,把各个要素有机地组合起来。一是要素要齐全,缺一不可。在医疗质量要素中,人的因素是第一位的。但同时也要注重其他要素的综合作用。因为这些要素在医疗质量中所占的"分量"虽然各不相同,但离了哪一种都不行。二是结构要合理,比例要适当。所谓各质量要素之间的比例,也就是平常所说的"配套",也就是各基础医疗质量要素的最佳组合。

二、环节质量

环节质量是指医疗全过程中的各个环节质量,又称为过程质量。在医疗工作的全过程中,存在着许许多多的环节,医疗质量就产生于各环节的具体工作实践之中,环节质量直接影响整体医疗质量,对环节质量的控制,亦称为环节质量管理。

(一)医疗服务过程和环节质量内容

医疗服务的过程质量管理首先要明确医疗服务的过程。过程的划分一般根据医疗服务的组织结构和患者的就医流程进行。前者通过医院的组织形式对医疗质量进行管理,后者是在以患者为中心思想指导下进行的医疗质量过程策划,以便使医疗工作更加适合患者的需求。

(二)诊断环节质量管理

1.诊断

诊断是医疗活动的第一步,也是一个"关口",因此,把它作为医疗活动的第一环节。诊断的"诊"是指看病,"断"是指判断。通常来说,诊断既是一个过程,又是一个结果。说诊断是一个过程,是指诊断就是医师对疾病进行诊察的过程。这个过程包括望、闻、问、检查、分析和诊断6个过程。说诊断结果是一个病名,是指医师做出的诊断就是某种疾病的病名。

2.影响诊断环节质量的主要因素

一是临床医师的物理检查质量,如一些专科操作技术质量;二是医技科室的仪器检查质量,如物理、化学等仪器的检查质量。

3.诊断环节医疗质量管理方法

由于医院不同、情况不同、医师不同,监控的方法也就不同。根据诊断环节的几个步骤,诊断环节质量管理主要应该加强以下方面:①落实检诊制度中规定的新入院伤病员,医师应在2 h内进行检诊;疑难、急危重伤病员,应立即检诊,并报告上级医师,实行经治医师、主治医师、正(副)主任医师和科主任分级检诊;②落实查房制度规定的一般经治医师每天最少要查房一次,特殊情况要随时查,科室主任每周查房一次,主治医师也应每天对本组重点患者查房一次;③落实会诊、疑难病例讨论和术前讨论制度。

(三)治疗环节质量管理

1.治疗是一个结果

这就是指治疗后即产生相应的结果。一般来说,患者到医院看病的目的是为了治疗,治疗效果是患者对医疗质量的直接评价。但有时治疗后并没有效果,这本身也是一种结果。治疗的结果以疗效来表示,分为治愈、好转、无效、死亡和未治结果。通常通过门诊(急诊)抢救脱险率、治愈好转率、无菌手术切口甲级愈合率、手术并发症发生率、活产新生儿死亡率、麻醉死亡率等指标评价治疗质量。

2.治疗环节质量

治疗环节质量与多个专业工作、多个部门人员有关。一是医师,主要是制订治疗计划和实施治疗,包括手术、医疗技术操作等;二是护士,各级护士是各种治疗方案的直接实施者,药物等一些治疗方案,一经医师确定(下医嘱),就由护士去执行;三是药师,治疗用药的调剂、配制都是由各级药师完成的;四是技师,仪器的治疗大都是由医技人员操作完成的。

3.技术水平

技术水平是治疗疾病的基础。技术水平高,治疗效果肯定好,治疗质量也就高。否则,就相反。涉及治疗的专业技术较多,包括临床护士技术水平、药材供应技术水平等。

4.制度是治疗环节医疗质量的保证

(1)靠制度管理:除了国家的有关规定外,各个医院还有自己的规定。主要包括各科室工作制度,如"治疗室工作制度""换药室工作制度""放疗工作制度""高压氧工作制度"和"理疗工作制度"等,如能严格执行,治疗质量就会有保证。

(2)加大技术训练力度:对于各类人员,加大专业技术训练,只有专业技术水平提高了,治疗环节的医疗质量才能提高。

(四)护理环节质量管理

1.护理工作质量

护理工作质量对医疗质量的影响很大,如果没有临床护理工作,医疗活动仍然是无法进行的。

2.护理环节质量内容

护士对患者要实施责任制管理下的整体护理,护士对自己分管负责的患者要观察记录病情变化,如测量患者的体温、脉搏、呼吸、血压、体重、出入量和瞳孔等项目,并如实记录;协助生活不能自理的患者日常生活,如进食、饮水、排泄、沐浴、翻身、拍背和起居等;进行病区秩序管理,如探视管理、陪员管理和作息制度管理等。常用的护理质量指标有病区管理合格率、护理技术操作合格率、急救物品准备完好率、表格书写合格率和护理差错发生率等。

3.护士素质

护士素质包括思想素质、业务素质、身体素质和心理素质。另一方面,护士的素质对护理质量有直接的影响。

4.护理环节质量管理要点

(1)监督落实规章制度:分析以往发生的护理差错事故,大部分是没有执行规章制度所致。要监控护理环节医疗质量,首先要监督各项护理规章制度的落实。规章制度不落实,要想保证护理环节医疗质量是不可能的。

(2)督促履行工作职责:实施责任制护理,使得护士职责明确,并有相应的绩效考评方法和奖惩办法,使得缓解质量管理落到实处。

(3)提高护理技能:由于护理操作技术引起护理质量降低的情况在临床上并不少见。例如,吸痰技术不过硬,就有可能由于痰没有及时被吸出而致患者窒息死亡;导尿技术不过关,不但会损伤患者的尿道,而且会影响疾病的救治;静脉穿刺技术不精,就可能由于给药不及时而延误抢救时机。因此,只有强化训练,才能提高护理操作技术。

(五)环节质量管理的主要方法

1.分解过程,明确环节质量内容

环节质量是医院质量管理的重要组成部分,医疗质量产生与各个环节质量密切相关,每一个环节的质量都会直接影响到整个医院质量。因此,要重视每一个环节的质量管理,首先必须将每一个环节分解到最小单元,即具体内容,才能真正达到环节质量管理的目的。

2.把握好重点环节

一是重点科室,如门诊、急诊、外科、妇产科、骨科和麻醉科等;二是重点人员,如新毕业人员、新调入人员、实习生和进修生等;三是重点因素,如思想不稳定,工作不安心,对立功受奖、技术职务或评定不满等;四是重点时间,如节假日及工作特别忙碌时;五是对重点环节和对象要重点检查、分析,及时发现问题,及时进行研究,采取有效对策。

3.环节质量管理的检查方法

通常采用现场检查和跟踪检查,也可采用全面检查、抽样检查或定期检查。利用数理统计方法分析并及时采取相应控制措施是十分重要的。同时,要运用现代计算机技术,建立医疗质量实时控制模式,提高医疗环节质量管理的水平。

4.环节质量指标

急诊抢救患者到院后,开始处置时间≤5 min;院内急会诊到位时间≤20 min;急诊检查一般项目出报告时间≤2 h;平诊检查一般项目出报告时间≤24 h 等。

从医院医疗质量管理和控制角度看,医疗环节质量管理是一种十分有效的管理手段,因为它是一种现场检查和控制,可以及时地发现问题和及时纠正,以保证医疗质量。

三、终末质量

医疗终末质量是医疗质量管理的最终结果。医疗终末质量管理主要是以数据为依据综合评价医疗终末效果的优劣。发现问题,解决质量问题,因此,医疗终末质量是评价质量的重要内容,它不仅能客观地反映医疗质量,也是医院实施信息管理系统的重要组成部分。终末质量管理虽然是事后检查,但从医院整体来讲仍然起到质量反馈控制的作用,可通过不断总结医疗工作中的经验教训,促进医疗质量循环上升。

(一)医疗终末质量指标统计管理

这是指医院医疗终末数字资料的收集、整理、计算和分步骤进行科学的管理过程。一是以数字为事实,为医疗质量管理提供更可靠的质量改进依据。二是应用终末质量统计指标,为质量管理的计划、决策、内容、措施、评价提供可靠依据,从而更好地为患者健康服务。

1.医疗终末质量指标统计管理作用

其作用主要体现在指标项目固定,易形成共识。医疗指标传统性强,统计项目、内容较固定,带有普遍性,长期以来形成了医务界的一致认识。通常主要指标达到规定标准,就能知道医院的质量基本管理情况。如门诊接诊患者次数、出院患者数、特色专科收容患者情况等。

2.医疗终末质量指标统计管理内容

(1)统计资料的连续性:医院医疗终末质量统计资料有相当强的连续性。对连续性的资料进行分析研究,就可以反映事物的本质和规律性,可以指导未来的医院质量管理工作。

(2)资料的准确性、完整性和及时性:要求统计数字必须真实准确,不能弄虚作假,不能报喜不报忧,而要实事求是。统计资料必须完整,不能残缺不全,不能想当然办事。统计资料要及时,统计资料具有很强的时效性,有不少资料具有重要的全局指导意义。而且有些专题或专项调查资料具有重要的全局指导意义,若延误了时间,不但影响工作的开展,而且为决策提供错误的依据,后果严重。

3.医疗终末质量统计分析方法

(1)对比分析:各项统计指标完成情况必须与上月、季或年度或一个时期不同指标进行比较。首先是与上级规定的指标比较,看指标完成情况;其次是纵向比较,全院各科室与往年比较;三是横向比较,如大致相同科室,即人员、床位基本相同科室的比较;四是重点指标比较,如就诊人数、出院人数、经济收入、病历质量等,这些指标具有代表性,需要重点比较,详尽分析;五是分层次比较分析,如内科片、外科片、医技片、大型设备使用、人员与质量比较、质量与效益比较等。

(2)百分比分析:如甲级病案的百分比、床位使用率、治愈率等。

(3)统计表图:绝大多数数据可以制成统计表和统计图。统计表简明扼要、概括性强,比较充分,一目了然。常用的统计表有简单表和复合表。需注意的是,统计表要便于进行对比分析,表的内容要围绕主题,重点突出,简单明白。常用的统计图主要有条图(单式条图、复式条图、分段条图)、圆图、百分条图、线图、直方图和箱式图等。运用统计图不仅直观,而且可以提高实际效果。

(二)终末质量目标管理方法

目标管理是管理科学的一种管理方法,也是一种现代的管理思想。它是根据外部环境和内部条件的综合平衡,确立在一定时间预定达到的成果,制订出总目标,并为实现该目标而进行的组织、激励、控制和检查的管理方法。也就是说,根据医疗质量的要求,把医疗质量指标的标准值化作一个时期的目标,并将目标分解到各个部分和个人,严格按目标执行和实施,并进行考核和结果评价。

1.终末质量目标管理的作用

(1)用于未来管理:用医疗终末质量结果(统计数据),将医疗质量的事后管理转移到未来的目标上,使医疗质量成为具有主动性和前瞻性的动态管理。

（2）用于绩效管理：终末质量的目标管理最终是衡量工作绩效，通过医疗质量统计指标的比较分析，针对性强，说服力好。

（3）用于激励管理：合理医疗质量目标是提高医疗质量无形的激励剂。以充分调动医务人员的主动性、积极性和创造性。使医务人员的创新精神达到最大限度地发挥。可使科室、全体医务人员按照目标要求去努力奋斗，创造性地完成任务。

（4）用于奖惩措施：终末质量一般用来评价医疗质量，并与医院奖惩挂钩。奖惩是目标管理的一个显著特点，如果说有目标而没有明确的奖惩措施，这样的目标是失败的目标。每个人都有荣誉感，完成任务希望得到一定的精神、物质奖励，这是目标管理成功的关键。

2.终末质量目标质量管理需要注意的问题

目标质量管理是科学的管理方法，运用得当，能极大地提高医院的质量水平，但如果管理不当，也会把医院引向歧途。因此，制定目标时，必须慎之又慎，充分考虑到实施过程中可能遇到的问题，尽量把问题解决在目标制定之前，即使问题出现在实施过程中，也应考虑到目标恰当的弹性，以利目标的贯彻执行。一是建立健全目标质量管理制度；二是制定质量目标应广泛征求意见；三是目标要具有挑战性，但又要符合实际，具有可行性；四是目标要定量化、具体化，目标完成期限要适中；五是防止单纯经济观点。

（韩振文）

第五节　医疗质量管理方法

目前，全世界的医院医疗质量管理方法归纳起来共有十余种，如三级质量管理（three-grade quality management）、医院分级管理（hospital classification management）、标准化管理（standardization management）、目标管理（management by objectives，MBO）、医疗指标管理（medical index management）、品管圈（quality control circle，QCC）、单病种管理（single disease management）、临床路径（clinical pathway，CP）、诊断相关分类组（diagnosis related groups，DRGs）等。下面简述3种医疗质量管理方法。

一、三级质量管理

该方法引用了多那比第安"结构（structure）-过程（process）-结果（outcome）"医疗质量三维理论管理概念。我国有学者把医院服务质量分为基础质量、环节质量和终末质量，明确地划分为三级质量结构。在我国结构-过程-结果质量管理方法在卫生行政部门和医疗机构的实际管理工作中运用较多，从20世纪70年代末就开始广泛采用。管理内容如下。

（一）基础质量

医院医疗质量决定要素是各类人员编制比例，床位数与人力配置的比例、医疗技术、就医环境、设备设施、器械物资、工作效率、医疗信息等，这些质量要素通过管理和整合形成医疗质量的基础质量。

（二）环节质量

环节质量是各种质量要素按医疗工作本身的特点与规律，通过组织管理所形成的各项工作能力、服务范围与项目、工作程序或工序的质量。这些过程质量是一环套一环的,故称为环节质量。如住院诊疗是由门诊就诊-入院-住院诊治-出院-健康指导等环节组成。

(三)终末质量

终末质量是对医疗机构结构与运行最终质量的测量和评价,是医疗质量的最终体现。医疗终末质量是采用某种质量评价方法进行测量和评价,包括按某标准进行的现场检查、追踪检查、患者满意度测定、统计指标分析等。

该方法的优点是明确将医疗质量分为三个质量结构,分级管理针对性较强,重视事前控制和环节质量控制,务实。效果比较可靠,易被理解管理者承认。

二、目标管理

目标管理是美国著名管理学家德鲁克的首创。德鲁克认为,并不是有了工作才有目标,而是相反,有了目标才能确定每个人的工作。所以"企业的使命和任务,必须转化为目标",如果医院没有目标,医院的工作必然被忽视。

目标管理是以目标为导向,以人为中心,管理者通过各侧面、各层级目标的科学确立,引导执行者一步步实现各层级目标以实现最终目标的管理方法。目标管理看起来可能简单,但要将它付诸实施,医院管理者和员工必须对它有很好地领会和理解。目标管理概括起来主要有几个过程。

(一)目标制订

由医院目标管理部门根据医院医疗质量管理现况,通过调查研究提出管理的主要目标,再由医院管理高层评估给予确定。制订总体目标时,注意目标具有具体化、超前性、平衡性和目标之间的逻辑顺序。所设置的目标必须是正确和合理的。

(二)实施目标

目标管理部门将总体目标进行分解,将目标分别下达到医院实施部门和临床科室,实施单位通过任务下达落实到每个员工,明确其职责。使全院各层级统一步调、各司其职,形成一个目标管理链。

(三)检查和评价效果

在目标实施过程中,有关职能部门应有计划阶段性地检查目标实施情况和有无偏差,是否需要有关部门的协调等。目标实施期限完成后,要及时评价是否达到医院所制订的目标。如果经过考评达到了目标的预定值,则说明实行目标管理的效益是较好的,反之,则没有较好的管理效益。

医院实行目标管理应对广大医务人员广泛进行目标管理的知识教育,让全院员工知道"我们的目标是什么、我们如何执行目标、目标要达到什么程度、什么时候达到目标要求、能否很好完成目标",增强其目标意识,达到全员参与。目标管理成果的考核评价必须有明确考核标准和指标,以实际的客观事实或数据为依据,做出实事求是的评价,并依据考评结果,以责定利,确定奖惩。

三、临床路径

临床路径是现代医院质量管理的一种现代新模式。从 20 世纪 90 年代中期开始,采用临床路径对某些单病种进行质量管理已日益受到全世界医院管理者的关注和重视。

（一）定义及概念

临床路径是由组织内的一组成员（包括医师、护士及医院管理者等），根据某种疾病或手术制订的一种医护人员同意认可的诊疗模式，让患者由住院到出院都按照该模式来接受治疗。

（二）产生的历史背景

20世纪80年代中期，美国政府为了遏止医疗费用不断上涨的趋势和提高卫生资源的利用，以法律的形式，实行了诊断相关分类定额预付款制（DRGs-PPS）。参加DRGS-PPS的医院最明显的影响是所承担的经济风险。如果医院能使其提供的实际服务费用低于DRGS-PPS的标准费用，医院才能从中获得盈利，否则，医院就会出现亏损。

在这种历史背景下，1990年，美国波士顿新英格兰医疗中心医院，选择了DRGs中的某些病种在住院期间，按照预定的既可缩短平均住院天数和节约费用，又可达到预期治疗效果的医疗护理计划治疗患者。此种模式提出后受到了美国医学界和医院界的重视，并逐步试行和推广。人们将此种既能贯彻持续质量改进，节约资源，又能达到单病种质量管理的诊疗标准化模式，称之为临床路径。

2009年，原国家卫生部正式将临床路径作为医院的管理项目之一，近几年政府有关部门先后发布了近2000个病种临床路径。2011年，卫生部发布的《三级综合医院评审标准》明确提出：将推进规范诊疗、临床路径管理和单病种质量控制作为推动医疗质量持续改进的重点项目。

（三）临床路径实施内容

（1）成立临床路径管理的组织（包括院级委员会和实施管理小组）、制订实施的相关制度和工作职责。

（2）根据本院实际情况，以临床科室和专业选择进入临床路径病种目录和文本。

（3）建立临床路径信息化管理平台，以利临床路径管理。

（4）临床路径实施需有多部门和科室间的协调配合。

（5）确定"临床路径"监测指标，包括患者的入组率、入组后完成率、平均住院日、平均住院费用等。

（6）主管部门对临床路径实施监管，每季度对监测指标进行汇总与分析，有问题及时反馈。

临床路径的实施具有提高医疗品质、控制医疗成本和促进质量持续改进的现实意义。

（韩振文）

第六节 医疗质量管理工具

医疗质量管理工具是指将质量管理的思想运用于质量管理实践的手段和方法。医疗质量管理工具对实现医院质量管理运行的稳定性、规范性并获得较高的效率起到明显的推动作用，它是影响医院竞争力的核心要素。

质量管理工具最常用的有十余种，如最常用的因果分析图、排列图、控制图、直方图、散布图、统计图、流程图和某些分析技术等。在实际的医院管理工作中，各医疗机构的管理者是根据各医院的实际情况和工作所需，采用适合自身的管理工具实施质量管理。

运用管理工具可在质量管理过程中，系统地或有目的地收集与医疗质量有关的各种数据，并用统计方法对数据进行整理、加工和分析，用特定的方法做出各种图表，计算某些数据指标，从中找出质量变化的情况,为实现质量的控制提供依据。

一、因果分析图

因果分析图是非定量工具,可帮助管理者找出潜在问题的根本原因。

(一)因果分析图的特点

能反映出特定问题的基本规律,直观、简单明了、实用,可进行不同层面、不同问题的分析。

(二)方法

(1)确定某一"为什么会发生的问题"作为主题问题,供开会用。

(2)召集项目小组或相关有经验的人员4~10人。

(3)准备白板或大白纸、数支色笔做记录用。

(4)采用脑力激荡法每人对影响该问题的原因发言的内容记入载体上,中途不质问。

(5)搜集20~30个原因则可结束(大约1个小时)。

(6)再由参会人员根据收集的原因轮流发言,经磋商后归类,找出影响最大的原因,认为影响较大者用符号做上标识。

(7)与上个步骤一样,对已做上标识的,若认为最重要的,可以再做上标识。

(8)再次标识后,删去未做标识的原因,将以标识的原因并进行分类处理。

(三)制图操作步骤

(1)根据上述分析,确定问题原因和质量特性,分出大、中、小原因,并分别对应大原因分类。

(2)绘制鱼刺形状图。

(3)将已确定和列出的大、中、小原因分别写入相应的箭头部位,但要注意不能错部位和遗漏。

(4)检查已制作的因果图有无错误。

二、排列图

排列图是在1897年由意大利经济学家和统计学家帕累托创始运用的,故排列图又称帕累托图或柏拉图。按其实际应用的含义,也称之为主次因素排列法。排列图是为寻找主要问题或影响质量的主要原因所使用的图。

(一)排列图的特点

(1)按问题大小进行排列,以便找出关键因素。排列图是按问题分类,把数据从大到小排列,成为一种数据分布。

(2)强调分类分析,有利于确定问题的次序。

(3)强调以数据说明问题,每项有数据和累计百分比,以数据为依据,以数据反映质量问题。

(二)制图操作步骤

(1)收集确定分析问题的一定时间内的数据并制订出与问题原因相应的统计表。

(2)统计表栏目包括序号、名称、频数百分率、累积百分率等。

(3)按栏目要求,填入和统计出相关数据以备绘制之用。

(4)应用办公软件绘制排列图。

三、控制图

控制图是质量控制中最常用的有效工具和最常用的管理方法之一,也是最基本的统计工具。

它是由美国数理统计学家休哈特于 1924 年创立的,故又称为休哈特控制图。质量控制图简单明了,可及时地观察、判断、分析管理指标的动态变化规律,并且与标准值比较,发现问题采取措施进行质量控制。质量控制图在医疗质量管理方面,主要用于临床检验、单病种、平均住院日以及病历等质量控制。2001 年,国家质量技术监督局发布的 GB/T4091-2001《常规控制图》中,常用的计量质量控制图有均值(X)图与极差(R)或标准差(S)图、单值(X)控制图、中位数(Me)控制图。

(一)作图步骤

1.确定主题,收集数据选择并计算有关统计数值

(1)样本平均值 X:样本均值又叫样本均数(即为样本的均值)。均值是指在一组数据中,所有数据之和再除以数据的个数。它是反映数据集中趋势的一项指标。

(2)标本标准差 S:标准差也称均方差。是各数据偏离平均数的距离的平均数,它是离均差平方和平均后的方根,用 σ 表示。标准差是方差的算术平方根。标准差能反映一个数据集的离散程度。平均数相同的,标准差未必相同。

(3)标本极差 R:一组数据中的最大数据与最小数据的差叫作这组数据的极差,以 R 表示。在统计中常用极差来刻画一组数据的离散程度。它是标志值变动的最大范围,它是测定标志变动的最简单的指标(极差=最大值-最小值)。

2.采用统计方法确定中心线和控制限

位于中心线上侧,称为上控制限;位于中心线下侧,称为下控制限。控制限一般采用虚线表示。

3.绘制控制图

应用办公软件绘制控制图即可。

(二)异常现象判别

根据控制图中各点子波动的情况,给出一定的异常判别准则,以便做出异常因素起作用的判断。异常状态图形结构可分为链、偏离、倾向和周期 4 种缺陷。

(1)在控制图中心线一侧连续出现的点称为链,其点子数目称为链长。出现链表明过程均值向链的一侧偏移,如 1/3 的点数间断出现在控制界限外时,判定为异常;1/4 的点数连续出现在控制界限外时,可以判定为异常。

(2)较多的点数间断地出现在控制界限上侧或下侧时,可以判定为异常偏离。

(3)点数在控制界限内向一侧上升或下降基本呈斜线,并且超出控制界限时,可以判定为异常倾向。

(4)点数的上升或下降出现明显的周期性变化,并且时常超出控制界限,可以判定为异常周期。

(三)控制图的作用

一般认为,控制图有以下几个作用。

(1)可诊断评估一个过程的稳定性。

(2)决定某一过程何时需要调整,何时需要保持原有状态。即当过程发生异常质量波动时必须对过程进行调整和控制,采取措施消除异常因素,使过程能够稳定在合理的正常质量波动状态。

(3)确认某一过程的改进效果。

（韩振文）

第四章 医务及医疗安全管理

第一节 医务管理

一、概述

医疗工作是医院的核心业务,医务管理维护医院医疗秩序,保障医疗质量和医疗安全具有非常重要的作用,也是医院综合管理水平的重要体现。管理是一种活动,即执行某些特定的功能,以获得对人力和物资资源的有效采购、配置和利用,从而达到某个目标。医务管理是指医院相关管理部门对全院医疗系统活动全过程进行的计划、组织、协调和控制,使之经常处于工作状态,并能够快速适应客观环境的变化,从而达到最佳的医疗效果和医疗效率。

(一)医务管理发展的历史沿革

医务管理的范畴是在不断变化的,大致可以分为 3 个阶段。

1.第一阶段

19 世纪中叶至 20 世纪 50 年代。社会经济的发展和工业革命的完成推进近代医院的建设,社会化大生产促使社会医疗卫生需求的增长,也对医院建设与发展提出进一步要求。医院成为医疗卫生服务的主要形式,并形成了专业分工、医护分工、医技分工和集体协作的格局,也催生了规范化的管理制度和技术性规章制度的建立。但医务管理维度大部分都仅包含医疗档案管理、医疗行为规范和非常简单的医疗资质准入。

2.第二阶段

20 世纪 50~80 年代。随着二战之后重建及经济的复苏,社会生产不断扩大,社会生产力得到空前的发展,各家医院的规模也随之不断增加,从而使近代医院向现代医院转变。为了更好地管理医疗行为,现代管理学开始与医学相结合,发展出了医院管理学,医务管理维度随之扩展为医疗资质准入、医疗服务组织、医疗行为规范、医疗资源协调、医疗档案管理等。

3.第三阶段

20 世纪 80 年代后。随着电子信息技术的不断发展,通过信息化监控和数据提取开展评价及医疗流程改善成为现代医院建设的必备要求。管理维度逐渐引入医疗流程改进、医疗质量评价、医疗安全改善等内容,适应医院管理的总体发展。国内医务管理加强了对外医疗服务组织和医疗质量评价等维度的强调力度,比如卫生应急管理、对口支援管理和临床路径管理都属于比较有中国特色的管理工作。

(二)医务管理的主要职能

通常,由于各个医疗机构的规模、类别、科室设置等不同,其对医务管理部门所赋予的相应工作职责也会有所差异,医务管理的工作职能大体可以概括为计划、组织、控制和协调职能。

1.计划职能

计划职能即根据医院总体工作计划拟定符合医院实际情况和发展特点的业务计划。

2.组织职能

组织职能即根据有关法律、法规、条例、标准及医院的规章制度,组织全院医技人员认真贯彻执行,保证医疗业务工作的常规运行,杜绝医疗事故,减少医疗缺陷。

3.控制职能

控制职能即负责医疗工作的宏观管理,制订医疗质量标准和考核办法,并对全院医疗质量进行检查、监督和控制,确保医疗安全。

4.协调职能

协调职能即正确处理医院内外各种关系,为医院正常运转创造良好的条件和环境,促进医院整体目标的实现。

(三)医务管理面临的最主要问题——管理效率

在管理实践过程中我们常常发现,需要进行协同完成的工作,往往是整个管理流程中最可能出现各种问题的环节。管理问题有各种各样的表现形式,譬如相互推诿、流程不清、责任不明、执行力不强,但其最终的表现形式,均体现为项目推进效率低下。原因之一是因为在组织管理,尤其是多部门涉及的组织管理过程中存在一个非常重要的概念被忽视——"命令链"。

命令链是一种连续的、不间断的权力运行路线,从组织最高层扩展到最基层,不可见但实际存在。它可以回答谁向谁报告工作。例如,有问题时,"我去找谁"和"我对谁负责"。命令链的运行效率直接决定了组织执行力的效果。

国内的医院无一例外都是典型的科层制组织,在这样的组织架构中,讨论命令链的重要性一定要理清两个附属概念:权威性和命令统一性。权威性是指管理岗位所固有的发布命令并期望命令被执行的权力。为了促进协作,每个管理岗位在命令链中都有自己的位置,每位管理者为完成自己的职责任务,都要被授予一定的权威;命令统一性原则有助于保持权威链条的连续性。它意味着,一个人应对一个且只对一个主管直接负责。如果命令链的统一性遭到破坏,一个下属可能就不得不疲于应付多个主管不同命令之间的冲突或优先次序的选择,直接降低效率。

国内各公立医院的现行体制,决定了在医务管理命令链的信号传递中,权威性是没有异议的,但是,由于管理维度和科室职责之间的不匹配,导致很多具体的管理实务需要两个以上的部门或个人协同处理,命令统一性就存在较大的分歧,因此多部门协作的工作往往缺乏效率。

这里就引申出了一个非常重要的问题,如何保障医务管理工作的有序推进且保有效率?

(四)现代医院医务管理的核心——制度

提高医务管理效率需要体制机制做支撑,关键是需要制度体系做保障。在人类的社会互动过程中,每个人所拥有的有关他人行为的信息均是不完全的,因此,有必要制订一种旨在简化处理过程的规则和程序,通过结构化人们的互动、限制人们的选择集合来规范人的行为。

这种规则和程序就是制度。往往需要协同完成的医务管理呈现出效率低下的特点,原因是命令统一性出现了问题,实质就在于多方的参与使得事务的执行出现了不确定性从而影响效率。而制度最大的作用,是通过建立一个人们互动的稳定结构来减少不确定性。因此,对于现代医院医务管理而言,制度设计和建设尤为重要。

在进行制度设计时,为了保证制度的完整和全面,尤其是制度的可执行性,通常情况下要兼顾到下列几个方面的问题。

1.设计的目的

制度本质上是一种人为设计的、重塑人们互动关系的约束。因此在每一项制度设计之初就应该有明确的管理对象、内容、流程、目的。

2.权威的明确

制度应该界定一套位置与每一个位置上参与者的命令归属关系。让参与其中的人能够依照这样的归属关系明确其本人命令链的上下游,从而避免决策、意见的冲突和混乱。

3.行为的界定

在制度设计中最为重要的,是要对所涉及的各个环节给出明确的规则,让人知晓其对"约束"的界定。任何人通过对制度的学习即可明确合规与违规之间的区别、界限。

4.流程的规范

制度必须提供一个框架,包含标准的执行流程和大概率出现异常情况时的应急处置方案。每一种不同的处置方案均有明确的指令发出者和指令执行人,保证制度执行的畅通。

5.交流的渠道

在制度被执行时,一定会出现不同位置上参与者之间观念、意识、行为的冲突。因此在设计时,要充分考虑到不同参与人的交流渠道,并且能够界定所使用的方式和流程上的约束。

6.依从的监督

制度在被设计时,一定要将依从成本考虑在内。因为任何制度都存在依从与违反两种结果。必须在设计之初就要考虑到如何识别那些违反制度的行为,并衡量其违反的程度,尤其重要的是,知道谁在违规。

精巧的制度设计是提高医务管理效率水平的最优方式。此外,对于医务管理而言,制度的设计固然重要,制度的全面性也是现代医院医务管理的重要保障。

二、组织架构

组织架构是指一个组织整体的结构。医务管理的组织架构一般是指与医务管理有关的科室设定、分工安排、人员权责及各个环节之间的相互关系。医务管理组织架构的本质是为了实现医院管理目标而进行的分工与协作的安排,组织架构的设计要受到内外部环境、组织文化、组织内人员的技术技能等因素的影响,并且在不同的环境、不同的时期、不同的使命下有不同的组织架构模式。

(一)医务管理组织架构将随着多院区发展模式发生相应变化

按照国家深化医药体制改革相关文件精神,未来公立医院改革方向会有两个:"医院合理规模控制"和"医院集团化趋势"。随着分级医疗政策的推进,由单体医疗中心规模扩张模式转为医联体多院区模式将是必然的趋势。

要适应这样的变化,医务管理要做两方面的准备:①医务管理人员应对整个医务管理的内容做到去芜存菁,洞悉医务管理的内涵和实质,然后对各项管理工作开展制度化、体系化、标准化改造以利于快速复制,同时将医务管理从管理实务性工作上升到学术理论高度,保证同一医务管理理论在不同医疗机构中管理水平与质量的同质化;②开始探索有效的医师集团管理模式,为了解决优质医疗资源的不均衡,除了行政性的拆分优质大型医院,还有一种有效的方法就是利用市场的力量调配医疗资源,医师集团模式就是一种有益的尝试。

现有的医师集团模式存在以下几个问题:①组织内医师晋升机制和继续教育机制缺失;②组织结构松散成员黏度低;③缺乏明确的战略目标和盈利模式;④缺乏实体医院作为依托;⑤目标客户没有明确的市场区分。这几个缺点都可以通过与传统的大型医院结合,也即"联合执业"来弥补。

以下几个新的问题需要医务管理人员认真思考:①责任与收益的分配模式;②集团内医师的再培训机制;③"联合执业"中相关法律法规的适用问题;④"联合执业"中组织有效性如何解决。

(二)MDT 医疗模式对医务管理组织架构的可塑性提出了更高要求

医学学科整合,是继学科细分后的又一学科发展趋势。在历史上,随着科学技术的进步,医学学科不断细分,这样的分化在初期确实有利于医学研究的深入和发展。但是,在临床实际诊疗过程中,一方面因为不同专精方向的医师给出的诊疗计划不尽相同,仅让患者独立选择诊疗方案造成极大的困扰;另一方面对医学生的全面培养、医疗基本技术的掌握也面临很大的缺陷。因此,国内外先进的医疗机构都开始了对学科设置的重组,开展学科发展中心化的探索。

将学科进行重组,如将心外科与心内科重组建立心脏疾病中心、将神经内科与神经外科融合组建神经疾病中心、胸外科与呼吸科组建胸部疑难危重症疾病诊治中心,甚至以老年、免疫等综合性疾病为中心建设综合性科室等,都是国内部分医疗机构已经开展了对学科融合的尝试。这样做不仅有利于患者得到联合支持治疗,也可以执行高效的 MDT 诊疗模式,打破科室间的壁垒,提高危重患者的救治经验和科研能力,带动学科整体发展。现代化医院管理必然会进入医学学科整合时代,医务管理也要随之改变甚至先于医院做出调整以适应时代的变化和临床工作中对效率需求的提高。

医务管理群组化可能是一种切实可行的解决方案。我们必须要认识到的是,无论医学学科如何整合,医务管理维度也不会发生太大的变化,只是会出现不同的管理项目组合形式。比如,以"授权管理"为例,原来可以分为门诊资质授权、手术资质授权、药物资质授权、会诊资质授权等,因为,医学学科整合的自下而上性,管理部门的设置应该随临床需求而变化,因此,可能会将各类授权工作从原有的职能部门剥离出来组建成为一个新的"授权管理办公室",全面负责医院授权管理,保证效率与质量;再比如,随着学科整合,医学新技术势必会蓬勃发展,可以将医疗技术管理、医学伦理审查、医学技术转化组建成一个综合性办公室,简化流程,提高医院新技术转化效率。

(三)人工智能等技术革命可能颠覆传统的管理组织架构

随着国民经济的发展和技术水平的提高,互联网概念和信息技术开始渗透进入生活中的方方面面,医疗卫生行业也不例外。

传统的医疗体系中有六大利益相关方:医师、患者、医院、医药流通企业、医药制造企业、医疗保险机构。随着互联网概念的介入,将会重构或新建一些关系连接模式。

可以看出,在互联网概念介入后与医务管理相关的发展模式主要有以下几种:就医服务、远程医疗、医疗联合体改革、新型健康管理模式发展等。面对这些变化,医务管理人员应该进行思考和积极改变,梳理管理体系,改变管理流程,重组医务管理模式,适应市场变化。

(四)科学合理的医务管理组织架构要求执行力强的职业化管理人员

客观地讲,长期以来中国的公立医院一直处于半计划经济体制时代,行政管理接受上级卫生主管部门管理,医院收益绩效接受市场检验。在这样的体制下,公立医院内部管理体制和运行机制中存在明显的官僚化和行政化。随着医疗体制改革的深入和开放社会资本进入医疗行业,公立医院必然会面临市场经济的冲击,当面临生存考验的时候各个医院就需要精简人员、缩编机构,这时就要求每一个医务管理从业人员不仅拥有医学知识,还需要具备现代化管理思维及管理水平,否则一定会被市场所淘汰。

医务管理需要从以下方面入手:①对医务管理人员的管理学、社会学、法律知识等方面的培训优于医学知识的培训,基本的医学知识和医院运行体系、规则仍然是继续培训的重点;②医务管理团队要注意学科背景的构成,加强团队异质性方面的考量,强化医务管理中多学科交叉所带来的创新收益;③借鉴企业管理中的职业经理人模式,参考企业在职业化上的管理经验和绩效考核方法,开拓管理思路,提高管理水平。

三、主要内容

(一)依法执业管理

依法执业是指医疗机构按照我国《医疗机构管理条例》《医疗机构管理条例实施细则》《医疗机构诊疗科目名录》等卫生法律、法规、规章、规范和相关标准要求,开展一系列诊疗活动的行为,主要包括机构合法、人员合法、设备合法和行为合法4个内容。其中,机构合法是指医疗机构必须依据《医疗机构管理条例》《医疗机构管理条例实施细则》等国家相关法律法规规定,经登记取得《医疗机构执业许可证》;人员合法是指在医疗机构内从事需要特许准入的工作人员必须按照国家有关法律、法规和规章规定依法取得相应资格或职称,如从事临床医疗服务的医师必须依法取得执业医师资格并注册在医疗机构内;设备合法是指医疗机构不得使用无注册证、无合格证明、过期、失效或按照国家规定在技术上淘汰的医疗器械。医疗器械新产品的临床誓言或者试用按照相关规定执行;行为合法是指医疗机构和医疗机构内的有关人员必须按照国家有关法律、法规和规章的要求开展相关工作。

1.医疗机构依法执业的意义

医疗服务涉及公民的生命健康权,是我国《宪法》明确规定的公民最基本权利,任何人不得侵害;同时,医务人员在提供医疗服务过程中往往又涉及对患者进行检查、用药、甚至手术等。由于医患双方在专业知识方面的差异,导致患方往往只能"被动"接受服务。因此,国家、卫生行政部门为确保医务人员的医疗行为所导致的结果不与患者的生命健康权相违背,从不同层面出台了一系列法律法规、规章制度,对医方的主动权加以约束,对患方的被动权加以保护。但实际生活中由于这些法律法规又不够健全完善,医务人员法制意识相对薄弱,而人民维权意识在不断增强,导致医务人员在发生医疗纠纷、诉讼时,往往拿不出有利于自己的证据。因此,在全面深化依法治国的大背景下,加强医疗机构依法执业管理应该成为医院管理的重要工具和组成部分,也是防范医疗事故,保障医疗安全,促进医疗机构健康发展的重要保证。

据不完全统计,目前,与医疗机构执业相关的法律共11部、行政法规39部、部门规章138部,还有形形色色的行业规范、技术规程、技术指南及行业标准等。但其中使用较多的主要有《中华人民共和国执业医师法》《医疗机构管理条例》《医疗事故处理条例》《人体器官移植条例》《医疗机构病历管理规定》《医疗机构临床用血管理办法》《放射诊疗管理规定》等。

2.医疗机构常见违法违规行为

(1)未取得《医疗机构执业许可证》擅自执业,主要表现形式如下。①未经许可,擅自从事诊疗活动:如黑诊所、药店坐堂行医等;②使用通过买卖、转让、租借等非法手段获取的《医疗机构执业许可证》开展诊疗活动的;③使用伪造、变造的《医疗机构执业许可证》开展诊疗活动的;④医疗机构未经批准在登记的执业地点以外开展诊疗活动的;⑤非本医疗机构人员或者其他机构承包、承租医疗机构科室或房屋并以该医疗机构名义开展诊疗活动的。

(2)使用非卫生技术人员:卫生技术人员是指按照国家有关法律、法规和规章的规定依法取得卫生技术人员资格或者职称的人员;非卫生技术人员是指未取得上述任职资格(资质或者职称)的人员在医疗机构从事医疗技术活动的。医疗机构使用非卫生技术人员的主要表现形式如下:①医疗机构使用未取得相应卫生专业技术人员资格或职称(务)的人员从事医疗卫生技术工作的;②医疗机构使用取得《医师资格证书》但未经注册或被注销、吊销《医师执业证书》的人员从事医师工作的;③医疗机构使用卫生技术人员从事本专业以外的诊疗活动麻醉药品和第一类精神药品处方资格的医师开具麻醉药品和第一类精神药品处方的;④医疗机构使用未取得医师资格的医学毕业生独立从事医疗活动的;⑤医疗机构使用未取得药学专业技术任职资格(执业资格或者职称必须均无)从事处方调剂工作;⑥医疗机构使用取得《医师执业证书》但未取得相应特定资质的人员从事特定岗位工作的;⑦医疗机构使用未变更注册执业地点的执业医师、执业护士开展诊疗或护理工作的;⑧医疗机构使用未获得《外国医师短期行医许可证》的外国医师从事诊疗活动的;⑨其他。

(3)超范围行医:超范围行医是指医疗机构超出《医疗机构执业许可证》核准登记的诊疗科目范围开展诊疗活动的行为。主要表现形式:①未经核准从事计划生育专项技术服务;②未经核准开展医疗美容服务;③未经核准擅自开展性病专科诊治业务;④未经批准开展人类辅助生殖技术;⑤擅自从事人体器官移植;⑥未经医疗技术登记擅自在临床应用医疗技术;⑦其他。

(4)非法发布医疗广告:医疗广告是指利用各种媒介或形式直接或间接介绍医疗机构或医疗服务的广告。医疗机构非法发布医疗广告的主要表现形式如下:①未经取得《医疗广告审查证明》发布医疗广告;②虽取得《医疗广告审查证明》,但医疗广告内容或发布媒体与《医疗广告审查证明》内容不一致;③医疗机构以内部科室名义发布医疗广告;④利用新闻形式、医疗资讯服务类专题节(栏)目发布或变相发布医疗广告;⑤其他。

3.医师多点执业带来的影响

2009年4月《中共中央国务院关于深化医药卫生体制改革的意见》中首次提出医师多点执业概念,此后,陆续出台相关政策大力推进医师多点执业得到有效落实。然而,医师多点执业后,医师从定点执业向多点执业的转变,身份由"单位人"向"社会人"的转变必然会促进医务管理工作发生变化。第一,医师多点执业对传统医师培训模式也将产生重要影响,目前而言,医师的毕业后教育主要发生在医院,而医院也遵循"谁培养谁收益"的原则,掌握了对医师技术劳务价值使用的控制权。而多点执业政策执行后,既有格局将可能被打破,出现"为他人作嫁衣裳"的局面。第二,在不同地点执业过程中,参与多点医师面临的医疗纠纷和医疗安全问题等医疗风险和责任的分担也将是新形势下医务管理部门即将面对的问题,特别是在医师执业相关法律法规不完善的情况下这一问题将更加凸显。第三,医师多点执业对传统的工作评价模式也将产生挑战,多点执业后医师的工作将在多个执业点进行,对其执业绩效考核变成一个相对动态的过程,无论是工作的数量和质量还是数据收集的全面性、及时性都将面临新的挑战;第四,医师的流动虽然能够扩大医院的影响力,但也有可能会带走部分病源,从而影响到主执业机构的既得利益。

4.如何加强依法执业

随着现代医学技术不断发展,放射诊疗设备被广泛运用到各级医疗机构,在提高患者疾病放射诊断与治疗质量同时存在放射设备无证经营、从放人员非法执业,放射性职业病、过量照射或防护不当引起患者投诉、医疗纠纷、放射事故等问题。医院应从管理机制、从放人员、放射设备及受检者防护管理等几方面开展放射防护管理工作。

(1)完善管理组织架构:医院成立以分管院领导为主任委员,相关临床、医技科室和有关职能部门负责人为委员的放射防护委员会,管理办公室设在医务部,安排专人负责放射防护管理工作;相关科室成立了放射防护管理小组,安排兼职人员负责本科室的放射防护管理工作,从院、科两级构建了放射防护组织体系,委员会建立了工作制度,明确了部门职责,放射防护委员会实行例会制度,定期对放射防护管理工作存在的问题进行总结并提出整改意见和办法。

(2)健全规章制度:按照国家相关法律法规规定,对新、改、扩建放射工作场所,放射设备的引进、换源、退出,放射防护用品的规范使用均做出明确规定,同时,各科室还根据设备分类制订了放射设备操作规程,由医院统一修订后下发并上墙,为强化放射防护管理提供了制度、规程保障。

(3)强化过程管理:①规范从放人员管理,医院对所有从事放射工作人员均进行了职业健康岗前、在岗及离岗体检,其中在岗体检不超过2年进行1次;每2年进行1次工作培训,每4年进行1次辐射安全与防护培训,通过加强放射防护安全培训,降低了职业照射和提高了放射防护水平。工作人员在体检、培训合格取得《放射工作人员证》后方能从事放射诊疗工作。从放人员进入放射工作场所必须按要求佩戴个人剂量计,医院委托第三方检测机构每季度进行1次个人剂量检测,针对剂量>1.25 mSv的人员进行调查,并填写分析调查记录表。同时,医院为每位从放人员建立职业健康档案,包括职业健康检查记录、放射培训记录、个人剂量监测数据等资料,为规范从放人员管理提供了资料保障。②重视放射设备管理,医院凡新增放射设备均按要求委托第三方有资质的卫生技术服务机构及环评机构进行职业病危害预评价与环境影响评价,对新增放射设备项目可能存在的职业放射危害因素及项目拟采取的防护措施、防护用品分析评价。评价报告完成后报卫生、环保主管部门进行审批,审批通过完成项目建设后再进行职业病危害控制效果评价与环境验收监测,再报卫生、环保行政主管部门审批并通过专家验收后,放射设备在取得《放射诊疗许可证》《辐射安全许可证》后正式投入运营使用。在用放射设备每年定期进行1次设备性能及防护状态检测,检测合格后方能继续使用。严格做到放射设备依法执业管理。③加强工作场所管理,放射工作场所防护门、观察窗厚度均按规定达到与墙体相同防护厚度,进出口设置醒目的电离辐射警示标志,工作指示灯有文字说明。按照放射工作场所分类:放疗场设置了多重安全联锁系统、剂量监测系统、影像监控、对讲装置、固定式剂量报警装置,剂量扫描装置和个人剂量报警仪等;核医学设置了专门的放射性同位素分装、注射、储存场所与放射性固体废物存储室及放射性废水衰变池,配备了活度计及表面污染监测仪;介入放射及X射线诊断场所配备了工作人员及受检者的铅围裙、铅围脖、铅帽、铅眼镜等防护用品。④强化受检者管理,受检者在进行放射诊疗前,工作人员告知放射检查的危害,检查时对其他非检查的敏感部位(如甲状腺、性腺等)采取屏蔽防护,如受检者较为危重检查时需陪伴,工作人员也为陪伴提供并使用了相应的防护用品,由于受检者防护意识较为薄弱,医院在每个放射检查室设置了防护用品使用示意图指导受检者及陪护如何正确使用防护用品。

(4)管理成效:通过规范放射防护管理,健全组织构架,完善管理工作机制,优化工作流程,提升人员防护意识等措施。历年来,在放射诊疗人次数持续快速增长的同时,医院未发生1例放射事故,未发生1例疑似放射职业病患者,未发生因放射防护引发的纠纷投诉。从放人员职业健康体检率、放射防护培训率、个人剂量监测率均从初期的80%提升到99.9%,基本达到从放人员放射体检、培训、剂量监测全覆盖。

(二)医疗技术管理

医疗技术是指医疗机构及其医务人员以诊断和治疗疾病为目的,对疾病做出判断和消除疾病、缓解病情、减轻痛苦、改善功能、延长生命、帮助患者恢复健康而采取的诊断、治疗措施。

1.医疗技术管理的重要性

医药卫生是高新技术密集型领域,现代生命科学技术的飞速发展,推动了组织学技术、系统生物学技术、干细胞和再生医学、生物治疗等高新技术迅速发展,高新技术的发展是把双刃剑,为疾病治疗和健康维护带来了曙光的同时,也会产生一些如医学伦理等方面的影响。我国医疗技术准入管理和监督制度发展相对落后,医疗技术的发展和管理步调的不一致,致使少数涉及重大伦理问题、存在高风险或安全有效性有待进一步验证的医疗技术管理与监管存在一定风险。因此,对医疗技术实行规范化管理,是医院伦理管理的必然要求,也是医疗机构保障医疗安全、规避风险、承担社会责任的具体体现。对此,2008年国家卫计委颁布《医院管理评价指南(2008年版)》,将医疗技术管理列为医院管理评价体系中的一项重要考核指标,也是十八项医疗核心制度和三级医院等级评审中重要评价指标之一。

2.医疗技术管理的现状和难点

医疗技术的监管,是全球化的难题,为更好实现对医疗技术的有效管理,各国采取了包括医疗技术评估、行政规划和干预、专科医师培训制度、医疗保险制度等各种综合手段和方法。2009年之前,我国仅有《人类辅助生殖技术管理办法》《人体器官移植条例》等几部针对专项技术管理的特别规定,尚无一部系统性规定。2009年国家卫计委颁布了《医疗技术临床应用管理办法》,对医疗技术实行分类分级管理:将医疗技术分为三类,并对第二类、第三类技术实施准入管理和临床应用前第三方技术审核制度。2015年以后,我国医疗技术管理逐渐进入创新转型阶段。在政府简政放权的大环境下,原第三类医疗技术管理规范已不适应当前医疗技术管理要求。对此,卫健委印发《关于取消第三类医疗技术临床应用准入审批有关工作的通知》取消第三类医疗技术临床应用准入审批,并对医疗技术的管理由"准入审批"改为"备案管理",医疗机构对本机构医疗技术临床应用和管理承担主体责任。

2018年11月1日,国家卫生健康委员会公布《医疗技术临床应用管理办法(2018年版)》,目的在于加强医疗技术临床应用管理,建立医疗技术准入和管控制度,促进医学发展、技术进步,提高质量,保障安全。该管理办法以部门规章的形式下发,旨在加强医疗技术应用管理顶层设计、建立制度和机制、强化主体责任和监管责任。

3.医疗技术管理实务

(1)高风险医疗技术管理。高风险医疗技术广义上是指,安全性、有效性确切,但技术难度大、风险高,对医疗机构服务能力、人员水平有较高要求,或者存在重大伦理风险,需要严格管理的医疗技术。相对于普通医疗技术,具有高危险性、高难度操作性,具有准入要求。高风险医疗技术管理是医院医疗技术管理工作的重要组成部分,应当遵循科学、安全、规范、有效、经济、符合伦理的原则。科室开展高风险医疗技术,应当与其功能任务相适应,具有符合资质并获得医院高风险技术授权的专业技术人员,相应的设备、设施和质量控制体系,并严格遵守技术管理规范。

在高风险医疗技术管理中,应该建立相配的医疗技术准入和管理制度,同时对开展高风险技术的医务人员进行动态授权,以提高医疗质量,保障医疗安全。

(2)医疗新技术。医疗新技术主要是指医疗机构此前从未开展过的,对治疗、诊断疾病确切有效的,具有一定创新性并具有一定技术含量的,有临床应用价值的新技术和新方法。它包括对各类医技检查、临床诊断和临床治疗过程中相关的器械设备、药物、检验检测试剂、手术耗材等的技术创新,改造和扩展功能、医疗新技术开展临床应用涉及设备、药剂、运营及伦理审查等方面。

(3)强化过程管理。①申报管理,新技术审核实施院科两级审核。申报人所在科室对申报者的资质、能力、技术条件、安全性、有效性及伦理风险等进行可行性论证,医务部组织专家进行可行性论证,专家论证严格实行回避、保密制度;医院伦理办公室进行伦理审查;医疗新技术管理专委会审批。②审批管理,医疗新技术管理专委会定期对通过专家论证和伦理审查的新技术/新项目进行审批,经委员讨论投票通过后正式开展实施。③应用管理,经批准开展的新技术/项目在临床应用中,严格履行告知义务,征得患方书面同意后方可实施;实施过程中一旦发生不良医疗事件,严格按照"不良损害应急处置预案"相关规定进行处置,并立即停止该项目,收集相关证据资料,查找原因,报告医教部,医务部组织相关人员开展调查后报医疗新技术管理专委会决定该技术/项目是否继续开展。④追踪管理,经批准开展的新技术/项目,项目负责人定期向医务部提交《诊疗新技术/新项目进展报告》,内容包括诊治患者情况、质量和安全分析、成本效益分析等。⑤保障支撑,医院将临床新技术/项目申报、开展情况纳入科室年终考核评分;同时,对技术新颖、成熟度较高、临床应用前景好的新技术/项目,可申请医院临床新技术基金资助。

(三)医疗授权管理

医学作为一门实践科学,需长期实践经验的积累。依法取得执业资格并进行注册,是一名医师能够从事医疗活动的基本条件,通常并非所有满足执业医师从业条件的医师都能独立完成所有与自身专业相关的临床工作,按照不同工作能力、岗位职责及岗位管理要求,医师的资质水平对质量安全影响重大,根据资质实施授权是有效手段。

1.医疗授权管理的界定

20世纪50~60年代,许多企业特别是一些大的公司已经提出了授权的概念。授权是指将权利转移出去,让他人共担,以实现更大的管理效益,授权管理目前广泛应用于金融、信息、企业等行业管理中。由于患者疾病的个体差异性、医疗救治的时效性、医疗专科的独特性,对患者的诊疗活动采取统一固定的模式会脱离临床实际。因此,对医疗服务主体(如医师、护士等)进行分权、授权的程度,远远大于其他行业,即每位医疗组长有权力决定其诊治的患者所需的医疗服务项目。但由于医疗服务的不可逆性,没有约束的授权又容易导致医师对同一种疾病可能采取各种不同的治疗方案,使得治疗效果与治疗成本参差不齐,势必造成患者的利益损害,影响医疗质量和医疗安全。

2.医疗授权管理的必要性

医疗管理的最终目的在于提高医院的社会效益和经济效益。因此,医院管理者进行决策时,应充分运用授权与目标管理的理念,达到管理的专门化与人性化。

(1)医疗授权是规范执业人员行为的基础:授权是完成目标责任的基础,权力伴随责任者,用权是尽责的需要,只有权责对应或权责统一,才能保证责任者有效地实现目标,进而规范执业人员的行为。

（2）医疗授权是调动执业人员积极性的需要：通过赋予权力，实现目标，激发执业人员的潜在动力，调动被授权者的积极性和主动性。

（3）医疗授权是提高下级人员能力的途径：通过授予具备相应岗位素质要求的医师从事相应岗位工作的权利，实现自我控制与自我管理，在一定程度上改变完全在上级医师指导或指挥下做事的局面，有利于下级人员发挥临床工作和协调能力。

（4）医疗授权是增强应变能力的条件：现代医疗管理环境的复杂多变性，对医院组织管理提出了更高的要求：必须具备较强的适应和应变能力。而具备这种能力的重要条件即相应岗位素质要求的医师应被赋予相应的自主权。

3.医疗授权的原则

开展医疗授权管理以医疗授权为手段，健全机制，理顺流程，对影响医疗质量和医疗安全的重要环节（如岗位），技术开展评估、实施准入，强化考核，从而实现全过程监管。通过提高执业人员的素质和能力，规范医师行为，合理、安全、有效地应用医疗技术，规避可避免的医疗风险，从而持续改进医疗质量，保障医疗安全。医疗授权管理具有以下特点。

（1）明确授权：授权以责任为前提，授权的同时应明确其职责，责任范围和权限范围，包括行使权力的前提、时间、对象、方式、规范等。同时，还需要建立处罚机制，对超越授权范围开展医疗行为进行处罚。

（2）视能授权：医疗服务的授权标准必须以医师、技师的自身能力和水平为主体，依据工作的需要和授权对象的能力大小、水平高低制订授权标准，不可超越授权对象的能力和水平所能承受的限度，以保证医疗安全为前提，最大限度地发挥授权对象的能力。

（3）完整授权："疑人不用，用人不疑"，卫生技术人员一旦达到授权的标准，医疗管理部门就应向其授予对应的权利，并为其行使对应的医疗诊疗权利提供支持和便利。

（4）动态授权：授权不是弃权，在授权以后，应对医师、技师等行使医疗权限的行为进行持续动态追踪的监管，同时定期对医疗权限进行清理和重新评定，针对不同环境，不同条件、不同时间，授予不同的权力。如果出现权力使用不当或违反规章制度者，应及时缩减或终止授权。

4.医疗授权的实施

（1）搭平台，建制度：医院层面应成立医疗授权管理委员会，成员应包括院领导、医务、质控、护理等行政部门负责人，以及各临床、医技科室主任。同时，应该建立工作制度，明确权限申请、审批、调整和终止程序；建立工作例会制度，定期对全院各级授权进行调整。

（2）抓重点，分类管：医疗业务过程环节千头万绪，将医疗授权工作全面铺开势必不具可操作性，医疗授权管理工作是否能落到实处，关键在于抓住重点环节，进行重点管理。

（3）强监督，勤考核：授权不等于弃权，如何确保被授权者合理使用取得的授权，必须建立与之配套的考核评价体系，不合格者及时终止授权。医院应建立完整的考核评价体系，确保被授权者合理使用被授予的权力，组织多部门进行动态管理，定期或不定期对各级授权人员进行考核，考核不合格者及时终止授权。同时，取得医疗授权意味着医院对其医疗业务水平的认可，取得岗位和技术授权也意味着要付出更多的努力，承担更重要的责任。为保证每一位被授权者以积极的态度认真履职，必要的激励机制不可或缺。

（四）医务流程管理

医务流程管理是医务管理的重要内容之一，流程一词指的是主体为达到某种特定目标，按照一定形式进行的连续不断的系列动作或行为。通过分析流程中的各个环节，保留有价值的环节，尽量减少没有价值或阻碍流程运行的环节,最终达到每个步骤都能够为流程创造价值的目的。医院流程优化通过借鉴流程管理在生产中的成功经验,从而利用其理念和工具对医院管理流程进行优化和改善,以满足广大患者的需求和医院自身发展的需要。目前,医务管理的流程主要涉及资质审核、任务指派、应急处置、风险预警等。其业务流程的正常运行需以流程管理方法论的运用为基础,以"规范、培训、总结、改进"的实施为保障。

在医务管理中推进流程管理是一个循序渐进的过程。应重点做好宣传引导,在医疗相关部门统一思想,在流程管理的重要性上达成共识。具体操作层面,应根据管理实际情况,明确管理目标,对现有流程进行分析,判断现有流程与管理目标的协调程度,从而决定是否设计新流程,舍弃一些比较陈旧的流程,设计过程中要注意流程的可操作性;如果现有流程无明显缺陷,则仅需对其进一步规范,可通过加强日常宣讲、培训、强化流程管理意识,保证全院职工认可管理的各个环节,从而确保流程管理的全面展开、有序推进。同时,在流程管理中,要任命流程负责人或成立管理小组,负责整个流程的规范、改进、革新;新的流程在设计结束后,需要对其进行全面检查,并加强制度建设,总结经验,反思流程的可行性和最优化探索,持续改进,构建流程优化长效机制。以下以院内科间会诊管理优化为例浅谈医务管理流程优化。

1.院内科间会诊流程优化背景

会诊是在临床诊疗过程中,对疑难危重患者的诊治,仅凭本医院、本科室医疗水平不能解决,需要其他医院、科室医务人员协助时,由科室发出会诊邀请,被邀医院、科室相关专业医务人员前往会诊并共同确定诊疗意见的医疗过程。其目的是为了帮助解决疑难病症的诊断和治疗,是发挥综合医院协作医疗功能的重要方式。会诊作为集多学科力量、加强学科间技术交流、保证优势互补、提升临床诊治水平的关键环节和手段,其重要性和不可替代性毋庸置疑。会诊质量的高低已成为衡量医院医疗环节质量水平的重要指标,尤其是会诊的时效性,是医疗环节质量控制的重要指标。不断提高会诊质量管理水平是医疗质量持续改进,确保医疗安全的重要内容。

2.会诊流程改进思路和重点

会诊流程管理重点在于及时发现现有管理中的问题、找到问题根源,并及时解决会诊质量和会诊时效两方面的问题,从而不断提升医院会诊质量。从找问题的角度出发,目前运用最多的是鱼骨图,它是一种发现问题"根本原因"的方法,也可以称之为"因果图"。其特点是简捷实用,深入直观。

针对上述存在的问题,医院应加强制度建设,做到有章可循、有法可依:①对会诊人员资质做明确规定,通过准入保证会诊质量;②发挥信息化优势,保证会诊信息传递的及时有效,加强监控;③在电子会诊系统增设不良事件提醒、会诊任务智能排序、患者检查结果等便捷链接,以便于临床查询、提高会诊效率;④建立评价指标,实现会诊结束后"请会诊-会诊"双向评价单方可见的会诊质效评价,为会诊相关医疗质量的评价提供客观依据;⑤将院内科间会诊纳入医疗质量考核指标,提高会诊及时率和满意度。

3.流程改进中的注意事项

(1)加强宣传,转变观念:为确保医务流程管理工作扎实有效开展,制订全面流程管理计划,对医务管理人员、医务人员进行专题讨论,进一步统一思想,达成共识;同时,做好宣传教育培训工作,加强对流程管理重要性的认识,举办专题讲座,使流程管理的核心理念渗透到全体医务人员,确保此项工作顺利开展。

(2)完善机制,确保成功:最优医疗服务流程的实现,依赖于相应管理机制的建立和完善,如多科会诊督导人员设置及会诊质效考评等,而相关工作的经济效益核算及合理分配是重要因素,要以强有力的组织措施和合理激励机制保障流程管理顺利进行。

(3)以点带面,逐步推广:医务流程管理的推行是一个循序渐进的过程,相关制度的制订和实施为其提供了有力保障,推行后认真总结、及时反馈、逐步推广。流程管理改造的出发点和立足点要基于简化流程的原则,同时也要注意改进的新流程是否能有效降低成本和提高质量,也要考虑医院自身的承受能力。

(五)医师培训管理

1.医师培训的重要性

如前所述,医务管理的范畴是在不断变化的,有着鲜明的时代特点和文化特点。但是,医务管理的重要对象则一直是临床医师,临床医师是提供医疗服务的核心,临床医师的水平和素质直接决定着医院的医疗质量和医疗安全。因此,对医院而言,全方位高水平人才的持续性培养是医院持续发展的重要保障,是提高医院核心竞争力的关键。开展医师培训正是医院人才培养的重要形式。

医学作为一门实践科学,需不断学习和长期实践经验的积累。尤其随着医学科学技术的迅速发展,各种医疗新技术、新方法不断涌现;随着医改的深入,在医联体多院区模式和医院集团化趋势明显,医师多点执业法律法规的出台,医务人员法制意识相对薄弱、而人民维权意识在不断增强、医疗纠纷事件层出不穷等的时代背景下,如何做好医师培训机制建设,通过医师培训,提升临床医师专业理论和技能,提升医院整体医疗质量,防范医疗事故,保障医疗安全,捍卫医师权益等,都是医务管理者急待思考的问题。

2.目前我国医师培训发展现状

基于医师培训的重要性,我国各大医院非常重视院内医师的培训工作,开展了多种形式的培训,但培训效果不尽人意。针对培训内容来说,目前我国医院主要侧重于知识和技能等基本胜任力的培训,对于医德医风、医患沟通能力、医疗相关法律法规、科研、教学,以及团队合作能力等人文素质的培训较少;针对培训形式,缺乏分层分类培训,导致培训的内容缺乏系统性和针对性,不适应时代发展和临床实际需求;同时医师培训缺乏有效的监督和考核制度,使培训流于形式,不能调动临床医师参加培训的积极性。

所以,大型综合性医院要做好医师培训工作就应积极响应国家号召,顺应时代发展,深入挖掘临床医师需求,合理设置培训课程及内容,优化医师培训模式,开展分层分类的医师培训工作。医院应根据本院医师、规培医师、研究生、进修生等人员类别的不同、岗位的不同,以及职称的不同来开展培训,应坚持分阶段、分层次、分类别、全面覆盖原则开展全面培训。具体做法如下。

(1)设立医师分级培训管理和监督机构。由机构负责培训工作的总体规划、组织、实施和协调工作。负责督导各专科专业理论和临床技能培训计划的落实和完成,督导各专科培训管理小组的考核并提出指导意见。

(2)成立培训指导委员会,专门负责确定医师培训总体目标、实施计划与考核办法,制订医师培训相关政策,审核各专科、各级别、各类别人员的培训计划及培训合格的认定。

(3)建立系统的、有针对性的医师分级培训、考核和监督体系:由医院负责引导,各专科培训管理小组负责落地各专科培训计划的制订、实施和考核,并提供本专科各级医师培训与考核情况。①制订培训计划:全院各专科首先分别确定本专科初、中、高级培训医师名单,再按照医院规定的统一格式和模板分别制订本专科各级人员培训细则,医院将各专科的培训细则整理成册,各部门、专科各尽其责,严格按照培训计划实施培训内容,将专科培训工作制度化、常态化,使培训工作有据可依;②执行培训内容,监督培训过程:各专科培训管理小组按照培训计划,督促科内各级医师按要求进行培训,切实把培训内容贯穿于平时工作。培训内容既有基础理论、基础技能,又有专科手术操作技能,同时涉及科研、教学能力的培养和创造性思维的培养。科室负责所有培训人员的考核并及时组织上报。医院督导培训过程及考核情况并提出指导意见。

(4)立足专业培训基础,医院牵头开展综合素质培训:医师培训中综合素质培训及专业技术培训两手抓两手都要硬。对于专科培训,医院在组织开展时除了建立系统的、有针对性的医师分级培训、考核和监督体系,积极引导及督导科室落地培训外,还应丰富培训形式,提高培训积极性。对于综合素质培训,医院则应发挥更大的主导性,从医院层面提供更多的通用课程设置,比如医学基础理论和操作培训,包括内、外科基础临床技能、急救技能、放射检查报告解读、临床检验新项目概览、医学人文教育、医疗核心制度解读、医疗相关最新法律法规解读、医疗机构常见违法违规行为案例分析、多点执业相关法律解读、医患沟通与纠纷防范、新技术申报及合理用药等,旨在通过培训提高临床医师执业相关法律意识、人文素养并推进医务管理制度的落实,提高制度执行效率,培养全面复合型高水平人才。

(5)以信息化手段为支撑,提高培训效率:医院信息化建设是提高质量效率的必由之路,医师培训同样需要信息化建设为支撑,医师的分层分类安排、培训细则、培训计划、讲课安排、授课课件,以及考核情况等信息都应达到标准化、信息化建档,通过信息系统查询便可快速得到所需数据,为科学决策提供服务。同时可利用信息化手段创新培训方式,增加在线在位培训方式,扩大培训辐射面及培训时间选择的灵活性。

3.医院进修生岗前培训管理

进修医师岗前培训是院内医师分层分类培训的一种重要形式。进修生岗前培训的目的在于向新到院的临床进修学员,系统介绍医院基本情况,开展规章制度、医德医风教育,以及基本工作流程、规范、标准等要求的系统培训,帮助进修生依法依规参与临床工作,最大限度地降低医疗风险,规避医疗纠纷,圆满完成临床进修学习计划。所以医院应对进修生岗前培训十分重视。

(六)关键环节实施项目管理——合理用血管理

患者在医院中进行的诊疗经过,本质上是一种流程,带有明显的时间属性和逻辑属性。医务管理对患者的诊疗行为进行全程管控,也即是一种流程管理。整个医务管理流程由若干个环节构成,其中部分环节对于患者的诊疗效果、医疗质量影响巨大,我们将其称之为"医疗关键环节"。在现代企业管理学与工程管理学中,有一个原理叫"控制关键点原理",是指管理者越是尽可能选择计划的关键点作为控制标准,控制工作就越有效。控制关键点原理是管理工作中的一个重要理念。对一个肩负管理职责的人员来说,随时注意计划执行情况的每一个细节,通常是费时且低效的。管理人员应当也只能够将注意力集中于计划执行中的一些主要影响因素和节点上。而且事实上,控制住了关键点,也就控制住了最终的效果。

正如本章第一节我们谈到的,医务管理工作纷繁复杂,管理项目多,管理难度大,通常都需要多部门科室进行协作联动解决,关键环节的项目种类也不胜枚举。在此,鉴于篇幅原因,我们以"合理用血管理"这一医务管理关键环节为例,给大家展示如何对关键环节实施项目管理。

输血是现代医学的重要组成部分,如果应用得当,可以挽救患者生命和改善生命体征。但血液供应、血液保管、血液传播疾病和输血不良反应对患者健康的威胁又使得合理用血管理成为医务管理中最重要的关键节点之一。

运用项目制推进关键环节工作,首先要设立明确、可行的工作目标。例如,在合理用血管理项目"技术创新结合科学管理,大力推广合理用血"中,项目目标被设置为以下内容。①根据各科室年度用血量,以及合理用血指数制订详细的临床合理用血评分细则,每月对各临床科室进行合理用血评分,准备把该评分纳入科室医疗质量考核;②建立定期反馈机制:包括各临床科室总用血量、相比上月的增减率等;以医疗组为单位分析评估治疗用血液的合理性、平均输血前血红蛋白等,要求科室将该指标纳入科室医疗质量管理,定期分析评估改进;③紧密跟踪创新性技术,促进合理用血相关转化医学研究成果的推广应用和制度化实施(如围术期的输血指征评分);④完善合理用血分析评估制度,督导临床科室持续改进。

之后项目组按照既定计划和目标,逐条进行项目推进,并做期中阶段成果总结。总结结果如下:①输血科已拟定临床合理用血评分细则(试行),对输血量大及不合理输血例数较多的科室和个人定期公示;②医教部根据每月评分情况及分析数据,向科室反馈合理用血相关数据、督导整改,通过院内信息系统、即时通信工具等方式加强管理部门、输血科及各临床科室的联系和沟通;注重加大合理用血培训的强度和重点科室的针对性培训;③创新性合理用血相关转化研究成果的专项宣教及制度改进,已依据研究进展试行制度化实施;④阶段性成果已形成改善医疗服务行动计划全国擂台赛案例,报医院审核后提交。

进入到一定阶段以后,项目组对研究的工作亮点、创新结果、优秀经验、未按计划完成部分及原因,以及下一阶段工作推进安排进行总结和讨论。

最终,该项目通过引入革新性的输血理念(如国际上首创以围术期的输血指征评分指导临床用血),持续增加日间手术病种及比例,推行外科快速康复模式、大力发展微创技术、改进自体输血技术等方法,在手术台次逐年增加的同时,用血量呈下降趋势,有力保障了患者就医需求。

(七)多院区医务管理

根据国务院日前印发的《"十三五"卫生与健康规划》和《"健康中国 2030"规划纲要》相关精神,在今后的医疗体制改革中会逐步建立"体系完整、分工明确、功能互补、密切协作、运行高效的整合型医疗卫生服务体系",建立不同层级、不同类别、不同举办主体医疗卫生机构间目标明确、权责清晰的分工协作机制,引导三级公立医院逐步减少普通门诊,重点发展危急重症、疑难病症诊疗。完善医疗联合体、医院集团等多种分工协作模式,提高服务体系整体绩效。

从上述文件精神可以看出,下一阶段的公立医院改革将会出现"医院合理规模控制"和"医院集团化趋势"两个方向。这是为了适应现代医院的发展趋势,确定地区内医院的规模,保证医疗资源的合理分配。按照国外医院管理经验,现代化医院的床位在 1 500～2 000 床位为宜,保持管理幅度和管理层级规模效应最佳。随着分级医疗政策的推进,由单体医疗中心规模扩张模式转为医联体多院区模式将是必然的趋势。

1.多院区发展历史沿革

早在 20 世纪 80 年代初期,我国医疗卫生领域曾以医疗合作联合体的形式,进行过一场医疗资源的重组,医疗联合体模式下的各个院区主要以技术上的互助形式松散联结;到 20 世纪 90 年代中后期开始,国内很多医院开始尝试医院集团化发展道路,通过采用合作共建、委托管理等多种方式,形成了以资本或长期的经营管理权等为纽带并拥有两个及以上院区的医院。需要说明的是,目前国内多院区医院通常组织形式为核心院区加一个或多个分院区,由核心院区向其他院区输出人力、技术、管理等各类资源要素,这与由产权独立的医疗机构组成的松散医联体仍有本质差别。随着大型公立医院多院区发展趋势日趋明显,医联体建设步入快速、纵深发展阶段,纯粹意义上的单体医院将越来越少。

2.多院区模式的优势

多院区医院的出现和发展与既往我国优质医疗资源主要集中于各大型公立医院有着密切联系。首先,位于城市中心的大型医院发展空间往往受到地域的严重限制,医院在扩张战略中不得不选择迁建或新建院区的多院区模式;其次,可提高资源利用效率,降低服务成本是医院发展多院区的重要目标。另外,多个院区同时运行,使多院区医院医疗服务提供能力增强,服务覆盖人群更广,从而使得医院品牌知晓度提高等。

3.多院区医务管理的难点和对策

一体化管理难度大几乎是所有多院区医院发展过程中的共性问题,具体包括院区间文化整合问题、学科布局的科学性和前瞻性问题、成本控制问题、医疗同质化问题等。

对于医务管理而言,核心仍然是如何在多院区模式下保证整体的医疗质量和安全,促进医疗同质化。必须正视各个院区由于人员质量文化认同差异、技术水平参差不齐、医疗设备配置不同、各自有学科重点发展方向等因素对于医务管理带来的挑战,一般而言,可从以下几个方面入手提高医务管理质效。

(1)尽力建立统一的医疗质量标准、医疗服务流程和医疗质量考核体系。由此需要充分发挥核心院区的引领作用,合理配置各分院区的人力资源、医疗设备。

(2)针对性进行人员培训和院区间交流,促进医疗质量和文化的整合。可依据现有人员的技术水平差异采取集中培训、鼓励院区间科室-人员互访、医院自媒体平台及时发布各院区建设发展信息等方式,以实现整体质量安全文化的整合。

(3)强调前置风险管理,合理界定不同层级医务管理部门权限。对于层次化管理模式的院区,有适度赋予其医务管理权限,以提高对医疗风险前置处理效率;同时也要注重医疗质量核心指标数据的信息共享,以保证及时介入干预。

(陈倩莹)

第二节　医疗安全管理

一、概述

(一)概念

医疗安全管理是指通过积极的手段、方式设计和运用以防止医疗错误及其带来的不良后果的行动。

《"健康中国2030"规划纲要》中明确提出"持续改进医疗质量和医疗安全,提升医疗服务同质化程度,再住院率、抗菌药物使用率等主要医疗服务质量指标达到或接近世界先进水平"的工作目标。为了顺利推进"健康中国战略"的实施,习近平总书记在中国共产党第十九次全国代表大会上也明确提出"全面建立优质高效的医疗卫生服务体系,健全现代医院管理制度"。医疗质量安全和医疗服务被放在了十分突出的重要位置。

（二）医疗安全管理现况及进展

近年来，随着医药卫生体制改革工作的不断深化，我国在努力满足人民群众日益增长的医疗卫生服务需求的同时，医疗安全风险隐患也随之增加，挑战日益严峻。

1.医疗资源配置和就医格局的改变给医疗质量安全带来的挑战

随着分级诊疗制度建设不断推进，政府对社会办医的鼓励和扶持力度日益加大，患者的就医地点选择呈现向基层和民营医疗机构集中的趋势，但基层和民营医疗机构的医疗技术、医疗质量安全管理基础较为薄弱，服务能力不足，医疗质量安全隐患也随之增加。

2.医疗发展模式和社会相关领域的变革给医疗质量安全带来的挑战

随着我国经济发展和社会进步，环境变化、人口老龄化及生活方式转变等，使得我国疾病谱从以感染性疾病为主向以心脑血管疾病及恶性肿瘤等慢性病为主转变。医学模式的转变和"大卫生概念"的确立，医疗服务范围的领域拓展，医疗机构的功能向院前和院后延伸，日常工作也从院内医疗向院外社区服务扩展。医疗机构的服务质量应在内涵上不断深化，外延上不断拓展，不仅仅体现在"治好病"，还要在预防保健、服务方式、设施环境、医疗费用等方面让患者满意，得到社会的认可。健康服务业、社会办医、医师多点执业、医药电子商务、互联网医疗等新生事物蓬勃发展，医疗相关法律法规及配套设施建设相对滞后的矛盾越来越凸显。这些变化，对医疗卫生行业，特别是医院的医疗质量安全管理提出了更高要求。

3.医院外延式发展阶段的后续效应给医疗质量安全带来的挑战

医院的规模扩大，优质资源摊薄效应导致医疗质量安全同质化水平下滑，管理机制落后和管理人才不足导致有效的质量安全管理工作难以为继，服务量的超负荷增长导致的质量安全问题愈加突出，管理理念、管理手段、管理模式、管理能力和管理水平仍滞后于发展需要。

（三）组织构架

医疗安全管理是医院管理的重要组成部分，医疗安全管理需打破碎片化管理的模式，应形成相应的组织管理体系。至少包含医疗机构决策层、医疗安全管理专职部门、临床科室管理小组三位一体的组织构架模式，决策层由医疗安全专委会统筹全局，医疗安全管理专职部门负责日常管理事务，各科医疗主任负责科室常规医疗安全防控，各个环节履行相应的职责，还需建立与之相对应的风险预警、质量控制、授权管理的平台，保障医疗安全落到实处。

二、前期风险防范措施

（一）医疗安全培训

1.培训目的

医疗安全培训的目的旨在提高医务人员临床服务能力、医患沟通技巧、医疗安全（不良）事件的处置能力，提高医疗风险防范意识，减少和避免医疗纠纷，保障医疗安全。

2.培训对象

医疗安全培训对象应包含各级医师、护士、技师、药师、实习生、进修生，以及行政工勤人员、新进职工等，教学性质的医院还应包括医学生等。

3.培训形式

根据医院的培训目标和要求，医疗安全的培训形式是多样化的，针对不同层级、不同类别的人员进行针对性的培训，包括自己组织培训或者委托给企业、管理机构代为培训。方式有理论培训（授课）、实践培训（在医院的职能部门轮岗）、卫生行政监督执法培训（参与执法调查）、参加医疗争议案件的鉴定或诉讼程序。

4.培训内容

医疗安全培训内容包括医患双方的权利与义务、患者安全目标、依法执业、医疗质量、医疗文书、医患沟通、保护患者隐私等。培训内容围绕牢固树立以患者为中心的服务理念,加强医德医风教育,注重医学人文教育和医疗服务的科学性、艺术性。

(二)医疗安全(不良)事件管理

1.定义及分类

(1)定义:临床诊疗工作中及医院运行过程中,任何可能影响患者的诊疗结果、增加患者痛苦和负担,并可能引发医疗纠纷或医疗事故,以及影响医疗工作的正常运行和医务人员人身安全的因素和事件称为医疗安全(不良)事件。

妥善处理医疗安全(不良)事件也是医疗风险防范工作的关键环节。目前医疗行业将医疗安全(不良)事件按事件的严重程度分4个等级。①Ⅰ级事件(警告事件):非预期的死亡,或是非疾病自然进展过程中造成永久性功能丧失;②Ⅱ级事件(不良后果事件):在疾病医疗过程中是因诊疗活动而非疾病本身造成的患者机体与功能损害;③Ⅲ级事件(未造成后果事件):虽然发生了错误事实,但未给患者机体与功能造成任何损害,或有轻微后果而不需任何处理可完全康复;④Ⅳ级事件(隐患事件):由于及时发现错误,但未形成损害事实。

但是在实际操作过程中,医疗安全(不良)事件报告的原则和流程就决定了医疗安全(不良)事件需要再划分到Ⅴ级。因为免责和鼓励报告原则尽可能地激发了医务人员的主动性,所以,如欠费、三无人员等无任何医疗安全隐患的事件也在报告事件范围内。

(2)分类:医疗安全(不良)事件的分类没有统一明确的规定,医疗机构可结合实际情况来进行分类,从四川某大型医院的经验来看,把医疗安全(不良)事件先分等级后再进行分类,类别主要有诊疗相关、用药相关、手术相关、辅助检查相关、医患沟通相关、意外事件、体液暴露、跌倒、医疗器械相关、院感相关、费用相关、院内流程相关、备案等13类。

2.报告流程及处理

医疗安全(不良)事件的报告流程根据医院的发展程度应满足多渠道的上报方式,包括手工、邮箱、电话或电子信息系统填报等。满足一个原则,即医疗安全(不良)事件的填报方式和处理的流程是快速和通畅的。医院职能部门就医疗安全(不良)事件应尽量做到事件各个击破,且不同类型的报告由专业的职能部门介入处理,做到专事专管,提高医疗安全(不良)事件处理的效率。这样不仅能鼓励临床医务人员的报告积极性,还有利于医院管理部门对全院医疗安全(不良)事件的知晓情况。因为每个医疗机构的处理模式不同,且没有统一的规定。

3.分析

医疗安全(不良)事件是内部主动发现和报告的,该数据会明显高于医疗纠纷的数据,从医院管理的角度讲,有明显的分析意义,从医疗安全(不良)事件发生的时间、类型、具体科室等作为划分标准,做到前后对比和典型医疗安全(不良)事件PDCA的循环管理。

4.奖罚机制

鼓励报告医疗安全(不良)事件的态度及免责报告的原则就决定了医疗安全(不良)事件主要是奖励的管理模式。按照三级医院综合评审要求,每百张床位年报告≥20件。现阶段难以从质上评价医疗安全(不良)事件报告的好与差,但是可以做到量上的评价,对达到标准的科室进行适当的奖励,发生医疗纠纷反查漏报的科室进行考核。

三、医疗纠纷及投诉管理

(一)医疗纠纷的现状分析

医疗纠纷可以做广义和狭义的不同理解,广义上强调纠纷双方当事人的身份,即一方是患方,一方是医疗机构,就可以称之为医疗纠纷;狭义上说更强调的是纠纷的内容,指患者因购买、使用或接受医疗服务与医疗机构发生的纠纷称之为医疗纠纷。近年来,我国医疗纠纷的医患关系仍呈现紧张状态,尤其是职业医闹的出现、媒体的不实报道,使医患之间的关系恶化。医疗纠纷的现状可归纳为数量多、类型广、索赔高、处理难。该态势短期内不会改变。

(二)医疗纠纷处理

1.医疗纠纷常规处理模式

我国目前常见医疗纠纷的处理有 4 种模式:分别为医患双方协商、人民调解委员会调解、医疗争议行政处理(医疗事故技术鉴定)和民事诉讼。

(1)医患双方协商:协商解决医疗纠纷是法律赋予医患双方在意思表示真实且完全自愿的条件下,进行沟通协商,协议内容不违背现行法律和社会公序良俗。

(2)人民调解委员会调解:人民调解委员会为医患双方搭建了沟通平台,有利于医患双方矛盾的缓冲。但由于我国的调解制度运行时间较短,尤其是医疗纠纷调解中往往涉及专业性很强的医学、法律知识,调解员队伍及素质还有待提高。

(3)医疗争议行政处理(医疗事故技术鉴定):医疗事故技术鉴定是围绕是否构成医疗事故及事故等级展开的。医疗事故技术鉴定是由各级医学会主持进行的,鉴定专家都是具有一定临床经验的专科医师,鉴定的科学性较高。同时也是判断患方能否依据《医疗事故处理条例》获得赔偿的关键。但由于医院与医学会及鉴定人员的关系特殊,且医疗事故技术鉴定是集体负责制,使患方对医疗事故技术鉴定的中立性和公正性大打折扣。我国现行医疗鉴定体制是二元化的鉴定体制,即医疗事故技术鉴定和医疗过错的司法鉴定并行。既有医学会作为官方代表进行医疗事故责任鉴定,又有司法鉴定机构进行医疗过错责任鉴定。

(4)民事诉讼:民事诉讼是医疗纠纷处理最权威的解决方式,也是医疗纠纷处理的最后一道防线。医疗纠纷启动诉讼程序后,卫生行政部门及其他机构不再受理,若已受理的,应当终止处理。由于诉讼程序性极强,医疗鉴定专业性强,这种模式成本高、周期长,易造成案件久拖不决。此外,诉讼的强对抗性及专注于法律问题而忽视灵活性,不利于医患关系的和谐。

2.重大、突发医疗纠纷事件及应急事件处置

重大、突发医疗纠纷出现苗头或已发生后,医疗机构应启动医疗纠纷处置预案,并按程序处置,防止医疗纠纷矛盾激化升级。处置程序包括医疗机构和上级卫生行政部门的联合接访;患方情绪失控与医务人员发生纠纷后,医疗机构和警方加强警医联动,并向上级主管单位报备。

在我国,暴力伤医、辱医及其他突发公共卫生应急事件时有发生,在处置该类事件中,应当做好以下几点:①端正意识,提高防范能力;②做好应急预案;③梳理隐患,妥善处置纠纷;④善安保措施;⑤合理应对新媒体;⑥依法处置伤医者。

3.涉及医疗纠纷的尸体处置

《医疗事故处理条例》明文规定患者在医疗机构内死亡的,尸体应当立即移放太平间。但部分医疗纠纷患者家属拒绝移动尸体,以此给医疗机构施压。为维护病房正常秩序,医院应立即启动院内应急预案,多部门联动,包括保卫部、医教部,必要时报警处置。若患方对患者死亡原因有

异议要求尸检,医疗机构应当予以配合。

4.医疗纠纷病历的复印和封存

根据《中华人民共和国侵权责任法》《医疗事故处理条例》相关规定,患方有权复印或封存患者住院病历资料。目前行业内习惯将病历分为主观病历和客观病历。实践操作中,患方可复印客观病历,封存主观病历。

5.医疗纠纷的分析、考核、整改

医疗纠纷充分反映了医院医疗服务过程中存在的问题和缺陷,以及潜在的医疗服务需求。重视投诉处理既是提高医疗服务质量、改进服务水平的一项措施,也是构建和谐医患关系的重要手段。将 PDCA 循环运用于医疗投诉处理中,能使投诉的接待和处理更加规范化和程序化,对医院的可持续发展具有重要意义。建立医疗投诉处理 PDCA 质量管理流程需注意以下几点。

(1)疏通渠道,明确目标:为保障投诉渠道的通畅,在院内公布各类型纠纷的投诉电话。同时,制订医疗安全管理制度,优化投诉处理流程。

(2)明确职责,执行目标:投诉接待实行"首诉负责制"。在听取投诉人意见后,核实相关信息,并如实填写《医院投诉登记表》,并经投诉人签字(或盖章)确认。对于涉及医疗质量安全、可能危及患者健康的投诉,组织相关专业专家及被投诉科室管理小组成员进行讨论。

(3)依照指标,检查落实:每起投诉处理后,须向相关科室反馈处理结果及医疗过错中待改善的地方,要求科室定期进行整改。定期以典型的医疗投诉、不良医疗安全事件为重点,进行院内展示,对相应科室整改再进行督导,提高全院医务人员的防范意识。与此同时,利用临床科室晨交班时间,进行宣教。

(4)反馈处理,评价总结:各科室落实检查阶段中针对医疗安全工作制订的各类规章制度,医院定期组织科室质量大查房及机关、专家查房等方式对科室的整改情况进行监督;建立医疗投诉预警机制,该机制主要通过对医院往年的医疗投诉发生率、医疗数量、质量及效率指标进行统计分析,得出医院在各个时段不同的患者收治数量下,医院发生医疗隐患的预警指数,并划分出预警级别,针对不同的预警级别采用检查阶段制订的各种整改措施。

(陈倩莹)

第五章 医院电子病历管理

第一节 电子病历的概念

一、电子病历的产生

(一)医疗工作对病历电子化的需求

病历是患者病情、诊断和处理方法的记录,是医护人员进行医疗活动的信息传递媒介和执行依据,是临床教学和科研的主要信息源。病历在医疗工作中的基础地位,决定了它对医疗、教学和科研水平的重要影响。如何提高病历的记录质量和管理利用水平,是医院管理的一个重要目标。传统上,病历一直是以纸张为介质,完全靠手工记录。在医院信息化的发展进程中,如何利用计算机和网络技术来改变这一现状,实现纸质病历的电子化,帮助医院提高医疗效率、改善医疗质量、降低医疗成本,成为医务工作者和信息技术工作者的共同期待。

病历的电子化并不仅仅是病历本身信息化管理的发展需要,更是医疗活动对信息的获取和处理需要。医师对患者的诊断治疗过程实质上是一个不断获取信息并利用信息进行决策的过程。医师的问诊过程是为了获取直接信息,申请检验检查是为了获取间接信息,查阅手册、教科书是为了获取相关知识,然后依据这些信息、运用知识和经验,进行判断和处置。可以说,医护人员能否充分、准确、及时地获取信息,直接影响诊断和治疗质量。概括起来,医疗工作对病历信息处理的要求有以下几个方面。

1.记录的方便性

为了信息的后续利用,获取的患者信息首先必须记录下来。一些客观的、可由机器设备完成的检查信息,应当能够自动记录下来,如化验、监护、放射、超声信息等。而由人工观察和手工记录的内容,则应当提供尽可能方便的录入手段,在计算机辅助下由人工记录。这些自动和半自动化的记录手段应大大简化传统的纸张病历的记录方式。

2.信息的及时性

信息的及时获得对医疗工作极为重要。信息的及时性有几方面的含义:首先是信息发生后能及时传递给医护人员。如化验结果一旦出来,就能够通过网络实时地传递给医师而无须等待纸张的传递。其次是信息在需要时随时随地可以获得,只要在有计算机联网的地方,就可以调阅所有相关的患者资料,不需要去查找患者病历,不会出现病历资料被别人借走、丢失的情况。

3.信息的完整性

医护人员对患者的信息掌握得越完整,也越有利于疾病的准确诊断,也越有利于治疗措施的确定。完整的医疗信息包括来自医疗过程中各个环节生成的检查、检验、观察记录,包括历史的和当前的医疗记录。在医院内部临床科室和辅助科室之间、辅助科室与辅助科室之间,医护人员需要参照患者的各类信息。如麻醉医师在患者行手术之前需要了解患者身体整体情况;病理诊断、影像学诊断需要参照患者的临床表现与临床诊断,以便在复杂情况下做出正确诊断。

4.信息表现的多样性

传统的纸张病历,或者以信息的类别或者以时间顺序划分记录,患者信息的阅读利用方式完全取决于病历的记录排列方式。比如,患者的一次住院病案按病案首页、病程记录、化验单、医嘱单的顺序排列。而医疗工作需要了解信息的方式是多种多样的。如了解某一化验项目随时间的变化情况或者某一化验结果与某一用药量的关系,了解某一时间病情与各种治疗措施的对照等。医护人员期望计算机能够在一次性采集的患者原始信息的基础上,根据用户的不同需要,以最恰当的方式来展现患者信息。

(二)医疗保障体系发展对病历电子化的要求

医疗保障体系的发展变化,对病历电子化也提出了迫切要求。

首先,日益增长的个人保健需求和层次化医疗保健体系的建立对病历信息的共享要求更加迫切。人们不仅有病才来医院,健康状态下也定期查体,接受健康教育和固定的保健服务。以医疗资源合理利用为目标的社区医疗→医院→专科中心模式的层次化就医体系将越来越普遍,患者根据病情选择不同层次的医疗机构就诊。人们希望建立自己的个人健康档案,医疗机构之间对病历信息的共享要求迫切。我国推行的医疗体制改革,重要目标是建立层次化的就医服务体系和双向转诊制度。居民的初级医疗及健康服务由社区等基层卫生服务机构承担,需要时由社区医师将患者转入医院治疗,患者出院后仍转由社区医师负责。英国的保健体系,美国的商业医疗保险制度下的医疗保健体系都有类似的特点。在这样的保健体系下,对患者信息有高度共享的要求,只有病历信息的电子化才能满足这一需求。

其次,医疗保险这样的第三方付费制度的发展,也要求实现病历信息的电子化。一方面,付费方(保险公司)需要对患者的治疗方案进行审核控制,医院对实施的医疗项目和费用需要申报,这些过程逐步过渡为电子化方式进行。另一方面,第三方付费制度对医疗机构的医疗行为和医疗成本控制提出了更高要求。传统的纸张病历不能够对医师的医疗行为进行有效的提示和控制,只有依靠电子化的病历系统才能够在医师发出处置指令的同时,进行审查和主动提示。

(三)医院信息化由以业务为中心发展到以人为中心

医院信息系统的建设是随着医院内部诸多业务过程的信息化而逐步发展的,如收费业务管理、药房业务管理、医嘱处理过程的计算机管理等。医院信息系统发展的前期是以业务为中心的。随着医学科技的进步,越来越多的医疗设备本身就是数字化的信息系统,如监护设备、检验设备、CT、CR等。而临床信息系统的发展,越来越多的临床业务实现了计算机管理,如检验信息系统、放射信息系统、护理信息系统等。这些临床业务信息系统是站在各自不同的业务的角度纵向看待患者信息的。但医疗工作本身对患者信息的需求是从单个患者的信息整体出发的,对患者信息的需求是全方位的、是以人为中心的。随着临床信息系统对患者信息覆盖范围的扩大,信息管理需求很自然地由以业务为中心发展到以患者整体为中心。病历作为患者信息的载体,实现以患者为中心的信息计算机管理,就是要实现病历的电子化。

上述因素的共同作用,促使了电子病历概念的诞生,以及与之相关的研究开发工作的发展,并使其成为医院信息化发展中的热点。

二、什么是电子病历

(一)电子病历的定义

尽管人们从各自不同的角度都可以对电子病历的需求进行一番描述,但电子病历在不同的参与者心目中有不同的想象。这一点从对电子病历的不同叫法就可见一斑。在国外称呼电子病历的名词中,有电子病案(electronic medical record,EMR)、电子患者记录(electronic patient record,EPR)、计算机化的患者记录(computerized patient record,CPR)、电子健康记录(electronic health record,EHR)等。每种不同的称谓实质上强调了不同的含义。虽然中文都概称电子病历,但事实上对其有不同的理解:有把医师用计算机记录病案称为电子病历的,有把医院与患者信息所有相关业务的计算机化称为电子病历的,也有把纸张病案的计算机扫描存储称为电子病历的等,只不过都使用了同一名词罢了。

的确,对电子病历的不同称谓,反映了对电子病历概念的不同理解,也反映出人们对电子病历的内容及功能还缺乏非常清晰的界定。这毫不奇怪,因为对电子病历的内容和其具备的功能尚处在探索的过程中,而技术的进步又使得人们对电子病历的可能功能期望在不断提高,人们只能从方向上、轮廓上探讨电子病历的范围,而不能从具体的功能上对电子病历进行锁定。

提到对电子病历认识的发展,必须要提到美国医学研究所(Institute of Medicine)早期的工作。他们先后两次开展了电子病历进展状况研究并分别于1991年和1997年出版了电子病历研究进展报告:电子病历——一项用于保健的基础技术,对电子病历的概念、意义、进展及存在的困难进行了综述。该书把电子病历称为computer-based patient record。他们不仅对电子病历的发展进行了比较系统的研究,而且组织了一个松散的电子病历研究机构——电子病历研究所。

电子病历是以电子化方式管理的有关个人终生健康状态和医疗保健行为的信息,它可在医疗中作为主要的信息源取代纸张病历,提供超越纸张病历的服务,满足所有的医疗、法律和管理需求。电子病历依靠电子病历系统提供服务。电子病历系统是包括支持病历信息的采集、存储、处理、传递、保密和表现服务的所有元素构成的系统。对电子病历的研究与开发实际上集中在电子病历系统上。

(二)电子病历的内涵

在上述电子病历的定义中,强调了电子病历的内容和功能两方面的特征。

从包含的信息内容上,定义又分别从时间跨度和内容两方面进行了强调。从时间跨度上,要求电子病历覆盖个人从生到死的整个生命周期。从内容上,强调了健康信息。电子病历不仅包含传统意义上的发病的诊断治疗记录,包含文字、图形、影像等各种类型的病历记录,而且包含出生、免疫接种、查体记录等健康信息。按这一定义,电子病历实质上是个人终生的健康记录。它突破了传统的病历内容,也因此突破了一个医疗机构的范围而扩展到家庭、社区甚至整个社会。

从电子病历系统的功能上,定义强调了电子病历超越纸张病历的服务。采集功能包括了各种来源数据的手工录入和自动化采集;存储功能则要提供永久、持续的患者信息存储及备份;加工处理功能则面向患者医疗提供原始信息的各种处理、面向其他用途提供统计分析;传递功能指集成分散的患者信息所需的传递和其他共享要求的患者信息传递;保密功能提供患者信息不被未授权者使用的保护服务;展现功能指根据使用者需要以其更适合的形式来展现患者信息的服务。从这些功能可以看出,纸张只是一种被动的记录介质,它不能提供任何主动的服务功能。而电子病历采用计算机手段,可以采集、加工和集成更多的信息,并可以与各种相关知识库系统集成。它不仅可以记录,更可以提供主动的、智能化的服务。这才是电子病历的真正意义所在。

(三)EMR 与 EHR

尽管在引用的定义中将电子病历定位于个人终生的健康记录,但在现实环境中,人们在讨论电子病历时往往是处在两个不同的语境下,侧重于电子病历的不同内涵。一种是针对医院内部电子病历的应用,一种是针对区域医疗环境下电子病历的应用。有时候分别使用"电子病历"和"电子健康记录"来表示医院内部电子病历和区域电子病历,有时候则都使用"电子病历"一词。国外通常分别用 EMR 和 EHR 来表示医院内部电子病历和区域电子病历。很显然,EMR 与 EHR 内容上有重要关系,同时两者又有明显不同。

个人健康记录包含了医疗记录,医院内部的电子病历当然是个人健康记录的重要组成部分。但 EHR 中包含 EMR 的内容主要是临床诊断、主诉、检查检验报告、用药等与长期健康管理密切相关部分,而不必是 EMR 的全部内容。除各医疗机构的部分 EMR 内容外,EHR 中包含着EMR 所不具备的居民健康档案内容。因此 EMR 与 EHR 是交集关系。

美国 HI MSS Analytics 指出 EMR 与 EHR 的差别,见表 5-1。

表 5-1　EMR 与 EHR 的差别

EMR	EHR
医疗机构的法定记录	来自患者就诊的各医疗机构的信息子集
患者就诊过程的医疗服务记录	患者所有
医疗机构所有	社区、州、区域、国家范围
系统购自厂商,由医疗机构安装	提供患者访问,并可有患者追加信息
可能为患者提供查询结果的门户,但不能互动	与国家卫生信息网络连接
不包括其他医疗机构的就诊信息	

三、国内外病历的发展

(一)国外电子病历的发展

美国电子病历研究所在 1992 年出版的电子病历进展报告中曾预言,10 年后,将开发出真正的电子病历系统。这一预言显然过于乐观。在其 1997 年的修订版中,将这一目标向后推迟。电子病历的研究与开发在各个方面取得了很大进展。在电子病历信息模型方面,HL7 发布了HL7 3.0 以及作为该标准基础的参考信息模型 RIM,在医疗文档标准方面发布了 CDA。在信息展现方面,开发了一些更加符合临床应用习惯的患者信息表现方法,如反映整个病情和治疗发展变化的图表化表示方法。在输入手段上,开发了不同专科的结构化的输入界面、有知识库导航的输入方法。在病历结构化方面,有半结构化的面向段落的病程记录,有完全结构化的专科病历记录。在临床辅助决策方面,建立了比较完善的药品知识库的应用,也有各种专科(如糖尿病、高血压)的临床指南。在医疗机构之间信息共享方面,IHE 发布了基于文档的信息共享技术规范XDS 及其他相关规范。

政府方面也积极组织推动电子病历的发展和推广。美国总统布什在 2004 年的国情咨文中,要求在 10 年内为绝大多数美国人实现电子病历,目的是减少医疗差错、降低医疗成本、提高医疗质量。政府积极推动医疗机构内部电子病历系统特别是医嘱医师录入系统(CPOE)的应用。通过 CPOE 和药品知识库,实现电子化处方,自动核查医师处方中潜在的用药差错,避免严重的医疗事故。英国医疗服务机构 NHS 制订了 1998－2005 年医疗信息的 8 年发展规划,明确提出将患者信息在基层保健医师到各级医疗机构之间的实时共享的发展目标。日本医药信息协会健康信息系统工业协会正在开展病历安全规范和临床信息交换标准的研究。香港医院管理局所属的医院已经实现了院际间患者检验、检查报告信息的共享,并将逐步实现其他信息的院际共享。

(二)国内电子病历的发展

随着医院信息化向临床信息系统方向发展,特别是医师工作站的应用,国内医院对于电子病历的关注程度越来越高。在医嘱录入、病历编辑、系统集成等方面取得了显著进步。国内医师工作站的应用基本上都是从医嘱录入开始的,医嘱录入解决了护士重复转抄和计费问题,部分医院在医嘱录入系统中嵌入了合理用药自动审核功能,能自动发现潜在的用药错误。在病历编辑录入软件开发和应用方面,一些公司开发了结构化、半结构化的病历编辑软件。医师可以根据专科和病种需要自行定义录入模板,在模板中可以通过单选、多选等交互方法快速录入患者症状、体格检查等内容。有些系统还结合医学相关知识,提供医学术语相关性录入辅助。近两年,也出现了基于 XML 描述的病历录入软件,较好地实现了病历的结构化表达和用户自定义结构化模板的功能。基于用户定义的病历结构,软件也提供一定程度的统计分析功能,一定程度上满足了对病历的科研利用需求。在系统集成方面,在信息化程度较好的医院,比较多地实现了患者医嘱、处方、住院病历、检验报告的计算机管理,部分医院实现了放射影像检查、超声检查、心电图检查、护理记录、手术麻醉记录等报告的集成。总体上看,国内电子病历的发展正处于由临床信息系统建设向完整的信息集成,由医疗事务处理系统向智能化应用方向发展的阶段。

四、电子病历的发展阶段

电子病历的定义为电子病历设立了一个非常高的标准,它是电子病历的最终目标。电子病历的发展过程是对患者信息或健康信息不断覆盖的过程,是电子病历系统功能不断增强的过程。在医院内部电子病历系统建设方面,如何评价电子病历的应用发展水平,有不同的阶段划分和评价标准。其中,较为著名的有美国 Himss Analytics 对 EMR 的阶段划分及评价要点,见表 5-2。

表 5-2　EMR 的阶段划分(HIMSS)

阶段	特征
阶段 7	全电子化病历、与外部医疗机构共享 HER、数据仓库
阶段 6	医师医疗文书录入(结构化模板)、全功能辅助临床决策、完整 PACS
阶段 5	闭环式用药过程
阶段 4	医师医嘱录入,基于循证医学的辅助决策
阶段 3	护理记录、电子给药记录、合理用药检测、科室级 PACS
阶段 2	临床数据库存储 CDR,受控医学词汇 CMV,初步的冲突检测 CDSS,文档扫描
阶段 1	三大辅助科室:检验、放射、药房
阶段 0	三大辅助科室未应用

阶段 0：部分临床自动化系统可能存在，但实验室、药房、放射科三大辅助科室系统尚未实现。

阶段 1：三大临床辅助科室系统已安装。

阶段 2：大的临床辅助科室向临床数据仓库（CDR）送入数据且该临床数据仓库为医师提供提取和浏览结果的访问功能。该 CDR 包含受控医学词汇库和初步的用于冲突检测的临床决策支持/规则引擎，文档扫描信息可能链接到 CDR 系统。

阶段 3：临床文档（如体温单、流程单）是必须要求。护理记录、诊疗计划图和/或电子给药记录（eMAR）系统可获得加分，并被实现和以提供至少一种院内服务的形式与 CDR 相集成。实现用于医嘱录入中错误检测（通常药房中应用的药品/药品、药品/食物、药品/检验冲突检测）的初步的决策支持。某种程度的通过 PACS 的医学影像访问成为现实，医师在放射科之外通过内部 Intranet 或其他安全的网络可以访问。

阶段 4：计算机化的医师医嘱录入系统（CPOE）加入护理和 CDR 环境中，同时伴随第二级的基于循证医学的临床决策支持能力。如果一个患者服务区域实现了 CPOE 并且达到了上一个阶段，则本阶段已达到。

阶段 5：闭环式给药环境已完整地在至少一个患者服务区域实现。eMAR 和条形码或其他自动标识技术，如 RFID，被实现并被集成到 CPOE 和药房系统，以最大化患者给药过程中的安全。

阶段 6：完整的医师文书（结构化模板）在至少一个患者服务区域实现。第三级的临床决策支持对医师所有活动提供指导，这种指导以可变和遵从警告的形式、与协议和成效相关的方式提供。完整的 PACS 系统通过 Intranet 为医师提供医学影像，取代了所有的基于胶片的影像。

阶段 7：医院具有无纸化的电子病历系统（EMR）环境。医疗信息可以通过电子交易很容易地共享，或与区域卫生信息网络内的所有实体（其他医院、门诊部、亚急性环境、雇主、付费方和患者）进行交换。这一阶段允许 HCO 像理想中的模型那样支持真正的电子健康记录。

由于美国医院的传统、文化背景、医疗保障制度等的不同，上述划分不一定完全适合中国医院的情况。如处于阶段 4 的医师医嘱录入在国内医院应用就比较靠前。结合国内医院的情况，可以把电子病历的发展过程划分为几个阶段。

从电子病历包含的信息内容上可以划分为 3 个阶段。①第一阶段是电子医疗文书阶段。这一阶段的主要目标是围绕患者信息处理的业务环节的信息化。它的基本特征是患者在院就诊期间的医疗文书处理都已计算机化。医护人员可以通过计算机系统来记录和使用患者信息。②第二阶段是电子病历阶段。这一阶段的主要目标是实现以患者为中心的信息集成和存储管理。它的基本特征是与患者信息有关的信息系统各个部分集成到一起，患者历次的就诊和住院信息集成到一起，并且实现了病历信息的长期保存和随时访问。医护人员可以通过计算机系统以统一的视图随时访问病历信息。③第三阶段是个人健康记录阶段。这一阶段的主要目标是实现分布在不同地方的患者病历和健康信息的集成。它的基本特征是区域医疗机构之间可以共享患者信息。医护人员在任何一个医疗机构都可以访问到患者的整体信息。

从电子病历系统所提供的服务功能上可以划分为 2 个层次。①第一层次是事务处理层次。这一层次的主要目标是利用计算机取代手工完成医疗文书的记录和处理工作。计算机起到取代纸和笔的作用。②第二层次是智能化服务层次。这一层次的主要目标是发挥计算机的主动服务优势，对医疗工作本身提供主动化、智能化的服务。这一阶段的特征是各种知识库、临床指南的建立和应用。

　　当然电子病历的发展并不是严格按照阶段来划分的,阶段和层次之间可能有交替。比如,在未完全实现电子病历第二阶段的目标下,已经实现了检查检验结果的院际共享;部分信息仍为手工处理的情况下,部分系统已经应用知识库系统。就目前电子病历的发展状况而言,在患者信息的内容上,基本上处于第二发展阶段。而在国内,绝大多数医院仍处于第一发展阶段,即实现临床信息系统、实现患者信息的计算机管理。而在系统服务功能方面,主要集中在第二层次,即智能化服务功能的研究上。

五、发展电子病历的意义

(一)电子病历的应用可以提高医疗工作效率

　　电子病历系统改变了医师护士的医疗文书记录方式。医师可以直接在计算机上通过适当的编辑软件来书写病历。通过建立典型病历模板、输入词库、方便的编辑功能,可以提高输入的速度,更不存在字迹潦草的问题。医师直接在计算机上下达医嘱,护士直接通过计算机自动处理医嘱、生成各种执行单和医嘱单,避免了转抄工作,也避免了一些转抄错误。而检查、检验、观察结果的自动化采集,更直接简化了记录过程。

　　电子病历系统可以加快信息传递。医院内部各部门之间依靠信息的传递来协同工作。如医师与护士之间的医嘱传递、病房与药局之间的用药申请传递、病房与医技部门之间的申请传递和结果回报等。传统模式下,这些信息用人工以纸张方式传递,不及时且不可靠。电子病历的实现变"人跑"为"电跑",及时可靠。

　　电子病历使得患者信息随时随地可得。传统病历同时只能一个人在一个地点使用。如我们常听到麻醉医师抱怨,到病房查看第二天手术患者的病历,但因病历在别的医师手上而无法及时看到。电子病历使得医师不仅可以在病房、家里,甚至可以在医院外的任何地方,通过网络访问患者信息。患者信息可以同时为多人使用、互不影响。

(二)电子病历的应用可以提高医疗工作质量

　　电子病历系统可以以更全面、更有效的方式为医师提供患者信息,帮助医师正确决策。通过电子病历系统,临床医师可以随时随地了解患者既往病史、各种健康状态、各种检查结果(包括图像)。这些信息可以以各种更有效的形式提供,如对多次化验项目的结果进行图形化显示、对医学图像进行增强处理。医技科室的医师在检查过程中,不同检查之间可以相互参照,如做 CT 检查时参考超声报告,以利于提高检查质量。

　　电子病历系统可以为医师提供疾病诊治的临床路径和临床指南。按照循证医学的方法,可以制订特定病种的临床路径,规范同种疾病的治疗路径和医师的医疗行为,缩短患者的住院时间。在电子病历系统中应用临床指南知识库,以疾病和症状等条件选择出来供医师参考,甚至可以智能化地辅助医师的医疗决策。

　　电子病历系统可以对医师不合理的医疗行为进行告警。对药品之间的相互作用、用药对检验之间的干扰等不符合医疗常规的行为提出警告,避免出现医疗差错。

　　电子病历系统可以提供各种联机专业数据库,如药品数据库、各种诊疗常规,供医师查询。

(三)电子病历的应用可以改进医院管理

　　电子病历的应用为实施环节质量控制提供了支持。传统的医疗管理主要是终末式管理。各种医疗指标在患者就诊住院完成后统计出来,再反馈回医疗过程管理,像三天确诊率、平均住院日等。这样的管理滞后于医疗过程，并且数据不够准确。实现了电子病历系统，各种原始数据可以在医疗过程中及时地采集，形成管理指标并及时反馈，达到环节控制的目标。如根据电子病历中患者的诊断时间判断患者入院后三天内是否确诊，规定的时间内患者是否实施手术等，对这些事件可以实时监控并作出处理。再比如，对感染的控制，可以对术后患者，根据患者体征及使用抗生素情况，自动判断是否发生了感染，以便于及时处理。

电子病历的应用为控制医疗成本提供了手段。医疗费用的多少，在相当大程度上取决于医师，取决于对医疗过程的控制。通过电子病历系统可以建立各种疾病的典型医疗计划，什么时间完成什么工作，进行哪些检查。从患者入院开始，严格按计划提示医师进行医疗活动。在医师工作站中，可以围绕降低费用提供智能服务，如合理用药咨询、医疗方案咨询等。可以建立医师评价系统，对医师个人的医疗质量及治疗患者的费用消耗进行考评，个人与标准、个人与个人进行对比。结合管理措施，对考评结果进行反馈，从根本上建立医疗成本控制系统。

(四)电子病历为患者信息的异地共享提供了方便

远程医疗是以患者信息的异地共享为基础的。目前远程医疗的模式基本上都是在会诊之前将患者的病历资料准备好(往往是录入或扫描成计算机文件)，以电子化方式传到对方地点。会诊方在研究这些资料的过程中，也许需要发起方提供其他资料，需要一些反复，最后将结果反馈回去。有了电子病历系统的支持，这些资料不再需要额外的准备，而且可以由会诊方主动地通过网络从患者所在地读取病历信息，会诊工作随时可以进行。这是一种在电子病历系统支持下新的会诊工作模式。

当患者转诊时，电子病历可以随患者转入新就诊医院的电子病历系统中。如果需要，也可以通过移动介质自由携带。

(五)电子病历为宏观医疗管理提供了基础信息源

电子病历也为国家医疗宏观管理提供了丰富的数据资源。与原始病历相对应，CPRI 称其为第二病历。这是一个巨大的数据仓库，政府管理部门可以根据需要，从中提取数据进行统计分析，像疾病的区域分布，各种疾病的治疗情况、用药统计、医疗费用统计等。根据这些统计，可以制订宏观管理政策、合理安排卫生资源。

另外，医疗保险政策的制订，如保险费率、各病种的医疗费用及补偿标准，都依赖于对大量病例的统计分析。电子病历无疑提供了极大的方便。我国的医疗保险正处于大发展的初期，对电子病历的需求会越来越强。

（任庆丽）

第二节　电子病历的系统架构与功能组成

一、电子病历系统的整体架构

电子病历系统的功能包含了患者医疗信息的采集、存储、展现、处理等各个方面，覆盖了患者就医的各个环节。从广义上看，电子病历系统在医院信息系统中并不是一个独立的系统，它与医院信息系统融合在一起，各类与医疗相关的信息系统都是它的组成部分。另一方面，电子病历系统又不是各类临床信息系统的简单叠加,它要解决支撑电子病历的一些基础架构问题。电子病历系统的实现方法或系统结构可能各不相同,但整体上其组成成分是类似的,都包含了信息的采集、存储、展现、利用、智能服务等部分。

各部门临床信息系统包含检验信息系统(LIS)、医学影像信息系统(PACS)、心电信息系统、监护信息系统等各医学专科信息系统。它们既是各医学专科的业务信息系统,也是电子病历的信息源,通过接口为电子病历系统提供数据。

集成引擎主要负责各类异构临床信息系统与电子病历的接口。它通常具有多种接口形式,能完成数据格式、编码转换,把不同来源的医疗记录以统一的格式提交电子病历系统管理和使用。

数据存储是电子病历的数据中心,负责电子病历数据的存储和管理。它可以有不同的实现方式,可以是集中式的,也可以是分布式的;可以是数据库形式,也可以是文档形式或者两者的混合形式。

安全访问控制负责电子病历的访问权限控制。它包括了用户的身份认证、授权、访问控制策略的执行与验证、日志记录等功能,保障电子病历数据不被超范围使用。

医师工作站是电子病历的最主要使用者。它是电子病历的重要信息源,提供患者的医嘱录入、临床病历录入;同时又是电子病历信息的综合使用者,提供患者各类信息的综合浏览展现。

访问服务主要为其他需要访问电子病历的临床或管理应用提供访问服务。它以统一接口的形式提供电子病历的浏览和访问服务,屏蔽电子病历数据管理的实现细节,简化其他系统使用电子病历的复杂度。

知识库系统主要为医师提供临床决策辅助。它通常包括合理用药审核、临床路径、临床指南等服务,嵌入到医嘱录入、诊断处置过程中,为医师提供主动式的提示、提醒、警告,起到规范医疗、防止医疗差错的目的。

本节将重点阐述电子病历系统组成中的患者信息采集、存储与处理等功能,有关信息集成、展现和安全服务在后续节进行讨论。

二、患者医疗信息采集

患者医疗信息发生在医疗过程的问诊、检查、诊断、治疗的各个业务环节,对这些信息的采集要尽可能做到在发生现场实时进行。这需要医护人员在工作的过程中将获得的信息,如问诊记录、病程记录、医嘱、检查报告、生命体征观察记录等,及时记录到计算机中。病历内容的记录可分为两类:一类是由患者主诉或由医护人员观察得到的需要手工记录的信息,另一类是由各种医疗设备,如 CT、MRI、超声、监护设备等产生的检查信息。设备产生的信息是病历的重要组成部分,也要将其输入到电子病历系统中。

(一)手工记录

由纸加笔的记录方式到计算机录入方式,对医护人员的记录习惯是个很大的挑战。更困难的是,许多情况下,记录发生在面对患者诊断治疗的过程中。记录习惯的改变会直接影响到医疗过程,从而阻碍医护人员的接受。因此,医护人员直接录入一直是病历电子化推进过程中最困难的问题。这就要求计算机录入方式要尽可能简单、符合医护人员的工作和思考习惯。在手工记录方面,为了简化录入工作,常采用词库、模板、相互关联、表格化界面、智能化向导等手段,这些技术将在医师病历录入一节详细介绍。

除了手工键盘录入,语音方式输入也是一种有效的记录手段。辅诊科室医师记录检查报告可以直接采用录音方式。国外一些医院传统上就采用医师录音,由护士或秘书打字的记录方式。这种记录方式容易为用户所接受。对于语音可以采用两种方式来处理:一种是以数字化语音方式记录并保存,访问时直接还原语音;另一种是通过语音识别,将语音转换为文字信息保存。另外,扫描输入也是另一种辅助输入手段。特别是对于患者携带的纸张病历资料,可以采用直接扫描进入病历系统的方法,以保持病历资料的完整。

(二)联机采集

在检查设备产生的信息记录方面,可以采用接口的方式将这些设备与信息系统直接连接,将其生成的信息记录到患者病历中。这种方式可以极大地提高工作效率、保证信息的原始性、提高信息的质量。一些新的检查设备产生的信息,如监护记录、内镜动态视频图像等内容进入病历,也是对传统的纸张病历内容的丰富。越来越多的设备提供了数字化的接口,为信息系统的连接提供了方便。但同时由于医疗设备种类越来越多,接口的研制也面临着巨大压力,这需要依靠接口标准化来解决。

三、病历信息存储与 CDR

(一)电子病历存储需求

纸张方式下医院都有病案库、X 线片库等专门的机构来负责病历资料的归档和管理。大型医院的病历资料库往往要占据较大的空间,病历资料不断增长的存储空间成为令人头痛的问题。患者资料往往不能做到集中存放与管理,如患者的 X 线片、CT 片、病理切片、纸质病案等需要分别管理,使用起来非常不便。

电子病历的存储服务必须起到病案库的作用。具体地讲,它应能提供如下服务。

病历信息必须能长期永久保存(至少在一个人的生命周期内),这就要求存储容量足够大。一个患者的信息,包括结构化文本、自由文本、图像甚至是动态图像,其占用空间可能需要几兆字节、几十兆字节。对于一个大型医院,长期保存这些信息必须建立一个海量的存储体系来对其加以管理。

存储体系要保证病历信息的访问性能。因为患者随时可能再次来就诊,其历史记录必须能够随时获得。这就要求病历信息或者时刻处于联机状态,或者能很快由脱机自动转为联机状态。

病历信息是累积式增加的,如同手工归档系统一样,存储系统应能够将新增的信息归并到历史信息中,实现病历的动态维护。

电子病历的存储系统提供完善的备份和恢复机制。为了确保病历信息不丢失,备份和恢复机制能做到出现故障及恢复后,能将数据恢复到故障断点时的状态。

(二)临床数据存储库

能满足以上需求的电子病历数据存储体系称为临床数据存储库(clinical data repository,CDR)。CDR 是电子病历系统的数据核心,电子病历的一切服务功能围绕 CDR 来构建。

由于电子病历数据类型的复杂性、来源的异构化以及数据的海量特征,CDR 的具体实现形态是一个非常复杂的问题。其中,最为复杂的是电子病历数据的模型问题,这方面已有理论研究成果。

HL7V3 提出的参考信息模型(reference information model,RIM)是以医疗活动(ACT)对象为中心,对整个医疗数据集进行概念建模。在 RIM 中,整个医疗过程由活动及活动之间的关系进行表达。RIM 的具体实现是一个较为复杂的工作，为了简化这一工作，有数据库公司开发了 HTB(医疗事务平台)来简化应用系统对 RIM 模型的应用。通过该平台，应用系统可以通过接口服务层来操作 RIM 的各个对象。

相对于 RIM 高度抽象、完全通用化的信息模型，产品开发者也可以针对不同的电子病历数据类型定义较为具体的数据库模型，如分别针对处方、检验报告、各类检查报告等，相比于 RIM，这样的模型的通用性和扩展性会稍差，但电子病历应用开发的效率较高。

除了单纯的数据库模型外，还可以采用数据库与文档相结合的方式来实现 CDR。由于大部分的医疗记录在形成后都是文档形式，所以采用文档结构表达电子病历数据是一种非常自然的方式。不同的医疗记录具有不同的结构，从图形、图像、自由文本到结构化的项目，但都可以表达为不同结构的文档。XML 在文档结构表达方面具有先天优势，能够适应医疗记录类型复杂多变的情况。HL7 专门针对电子病历制订了以 XML 为描述语言的文档结构标准 CDA，该标准定义了通用的医疗文档结构，能够适应各类医疗文档不同的结构化粒度，适于在异构环境中表达医疗文档，也是采用文档实现 CDR 的一种选择。

四、病历信息处理与利用

病历信息的处理可以分为以患者个体医疗为目的的个体病历信息处理和以科研、管理为目的的病历信息的统计分析处理两方面。

在辅助医疗方面，从根据医嘱生成各种执行单这样最简单的信息处理到将各种知识库应用于患者的医疗过程这样的智能化处理，对病历信息的充分利用有很大的潜力。如基于药品知识库和患者个体信息，在医师下达用药医嘱过程中，对用药的合理性进行审查；又如，在患者医疗过程中应用临床路径管理，根据患者诊断及病情，选择临床路径，并按照路径安排医疗过程。有关临床辅助决策的内容在其他章节已有阐述，这里不再重复。

病历的原始信息是一丰富的数据源，在其基础上可以对科室甚至医师个人的工作效率和质量进行客观的评价，可以进行广泛的流行病学调查，可以进行药物使用的统计分析、疗效的评价，可以分析疾病的相关因素，可以对医疗成本进行分析等。充分利用病历信息进行各种统计处理，对于医疗质量的提高，对于社会医疗保障水平的提高都具重要价值。

（任庆丽）

第三节　电子病历的录入

一、病历录入的需求

在医师的日常医疗文书记录中，大量的是病历的书写记录。在门诊，有患者主诉、体格检查等记录；在病房，有病史、体格检查、病程记录等。病历管理要求病历书写字迹工整，不能随意修改，写错的地方要重新抄写。写病历占去了医师医疗文书记录的大部分时间，对医师是较大的负担，医师非常期望通过计算机解决这一问题。

病历内容以描述性文字为主，与医嘱等结构化较强的内容相比，计算机处理病历在技术上与应用上都有较大的难度。特别是在门诊这种工作节奏比较快,与患者面对面记录的场合,实现病历的实时记录难度更大。这就要求医师工作站的病历编辑功能要尽可能地符合医师记录需求,满足如下要求。

(1)病历编辑要有足够的自由度。因为上述病历内容多为描述性文字,患者的个体情况千差万别,所以必须允许自由格式编辑。除了文本内容外,病历内容还经常有示意图形等非文字内容(如病灶部位的图形标注),因此病历编辑软件应能支持图形、表格等的嵌入。

(2)病历编辑要能对版式外观进行控制。编辑软件能提供诸如字体大小、版心大小、行距等版面控制。记录者不仅可以记录内容,而且能将病历的外观保留下来,对于仍需打印纸张记录的需求提供支持。

(3)对病历框架结构的支持。尽管病历内容是描述性文字,但病历的整体是有框架结构要求的。如住院病案包括入院记录和病程记录,入院记录又包括病史部分和体格检查部分,而病史部分又包括现病史、过去史、家族史等,这构成了住院病案结构的框架。病历记录应符合这一结构以便于后续使用时的内容定位。病历编辑软件要提供这种框架约束。

(4)对病历的各组成部分的记录要根据时间发展进行操作控制。病历的及时性及不可修改性在医疗法规上有具体的规定。对住院患者,其病程记录要随着时间的推移分阶段记录。对于已经记录完成的阶段记录,不能回过头来随意修改。对门诊患者,对已经完成的前一次就诊记录也同样不能再行修改。

(5)为上级医师对下级医师的病历记录检查和修改提供支持。上级医师有权修改下级医师记录的病历,但对于修改的内容要保留记录。

(6)为病历编辑过程提供方便性手段。病历内容采用自由格式,记录工作量很大。编辑功能要针对病历编辑的特点提供辅助录入功能,加快医师的记录速度。对于相对固定的内容(如体格检查),提供表格化的模板,医师可以采用填空或选择的方式完成记录。病历有严格的格式要求,其中有许多重复性内容,如患者的基本信息和症状,医师工作站可以提供简单的复制或患者信息插入功能。对于病历中对检查检验结果、处方的引用,可以从相关的信息源获得并直接插入到病历中。

(7)为以后病历的检索提供支持。病历自由格式的内容不利于病历的分类检索利用。全文检索在一定程度上可以解决这一问题,但正文检索的准确性较差。为了弥补这一不足,可以采用标注关键词的方法,如采用 SNOMED 医学术语系统对病史部分进行人工标注,以后可以按照关键词方法准确检索。

二、辅助录入功能

医师工作站病历编辑功能的方便与否,直接影响医师记录病历的效率,影响到医师能否接受计算机书写病历。所以,病历编辑的关键是提高医师的记录效率。在医师工作站中,常用以下方式辅助医师记录。

(一)提供医学术语词库

这是最简单、最微观的方法。病历中需要大量地用到医学术语,如症状、诊断、操作、药物等。通过收集应用这些术语,并将词库应用于医师的录入过程中,只要输入几个字母,整个词汇术语就可以完成录入。这种方法对于记录病史或患者主诉较为有效,在门诊医师工作站中得到比较多的应用。

(二)表格病历

表格病历是对纯描述性病历的一种简化和规范。它适合于专科、专病病历记录的需要。医师在记录时,只要选择或填空即可,既减少了书写量,又增加了记录的准确性,避免遗漏项目。这种格式的病历多用在体格检查记录中。在医师工作站的病历记录中,可以结合这种表格化病历。但由于各专科需要不同的表格内容,医师工作站应允许用户自己定制表格病历的结构。这对于提供具备交互式功能的表格来讲非常困难,所以这种表格化的病历结构目前只是在国外的专科医师工作站中较为多见。因为表格病历只能解决病历中部分内容的表格化,在通用的医师工作站中只能是部分地结合表格化病历的功能。

(三)病历模板

如果让医师每一份病历都逐字逐句地在键盘上敲,其速度一般比不上手写速度。事实上,医院各专科医师所处理的患者在病种上是类似的,其主诉、查体、鉴别诊断、治疗方案等内容也是类似的。各个专科可以建立典型疾病的病历模板,如查体记录模板、手术记录模板等,这些模板可以同时起到规范医疗的作用。医师在记录病历时,可以直接调入对应模板,在模板的基础上进行修改。除了普通的自由文本模板外,模板中可以设置有如表格病历项目元素的可交互式模板,包括填空、单选、多选等元素,以增强模板的适应性和操作的方便性。除了这些经过规范化的公共模板,每个医师还可以根据自己接触的典型病例,建立自己私用的模板供以后使用。词库辅助录入解决了键盘输入的微观问题,而依靠模板可以从宏观上减少病历内容中手工录入的文字量。

(四)引用患者信息

在病历中反复出现的患者基本信息、诊断、检查检验报告,可以从其他信息源直接获得。在病历编辑中,提供这种信息引用的功能,可以直接地将这些信息复制过来。

(五)智能化结构化录入

将疾病相关知识结合到病历编辑功能中,根据医师已录入的信息内容自动提示后续可能的录入内容。如在患者症状描述部分,如果患者主诉感冒,系统就会提示感冒相关症状。这种功能建立在病历内容结构化基础上,需要大量医学相关知识的整理。目前这种功能只是在国外个别专科系统中试用,短时间内还不可能达到普遍适用的程度。

采用上述手段后,自由文本的病历编辑可以得到较大程度的简化,住院医师记录病历的效率与手工相比可以有较大幅度的提高。目前,住院医师病历计算机录入已经得到了较为广泛的应用,但在门诊病历的计算机录入方面,由于门诊实时性要求高、医师对计算机录入熟练程度等的限制,应用上仍然存在一定困难。

三、病历编辑器的种类

通过以上对病历编辑功能需求的讨论,不难看出,一个完美的病历编辑器对于医师的病历录入的便捷性至关重要,同时适合于病历录入编辑的专用文档编辑软件的开发在技术上也有较高的难度,需要付出相当大的工作量。根据编辑功能的不同,可以把当前的病历录入软件分为以下几类:全自由文本编辑、半结构化编辑和全结构化编辑。每类软件各有其特点。下面分别来看一下各类软件的工作方式。

(一)自由文本录入

自由文本编辑就是在录入和编辑时不受任何格式限制,医师就像手工书写病历一样自由录入。目前最常用的自由录入编辑软件就是 Word。一般通过把 Word 嵌入到医师工作站系统中作为集成的病历编辑软件。也有采用自行开发的简单的纯文本编辑软件。

由于 Word 是通用化的文字处理软件，要提高录入病历的速度，通常采用以下手段：一是复制，即复制病历中内容重复的部分；二是建立固定模板，可以由医师建立各种疾病、专科的常用模板，在录入时根据需要调入模板，然后在其上修改。

采用 Word 等自由文本录入方法有如下好处：它提供了充分的自由格式的录入，能够满足各专科、各病种病历的录入要求，能够插入图表、图片，是一个充分通用的录入软件；Word 的排版功能强大，它在录入病历内容的同时，能够充分地控制病历显示和打印的外观；用户已熟悉了 Word 的操作习惯，容易学习掌握，这一点对于计算机病历编辑的推广具有不可忽视的作用。

但使用 Word 也有明显的弱点。由于在全自由文本模式下，只能使用固定模板，在固定模板中无法加入选择、填空等元素，不利于专科表格病历的定制；病历通篇缺乏结构，不利于在编辑方面施加更多针对病历特征的编辑功能，如对病历结构的控制、操作的控制等；自由文本检索也比较困难。对于病历检索需求，可以通过人工标识关键词的方法进行弥补，即由医师对病历进行编目索引，通过关键词索引实现病历的快速和准确检索。但人工标识关键词的方法额外增加了工作环节，并且对于病历的回顾性科研，很难在关键词标注时考虑到各种回顾科研条件。

（二）半结构化录入

所谓半结构化是指把病历内容按照病历组成分为计算机可控制的"块"。一份住院病历可以划分为入院记录、病程记录、手术记录、出院小结等，其中入院记录又可进一步分为主诉、现病史、过去史等内容。半结构化录入是指对病历内容的框架进行结构化控制，而对于框架下的内容作自由文本处理。半结构化录入可以提供按照框架结构的导航与定位、与框架模块内容相关的模板定义与引用、以模块为单位的认证及修改控制等。

与全自由文本录入相比，半结构化录入的优点是，保留了自由文本录入的自由描述的优点；可以按病历块提供与病历块相关的服务功能或施加控制，如按块进行病历记录的时限控制；分块模板可以控制全自由文本下的自由复制，避免病历的整体复制。

由于半结构化录入仍然保持了内容上的自由，在检索方面几乎与全自由录入面临同样的问题。

（三）结构化录入

所谓结构化是把病历内容分解为计算机可理解的元素，计算机可对每个元素的录入内容进行控制。病历结构化录入就是以表格化方式录入，表格中的每一项可以通过交互式选择、填空等手段录入。由于各个专科或病种所记录的内容不同，也就是表格中的项目不同，如眼科病历必然与普通外科病历描述项目不同，因此，这种录入方式必然要求软件提供表格模板的定制功能，医师要建立自己专科使用的表格化模板。当然，表格化病历并不是要求病历中的所有内容全部表格化，而是对适于表格化的内容制订表格，其他部分，如病程记录，仍可以使用自由文本。

结构化病历编辑软件的开发具有较高的难度，主要困难在于允许医师自己定义录入内容的结构，然后由编辑软件根据定义的模板，呈现出表单化的录入界面。基于 XML 技术的文档结构的出现为这类编辑软件的研发提供了一条可行的技术路线。由于 XML 结构的自定义性，可以通过 XML 来表达医师自定义的文档结构，并将录入的内容以 XML 文档的格式保持其结构。

结构化录入的优点：录入简单、快速；信息的可利用性高，由于每个表格元素及其内容都可以进行控制，录入之后便于检索使用；元素之间可以进行相关性校验，如患者性别与体征症状之间的校验，以防止病历中的记录错误。

结构化录入在应用中存在的问题主要是各科需要制订自己的专用表格模板，使用前准备工作量大,技术上比较复杂;采用表格病历不利于自由描述的表达,特别是对于主诉内容的记录,因此其使用范围受限。

上述几种病历录入方式各有优缺点。经过前期的应用反馈和产品的不断完善,目前各厂商的病历编辑器呈现出逐渐统一的特征,即采用半结构化框架＋结构化模板＋自由文本的混合式特征。使用者既可以定制病历中某一部分的结构化模板,借助模板录入,也可以以自由文本方式录入,从而具有较强的灵活性和适应性,同时也满足了管理者对于病历质量控制的需求。从目前来看,这种混合式结构是适合国内病历书写的较为理想的方式。

四、病历质量控制

(一)病历质量问题

利用计算机录入病历是对病历书写方式的重大变革。不仅是用键盘代替了纸和笔,更重要的是通过计算机化的表格交互、模板、复制、信息引用等手段,病历的记录方式发生了重大变化。应用表明,各类辅助功能极大地减少了逐字录入,避免了手写出错时的重抄,计算机录入病历可以大大提高医师病历记录的效率。但同时,应用计算机录入病历后,病历质量出现了不少手写病历所没有的新问题。这些问题包括:病历内容张冠李戴,或与患者情况不符;病历内容前后矛盾,表述不一致;未查体和问诊的内容通过模板实际记录在病历中;尚未发生的医疗活动,提前出现在病历中等等。这些问题是伴随着记录方式的改变而出现的。与逐字手写相比,医师在利用这些辅助编辑功能提高书写效率的同时,更容易"编辑出"有问题的病历。于是,一些医务管理人员甚至对计算机录入病历提出了质疑。

客观上,使用计算机记录病历,改变了医师手写时"笔随心想"的思维习惯,医师不再完全主导书写过程,键盘加鼠标的操作方式也更容易出现"笔误"。主观上,医师只顾追求效率,甚至部分医师责任心不强和管理制度不落实,对所记录内容没有认真检查、校对,导致问题病历的最终出现。应当看到,本质上,这些问题并非计算机录入所必然导致。过去手写病历方式下,同样存在虚假病历问题,只不过手写速度更慢。

利用计算机书写病历是对传统手写病历的一种变革,毫无疑问是一大进步,同时也会出现新的问题。关键是不能简单地把问题归咎于计算机录入这一工具,而是应当建立与新的模式相适应的提高病历质量的技术手段和管理制度。

事实上,通过计算机记录病历,为病历质量的管理与控制提供了比手工方式下更为优越的手段和更大的潜力。

(二)病历质量管理手段

在计算机和网络工作方式下,病历内容的实时共享成为可能。提高病历质量关键是如何加强管理,通过计算机和人工实施实时检查,建立起与计算机书写病历相适应的病历质量保证和管理体系。建立计算机辅助下的病历质量管理系统可以从以下几个层面入手。

1.医师层面

可以充分发挥计算机的主动式、智能化服务功能,对病历内容进行交互式、实时化的质量控制。可以通过病历模板的规范化,规范病历记录内容,提示医师需要观察、记录的项目以免漏项。可以设置一些校验规则(如男女患者的不同体征取值、体征数据的取值范围、项目之间的互斥等),对医师录入的内容自动校验,防止录入的笔误。可以控制一些不合理的复制(如禁止不同患者之间病历内容复制),避免张冠李戴式的文字错误。可以根据患者病历的记录情况,自动提示医师病历内容的完成时限。

2.科室层面

上级医师可以通过网络实时调取下级医师的病历进行审查,发现的问题可以通知下级医师进行修改,或者对下级医师已完成的病历直接进行修改并保持修改记录。

3.医院层面

建立病历质量问题检查及反馈系统。由病案室建立专门的网上病历质量审查制度,对各科室的病历实时抽查。通过专门的病历质量检查软件,进行自动检查和人工检查。自动检查侧重于对病历的完成时限进行检查,对未按时间完成的病历进行警告。人工检查主要通过阅读网上病历及患者其他信息,对病历内容中存在的问题进行检查。对发现的问题进行记录。对于检查发现的问题,通过网络反馈给记录的医师。在医师工作站,医师及时获得病历中存在的问题,并对这些问题进行响应和修改。从而建立起实时化、闭环式的病历质量控制系统,把传统的病历质量终末控制转变为事中的环节控制。

建立计算机病历质量保证和管理系统,并不只是针对医师计算机录入病历出现的问题,而是对病历质量的全面管理,包括手工方式下存在的病历形式上及内在的质量问题。这是病历质量管理手段的一次跃升,也是实行电子病历的又一优势。

（任庆丽）

第四节 电子病历的集成

一、集成是电子病历的基础

电子病历系统是以单个患者为中心提供医疗信息服务的。这意味着电子病历系统必须以人为中心采集、管理和展现信息。患者的医疗信息来源于各个医疗环节,来源于医院信息系统的各个业务子系统,如入出转子系统、检验信息系统、PACS、心电信息系统等。这些系统在完成自身业务工作的同时收集患者的医疗信息,它们是电子病历系统的组成部分,不存在另外独立设置的电子病历信息采集系统。如果医院信息系统是由单一厂商开发的集成式系统,患者的医疗信息采用集中管理模式,则业务信息系统和电子病历系统的发展可以高度融合在一起,从不同的角度实现患者信息的共享。但这只是理想情况,实际情况却往往不是这样。随着医院信息系统应用的深入和覆盖范围的扩大,由不同厂商或不同时期建立起来的分散式系统越来越常见。特别是随着数字化医疗设备的广泛应用,由设备供应商提供的专门化的信息处理系统越来越多。而这些设备又是患者医疗信息的一个主要来源。如监护系统、自动化检验设备和信息处理系统、各种数字影像设备及相关处理系统等。这些系统都拥有非常专业化的数据处理系统或者网络化的业务信息处理系统,由一个厂商来开发所有这些系统已越来越不现实。这些分散的系统都有各自的数据库,从各自业务需要的角度来管理业务和患者信息,采用的是不同的平台和开发技术。在这样的环境下,建立电子病历系统,实现以完整统一的视图提供患者医疗信息的目标,就要在这些业务信息系统的基础上实现以患者为中心的信息集成。

集成是电子病历系统建设中首先要解决的问题,分散式异构医院信息系统架构是国外医院信息系统普遍存在而国内医院信息系统今后也同样会面临的共同问题。

二、集成方法

患者信息的集成方法决定了电子病历系统与医院信息系统的各个业务系统的关系,决定了电子病历系统的架构。当前,病历信息的集成主要有集中式数据集成、分散式数据集成和界面集成3种方式。

(一)集中式数据集成

所谓集中式数据集成是指建立一个物理上的患者医疗信息"仓库",将患者的各种信息以人为中心汇集到一起,以独立于原业务系统的统一方式进行管理。

这种方式下,患者医疗信息"仓库"完全是重新定义的结构。各业务系统产生的患者各类医疗记录通过符合业务系统数据结构的特定的归档程序进行转换后,统一存储于该"仓库"中。后续的电子病历应用则基于这一新的中心"仓库"来开发。其结构见图5-1。

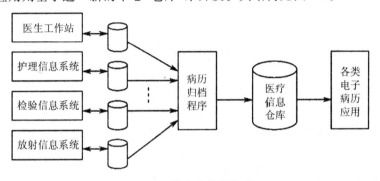

图 5-1　集中式数据集成

这种集成方式物理上有统一的病历数据,因而具有这样的优点:实现了患者医疗数据以人为中心的统一管理,电子病历系统不受各业务系统数据管理方式、数据保存时间的影响;基于统一的结构,后续的各种电子病历应用系统开发比较容易;后续应用系统的结构比较稳定,不受业务系统变化的影响。

这种方式下,需要将各业务系统生成的医疗记录复制到中心"仓库"中,因此存在如下缺点:对于在院患者,中心"仓库"病历信息的实时性受到数据复制时机的影响,实时复制在技术上存在一定困难;由于数据复制的存在,容易造成数据的不一致。

医疗信息"仓库"在实现上可以采用数据库技术。采用传统的关系式数据库,患者的各类信息保存到不同的表中,表之间通过患者的唯一标识号关联起来,形成以单患者为中心的数据模型。也可以采用面向对象的数据库,将患者作为一个对象,将患者的各类医疗信息作为子对象进行描述。病历数据库要求其容量要足够大,能长期联机保存病历中的各类信息。

除数据库外,还可以采用XML文档来记录病历。在该方式下,患者的各类医疗记录形成一个XML文档(可以采用CDA标准)。病历中的每个描述项目通过定义的标记进行标识。病历的XML文档格式非常有利于病历的交换和共享。病历文档本身可以作为文件管理,也可以存放到数据库中。这种形式的医疗信息仓库实际上是一个医疗文档库。

(二)分散式数据集成

所谓分散式数据集成是指由各个业务系统自行管理相关的患者医疗记录,各类电子病历应用程序通过各个接口将分散的医疗记录逻辑上关联到一起。其结构见图5-2。

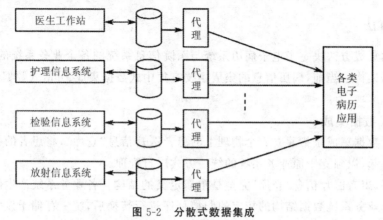

图 5-2　分散式数据集成

这种集成方式,并没有一个集中管理的患者医疗信息库。电子病历相关的应用程序通过接口直接访问各个业务系统中的患者医疗记录。它的优点:电子病历系统可以与业务系统得到完全相同的数据,实现了数据的实时访问;患者各类医疗信息只由业务系统保存一份,不会出现数据不一致问题。

这一方式的缺点:与直接操作患者信息数据库相比,电子病历应用程序需要通过接口来分别操作不同的数据,程序复杂,开发上受到接口功能的限制;电子病历系统受到各业务系统管理患者医疗记录方式和联机存储患者数据时间长短的限制;由于缺乏数据的统一管理,不利于患者信息的集中安全控制。

(三)界面集成

所谓界面集成是指将各个业务系统的患者医疗信息显示界面通过一定的接口协议集成到一个应用程序中,实现以患者为中心的信息访问。

与前两种以数据集成的方式相比,这一方式采用的是程序集成。使用者直接使用的仍然是各个业务系统的功能。比如,查看患者的检验结果需要使用检验信息系统的功能;查看患者的超声报告需要超声信息系统的功能。这些功能不再是独立存在,用户不需要来回切换应用程序和输入同一患者的标识号,而是由集成程序维持指定患者的一个上下文环境,由集成程序在这些功能之间切换并保持当前所关注患者的环境。这种方式下,用户只需要一次登录即可使用各业务系统的原有功能。其结构见图5-3。

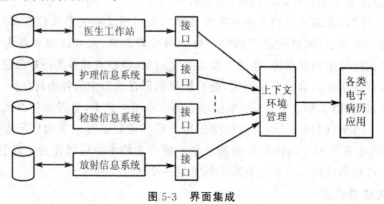

图 5-3　界面集成

这种方式下,电子病历应用并不直接跟患者数据打交道,而是通过原业务程序访问患者数据。它的优点:可以最大限度地屏蔽各业务系统的内部细节,可以最大限度地保持系统的异构性;使用者可以看到与业务系统同样的患者信息界面;由于不涉及各业务系统内部的差异,集成相对容易。

这种方式的缺点:它只是解决了电子病历"看"的问题。由于应用程序不涉及患者的数据本身,所以不能完成对数据的进一步处理,无法实现各种智能化的服务。因此,从电子病历的长远发展看并不是一个很好的解决方案。

三、集成平台

(一)集成平台的引入

由于医院环境中存在着大量的异构系统需要共享患者的各类信息,一个应用程序可能需要和多个异构系统之间交换和共享信息。如 HIS 中的入出转子系统需要和多个外围系统集成,传递患者的入出转信息;医嘱处理系统需要和多个检查科室系统集成,传递检查申请信息等。对于一个应用系统(如入出转子系统)来讲,由于需要连接的外部系统来自不同厂家,它们的接口要求往往不同,这就要求这样的应用系统必须同时具有多种集成接口分别连接不同的外部系统。这种情况在目前国内 HL7 标准的应用并不普及的情况下更是如此。这大大增加了各个应用系统的集成负担。为了解决这一问题,使各应用系统更集中精力于自身的业务处理,出现了将集成功能从应用系统中剥离出来的系统架构,形成专门负责集成的中间层。这种相对独立的集成中间层被称为集成平台、集成引擎或者集成中间件,其目的是为应用系统之间的集成提供通用的服务,简化应用系统集成工作。目前,已经有多种集成中间件产品可供选用。典型的产品包括微软公司的 BizTalk Server 及 HL7 Accelerator,IBM 公司的 MQSeries,Oracle 公司的 BEPL 及 HTB 等。

(二)集成平台的功能特点

作为通用的集成服务提供者,集成平台面对各类应用系统和各种集成接口,必须具有很强的适应性,提供集成所需的各类通用服务。通常,一个集成平台具有以下典型功能。

1.多种类型的接口适配器

为了和不同接口的系统连接,集成平台同时提供多种方式的接口。其中既包含标准化的接口,如 HL7,也包含普通的消息接口、文件传输接口、Web Services 接口等。特别地,针对非标准化的应用,提供可定制接口的能力。比如,对于需要直接通过内部数据库访问的应用系统,可以直接通过 SQL 或 PL/SQL 定制一个接口。

2.消息的存储转发功能

一个应用系统的消息往往需要发送给多个外部系统。集成平台提供了消息路由功能,可以通过配置指定某个来源或某类消息发往哪些应用系统。同时,为了确保消息可靠送达,集成平台提供消息的存储功能。当某个需要接收消息的应用在消息发出时处于停止状态时,可以在该应用激活后及时收到集成平台补发的消息。

3.消息格式转换服务

由于消息的发送方和接收方的接口可能不同,集成平台通常提供消息格式的转换服务,如把一个非 HL7 消息转换为 HL7 消息。这需要集成平台对消息进行解析和重组。通常,这通过对消息格式的定义配置来实现。

4.术语对照服务

由于发送和接收方采用的医学术语或编码体系不同,在传递的消息中需要解决术语或编码转换问题。集成平台通常提供这样的对照服务,在集成平台内建立双方的编码字典及其对照,在传递的消息中自动转换不同系统之间的术语和编码。

5.数据存储功能

HTB在提供集成功能的同时,把经过平台的消息中的数据提取并保存下来。如果所有的医疗业务活动都通过集成平台传递信息,则集成平台可以建立起较为完整的医疗数据库。HTB采用了HL7的RIM模型来表达医疗活动记录,这些"沉淀"下来的医疗数据形成了电子病历的数据存储库。部分专门针对医疗行业的集成平台,如Oracle。

(三)集成平台的局限性

尽管集成平台的出现剥离了部分集成功能,但集成平台的应用并非完全解决了应用系统之间的集成问题。这是因为,一个应用系统通过集成平台与外部应用系统集成,虽然免去了直接在应用系统之间集成工作,但该应用系统必须与集成平台进行集成。与集成平台的集成并非是即插即用的,需要进行大量的定义配置,甚至是定制接口的工作。

另外,从整个医院信息系统来看,医院信息系统比较合理的架构应该是以一体化的基础HIS系统为主体,集成外围的部门级系统。这些外围系统通常只与主体HIS直接集成,从而构成一个星型结构。在这样的情况下,主体的HIS系统可以直接内含一个集成层,负责直接与外围系统点一点相连,从而简化系统整体的集成复杂度。在这样的架构下,引入通用的集成平台的必要性也就大大降低了。

四、集成标准

无论哪种集成方式,要实现不同系统之间的信息交流和共享,必须依靠接口将专有的数据及传输格式转换为另一方自己的格式。为了减少接口的种类、简化接口设计,人们定义了各种接口标准作为系统之间通信的公共语言。不管系统内部如何实现,如果各个系统开发商都支持相同的对外接口标准,则系统之间的集成就要容易得多。在集成需求的推动下,集成标准的制订与应用得到了广泛的重视。

HL7是在医院信息系统中应用比较广泛的集成标准。它由美国HL7组织提出,主要是用于医院信息系统各部分之间的信息交换,目前已成为美国国家标准。该标准定义了各类业务的事件及相应的消息格式。在不同系统之间的数据传递上,既支持基于事件的主动的消息通知,也支持被动的数据查询。如患者的住院登记模块,可以在患者入院时,将新入院患者的信息实时传递给病房模块。同时病房模块可以在任何时间查询住院登记模块的入院患者信息。基于该标准,电子病历系统可以实现患者中心数据仓库的集成方案,各业务系统在事件驱动下将发生的患者各类相关数据传递给集成模块,汇总到中心数据仓库;也可以实现分散式数据集成方案,由电子病历系统的用户发起患者信息查询,在该标准的查询功能支持下,将分散在各业务系统中的患者数据返回给电子病历用户。

面对医院中各种类型的数字化医疗设备,国际上也制订了相关的标准用于集成这些设备产生的患者检查信息。医学影像是病历的重要组成部分。DICOM主要是面向医学影像设备系统的集成标准,它由美国放射学会和电气制造商协会提出。该标准规定了医学图像数据表示、存储以及传输的格式。基于该标准,电子病历系统可以接收或主动提取来源于医疗影像设备的数据。

ASTM 是另一项专用于数字化检验设备系统集成的标准。该标准由美国检验和材料协会提出,它规定了检验系统与医院信息系统之间有关检验申请和报告的传递格式。基于该标准,电子病历系统可以直接接收来自检验设备的患者的检验结果,而检验系统则可以从医院信息系统中获取检验申请项目等信息。除此以外,还有用于床旁设备数据互联的标准 MIB 等。

上述这些标准主要用于患者信息数据的共享和集成。HL7 组织还制订了一项用于应用程序界面的集成标准 CCOW。该标准的目的是将用户同时需要使用的不同厂家的应用程序(如医护人员同时要使用的医嘱系统、检验报告系统、入出转系统等)在界面一级进行集成。为了解决用户需要分别登录到各个应用程序、在各个应用程序之间手工切换、分别在各程序中选择同一患者才能了解患者各方面信息的状况,该标准引入上下文管理器。所谓上下文就是用户当前关心的患者以及操作的环境。通过上下文管理器记录用户所选择的患者,并在各个应用程序之间进行协调和同步,使得用户只要一次登录、选择所关心的患者,就可以自动协调各应用程序的界面来显示该患者的各类信息。

基于因特网技术的 WEB 浏览方式在患者信息集成中有重要作用。一方面,浏览器为电子病历的展现及浏览提供了无所不在的支持;另一方面,通过 WEB 服务器可以将分散在各子系统的患者医疗信息汇集到一起,以统一的界面(HTML)提供给用户,屏蔽各系统结构上的差异。CCOW 中还专门针对 WEB 服务方式的集成提供了支持。如果各系统厂家提供了各自的 WEB 方式的信息浏览,通过 CCOW 规定的上下文管理可以实现整个患者信息的 WEB 页面集成。

五、院际间病历集成

电子病历不仅要实现一个医疗机构内部以患者为中心的信息集成,还要实现医疗机构之间的信息集成。院际之间患者信息的共享与一个医疗机构内部的不同系统之间的信息共享相比有其特殊的问题。

(一)患者标识

在一个医疗机构内部可以做到一个患者使用一个唯一的识别号,各系统都使用同一识别号来关联患者医疗信息。但在不同的医疗机构,采取的是完全不同的标识号,如何将一个患者分散在不同地点的信息关联到一起成为首先要解决的问题。

解决患者标识问题,最理想的方法是直接采用同一的标识方法,如居民身份证号码。香港医院管理局所属医院采用的就是全港统一的标识号。对于采用自己的标识号的医院,可以通过建立医院内部标识号与公共标识号对照表的方式实现患者信息的关联。在医院 A 要访问患者在医院 B 的就诊信息,可以通过患者在医院 A 的标识号查到公共标识号并提交给医院 B,由医院 B 通过公共标识号再对照到患者在医院 B 的内部标识号。

(二)分布式集成方法

患者在各医院的信息一般采用在各医院分散保存管理的方式,而不大可能建立集中的患者信息数据库。解决患者信息在院际之间的集成,就要解决如何获知一个患者的信息分散在哪些地方的问题。

实现分散的患者信息的定位,可以采用建立集中的患者信息目录的方式(目录信息的集中是必需的)。对患者每次就诊或住院,在目录中增加一项用以说明就诊的医疗机构及对应的识别号(或者公共识别号)。该目录可以集中存放在一个位置,也可以各个医院保持一个拷贝。当要访问患者的整个病历信息时,先通过这个目录查找到患者就诊记录及信息的所在位置,然后向患者信息所在的医疗机构提取患者医疗记录。

由于各医疗机构信息管理上的自治性以及医疗机构之间通信条件的限制,院际信息的访问适宜采用请求/服务式,即由需要方发出提取信息的请求,由提供方验证后将所需信息发送给需要方。因特网和 SOA 技术在医疗机构之间患者信息网络的构建上有明显的优势。在各个医院设立专门的服务器用于所有外来的访问患者信息请求的管理和处理。电子病历浏览程序通过查找病历信息分布目录,分别与各个访问服务器建立连接,获得病历信息。这种结构较好地实现了在各医疗机构病历信息的自治管理基础上的信息共享。

(任庆丽)

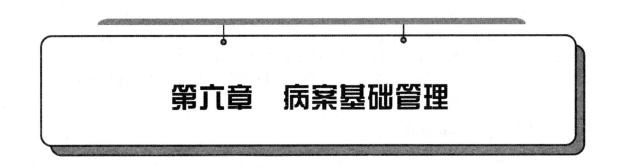

第六章 病案基础管理

第一节 患者姓名的索引

索引是加速资料检索的方法。通常索引需要将资料归纳成类、列成目录,并按特定的标记和一定顺序排列。病案中包含了很多有关患者、医师和医疗的信息,为了加速查找,都可以制成索引,如患者姓名索引、疾病索引、手术操作索引、医师索引等。

医院的工作是以患者为中心,接待着成千上万的患者。在每位就诊患者建立病案的同时为其建立姓名索引,这就标示着医院与患者建立了医疗关系。患者的姓名索引也就关联着患者及其病案。任何医院、诊所及初级卫生保健中心都必须建立患者姓名索引,它可以是列表式的、卷宗式的或卡片形式。患者姓名索引是医疗信息系统中最重要的索引,通过它可以链接所有的医疗信息,患者姓名索引是通过识别患者身份来查找病案的,因此被称为患者主索引(patient master index,PMI)。在建立医院电子信息系统时,它将是最基础、也是应当首先考虑建立的索引。有条件的医院,应当使用计算机管理患者姓名索引。

在病案管理过程中,超过一定年限的病案可予以处理甚至销毁。但患者姓名索引不可以也不应该被销毁,它是永久性保存的资料。

一、患者姓名索引的内容

患者姓名索引中的内容可根据各医院或诊所的需要而设计。通常姓名索引中仅记载那些可以迅速查找某一病案的鉴别性资料。因此没有必要将医疗信息,如疾病诊断及手术操作等内容记录在患者姓名索引上。患者姓名索引的主要内容如下。

(1)患者的姓名(包括曾用名)。

(2)患者的联系地址(包括工作及家庭住址)。

(3)病案号。

(4)患者的身份证号。

(5)患者的出生日期(年、月、日)及年龄(也是鉴别患者可靠的信息)。

(6)国籍、民族、籍贯、职业。

(7)其他有助于鉴别患者身份的唯一性资料,如未成年人父母亲的姓名等。

(8)可附加的资料:住院和初诊科别、出院日期;治疗结果(出院或死亡);国外一些国家还要记录负责医师的姓名及患者母亲的未婚姓名。

由于姓名索引是在患者初次来院时建立的,因此比较费时,有一些资料可以在后期采集。如身份证号,它是鉴别患者最可靠的信息,理论上讲公安部门发出的居民身份证号码不存在重号,如果有可能应该让患者出示身份证,甚至采用二代身份证扫描的办法将照片信息采集下来。

姓名索引的内容也需要更新,如地址、年龄等。

二、患者姓名索引的作用

(一)查找病案

通过患者姓名索引查找病案号是它的基本功能和主要作用。

(二)支持医院信息系统主索引

患者姓名索引的内容也是医院信息系统的基本内容,其作用不只限于识别病案,还可以识别患者,联系患者所有的资料。

(三)支持患者随诊

在临床研究中,随诊是重要的环节。患者的个人信息和住址使医师可以与患者保持联系,获得患者出院后的信息。

(四)支持某些统计研究

可为某一目的的统计提供数据,如人口统计、流行病学统计等。

三、建立患者姓名索引的流程

(一)患者信息的采集

在门诊患者建立病案和住院患者办理住院手续时,应由患者填写身份证明资料,工作人员认真审核,要求每个项目填写完整、正确。

(二)核对患者身份证明资料

由病案科工作人员对患者填写的身份证明资料进行查重,以鉴别患者是否建有病案。

(三)填写患者姓名索引卡

如果患者以前没建立病案,患者姓名索引中就不会有他(她)的记录,应为其建立患者姓名索引卡(手工操作),并录入到计算机患者姓名索引系统的数据库中。

(四)患者姓名索引的保存

使用手工方法建立的患者姓名索引卡,应对患者姓名标注汉语拼音,按拼音顺序排列归入卡片柜内。也可以利用现代化的手段建立计算机患者姓名索引系统数据库,并编排储存。

由于目前不是每个医院都建立了门诊病案,因此凡有门诊信息系统的医院,均应为患者建立磁卡,磁卡的信息可以作为患者姓名索引的共享信息,只需要加入病案号,就可以成为患者姓名索引。

四、患者姓名索引的排列方法

患者姓名索引的最常见、最有效的编排方式是使用字母顺序进行排列,这在使用英文文字的国家做起来是很容易的。我国使用的是象形方块字,使用字母顺序编排索引是在有了注音字母以后才开始的,在这以前的索引是按方块字的特点采取偏旁部首和数笔画的方法。如字词典的索引、某种情况下人名单公布的顺序等。下面分别按我国及国外的不同的患者姓名索引的排列方法进行介绍。

(一)我国的患者姓名索引的排列方法

随着我国文化历史的发展,曾使用过的索引方法有偏旁部首法、笔画法、五笔检字法、四角号码法、罗马拼音法、注音字母法、汉语拼音法、四角号码与汉语拼音合用的编排法等。现常用的主要方法如下。

1.汉语拼音法

汉语拼音方法在总结了以往各种拼音方案的基础上,吸收了各种方法的优点和精华编排而成。索引的编排皆以汉字的拼音字母(即英文字母)为排列顺序。

(1)姓名索引的编排方法:①用汉语拼音拼写患者的姓名,若为手工操作则在每张姓名索引卡片患者姓名的上方标注汉语拼音;②编排顺序,将拼写好汉语拼音的姓名索引卡按英文字母的顺序排列。计算机患者姓名索引系统应能完成自动排序。排列方法:将拼写相同的姓分别按笔画的多少顺序排列,例:Wang Wang,王(排在前)汪(排在后);Zhang Zhang,张(排在前)章(排在后)。按字母顺序排出先后,如:张 Zhang、王 Wang、赵 Zhao、李 Li、刘 Liu 的正确排列顺序应为李 Li、刘 Liu、王 Wang、张 Zhang、赵 Zhao。拼写相同的姓再按姓名的第 2 个字的字母顺序排列,例:Zhang Hua,Zhang Yan,Zhang Ying,张华、张艳、张英。若姓名的第 2 个字也相同,再按第 3 个字的拼写顺序排列,例:Zhang hua li,Zhang hua ping,Zhang hua yun,张华利、张华平、张华云。不同的名字拼写出的第 1 个字母相同时,应按第 2 个字母排,以此类推。例如:Li Xiao yan,Li Xiao yang,Li Xiao ying,Li xiao yun,李小艳、李小阳、李小英、李小云。

(2)设立导卡:导卡用于手工管理患者姓名索引系统,目的便于快速检索姓名索引。导卡可用于每个字母或每个姓的开始,如字母 A、B、C、D……Z 为字头,可设一级导卡;在每个字头的后面又包含很多不同的姓,将这些不同的姓再分别设立二级导卡;必要时还可根据索引的发展情况,在名字中设立三级导卡。

(3)运用标签:当采用手工操作时,由于日积月累使索引卡片被存放于多个抽屉,为便于迅速检索,可在每个抽屉的外面粘贴标签,在此注明该抽屉内起始的字母和最后的字母。

(4)操作要求:①工作人员必须掌握正确的汉字读音及熟练掌握汉语拼音的拼写方法;②对多音字的拼写按日常习惯读法固定拼写,并记录备案,以便查询;③认真对待每一个字的读音及拼写,杜绝拼写错误。

2.四角号码法

四角号码是以中国汉字的笔形,给每一个字形的四个角按规定编号,常规用于辞典索引,便于查找汉字。四角号码克服了对汉字的认识和读音的困难;克服了对汉字用普通话读音的困难。由于有这些特点,为编制姓名索引提供了方便条件,特别是我国南方地区使用四角号码编制姓名索引较为普遍。

3.汉语拼音与四角号码法合用的编制方法

当单纯使用汉语拼音或四角号码法进行手工排列时,常会出现很多相同的姓名被编排在一起的现象,给检索带来不便,影响检索的速度。汉语拼音与四角号码法合用的编排方法,较好地解决了这一问题。

(1)编制方法:①对汉语拼音的要求,只编姓名中每个字汉语拼音的第一个字母;②对四角号码的要求,只编姓名中每个字上方两角的码或下方两角的码;③在姓名的每个字的上方,同时标出汉语拼音字母和四角号码中的两个码。

(2)排列方法。①姓的排列,首先按姓的第1个拼音字母排列,将拼写相同的字母排在一起,字母相同姓不同时按四角号码由小到大的顺序排列;拼写字母不同的姓,按字母的顺序排列。②名字的排列,在拼写字母相同的姓的后面,按第2个字的拼音字母顺序排列;如果名字的第2个字母也相同,再按第3个字母顺序排列;如果名字的字母均相同,按第2个字的四角号码顺序排列,若仍相同再按第3个字的四角号码顺序排列。③汉语拼音的声调排列,如果姓名3个字的汉语拼音及四角号码均相同,可再按汉语拼音的声调符号排列姓名的前后顺序。

(3)导卡的设立:①一级导卡,以汉语拼音的拼写法按英文字母的顺序排列,标出姓的第1个字母;②二级导卡,以四角号码的顺序标出字母中的不同的姓;③三级导卡,可根据名字排列的需要设立。

上述姓名索引编排方法中,汉语拼音方法适用于普通话的发音,正确的读音是快速、准确编排和检索姓名索引的保证,有利于用于计算机管理。四角号码方法则适用于我国南方地区的医院手工编排姓名索引,若将此种方法用于计算机管理,在程序编制上较汉语拼音法要复杂。汉语拼音与四角号码法合用编排姓名索引的方法,在手工操作上解决了单独使用某一方法的不足。另外,过去有些医院也曾经使用过五笔检字法、注音字母法作为姓名索引的排列方法。

(二)外宾患者姓名索引排列方法

根据国际病案协会(IFHRO)教育委员会编写的病案管理教程,有如下3种方法。

(1)字母顺序排列法:患者姓名索引的排列方式同一般词典中的字母排列顺序相同。

(2)语音顺序排列法:即按语音发音的顺序排列。采用这一方法排列患者姓名索引,关键在于正确的发音。

(3)语音索引系统:在这个排列系统是将26个英文字母除元音字母a、e、i、o、u和辅音字母w、h、y不编码外,其余的字母中,将b、c、d、l、m、r等6个字母分别编号为1、2、3、4、5、6,其他字母作为这6个字母的相等字母,然后将患者姓名按照一定的编码规则给予编码后再进行排列。

语音索引系统适宜于计算机操作系统运用。

若要将该系统用于汉字的患者姓名索引,应先将姓名拼写出汉语拼音字母,然后再按该系统的编码要求进行编排。

上述3种方法适合于负有外宾人员医疗任务的医院使用。

(三)患者姓名索引卡的一般排列规则

1.使用规定

只有被授权的工作人员可以排列和使用患者姓名索引卡,并应定期进行检查,确保其排列的准确性。

2.连续编排

患者姓名索引要连续编排,即不要将其按年度分开。

3.规范检索

在使用患者姓名索引时,最好不要将其从索引存储器中取出,如果必须取出,应有一个不同颜色的替代卡插到原来的位置上,这样便于快速、准确地归档原卡片。

4.核对检查患者姓名索引的初次编排

索引初次编排时,排列人员应将一个不同颜色或稍大于索引卡的卡片作为检查卡放在每一张索引卡片的后面,或将索引卡片竖着排放,待检查员或审查员在核查完每一张姓名索引卡片的正确排列后,再将检查卡取出或将竖着排放的患者姓名索引卡放好。

5.索引卡信息的变更

再次就诊或住院的患者姓名发生变化时,应将患者更改姓名的有效文件归入病案内存档,同时在原患者姓名索引卡上注明更改的姓名并用括号标记;还应按更改的姓名建立一新的姓名索引卡并用括号标明其原名,与原索引卡相互参照,将原卡片记录的内容填入新卡片内;找出病案将原用名括起,写上更改后的姓名,切忌将原用名涂抹掉。

6.掌握索引建立流程

要保证每位患者都有一张姓名索引卡,掌握患者姓名索引建立的流程。

7.查重处理

在排放患者姓名索引时,要注意发现有无重复者,处理重复者的方法是去新留旧,并立即合并。(注意将重复的病案合并)。

患者姓名索引的排列涉及资料的检索,要有极高的准确度,对新来的工作人员必须经过培训、认真考核后,将其安排到排列工作的某一步骤,便于对其操作的核查。

（李　凯）

第二节　病案的编号

病案号是病案的唯一标志。收集患者身份证明资料及分派病案号是对每位就诊或住院的患者做的第一步工作,也是以后获得恰当的患者身份证明资料的唯一途径。病案采取编号管理是对资料进行有效管理的最为简捷的方法。

ID是英文 Identity 的缩写,是身份标识号码的意思,在医疗信息管理中就是一个序列号,也叫账号。ID是一个编码,而且是唯一用来标识事物身份的编码。针对某个患者,在同一系统中它的 ID 号是不变的,至于到底用哪个数字来识别该事物,由系统设计者制订的一套规则来确定,这个规则有一定的主观性,比如员工的工号、身份证号、档案号等。

病案号（medical record number,MRN）是根据病案管理的需求,以编码的方式而制订的、有规则的患者身份标识码,是在没有使用计算机以前人工管理病案的标识码。用现在的观点说病案号也是一种 ID。

当计算机软件介入到医院门诊管理工作中,使得管理那些流动的、不在医院建立正规病案的门诊患者成为可能,为这些患者分配一个可以唯一识别的 ID 是非常重要且必需的。这也就是我们常说的门诊就诊卡中的患者 ID。这时候就出现了两种 ID,一种是没有建正规病案的门诊患者的 ID,一种是建立了正规病案患者的病案号。很显然建有病案的患者有 MRN 作为唯一标志,而没有病案号的患者就依靠 ID 来进行识别。实践经验证明建立了正规病案的患者需以病案号作为唯一识别的标识,若以电子计算机的 ID 号同时用于识别有无正规病案患者的信息,必将造成医院内医疗信息的混乱。

一、病案编号系统

(一)系列编号

这种方法是患者每住院一次或门诊患者每就诊一次就给一个新号,即每次都将患者作为新患者对待,建立新的患者姓名索引和新的病案,并与该患者以前的病案分别存放。这种方法使患者在医院内可有多份病案。就诊、住院次数越多资料就越分散。这种分割患者医疗信息方法不利于患者的医疗,已造成人力和资源的浪费,很难提供患者完整的医疗资料。

(二)单一编号

即患者所有就诊的医疗记录统一集中在一个病案号内管理。采用的方法是在每位患者首次来院就诊时,不管是住院、看急诊或门诊,就要发给一个唯一的识别号,即病案号。

采用这种方法不论患者在门诊、急诊或住院治疗多少次,都用这一个号。这种方法的特点是每个患者只有一个病案号,一张患者姓名索引卡,患者所有的资料都集中在一份病案内。这些资料可以来源于不同时期、不同诊室和病房。如果不只是一份病案也可以使用单一编号系统将分散放置的病案联系起来,保持患者信息资料的连续性和完整性。

(三)系列单一编号

它是系列编号和单一编号的组合。采用的方法是患者每就诊一次或住院一次,都发给一个新号,但每次都将旧号并入新号内,患者的病案都集中在最后,最终患者只有一个号码。

此种方法在归档或查找时,需在消除的原病案号的位置上设一指引卡,以表示病案最终所处的位置,因此患者越是反复就医,病案架上的指引卡也越多,同时患者姓名索引的资料也要不断地修正。用本次就诊以前的病案号查找病案,就要沿着病案架上的指引卡依次查找。这种方法既浪费人力和物资资源,又降低了供应病案的速度。

二、病案编号的类型

(一)直接数字顺序编号

医院的患者流动性大,病案发展迅速,利用数字编号的方法管理大量的病案,比其他方法更简捷,便于病案的归档、排序、检索、信息的加工和整理,以及编制索引。具体方法是按阿拉伯数字的顺序从 0 开始,按时间发展分派号码。系列编号和单一编号系统均采用这种发号方法。

数字编号管理病案的优点是方法简单、便于操作和管理,而且使用广泛,特别是适用于计算机管理。

(二)其他编号类型

1.字母-数字编号

这种方法是将数字与字母结合起来使用。优点是可以用于大容量的编号。例如,用 AA 99 99代替 99 99 99。

其缺点:①写错或漏写字母,各类医务人员在使用病案号时难免写错或漏写字母,如医师的处方、病案记录、各实验室检查申请单和报告单、各种申请书、护理记录等,需要书写病案号;②常提供错误的病案号码,患者不注意病案号中的字母,往往只记得数字编号,因而提供的病案查找号码常是错误的。

20 世纪 60~70 年代,我国有些医院曾采用此种编号方法。当编号发展到 10 万时,就更换字母,并将此称为"10 万号制法"。其目的是减少号码书写的错误,将号码控制在 5 位数内,但实际上号码加上字母仍为 6 位。由于病案数量发展快,字母更换得频繁,给使用者造成诸多不便。目前我国电讯号码已达11 位数,身份证号更是多达 18 位数。人们在生活中对于 7、8 位数字的运用习以为常。条形码用于病案号管理给我们带来的实惠,毋庸顾虑号码的差错。

2.关系编号

关系编号是指其部分或全部号码在某种意义上与患者有关。如采用出生日期 8 个数字中的后 6 个数字,再加上表示性别的数字(奇数表示男性,偶数表示女性)、表示地区编码的数字及 2~3 个或更多的数字作为顺序号以区别生日相同者。

例如: 1970 08 30 1 09 2
　　　 年　 月　 日 性别 顺序号 地区码

在计算机系统中,除此以外还应有 1~2 个校验值。亦有采用身份证号码作为病案号的。

使用关系编号的优点:①容易记忆,便于查找,病案号内含一些与患者有关的信息(性别、年龄、出生日期),使患者容易记忆;如果在检索患者姓名索引发生困难时(拼错姓名、同名同性别),根据出生日期或其他相关信息就可以找到病案。②易于鉴别,可以较好地鉴别患者。

使用关系编号的缺点:①增加记录错误的机会,由于号码较长增加了记录错误的机会,特别是在非自动化系统管理中;②数字的容量有限,因为使用的出生日期的最大数值是 31,月份的最大数值是 12,只有年的数字是从 00~99;③管理不便,如果在建立病案时不知道出生日期,就需要用临时号码代替,一旦知道了生日就要变更号码,给管理带来不便。

3.社会安全编号

使用社会安全编号主要是在美国。与身份证号码使用相似,所不同的是有些患者可能不只有一个安全号,医院不能控制和核实社会安全号的发放情况,只能使用它,造成号码的不连贯。

4.家庭编号

其方法是以家庭为单位,一个家庭发给一个号,再加上一些附加数字表示家庭中的每一成员。

例如:家庭号码为7654

附加号码为:01＝家长(户主);02＝配偶;03 以后的数字＝孩子或家庭其他成员。

林一枫 01 7654

张士容 02 7654

林 杰 03 7654

林 迎 04 7654

家庭中每一位成员的病案(或称之为健康档案)分别用一个夹子(或袋子)保存,然后将所有的病案以家庭为单位按数字顺序分组排列。

我国以地区开展的社区医疗保健,分片划分管理的各居民点的医疗保健,以街道或里弄门牌号码建档,强调以家庭为单位。家庭编号适用于门诊治疗中心、社区医疗单位及街道保健部门的健康咨询、预防保健等。

此方法的主要缺点是:当家庭成员发生变化时,如结婚、离婚、病故等,造成家庭人数和其他数字的变化,特别是要改变患者姓名索引资料。

5.冠年编号

即在数字号码前冠以年号。年与年之间的号码不连贯。

例如:1992 年的病案号自 92-0001 开始编号,任其发展,年终截止。下年度更新年号。

1993 年的病案号自 93-0001 开始编号。

此种方法的优点是可以直接从病案编号上获得每年病案发展的情况,但其缺点也是显而易见的。

三、病案编号的分派

一个好的病案管理系统应能有效地控制病案,从患者入院建立病案时就应对其实行有效的管理,要建立有关的登记、索引和号码的分派等,不要在患者出院后再做这些工作。只有在患者入院时或住院期间做好病案的登记工作,才较易获得完整准确的资料。

号码的分派有两种主要方式。

(一)集中分派

通常只有病案科负责分派号码。

如果患者到了登记处(不论是住院还是门诊患者),工作人员就要与病案科联系以得到一个新的号码。

在登记处(或住院处)工作人员将患者的病案号、姓名、性别、出生日期及其他资料登记好后(一式两份),将其中的一份交与(或通过电子手段传送)病案科。

无论是手工操作还是利用电子化设备,号码的分派过程都应进行清晰地记录和控制,保证号码的准确发放,避免号码发放遗漏或重复。

(二)分散分派

如有若干个登记处,病案科应将事先确定好的大量供新患者使用的几组号码同时发放到各登记处。每组号码的数量应由每个登记处的工作量而定,这些号码应加以限制并应小心控制,登记处应将每天号码发放的情况反馈给病案科。在每个独立的登记处,当他们的计算机可用于核实患者姓名索引并同时得到下一个病案号时,就可以进行号码的分派。但要注意,如果有很多人负责分派号码,就会增加号码重复使用的可能性,因此应有一套控制措施。

四、号码分派的控制

不论是集中分派还是分散分派,重要的是要有分派号码的控制方法。可用总登记簿或用计算机系统控制号码的分派。计算机程序上或登记簿上注有全部已分派及待分派的号码,号码分派后就在该号码的后边立即填上患者的姓名,同时记录分派号码的日期。

例如:　　号码　　　　姓名　　　　日期　　　　　　　　发号部门
　　　　　207860　　刘宇良　　2007 年 7 月 12 日　　门诊登记处

(一)门诊病案号码的控制

1.专人掌握

应有专人掌握号码的发放,待用的病案应事先做好编号的检查核对。

2.查重制度

患者新建病案时应坚持执行姓名索引的查重制度,确认未曾建有病案后,再分派病案号。

3 核对制度

应建立发放病案号的核对检查制度。

(1)每天检查:每天检查病案号发放的登记记录,核对号码分派后的销号情况。

(2)合并重号病案:患者姓名索引归档操作时发现重号病案,应及时合并,保留新的患者姓名索引,消除新号使用旧号,将新号再分配给其他患者使用。

(二)住院病案号码的控制

1.病案科专人掌控

由病案科专人掌握、控制号码的发放。有手工管理和计算机管理两种方法。手工操作时病案科将病案号用列表的形式发出,住院处每收一个患者,必须按列表上的号码以销号的方式(即在已使用的号码上画一横线)分派,并在号码后填注患者姓名。然后将号码列表单反馈于病案科。使用计算机网络系统实现数据共享,计算机会自动控制病案号的发放情况。当接到住院处发出新患者的身份证明资料,经核对后确认发给的新号。

例如:

病案号	患者姓名	病案号	患者姓名
~~263491~~	米定芳	262496	
~~262492~~	卜来柱	262497	
~~262493~~	刘林子	262498	
262494		262499	
262495		262500	

2.逐一核对病案号

病案科每天将新入院的住院患者应逐一核对,若发现有老病案使用旧病案号,将新病案号再次发给住院处重新使用,并找出老病案送至病房,同时通知病房及住院处更改病案号。

3.填写病案号码

明确规定医师对有正规病案的患者,在填写入院许可证时必须清楚地填写病案号码。

4.科室密切合作

住院处要与病案科密切合作,详细询问患者,准确收集患者身份证明资料,认真填写住院登记表。

(三)计算机系统的病案号码的控制

使用计算机进行号码的自动分派,要根据基本数字的计算确定一个校验位。校验位检查是检查由于数据字段转录引起的错误或号码在使用中排列错误的一种方法。它包含每个数字在字段中的位置和数量值的信息。

如果转录错误(错误数字)或易位错误(两个数字颠倒)导致计算机结果与校验值不同,它就会显示出错误信息,应随时注意纠正错误。

(四)号码的分派时间

病案号码不应提前分派,一定要在患者办理建立病案手续时,以及第一次办理入院手续时分派。患者入院后有关患者在院所做的记录均以分派的病案号码作识别,确认患者的记录。不应在患者出院后病案科整理出院病案时再分派病案号。

(五)号码类型的影响

号码呈现的方式对有效控制号码有一定的影响。一个全数字形(即不加字母等)的号码出现在表格中,可降低错误引用的发生率。

五、病案管理系统

(一)病案集中管理

集中管理是指将患者的住院记录、门诊记录和急诊记录集中在一个病案内保存,用一个编号管理;或将住院记录、门诊记录分别编号,分别归档,但都集中在病案科统一管理。这样的管理方式分为一号集中制、两号集中制、一号分开制和两号分开制。

1.一号集中制

目的是在医院内最大限度地来保证病案资料的整体性、连续性,全面地搜集有关患者的医疗信息资料。

方法:将住院记录、门诊记录和急诊记录按患者就诊时间顺序集中在一份病案内,即患者凡来医院就诊的记录集中保存在一个编号内,在一处归档,记录完整。这是病案管理工作中最简捷的方法,较其他方法操作简单、可免去一些重复工作、节省资源,利于资料的使用。

2.两号集中制

两号集中制即住院记录与门诊记录分别编号,但病案却集中在一种编号内管理,只归档一份病案。这种方法适用于建筑形式集中、门诊与病房连在一起的医院。

其方法:①门诊病案、住院病案各自建立编号系统,两种编号并存,各自发展;②门诊患者如果不住院,其病案资料则永远使用门诊病案号管理;③患者一旦住院则发给住院号,取消门诊病案号,并将门诊病案(含急诊记录)并入住院病案内,永远使用住院病案号管理;④空下来的门诊病案号不再使用,如要重复使用应注意避免出现重号差错;⑤两种编号均由病案科掌握,分发给登记处或门诊挂号处和住院处使用;⑥患者住院时,登记处或住院处须告知患者,将患者挂号证上的门诊病案号改为住院病案号;⑦建立改号目录卡,按门诊病案号排列,作为门诊病案并入住院病案的索引,指引门诊病案转入住院病案号;⑧将患者姓名索引中的门诊病案号更改为住院病案号。

患者手中挂号证的病案号码,须在登记处(住院处)办理住院手续时立即更改。必须提请住院登记处的同志切实做好。

优点:保持了病案的完整性、连续性,门诊与住院病案较易区别,便于存放,有利于科研使用。

缺点:造成了工作的复杂化,容易发生号码混乱,增添了改号手续,但患者住院前门诊病案资料的登记涉及多科室、多种类,不易全部更改,长时间影响病案的查找供应,稍有疏忽即会给今后的工作和患者带来很多不便。

3.一号分开制

住院病案与门诊病案分别管理,各自排架归档,但却同用一个病案号。

优缺点:方便门诊患者就诊时使用病案,保护住院病案的安全。但科研总结使用病案必须从两方面查找,即门诊病案、住院病案都提供使用。

4.两号分开制

两号分开制即门诊病案与住院病案分别编号,单独存放、互不关联。虽然分别管理、各自存放,但仍存放在病案科内。门诊病案用于患者在门诊就医使用,住院病案则作为患者住院期间的医疗,以及今后的教学和研究使用。为便于门诊医疗,将复写的出院记录、手术记录置于门诊病案内。

病案采用两号集中制或分开制,从管理学上评价要比一号集中制管理使用更多的资源,投入更多的人力进行重复的工作。分开管理也使得资料分散,不利于医疗、科研使用。书写时也容易将号码混淆,造成工作复杂化。

(二)病案分散管理

病案分散管理即患者的病案分散在多个医疗部门,分散于病案科以外如特殊的治疗科室。

分散存放在其他部门的病案最好由病案工作人员严格监督及控制。

(三)特殊病案的管理

在医院的某些部门中,由于患者的医疗需要,有必要将病案在本部门保留较长一段时间,如进行肾透析、肾移植、放射疗法或化学疗法的病案。

如果将这些特殊的、适当数量的病案暂时放在某一特殊部门,那么就出现了微量或"卫星"病案中心。病案就像存放在病案科一样。作为病案科的工作人员必须知道哪些病案放在"卫星"病案中心。当患者治疗结束或死亡,这些病案就应送回病案科进行归档,而不可无限期地保留下去。

(李　凯)

第三节　病案的归档

对病案不能进行有效的管理必将严重影响诊所或医院内的日常工作。因此病案科的工作职责就是要建立一系列制度和程序以保证病案在医疗、医学法律、统计、教学和研究方面被有效地应用。

对病案科工作的评价是根据其为各部门的服务效率来判断,也就是说,当病案需要用于医疗时,应随时可以获得。因此,病案科工作的效率及对病案的控制是病案管理中须考虑的两个重要方面。

一、病案归档系统的种类

病案的归档就是根据病案的标识(号码)将病案按一定的顺序进行系统性的排列、上架,以便能快速、容易地查阅和检索病案。病案归档系统是病案排列归档的系统性管理方法。

好的归档系统有利于对病案的有效控制,不同规模的医疗机构采用的归档方法亦可不同,实践证明,用编号排架归档优于其他方法。我国过去及现今使用的归档方法如下。

(一)按姓名排列归档

如果不使用病案编号管理,患者的姓名则是唯一检索病案的依据。可将其按汉语拼音或字母的顺序排列,此种归档方法只适于病案数量很少或患者流动量非常小的诊所或医务室。

(二)按户口集中存放归档

这种方法适于街道保健机构。其以户口为依据,类似家庭编号,将家庭中的所有成员都分别建立病案,但都集中装在户主的封袋内。归档是按街道、里弄(胡同)、居民住宅楼编成次序,再按门牌号码编序。病案架亦按街道、里弄(胡同)、居民住宅楼做出标记,病案依户主居住的门牌号码存放在病案架上。这样可以掌握每个家庭成员的健康状况,适用于开展社区医疗。

(三)按号码排列归档

采用号码归档有多种方法,具体如下。

1.数字顺序号归档

以数字顺序号排列归档的方法是直接将病案按数字自然顺序排列归档。采用此方法归档可反映病案建立的时间顺序。数字顺序号归档法的优点:易于掌握、简单易行,易于从储存架上检索号码连续的病案。数字顺序号归档法的缺点:①容易出现归档错误;②容易照抄已写错或读错的号码,如将1写成7;③容易将号码上的数字换位,如病案号码是194383,但按193483归档;④由于最大的号码代表的是最新发展的病案,因此就会使大部分近期使用频繁的病案集中在病案库房某一区段归档;⑤由于大部分病案和检验回报单要在同一区域归档,影响对病案人员的归档工作的分派。

2.尾号归档

为了改进检索和归档的效率,用其他的方法取代了直接顺序归档法。其方法有两种,即尾号和中间号归档法。采用这种方法归档的目的是为了减少和杜绝归档错误,提高归档的速度和准确率。

尾号归档法。①将6位数的号码分为3部分,第一部分位于号码的右边的最后2个数字,称为一级号(也称为尾号);第二部分位于号码的中间2个数字,称为二级号(也称为中间号);第三部分位于号码的最左边2个数字,称为三级号(也称为查找号),见图6-1。②在尾号归档中,每一级号都有100个号码,范围从00~99。③归档时将尾号一样的放在一起,再将中间号一样的挑出来,按查找号顺序大小排列。

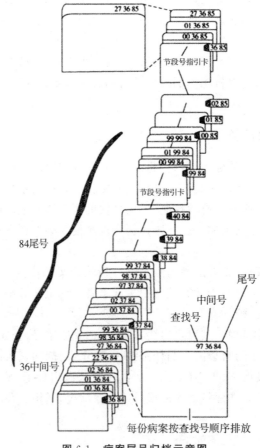

图6-1　病案尾号归档示意图

尾号归档的优点:①病案可均匀地分布在100个尾号内;②每100个新病案号只有一个病案排列归档在同一个一级号(尾号)中;③免除归档区域内工作人员拥挤的状况;④负责病案归档的

工作人员分工明确、责任心强;⑤工作人员的工作量分配较均匀;⑥当加入新病案时,非活动性的病案可以从每一尾号组内取出;⑦使用尾号归档法减少了错放病案的机会;⑧使用尾号归档法提高了归档速度。

注意使用原则:在较大的综合性医院,尾号归档法应与序列号归档法并用。即尾号归档法用于活动性病案,对于被筛选出的不活动病案(置于第二病案库房)采用序列号归档法。

3.尾号切口病案排列归档法

我国有不少地区和单位的门诊医疗记录采用门诊病案卡片,在归档排列方法上使用了尾号的排列归档管理方法。此种方法适用于门诊患者较多的医院和采用两号分开归档的病案管理,突出优点在于较其他归档方法快速、简便。

4.中间号归档法

中间号归档法的优点基本与尾号归档法的优点相同。其缺点是学习和掌握此方法难于尾号法。因病案号不是均匀分布,当旧病案抽取出来存入不活动病案库时,病案中就会出现空号现象,如果病案号多于 6 位数,此方法效果并不好。

(四)病案号的色标编码归档

色标编码是指在病案夹的边缘使用不同的颜色标志病案号码,以颜色区分号码。这是为使病案人员便于识别病案号,避免出现归档错误。使用色标编码要比按尾号和中间号排列归档病案的方法来说更方便。

1.国外色标编码法

通常在病案夹的不同位置用 10 种颜色表示 0~9 的数字。一种或两种颜色的色标可用来表示尾号归档中的一级号码。就两种颜色来说,上边的颜色代表一级号的十位数,下面的颜色表示一级号的个位数(表 6-1)。

表 6-1 尾号颜色标志

一位数尾号	颜色标志	二位数尾号	颜色标志
0	紫色	0 0	紫色 紫色
1	黄色	0 1	紫色 黄色
2	深绿	0 2	紫色 深绿
3	浅蓝	0 3	紫色 浅蓝
4	橙色	0 4	紫色 橙色
5	棕色	1 5	黄色 棕色
6	粉色	1 6	黄色 粉色
7	浅绿	2 7	深绿 浅绿
8	深蓝	3 8	浅蓝 深蓝
9	红色	4 9	橙色 红色

色标的使用通常限制在号码的 2~3 位数,使其尽可能简单并维持效果,其目的仅仅是为了避免归档错误。

2.我国的色标编码法

(1)彩色色标编码法。①尾号色标编码,用于按尾号方法排列归档病案时,通常在病案夹边缘的不同位置用 10 种颜色分别表示 0~9 的数字,以一种或两种颜色的色标用来表示一级号。

就两种颜色来说,上边的颜色代表一级号的十位数字,紧挨在下面的颜色表示一级号的个位数字。如:142049 这一号码中,用橙色和红色分别表示一级号中的 4 和 9。②中间号色标编码,如果采用中间号排列归档,其由于一级号在中间,就要用颜色表示在"20"的数字上。一般将色标限制在号码的 2 或 3 位数,使其尽可能地简单并维持其效果,因其最大的目的是避免归档的错误。③顺序号色标编码,将不同的颜色标志固定在病案袋右下角,每 1 000 个号码更换一种颜色。

(2)单色色标编码法:包括顺序号单色画线标志。在病案封袋右边的不同位置印以黑线,从上至下分为7 个档次,每一档次 1 000 份病案,即 1 000 个号码为一档次。当号码发展到第 8 个 1 000 时,黑线的位置又返回到第一档次。

二、归档系统的转换

当你要改变现在的归档系统时,不要低估了从一种归档系统转换为另一种归档系统工作的复杂性,以及所需要的转换时间与准备工作,不论做哪些系统的转换,大量的病案位置的移动和病案的其他方面问题都是必须加以考虑和控制的。下面就顺序号向尾号系统转换作一叙述。

(一)转换工作的要求

1.事先设计转换方案

要考虑病案数量,考虑时间、空间和物资等需求。如对于时间的分析要考虑需要多少天可以完成系统转换,是否可以分段进行,会不会干扰正常工作。对于空间需要则需要计算 100 个尾号归档病案的架位。对于事先需要准备的物品,如病案条形码、色标、病案封面等,需要事先准备好。设计方案要经过大家的讨论然后提交上级部门审批。

2.人员进行培训

归档系统的转换改变了日常习惯的操作方法,必须经过专门的培训才有可能圆满完成转换。培训除理论讲解目的、意义、方法外,还要在模拟现场进行教育。

3.进行必要的物质准备

库房的空间与充足的病案架是物质保证的前提;根据病案存贮的数量安排好转换的时间,如利用法定的长假,以不影响日间正常工作。

(二)转换的步骤

(1)培训工作人员熟练掌握尾号归档法。

(2)调查、计算年病案发展数量,并计算几年内所需病案架之数量,准备足够的病案架;把所有病案架按尾号排列规划。

(3)计算并准备好所需指引卡的规格及数量。

(4)在转换排列过程中,注意找出以往错误归档的病案。归档方法的转换等于将病案进行重新组合,在这一过程中注意纠正过去难以发现归档的差错。

(5)未在架上的病案应填写好示踪卡,指明去向(包括已丢失的病案)。

(6)筛选非活动病案,并按顺序号将不活动病案存入第二病案库。非活动病案在患者就诊时再行转换。

(7)转换过程中还应注意更换已破损的病案封皮(袋)。

三、归档工作要求

(一)归档是一项重要工作

归档时要认真细致、思想集中、看准号码,不要抢时间。

(二)防止归档错误

如将号码看颠倒,字形看错,例字形 1、7、9；3、5、8；0、6 等,或将双份病案放入一个位置内。

(三)归档工作要坚持核对制

采取归档"留尾制",即不要一次性把病案全部插入,要留一小部分于架外,经核对无误后方可将病案全部推入架内。

(四)保持病案排放整齐

归档时应随手将架上的病案排齐。病案排放过紧,应及时移动、调整,保持松紧适度,可防止病案袋破损,提高工作效率。

(五)破损病案的修补

对破损的病案袋或病案应在归档前修补好。

(李　凯)

第四节　病案的供应

病案管理的目的在于病案的利用。如果我们只知道保管病案而不去利用病案,则失去了病案管理的意义。病案室的工作大部分都是为临床和患者的医疗服务,病案管理所做的一切工作都是为了提供服务和资料的利用。病案只有被有效地使用才能产生效益。因而病案供应在病案管理中是一项很重要的工作,病案在为医疗、教学、科研服务的过程中,是一个不可缺少的环节。病案的供应体现着病案的科学管理和病案工作人员辛勤劳动的成果,也是检验病案管理好坏的一个依据。因此可以说,病案供应工作反映着病案管理的整体水平,因此要求病案供应工作人员在工作中必须做到:检索病案动作要快、抽取出的病案要准确,对病案需求者要认真负责、态度好。要求病案供应工作人员要以快、准、好的供应准则,保证病案供应工作的顺利完成。

病案供应工作中包括查找、登记、运送、回收、整理、粘贴、检查、检验回报单和归档等。以上每道工序完成质量的好坏,都影响医疗、教学、科研工作的开展。因此对每个工作环节都要有明确的操作方法和要求。

一、病案供应工作的原则

(1)在安全、保护隐私、保护医院利益、保护医师知识产权、符合医院规定的的条件下,应尽可能地提供病案服务。

(2)病案只有在医疗或教学使用时可以拿出病案科。建立保存病案的目的主要是为患者的继续医疗,为患者医疗需要病案科必须及时将病案送达临床医师。一份优秀的病案包含了一个典型的病例,是临床示教生动的活教材,必须带出病案科在教学中展示。

(3)所有送出的病案都要有追踪措施,以表明病案的去向。如采用示踪卡、登记本、登记表、条形码计算机示踪系统等方法,建立有效的病案控制方法。

(4)所有借出的病案都要按时收回及时归档,严格病案执行借阅制度。

(5)凡是科研、查询、复印等使用病案,一律在病案科内使用。病案涉及患者的隐私,为保障病案的安全,病案需在病案科内使用。

要建立有效的控制病案的方法,最大限度地做好病案的保管和使用工作。作为病案科的负责人或供应工作的负责人,必须对病案的保管和使用负全责。所有从病案科拿出去的病案,必须了解谁是使用人,在哪里使用,需要使用多长时间。要能够掌握和控制病案的流动情况,每个负责病案供应的工作人员都必须遵守病案供应工作的原则。

二、病案供应的种类

(一)门诊病案供应

门诊是为广大患者进行医疗服务的第一线,也是病案管理服务于临床医疗最主要的工作。门诊病案供应经常是在较为紧张的环境中进行的,这是一件时间要求很强、供应量很大且容易出现差错的工作。它要求工作人员在短时间内,将大量病案分送到各个诊室。因此,工作人员要做到快、准、好地供应病案,就必须按操作规程细心、快速、准确地查找和调运病案,避免因为差错而造成往返调换病案,耽误患者的就诊时间。预约挂号可使门诊病案供应在患者就诊的前一天准备就绪,有较充分的时间做好供应工作。目前我国绝大部分患者还是当日就诊当日挂号,故需要当天查找、使用的病案数量多、时间紧,这是门诊病案供应的特点。

(二)急诊病案供应

因为是急诊使用病案,故应安排专人负责查找。急诊病案供应要求查找迅速、送出及时。特别是近期曾就诊者或近期出院的病案,同前一次诊治或处理有密切的联系者,更需要又快又准地输送病案,以免延误病情、耽误抢救的使用。

(三)预约门诊的病案供应

门诊预约挂号的病案供应,特点是供应时间较从容,这就要求工作人员更应该认真、细致地核对,确保准确地供应,保证患者按时就诊。采用电脑管理预约患者,可打印出预约就诊清单,病案科根据其清单供应病案,同时可以更清楚、全面地了解掌握预约患者就诊情况。

(四)住院病案供应

病案管理工作首要的任务是服务于患者的医疗,患者在办理住院手续时,住院处要立即通知病案科将病案送达患者住院的病室,为医护人员接诊患者、了解病情提供参考。医院要做到一切以患者为中心做好工作,患者一经办理了住院手续,并且确认已有就诊病案,病案管理人员就要及时将病案送至病房,并做好登记。患者一旦出院,应将新旧病案一并收回,并在示踪卡上注明。

有些医院患者入住病房后再由医师到病案科办理借阅手续取得病案,这有悖于保存病案的目的和一切为了患者的服务宗旨。正确的做法应该是,护送人员携带病案陪同患者共同到达病房,并与医护人员做好交接。从医疗安全着眼,此种做法应作为规范医院的工作制度。

(五)科研、教学病案的供应

利用病案进行科研总结分析,是对病案资料深入的开发利用。临床教学使用病案示教,丰富了实践教学。一些负有科研、教学任务的较大型的综合医院,医疗、科研、教学任务十分繁重,病案科需要向他们提供大量有价值的病案进行科研总结。历史较长的医院储存的病案多,可提供给科研的病案数量大。一些样本较大的课题参阅病案的人员多,需要病案的数量大且保存时间长,常要重复使用。

由于科研使用病案的特点,使科研、教学使用的病案不同于一般就诊病案的供应。它可以和使用者约定分期分批地提供病案在病案科内使用,并提请爱护和妥善保管病案。不仅要为使用者提供病案服务,还要为其提供使用病案的方便条件;在满足科研教学需要的同时,还要做到不影响患者就诊使用病案。这就需要供应病案的工作人员掌握工作方法,管理者必须对他们的工作提出要求。

(六)医疗保险病案的供应

医疗保险在社会的推广普及、病种医疗费用的管理、医院内医疗保险办公室、上级医保部门对医疗费用合理理赔需要核查医疗消耗的费用,则要凭借病案作为医保费用审核的依据,病案科几乎每天都要接待医保人员查阅病案,随着参保人员不断增加,病案科为医疗保险部门提供的病案量不断提升。病案信息管理,投入了国家医疗改革的行列,扩大了病案对外服务的窗口,直接为广大患者服务。

有的地区患者出院后医保中心即将病历从医院拿走,这种做法有碍医疗安全且不合国家法规,一旦出现患者紧急就诊时,如产妇大出血、心脏病等,医院不能立即提供病案,造成医疗事故隐患。医疗保险部门查阅病案也须参照病历复印的有关规定办理借阅手续,病案不得拿出医院。

(七)为公检法取证的供应

病案的本身是具有法律意义的文件,它记录了医务人员对疾病的诊治过程。病案中的各种诊疗记录、检验检查的结果,以及患者或家属签字的文件,如住院须知、手术同意书、危重病情通知书等知情同意书。这些有患者或家属签字的文件赋予医院某种权力,它具有法律作用。随着人们法律意识的增强,医疗纠纷、民事诉讼案件的增多,病案作为公检法机关判断案情的证据,医院提供病案资料的频率呈上升趋势。

(八)患者复印病案资料的供应

遵照国务院《医疗事故处理条例》及原卫生部和国家中医药管理局发布的《医疗机构病历管理规定》,医院应受理有关人员要求对病历内容复印的申请。自 2002 年《医疗事故处理条例》颁发后,病案信息由为医院内部服务逐渐延伸到为社会广泛服务,开拓了病案管理人员的新视野,病案科每天都要接待大量的患者申请复印病历,病案科已成为医院为患者服务的窗口、接待患者服务的前沿,大量查找病案供应复印的需求。

树立以患者为中心建立人性化服务的理念。各医院病案科在完成既定工作任务的同时,积极创造条件增添设备、简化手续,为等候复印的人员设置舒适的环境,在不违背规定的原则下尽量满足患者复印病历的需求。一些单位为减轻患者负担,避免农村乡镇患者复印病历往返奔波,为患者开展病历复印邮寄服务,主动地为医疗保险实施、为国家医疗改革做好服务工作。

1.根据国家规定允许复印病案的人员

(1)患者本人或其委托代理人。

(2)死亡患者近亲属或其代理人。

(3)公安、司法部门、劳动保障部门、保险机构。

2.复印病案时要求提供的证明材料

(1)申请人为患者本人的,应当提供其有效身份证明(身份证)。

(2)申请人为患者代理人的,应当提供患者及其代理人的有效身份证明(身份证)。

（3）申请人与患者代理关系的法定证明材料：申请人为死亡患者近亲属的，应当提供患者死亡证明及其近亲属的有效身份证明（身份证），以及申请人是死亡患者近亲属的法定证明材料；申请人为死亡患者近亲属代理人的，应当提供患者死亡证明、死亡患者近亲属及其代理人的有效身份证明（身份证）、死亡患者与其近亲属关系的法定证明材料，申请人与死亡患者近亲属代理关系的法定证明材料；申请人为保险机构的，应当提供保险合同复印件，承办人员的有效身份证明（身份证），患者本人或者代理人同意的法定证明材料，患者死亡的，应当提供保险合同复印件，承办人员的有效身份证明（身份证）、死亡患者近亲属或者代理人同意的法定证明材料。合同或者法律另有规定的除外；公安、司法部门因办理案件，需要复印病案资料的，应当提供公安、司法部门采集证据的法定证明及执行公务人员的有效身份证明（工作证）。

3.病案可供复印的范围

为患者提供复印件主要是根据其需求，如报销、医疗目的，一般不需要复印病程等主观资料，但如果患者要求，根据2010年7月1日起施行的《中华人民共和国侵权责任法》，也应当提供病案的所有资料。下列资料属于病历的客观资料：①门（急）诊病历；②住院志（即入院记录）；③体温单；④医嘱单；⑤检验报告单；⑥医学影像检查资料；⑦特殊检查（治疗）同意书；⑧手术同意书；⑨手术及麻醉记录单；⑩病理报告单；⑪出院记录；⑫护理记录。

在医务人员按规定时限完成病历后，方受理复印病案资料的申请并提供复印。

（李　凯）

第五节　病案的控制和示踪系统

病案流通管理的重要性在于可以保证了解病案的去向，保证病案处于随时可以获得的状态。现在病案的利用是多用户的，病案流通也是多环节的，因此必须制订一些使用规则，同时配有严格、科学的管理手段，才能有效地控制病案，更好地发挥病案的作用。

一、病案控制系统

（一）定义

为保证病案供应的及时性、准确性，应当对病案采取有效的控制措施。措施包括手工填写的示踪卡、计算机示踪系统，以及为保证病案高效、准确的检索及归档的病案号色标编码、病案归档导卡等，这一系列控制病案的方式，统称为病案控制系统。随着信息系统的发展及现代化数字设备的应用，病案示踪系统的手段和工作结构也将随之产生日新月异的变化。

（二）病案控制的原则

病案工作人员对所有的病案归档操作及其使用必须加以控制，不论什么原因，凡是从已归档病案架中取出的病案，必须要有追踪。病案离架取走后，必须有记录，如示踪卡或计算机的示踪系统。病案示踪系统的最终目的是提供病案信息为医疗活动和社会实践服务，保证病案信息的完整性、准确性和安全性。掌握每份病案的流动情况是病案信息管理人员重要的职能。

医院或诊所的工作人员使用病案，必须保证病案完好地送回病案科，使用者如果没有事先和病案科联系，并及时改变示踪卡上病案的去向等信息，则不得将病案送到其他任何地方或转给他人,当使用病案的人发生变化时应重新办理借用手续。如果病案被丢失、错放,使用者应负责找回,他们对病案的使用和安全应负有责任。

(三)病案控制的规则

在病案控制系统中建立有效的病案管理规则,是衡量病案科管理水平的一个标志,它可以约束使用者,起到帮助管理者对病案管理人员工作的监督和指导作用。

(四)病案控制的制度

制度是要求所有病案管理人员共同遵守的规程或行为准则。根据病案管理规则及控制病案的原则,各医院及诊所的病案科必须制订出适用于本单位合理的病案使用制度、病案借阅制度、病案摘阅及复印制度等。

医院的病案委员会应制订有关使用、借阅病案的制度,基本内容应包括:①除为患者医疗使用外,病案不得从病案科取出;②凡是送到诊室或病房的病案必须进行示踪,示踪卡上应显示患者的姓名、病案号、科别、时间、借用医师姓名或病房等有关资料。

(1)每天工作结束时,将所有病案从诊室收回,出院患者的病案应在患者出院后 24 h 内从病房收回。

(2)如有可能,用于科研及其他方面使用病案应在病案科查阅,病案科应尽可能地为使用者提供方便,以保证使用者及时、容易地拿到病案。

(3)病案在病房、门(急)诊科室使用期间,病房、门(急)诊科室护士对病案负管理之责。病案科应建立一定的工作程序,并且使其工作人员能遵循这一程序,保证对进出病案科的病案进行全面控制,不但要考虑到病案在借出病案科以外的登记和追踪,还要记录病案在病案科内部流通的交接信息,然而并非病案管理人员完全力保病案的安全,参与病案流通使用的人员必须建立病案安全的意识,肩负起病案管理的责任,防止病案丢失。

(五)病案控制的方式和方法

有效的方式和准确的方法是完善病案控制系统的最主要的也是最后的一环,也是病案控制的原则、规则、制度的具体体现和实施。

病案控制方式包括病案使用登记本、手工填写示踪卡、电脑自动示踪系统,病案号的色标编码、病案归档导卡等。

病案控制方法是示踪系统中的具体操作步骤。

病案示踪系统的内容:病案示踪系统记录了病案由产生到使用再到最终封存或销毁的整个活动历程,其结构和流程也是围绕病案的建立、整理、编目、质控、保管和使用来设计,不但要考虑到病案在借出病案科以外的登记和追踪,还要记录病案在病案科内部流通的交接信息。示踪系统设计是为了帮助病案管理员进行借阅登记,快速的查询和定位病案所在的位置,为临床、教学和科研任务提供便捷优质的服务。发展到今天,计算机示踪系统所承载的任务远远超出这一内涵,还包括出院登记、库房管理、中转工作站登记、病案催还等与病案流通相关的功能模块。

首先要了解计算机示踪系统中各个模块的功能和应用,病案流通的主要途径,目前病案的用途主要有患者门诊就医使用、住院治疗使用、科研和教学、医疗保险、社会保险、医疗纠纷、复印等,除了门诊和住院医疗使用病案以外,其他方式使用病案都需要到窗口办理相应借阅手续,我们暂且把他们统一归为一类叫科研和其他,于是可以得到以下流程图(图 6-2)。

1.权限的控制

病案示踪系统是一部控制病案的管理系统,每一环节的操作都直接影响到病案实体的流通状态,影响病案管理人员对病案去向的判断,因此,保证示踪系统信息的准确性是保证系统与病案实体流通状态同步的关键,建立完整和安全的权限管理至关重要。

(1)工作站的权限控制:工作站是一个逻辑上的病案服务台,病案借出病案科后每经过一个工作站,都需要进行交接确认,便于病案管理者随时掌握病案的流动状态,根据病案在工作站间的交接日志,判断病案的流通进程。

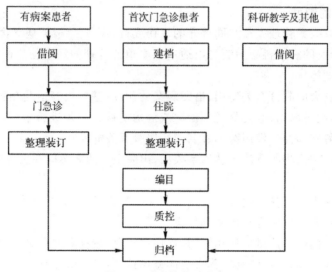

图 6-2 病案的使用流程

(2)用户的权限管理:用户权限的设置,一方面是为了限制未经授权的用户非法使用示踪系统,另一方面可以通过权限的设置很好地进行业务分工,使每个岗位都能各司其职,避免越权和越界的操作产生。

2.病案需求信息的获取

一般来说,病案科提供专门的服务窗口,凡到窗口即时办理的业务,不需要申请,按规定办理借阅手续即可。而对于门诊就诊和住院治疗使用的病案,病案科依据相应的业务协议主动提供病案服务。因此,在患者挂号和办理住院手续后,病案示踪系统快速、准确地从 HIS 中获取信息,为临床及时提供病案服务。

事实上,通过信息系统传递的需求种类很多,不限于门诊就诊和住院治疗,还有预约的科研病案、工作站提交的需求等,对这些需求的处理也非常重要。不同的需求提供病案的途径也有所区别,因此示踪系统必须自动将需求进行分类,并按照既定的规则顺序打印病案申请单。申请单应该在显著位置上列出病案号和姓名,方便查找人员核对病案,并明确打出使用单位的信息和具体地址。如果示踪系统应用在一家拥有多个病案库房的医院,那么相应的申请应该分别投递到病案所在的库房。除此之外,对申请单进行初步的筛选和过滤也是非常必要的环节,例如,多科挂号警告、退号退院警告、病案借出警告等,这样可以第一时间为病案查找人员提供一个大概的查找方向,减少无效劳动的产生。

3.病案借阅登记

病案一旦离开病案架,从库房中取出,为了避免发生丢失,便于随时追踪病案去向,必须进行详细的借阅登记,包括借阅的原因、使用单位、使用人、出库时间、操作人员,以及使用期限等翔实准确登记。对于科研和其他借用,就直接与使用人交接,定期催还即可。

4.工作站交接登记

工作站是病案流通过程中经过的病案服务台,也可能是病案最终送达的护士站和分诊台,负责病案的中转,可以与病案科和其他工作站进行直接沟通,处理与病案输送有关的突发事件。正常情况下病案从库房借出到使用完毕回收的流程如下。

病案库房总服务台→工作站 A→…→工作站 X→使用单位

工作站应该提供以下操作。

(1)发送确认、回收确认:用于记录经过工作站的标记点,一般用于发送或回收时目标明确且不需要病案停留的确认操作。

(2)收到确认:主要应用于病案送达目标单位时的确认操作或者由于某种原因病案需要在工作站保存一段时间,例如,出院病案在病案整理、编目、质控操作间滞留时应使用此种操作。另外,也适用于预约病案的暂时保存、科研病案保留待用及阅览室阅览等。

(3)转科操作:转科操作适用于多个科室使用同一册病案时的情况,例如,同一患者在多个门诊科室就诊,病案需要在首诊科室用完后转去第二就诊科室使用。

(4)转站操作:可用于病案在工作站间的传递。

(5)病案使用申请:病案申请是一种通知库房调取病案的需求信息,该信息会在库房终端机上显示并打印出来,同时也为病案出库时自动填写使用部门提供信息支持。

5.病案的回收

(1)门诊病案的回收:患者门诊就诊使用的病案,就诊结束使用完毕的病案由各科分诊护士集中存放在分诊台指定地点,病案回收员定时回收。回收病案要逐一进行回收确认,全天就诊结束后,末端工作站工作人员要打印出当日未回收病案的催还单,并根据催还单上列出的病案号码到相应科室的分诊台回收剩余的病案。

(2)住院病案的回收:患者住院期间病案要一直保存在相应的病房,直到患者办理出院手续,完成本次住院治疗为止。病案由负责住院病案整理的专人回收,每天早上从 HIS 系统中接收上一工作日出院病案信息,并打印出出院病案回收核对表格,病案回收人员再依照表格上注明的信息到病房回收病案。收回的病案整理室进行收回登记,经整理、装订,送交编目室、质控室、随诊室等,各个工作站之间交接传递一定要进行确认登记。最终一册资料完整和质量合格的病案才会流回病案库房,等待专人入库上架。

(3)科研和其他使用病案的回收:凡是由使用者到病案服务窗口借阅的病案,在使用完成后必须由使用者本人交回病案窗口。对于借出病案科使用的病案,在接近归还期限之前,系统会自动提醒病案管理者及时催述,并根据需要打印出病案催还单,必要时采用电子邮件和短信通知。

6.病案的入库登记

各个环节回收的病案最终会回到病案库房的综合服务台,上架前要对所有病案进行入库登记,登记内容包括入库人、入库时间、工作站、库房等信息。按规定的顺序排放统一归档上架。

7.病案的示踪查询

病案的示踪查询实际是示踪系统数据的一个综合展现,它可以把病案的历次使用记录、住院信息,以及变更记录整合在同一个界面中,让我们可以随时掌握病案的活动轨迹和当前动向。它的核心功能就是病案的快速定位,无论病案是处在流通环节当中还是保存在库房之内,都可以准确反映病案的当前状态。特别是出现病案丢失情况的时候,示踪查询更是帮助我们分析和解决问题的得力工具。

图 6-3 是从工作中截取的一个真实样例,从图中可以清晰地看出 1 641 例患者病案的建立时间、使用时间及每次使用的具体流程。目前这个病案就保存在库房当中,如果是借出状态,系统会自动用警告色来加以提醒。如果想了解患者的住院记录,切换一下显示页面就可以了,非常方便快捷。当然这只是个样例,实际应用中不同软件公司会有不同的框架设计和页面风格。

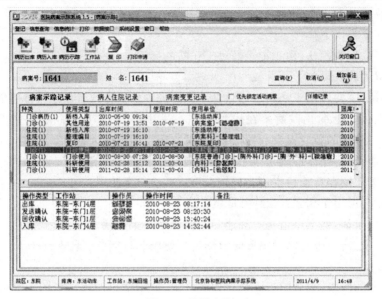

图 6-3　示踪查询

8.统计分析

病案的整体使用情况真实地反映了病案科的运行现状,对病案示踪系统的数据进行科学的挖掘和分析,可以帮助病案管理决策部门发现存在的问题,并以此为据制订管理模式、分配医疗资源、改善服务流程、提高服务质量。

(1)逾期不归病案的统计:逾期不归病案用于统计使用部门拖欠病案的情况,统计结果一方面可以用于督促相关部门及时归还病案和办理续借手续,另一方面也可作为医院绩效考核和职称晋升的参考依据。

(2)入、出库情况统计:对入库、出库和工作站流量的统计可以帮助管理者了解各个岗位的工作量,是定岗定编和计算岗位津贴系数的重要依据。

(3)病案借阅情况统计:对不同时期病案借阅情况进行分析,掌握全院、科室及个人借用病案的情况和特点,以便制订有针对性地服务方案,合理安排服务资源。

(4)住院病案回收情况统计:住院病案回收情况的统计可以反映住院医师的病案完成情况,同时也可以反映病案整理员的工作情况,监督住院病案的回收质量。

(5)病案库存情况:对病案库存情况进行分析,可以及时了解病案的膨胀进度,根据病案的活动情况,定期转移活动度较低及不活动病案到备份库房,有助于合理安排库房空间。

9.字典维护

一个完善的病案示踪系统需要数据庞大的数据字典支撑,任何一个字典中的数据不准确,都会影响整个系统的稳定运行,因此字典的维护工作相当重要,不但要指定专人进行维护,而且要及时与相关系统保持沟通和同步,制订周密的维护计划。科别字典和医师字典涉及的应用范围广泛,最好与 HIS 系统有统一的维护方案。示踪系统内部字典可以单独维护,例如,病案类别字典、病案使用类别字典、库房等。

二、病案借阅的控制

做好病案借阅的控制是为了达到病案管理的目的,使之能更好地、及时准确地为各方面使用者提供所需要的病案信息,充分体现病案的价值及其信息的实际效益。病案管理最基本的也是最重要的工作之一,就是对病案实施有效地控制,切实掌握每份病案的流动情况。

(一)控制借阅病案的方式

如病案需借出病案科使用或病案科内无阅览条件,在病案离开病案科前,必须办理借阅病案的手续,便于病案管理人员掌握和控制病案的流动情况。

(1)病案借调登记本。

(2)计算机自动示踪系统。

(3)示踪卡。

示踪卡通常放于病案所在病案架的原位置或按一定要求集中存放。在任何情况下取用病案,没有示踪卡就不得将病案取走,这是控制病案的最重要的原则。

(二)病案借阅的控制方法

(1)病案找出后,借用人必须在示踪卡或登记簿填写各项内容,签署本人姓名。要求字迹清楚、易于辨认。病案管理人员要逐一核对。

(2)填写好的示踪卡可放于病案所在病案架的原位,或集中按病案号顺序排列于卡片盒内。

(3)病案归还后撤出示踪卡或在登记簿注销。检查归还病案的情况,然后归档上架。

(4)对示踪系统定期检查,督促借用人按期归还借阅的病案。

(三)病案借阅计算机自动示踪系统

随着现代化信息技术的发展,许多传统的病案管理方法已被现代技术取代,计算机病案示踪系统是利用信息技术的发展、条形码技术的成熟应用,将条形码自动识别技术应用到病案管理过程中的回收、整理、入库、归档、上架、下架、借(调)阅、归还的业务环节中,提高了数据采集和信息处理的速度,保证了运行环节中的准确率,为医院管理者提供翔实、准确、及时的基础数据。该系统建立在条形码技术的基础上,能够准确地对病案进行借出、追踪、归档管理,提供病案去向信息,掌握病案的流向和使用情况,掌握科研病案及再次入院病案的使用情况。使病案示踪系统更快速、简捷、准确地控制病案的流通使用。

操作方法:①每份借出病案科使用的病案,必须将有关信息输入计算机,如果使用了条形码技术,对准条形码扫描必要的信息可自动录入,注意录入借用人的姓名和录入人的标记;②病案归还后扫描条形码便可消除示踪系统中借阅病案的信息;③定期检查借阅病案的情况,督促借用人按期归还借阅的病案。

三、病案借调(阅)的管理

(1)无论采取何种借调(阅)的方式,均应由病案科专人负责管理。

(2)负责借调(阅)病案的工作人员,应按有关规章制度严格办理借调(阅)手续,并限制一次使用病案的数量,较大量的借调(阅)病案可采取分批供应的办法。

(3)借调(阅)病案的手续,对本院内或院外人员应有区别,便于管理。

(4)示踪卡应按要求存档,定期检查,及时做好归还病案的注销工作。使用自动示踪系统应及时做好有关数据的处理。

四、病案摘阅的管理

病案的摘阅管理是为病案的使用者提供阅览及摘录有关资料的工作,或进行部分资料的复印。借助于科技手段,目前在病案科做病案摘要的工作几乎被复印所替代,资料复印更能够保持原样,避免摘录的错误。做好这项工作不仅可以为患者在其他医院就医时提供参考资料,以满足患者在其他医院的医疗,亦可为司法等部门提供处理案件的依据。做好病案的摘阅工作可以大大减少病案的流动,同时又能充分发挥病案的作用,提高其资料信息的使用价值。

(一)病案可供摘阅的范围

(1)科研方面使用病案及医师撰写论文等。

(2)患者需到其他医疗部门就医的病情摘要。

(3)医疗行政部门对病案的质量检查、医疗情况的调查等。

(4)社会方面的使用。如司法部门、律师事务所、社会福利、医疗保险和其他保险等部门及使用公费医疗的事业单位。

病案科应由专人负责病案的摘阅工作,注意及时提供,并随时将使用完毕的病案归档。病情摘要一般应由指定人员完成,或由经治医师或其他临床医师根据医疗需要摘写。如需将病案送至临床科室去完成,必须做好登记及示踪工作。

(二)病案摘阅的制度

(1)凡属摘阅范围使用的病案,一律在病案科内使用,不得携出室外。

(2)院内医务人员阅览病案时应穿工作服或持借阅证,不准带包进入病案科及阅览室。

(3)外单位摘阅病案者,必须持单位正式介绍信,并经医务处、病案科主任批准后方予以接待。需抄写摘要者,经主管人员审阅后盖章有效。

(4)凡到病案科使用病案者,应自觉遵守病案科各项管理规定,不得私自拿取病案。

(5)使用者应对病案的完整、整洁和安全负责,不得私自拆卸、涂改、撕毁、玷污病案,违者应接受批评教育或处罚及连带的法律责任。

五、病案的其他控制方法

保证任何时候都能得到病案是至关重要的。病案管理人员在浩如烟海的病案中要能够迅速、准确地找到需要的病案,除了精于专业理论和技术外,还必须借助各种方式方法。病案归档和检索方法的掌握和运用,是及时检索病案的保证。以病案的编号管理而论,在传统的管理工作中,不断创造了系列编号、中间位编号、尾数编号的管理方法。为了便于检索病案,避免归档排架的差错,又采用号码的颜色标记,有效地控制了病案的归档差错,使病案管理工作日臻完善。其中病案的尾号加颜色标记的归档方法即为成功之例。

除了通过病案号码颜色和排列帮助检索外,病案导卡也是一个重要的控制方法。导卡形状是在卡片的上边或侧面有一块突出的作为书写病案起止号的表头。在其突出的部位标有某一区域内的病案号,通过其指示使病案的归档及检索变得更容易、更迅速。另外,当病案需要倒架挪动时,导卡可根据需要随之移动,起到指引病案位置的作用。

(一)导卡设置的数量

导卡数量的需求取决于该部分归档病案的厚度及归档的方法。确定导卡的数量可用下列公式计算：

导卡的总数＝病案的总数/两导卡之间的病案数。

(二)导卡的质量

导卡应选用韧性很强的材料制作,且最好使用不同于病案的颜色做导卡,使其醒目,在整个归档区域能清楚地看到。

（李 凯）

第七章 病案质量管理

第一节 病案质量管理概述

病案质量管理是指导和控制与病案质量有关的活动。根据质量管理理论,病案质量管理也存在确定病案质量方针与质量目标,提出各类相关人员对病案质量的职责,开展病案质量策划与质量控制,制订质量保证和持续病案质量改进方案等环节。

病案质量方针应当根据不同的医院实际情况,由病案委员会提出,经医院领导认可。病案的质量方针可以是长期的,也可以是阶段性的。当医院认为自身存在病案书写格式问题时,可能会提出"消灭丙级病案"的质量方针。当病案在医疗、科研、教学的支持方面出问题时,可能会强调"注重病案内涵"的质量方针,而当各方面都达到一定水平时,可能会提出"争取国内一流病案质量"的质量方针。不同的质量方针将是病案质量方向或定位,也为医院病案质量目标提供框架,即病案质量目标可以根据这个框架来设立。病案质量方针也将作为病历书写者的行为准则。

病案质量方针和质量目标不仅应与医院对病案质量发展方向相一致,而且应能体现患者及其他病案用户的需求和期望。质量方针的制订可以原则一些,但目标必须具体,可测量的、可分层的、可实现的。假设某医院提出病案合格率、良好率和优秀率的质量目标时,应根据医院的实际情况,分析存在不合格病案的发生率、发生科室、发生原因,继而引导出质量目标。如手术科室由于工作压力大,医疗风险大,医疗纠纷多,因此质量目标定位上,在某一个阶段中可能会低于其他非手术科室。质量目标的制订通常要高于我们日常的水准,这样才会有努力的方向。在制订质量目标时,一定要注意一些不切合实际的情况。例如,不能将病案定位于"法律文书"。如果是法律文书,就需要极为严谨的逻辑描述,滴水不漏。而实际上,病历记录最好是医师思维过程的提炼、简化、真实的反映。不同的医师对疾病的认识不同,因此也可以有不同的诊疗意见。这也是医疗行业高风险所在,是客观的。

医疗是群体性参与,病案质量也是群体的综合质量反映。对于不同人员应有不同的职责。医院领导,医院病案委员负有制订方针、目标的责任,医师、护士、医技人员负有写好病历的责任。凡参与病历书写的人员都应当遵循《病历书写基本规范》(以下简称《规范》)的要求,注意完成记录的时限要求,保证书写的整洁性、可辨识性、真实性及合法性。所谓合法性是指记录人的合法性及记录内容修改要按《规范》要求。

涉及住院病历书写质量的主要人员职责如下。

一、正(副)主任医师

关注住院医师、实习医师的培养,参加查房,同时也对病案书写质量进行评估、监控。

二、主治医师

主治医师负责病房的日常管理工作,组织会诊、查房及住院病历的质量,重点如下。

(一)病案的完全性检查

保证每一项记录内容都收集到,包括病案首页、入院记录、病程记录、手术记录、出院记录、各类检查化验报告等。

(二)合法性检查

确保各项记录的医师签字,特别是知情同意书的签字。

(三)内涵性检查

保证病案记录不是流水账,能够反映医师对疾病的观察与诊疗过程,反映临床思维过程,反映各级医师查房的意见。完成出院病案最后的审查及签名。

三、住院医师

负责病历的日常记录,包括上级医师的查房记录、会诊申请及各项医嘱记录等。同时负责各种化验、检查报告的回收与粘贴。

四、护士

负责危重患者的护理病历记录、日常医嘱执行记录、体温(血压、脉搏、呼吸)记录等。当医师完成所有记录之后,应交由护士管理,最终转交病案人员。

病案质量控制的目标就是确保病案的书写内容质量及格式能够满足医疗、科研、教学、医疗付费、医院管理及法律法规等各方面所提出的质量要求,符合病历书写基本规范,是对其适用性、可靠性、安全性、逻辑性、合法性等内容的监控。质量控制的范围涉及病案形成全过程的各个环节,如医疗表格设计过程、病案内容采集过程、病案书写过程等。

(李　凯)

第二节　病案质量管理的任务

病案质量管理是医院质量管理的重要内容,其主要任务是制订管理目标、建立质量标准、完善各项规章制度、进行全员病案质量教育、建立指标体系和评估系统,并且定期评价工作结果,总结、反馈。病案质量管理任务的实施对于促进医院的医疗水平和服务水平有着重要的意义。

一、制订病案质量目标和质量标准

根据病案工作的性质和规律,制订病案质量管理总体目标,结合每个岗位和每个工作环节制订岗位目标。加强质量意识,充分调动各级医务人员的积极性,有的放矢地为预期达到的理想和方向努力。在此基础上,建立健全病案质量管理体系和安全有效的医疗管理机制,以保障质量目标的实现。推进病案工作向规范化、制度化发展,以保证和巩固基础医疗和护理质量,保证医疗服务的安全性和有效性。

二、进行全员病案质量教育

为了提高医务人员的质量意识,有组织、有计划、有系统地对参与病案质量的医疗、护理、技术人员进行质量管理相关理论和专业知识的教育和培训。加强医务人员参与质量管理的积极性、主动性和创造性,明确每个工作人员对病案质量所负的责任和义务。注重病案形成全过程的环节质量,自觉地遵守职业道德,各尽其责,使病案整体质量不断提高。

三、完善各项规章制度

完善的管理制度,是确保病案质量控制工作持续、规律开展的根本。因此,要根据医疗、科研、教学需要,要以国家卫生法律法规为依据,结合病案工作的实际,制订和完善一系列病案管理制度和各级人员岗位责任制。按病案的流程,把各项工作规范到位;按规章制度,把质量管理落实到位。使各级医务人员的责、权、利明确,各项工作更加科学、规范。

四、建立指标体系和评估系统

病案质量监控主要是建立指标体系和评估系统,通过评估,检查是否达到设定的标准。可以促进病案质量控制更加科学、不断完善。不仅能够了解各级医务人员履行各自的职责情况,还需要对质量目标、各项标准和制度进行监测和评价,不断发现问题随时对质量目标、标准和制度进行修改,使质量体系更加完善。

五、定期总结、反馈

根据不同时期,对质量实施过程中的成绩和问题进行总结、反馈,定期评价工作结果。通过对比分析,找出差距,嘉奖鼓励先进,对存在的问题进行客观分析,总结提高。有利于不断确立新的目标,促进病案质量管理良性循环,保证病案质量控制的效果。

(李　凯)

第三节　病案质量管理的内容

病历书写质量反映着医院的医疗质量与管理质量,是医院重点管理工作。病历书写质量监控是全过程的即时监控与管理,以便及时纠正在诊疗过程中影响患者安全和医疗质量的因素,促进医疗持续改进,为公众提供安全可靠的医疗服务。

一、病案书写质量管理的目的

(一)医疗安全目的

以患者安全为出发点,对诊疗过程中涉及落实医疗安全核心制度的内容进行重点监控,包括首诊负责制度、三级医师查房制度、分级护理制度、疑难病例讨论制度、会诊制度、危重患者抢救制度、术前讨论制度、死亡病例讨论制度、查对制度、病案书写基本规范与管理制度、交接班制度、技术准入制度等,是医疗质量管理的关键环节,在病历中能够真实体现实施过程。

(二)法律证据目的

以法律法规为原则,依法规范医务人员的诊疗行为。如医师行医资质;新技术准入制度;各种特殊检查、治疗、手术知情同意书签署情况及其他需与患者或家属沟通履行告知义务的文件;输血及血制品使用的指征;植入人工器官的管理;毒、麻、精神药品等的使用及管理制度等。可以通过病历记录,对以上法规的执行情况进行监控和管理。

(三)医学伦理学目的

重视在病历书写中贯穿的医学伦理特点,科学、严谨、规范地书写各项记录有利于规范医疗行为,保护患者安全。医疗中的许多判定往往是医疗技术判断和伦理判断的结合。从具体的病历书写中可以体现医师伦理道德。如在病史采集过程中,临床医师全面和真实地收集与疾病相关的资料,了解病史及疾病演变过程并详细记载;从病情分析记录中反映了医师周密的逻辑思维,体现医疗过程的严谨和规范;治疗中坚持整体优化的原则,选择疗效最优、康复最快、痛苦最小、风险最小、副损伤最小、最经济方便的医疗方案;以及知情同意书中对患者的权利尊重等,这些都是医学伦理的具体实践,也是医学伦理对临床医师的基本要求。

(四)医师培养目的

培养医师临床思维方法。病历真实地记录了医师的临床思维过程。通过病历书写对疾病现象进行综合分析、判断推理,由此认识疾病,判断鉴别,做出决策。如在书写现病史的过程中培养了整理归纳能力和综合分析能力;诊断和鉴别诊断的书写过程,能够培养医师逻辑思维方法,以及对疾病规律的认识,将有助于更客观、更科学的临床决策,提高医疗水平。

二、病历书写质量管理的内容

病历书写质量管理的范围包括急诊留观病历、门诊病历和住院病历的书写质量。应按照原卫生部(卫医政发〔2010〕11号,2010年1月22日)《病历书写基本规范》对病历书写的客观、真实、准确、及时、完整、规范等方面进行监控。

(一)病历组成

住院病历的重点监控内容包括病案首页、入院记录、病程记录、各项特殊检查及特殊治疗的知情同意书、医嘱单、各种检查报告单和出院(死亡)记录等。

1.住院病案首页

住院病案首页在患者出院前完成,书写质量要求各项内容填写准确、完整、规范,不得有空项或填写不全。病案首页填写各项与病历内容相符合。重点是出院诊断中主要诊断选择的正确性和其他诊断的完整性。

2.入院记录

入院记录应当于患者入院后24 h内完成,质量监控内容包括:①主诉所述症状(或体征)重点突出、简明扼要。具体部位及时间要准确,能反映出疾病的本质。当有多个症状时,要选择与本次疾病联系最密切的主要症状。②现病史内容要求全面、完整、系统。要科学、客观、准确地采集病史;能够反映本次疾病发生、演变、诊疗过程;重点突出,思路清晰。考察书写病历的医师对病史的了解程度和对该疾病的诊断、鉴别诊断的临床思路。③既往史、个人史、月经史、生育史、家族史简明记录,不要遗漏与患者发病有关联的重要病史及家族史。④体格检查的准确性,阳性体征及有鉴别意义的阴性体征是否遗漏。

3.病程记录

病程记录按照《病历书写基本规范》的要求完成各项记录。

(1)首次病程记录:首次病程记录即患者入院后的第一次病程记录,病例特点应对主诉及主要的症状、体征及辅助检查结果高度概括,突出特点。提出最可能的诊断、鉴别诊断及根据,要写出疾病的具体特点及鉴别要点,为证实诊断和鉴别诊断还应进行哪些检查及理由。诊疗计划要具体,并体现最优化和个体化治疗方案,各项检查、治疗有针对性。

(2)日常的病程记录:日常的病程记录应简要记录患者病情及诊疗过程,病情变化时应及时记录病情演变的过程,并有分析、判断、处理及结果;重要的治疗应做详细记录,对治疗中改变的药物、治疗方式进行说明。及时记录辅助检查异常(或正常)结果、分析及处理措施。抢救记录应及时记录患者的病情变化情况、抢救时间及措施,参加抢救的医师姓名、上级医师指导意见及患者家属对抢救、治疗的态度及意愿。出院前一天的病程记录,内容包括患者病情变化及上级医师是否同意出院的意见。

(3)上级医师查房记录:上级医师查房记录中的首次查房记录要求上级医师核实下级医师书写的病史有无补充,体征有无新发现;陈述诊断依据和鉴别诊断,提出下一步诊疗计划和具体医嘱;三级医院的查房内容除要求解决疑难问题外,应有教学意识并体现出当前国内外医学发展的新水平。疑难或危重病例应有科主任或主(副主)任医师的查房记录,要记录具体发表意见医师的姓名、专业技术职称及意见,不能笼统地记录全体意见。

(4)会诊记录:会诊记录中申请会诊记录应包括患者病情及诊疗经过,申请会诊理由和目的;会诊记录的意见应具体,针对申请会诊科室要求解决的问题提出诊疗建议,达到会诊目的。

(5)围术期相关记录:①术前小结,重点是术前病情,手术治疗的理由,具体手术指征,拟实施手术名称和方式、拟实施麻醉方式,术中术后可能出现的情况及对策。②术前讨论记录,对术前准备情况、手术指征应具体,有针对性,能够体现最佳治疗方案;在场的各级医师充分发表的意见;对术中可能出现的意外有防范措施。新开展的手术及大型手术须由科主任或授权的上级医师签名确认。③麻醉记录及麻醉访视记录,麻醉记录重点监控患者的生命体征、麻醉前用药、术前诊断、术中诊断、麻醉方式、麻醉期间用药及处理、手术起止时间、麻醉医师签名等记录准确,与手术记录相符合。术前麻醉访视记录重点是麻醉前风险评估、拟实施的麻醉方式、麻醉适应证、麻醉前需要注意的问题、术前麻醉医嘱等。术后麻醉访视记录重点是术后麻醉恢复情况、生命体征及特殊情况如气管插管等记录。④手术记录应在术后 24 h 内完成,除一般项目外,术前诊断、术中诊断、术中发现、手术名称、术者及助手姓名应逐一填写。详细记录手术时体位、皮肤消毒、铺无菌巾的方法、切口部位、名称及长度、手术步骤;重点记录病变部位及大小、术中病情变化和处理、麻醉种类和反应、术后给予的治疗措施及切除标本送检情况等。⑤手术安全核查记录,对重点核查项目监控,有患者身份、手术部位、手术方式、麻醉和手术风险、手术物品的清点、输血品种和输血量的核对记录。手术医师、麻醉医师和巡回护士的核对、确认和签名。

4.知情同意书

知情同意书在进行特殊检查、治疗、各类手术(操作)前,应向患者或家属告知该项手术或检查、治疗的风险、替代医疗方案,须签署知情同意书;在患者诊治过程中医师需向患者或家属具体明确地交代病情、诊治情况、使用自费药物等事项,并详细记录,同时记录他们对治疗的意愿。如自动出院、放弃治疗者须有患者或家属签字。各项知情同意书必须有患者或家属及有关医师的签名。

5.检查报告单

检查报告单应与医嘱、病程相符合。输血前应有乙肝五项、转氨酶、丙肝抗体、梅毒抗体、HIV 各项检查报告单内容齐全,粘贴整齐、排列规范、标记清楚。

6.医嘱

医嘱内容应当准确、清楚,每项医嘱应当只包含一个内容,并注明下达时间,应当具体到分钟。打印的医嘱单须有医师签名。

7.出院记录

出院记录应当在患者出院前完成。对患者住院期间的症状、体征及治疗效果等,对遗有伤口、引流或固定的石膏等详细记录。出院医嘱中,继续服用的药物要写清楚,药名、剂量、用法等。出院后复查时间及注意事项要有明确记录。

8.死亡记录

住院患者抢救无效而死亡者,应当在患者死亡后 24 h 内完成死亡记录。重点监控内容是住院时情况、诊疗经过、病情转危原因及过程,抢救经过、死亡时间、死亡原因及最后诊断。

9.死亡讨论记录

于患者死亡后 1 周内完成,由科主任或副主任医师以上职称的医师主持,对死亡原因进行分析和讨论。

(二)门诊病历质量内容

一般项目填写完整,每页门诊病案记录纸必须有就诊日期、患者姓名、科别和病案号。主诉要求准确、重点突出、简明扼要。初诊病史采集准确、完整,与主诉相符,并有鉴别诊断的内容。复诊病史描述治疗后自觉症状的变化,治疗效果。对于不能确诊的病例,应有鉴别诊断的内容。既往史重点记录与本病诊断相关的既往史及药物过敏史。查体记录具体、确切。确诊及时、正确;处理措施及时、得当。检查、治疗有针对性。注意维护患者的权利(知情权、隐私权)。

(三)急诊留观病历质量管理内容

急诊留诊观察病历包括初诊病历记录(门急诊就诊记录)、留诊观察首次病程记录、病程记录、化验结果评估和出科记录等内容。留诊观察首次病程记录内容包括病例特点,诊断和鉴别诊断,一般处理和病情交代。病程记录每 24 h 不得少于两次,急、危、重症随时记录;交接班、转科、转院均应有病程记录。须有患者就诊时间和离开观察室时间,并记录去向。化验结果评估须对检查结果进行分析。出科记录简明记录患者来院时情况、诊疗过程及离开时病情。

三、临床路径实施中的病案质量管理

临床路径(clinical pathway,CP)是由医师、护士及相关人员组成一组成员,共同对某一特定的诊断或手术做出最适当的有顺序性和时间性的照顾计划,使患者从入院到出院的诊疗按计划进行,从而避免康复的延迟和减少资源的浪费,是一种以循证医学证据和指南为指导来促进治疗组织和疾病管理的方法。临床路径的实施,可以有效地规范医疗行为,保证医疗资源合理及有效使用。在临床路径具体执行中,病历质量监控是不可忽视的,通过病历记录可以监控临床路径的执行内容和流程,分析变异因素,有效论证临床路径实施方案的科学性、规范性和可操作性,使临床路径的方案不断完善。根据临床路径制订方案(医师版表单)所设立的内容,遵循疾病诊疗指南对住院病历质量进行重点监控。

(一)进入路径标准

病种的选择是以疾病的诊断、分型和治疗方案为依据进入相应的路径。是否符合入径标准,可以通过入院记录中现病史对主要症状体征的描述,体格检查中所记录的体征、辅助检查的结果是否支持该病种的诊断,上级医师查房对病情的评估等几个方面进行评价。

(二)治疗方案及治疗时间

根据病程记录,以日为单位的各种医疗活动多学科记录,观察治疗方法、手术术式、疾病的治疗进度、完成各项检查及治疗项目的时间、流程。治疗措施的及时性、抗生素的使用是否规范。

(三)出院标准及治疗效果

检查患者出院前的病程记录和出院记录,根据患者出院前症状、体征及各项检查、化验结果对照诊疗指南制订的评价指标和疗效及临床路径表单(医师版)制订的出院标准。

(四)变异因素

对于出现变异而退出路径的病历,应进行重点分析。确定是不是变异,引起变异的原因,同一变异的发生率是多少等。

(五)患者安全

在执行临床路径中,患者安全也是病历质量监控的主要目的。治疗过程中其治疗方式对患者的安全是否受到危害,路径的选择对患者是不是最优化的治疗,避免盲目追求入径指标而侵害了患者的利益。

四、病历质量四级管理

(一)一级管理

由科主任、病案委员、主治医师组成一级病案质量监控小组。对住院医师的病案质量实行监控,指导、督促住院医师按标准完成每一份住院病案,是病区主治医师重要的、必须履行的日常工作之一。要做到经常性的自查、自控本科或本病房的病案质量,不断提高各级医师病案质量意识和责任心。科主任或病区主任医师(副主任医师)应检查、审核主治医师对住院医师病案质量控制的结果。"一级质量监控小组"是源头和环节管理最根本、最重要的组织。如果工作人员素质不高,质量意识差,是造不出合格的或优质产品的。所以,最根本的是科室一级病案质量监控。

(二)二级管理

医务部是医疗行政管理主要部门,由他们组成一级病案质量监控小组,每月应定期和不定期、定量或不定量地抽检各病区和门诊各科病案。还应参加各病房教学查房,观察主任查房,参加病房重大抢救,疑难病例讨论,新开展的风险手术术前讨论,特殊的检查操作,有医疗缺陷、纠纷、事故及死亡的病案讨论。结合病历书写,严格要求和督促各级医师重视医疗质量,认真写好病案,管理好病案,真正发挥医务部门二级病案质量的监控作用。

(三)三级管理

医院病案终末质量监控小组每天检查已出院病历。病案质量监控医师应对每份出院病案进行认真严格的质量检查,定期将检查结果向有关领导及医疗行政管理部门汇报,并向相关科室和个人反馈检查结果。病案科质量监控医师所承担的是日常质量监控工作,是全面的病案质量监控工作。由于每个人都有自己的专业限定,因此在质量监控工作中要经常与临床医师沟通,并经常参加业务学习和培训,坚持临床工作,提高业务水平和知识更新。

(四)四级管理

病案质量管理委员会是病案质量管理的最高权威组织,主任委员和副主任委员应定期或不定期、定量或不定量,普查与抽查全院各科病案,审查和评估各科的病案质量,特别是内涵质量。检查可以侧重重大抢救、疑难病案、死亡病案、手术后 10 d 之内死亡病案或有缺陷、纠纷、差错、事故的病案。从中吸取教训,总结经验,提高内涵质量。可采取各种方法,最少每个季度应活动一次,每年举办一次病案展览。如有不合格病案或反复书写病案不合格医师,应采取措施,进行病案书写的基本功训练。发挥病案质量管理委员会指导作用,不断提高病案的内涵质量和管理质量。

(李 凯)

第四节 病案质量管理的要求

病案科工作质量的管理应当有目标,管理有专人,有记录。病案科的岗位设置可多达数十个,每一个岗位都应当有质量目标。下面列举几个重要项目。

一、病案号管理要求

病案的建重率是一所医院病案管理水平重要衡量标准,保证患者一人一份病案是必要的,有利于医疗的延续性、统计的准确性。严格控制病案号的分派,杜绝患者重建病案或病案号重复发放,及时合并发现的重号病案是病案管理的重要环节。病案的建重率应当控制在 0.3% 以内。

二、入院登记工作质量要求

认真准确做好入院登记工作,坚持核对制度,准确书写或计算机输入患者的姓名、身份证明资料和病案号,正确率为 100%;患者姓名索引卡的登记应避免一个患者重复建索引卡或一个患者有多个病案号;再次住院患者信息变化时切忌将原信息资料涂掉。保证各项数据的真实、可靠、完整和安全。及时、准确提供查询病案号服务,提供病案号的正确率为 100%。录入计算机的数据应保证其安全性和长期可读性。

三、出院整理、装订工作质量要求

出院病案按时、完整地收回和签收,依排列程序整理,其 24 h 回收率为 100%;保证各项病案资料的完整及连续。出院病案排序正确率≥98%。出院病案装订正确率为 100%。分科登记及时、准确。

四、编码工作质量要求

编码员应有国际疾病分类技能认证证书,熟练掌握国际疾病分类 ICD-10 和 ICD-9-CM-3 手术操作分类方法,并对住院病案首页中的各项诊断逐一编码。疾病分类的编码正确率≥95%;手术操作编码正确率≥95%。负责疾病诊断检索工作,做到及时、准确。

五、归档工作质量要求

坚持核对制度,防止归档错误。保持病案排放整齐,保持松紧适度,防止病案袋或病案纸张破损。病案归档正确率为 100%。各项化验报告检查单正确粘贴率 100%。

六、供应工作质量要求

严格遵守病案借阅制度,及时、准确地提供病案,维护患者的知情权、隐私权。必须建立示踪系统,借出病案科的病案应按时限收回。

七、病案示踪系统质量要求

准确、及时、完整地进行病案的出入库登记,准确显示每份病案的动态位置。记录使用病案者的姓名、单位和联系电话及用途。

八、病案复印工作质量要求

复印手续及复印制度符合《医疗事故处理条例》的要求,复印件字迹清晰。复印记录有登记备案,注意保护患者隐私。

九、医疗统计工作质量要求

按时完成医疗行政部门管理要求的报表,利用计算机可以完成主要医疗指标的临时报表。每年出版医院统计报表及分析报告。每天向院长及相关职能部门上报统计日报表。出入院报表 24 h 回收率为 100%。病案统计工作计算机应用率为 100%。各类医学统计报表准确率为 100%。统计人员必须有统计员上岗证。

十、门诊病案工作主要监控指标

门诊病案在架率(或者可以说明去向)为 100%;门诊病案传送时间≤30 min;送出错误率≤0.3%;当日回收率 95%(因故不能回收的病案应能知道去向);门诊化验检查报告 24 h 内粘贴率 99%(医师写错号、错名且不能当即查明的应限制在≤1%);门诊化验检查报告粘贴准确率 100%;门诊病案出、入库登记错误率≤0.3%;门诊病案借阅归还率 100%;门诊患者姓名索引准确率(建立、归档、入机)100%;挂号准确率≥99%;挂号信息(挂号证)传出时间≤10 min。

(李　凯)

第五节　病案质量管理的方法

一、全面质量管理

全面质量管理(total quality management,TQM)是把组织管理、数理统计、全程追踪和运用现代科学技术方法有机结合起来的一种系统管理。全面质量管理就是对质量形成的全部门、全员和全过程进行有效的系统管理。

(一)全面质量管理的指导思想

全面质量管理有一系列科学观点指导质量管理活动,其指导思想是"质量第一,用户至上""一切以预防为主""用数据说话""按P、D、C、A循环办事"。

1.用户至上

也就是强调以用户为中心、为用户服务的思想。其所指的用户是广义的,凡产品、服务的直接受用者或企业内部,下一工序是上一工序的用户。全面质量管理的指导思想也体现在对质量的追求,要求全体员工,尤其是领导层要有强烈的质量意识,并付之于质量形成的全过程。其产品质量与服务质量必须满足用户的要求,质量的评价则以用户的满意程度为标准。它既体现质量管理的全面性、科学性,也体现质量管理的预防性和服务性。

2.预防为主

强调事先控制,是在质量管理中,重视产品设计,在设计上加以改进,将质量隐患消除在产品形成过程的早期阶段,同时对产品质量信息及时反馈并认真处理。

3.用数据说话

所体现的是在全面质量管理过程中需要科学的工作作风。对于质量的评价要运用科学的统计方法进行分析,对于影响产品质量的各种因素,系统地收集有关资料,经过分析处理后,得出正确的定性结论,并准确地找出影响产品质量的主要因素。最终,实现对产品质量的控制。

4.按P、D、C、A循环办事

全面质量管理的工作程序,遵循计划阶段(Plan)、执行阶段(Do)、检查阶段(Check)和处理阶段(Action)顺序展开,简称为PDCA循环。在保证质量的基础上,按PDCA循环模式进行持续改进,是全面质量管理的精髓。通过不断循环上升,使整体质量管理水平不断提高。

(二)全面质量管理的基本方法——PDCA循环法

P、D、C、A循环最早由美国戴明博士所倡导,故又称"戴明环"。是全面质量工作的基本程序。共分为4个阶段、8个步骤。

1.第一阶段为计划阶段(Plan)

在制订计划前应认真分析现状,找出存在的质量问题并分析产生质量问题的各种原因或影响因素,从中找出影响质量的主要因素,制订有针对性的计划。此阶段为4个步骤:①第一步骤分析现状找出问题;②第二步骤找出造成问题的原因;③第三步骤找出其中的主要原因;④第四步骤针对主要原因,制订措施计划。

2.第二阶段为执行阶段(Do)

按预定计划和措施具体实施。此阶段为第五步骤,即按措施计划执行。

3.第三阶段为检查阶段(Check)

把实际工作结果与预期目标对比,检查在执行过程中的落实情况。此阶段为第六步骤,检查计划执行情况。

4.第四阶段为总结处理阶段(Action)

在此阶段,将执行检查的效果进行标准化处理,完善制度条例,以便巩固。在此循环中出现的特殊情况或问题,将在下一个管理计划中完善。此阶段分为两个步骤:①第七步骤是巩固措施,对检查结果按标准处理,制订制度条例,以便巩固;②第八步骤是对不能做标准化处理的遗留问题,转入下一轮循环;或作标准化动态更新处理。

这4个阶段循环不停地进行下去,称为 PDCA 循环。质量计划工作运用 PDCA 循环法(计划-执行-检查-总结),即计划工作要经过4个阶段为一次循环,然后再向高一步循环,使质量步步提高。

(三)全面质量管理在病案质量管理中的应用

在病案质量管理中,"PDCA"循环方法已经得到广泛应用,取得了良好的效果。

1.第一计划阶段(Plan)

实施病案质量管理首先要制订病案质量管理计划。第一步骤要进行普遍的调查,认真分析现状,找出当前病案质量管理中存在的问题,包括共性问题和个性问题。第二步骤分析产生这些质量问题的各种原因或影响因素。第三步骤从中找出影响病案质量的主要因素。第四步骤针对主要原因,制订有针对性的计划和措施。计划是一种目标和策略,计划包括长期计划,可以是3年、5年;短期计划为月、季度或年计划。病案质量管理计划包括病案质量管理制度、质量管理流程、质量管理标准、质量管理岗位职责等。

2.第二阶段为执行阶段(Do)

按预定的病案质量管理计划和措施具体实施。此阶段分为两个步骤:第一要建立病案质量控制组织,健全四级质量控制组织,明确各级质量控制组织的分工和职责。第二要进行教育和培训。对全体医务人员进行质量意识的培训,强化医务人员执行计划的自觉性,是提高病案质量保证患者安全的有效措施。

3.第三阶段为检查阶段(Check)

把实际工作结果与预期目标对比,检查在执行过程中的落实情况是否达到预期目标。在病历质量监控中,注重对各个环节的质量控制。如在围术期的病历检查时,要在患者实施手术前,对术前小结、术前讨论、术前评估及术前与患者或家属的告知谈话记录等内容进行质量控制,确保病历的及时性、准确性和规范性。

4.第四阶段为总结处理阶段(Action)

病案质量管理工作应定期进行总结,将检查的效果进行标准化处理。此阶段分为两个步骤:第一步是对检查结果按标准处理,分析主要存在的缺陷和原因。明确哪些是符合标准的,哪些没有达到质量标准。并分析没有达标的原因和影响程度。哪些是普遍问题,哪些是特殊问题,是人为因素还是系统问题等。第二步是反馈,定期组织召开质量分析例会,将总结的结果及时反馈到相关科室和临床医师中去。使临床医师及时了解实施效果,采取改进措施,并为今后工作提出可行性意见。如果是标准的问题或是流程的问题,可以及时修改,以利于下个循环持续改进。

(四)病案质量的全过程管理

病案质量管理在执行"PDCA"循环中重要的是全员参与全过程的管理。全员参与,在病案质量实施的每一环节,都动员每位医务人员的主动参与,包括制订计划、制定目标、制订标准;在检查阶段,尽量有临床医师的参与,了解检查的目的,了解检查的过程,了解检查的结果;在总结阶段要求全员参加,共同发现问题,找出解决问题的方法,不断分析改进,达到提高质量的目的。

全面质量管理要注重环节质量控制,使出现的问题得以及时纠正,尤其是在病历书写的全过程中的各个环节,应加强质量控制,可以及时弥补出现的缺陷和漏洞,对于患者安全和规范化管理,起到促进作用。

二、六西格玛管理

西格玛原为希腊字母 δ,又称为 sigma。其含义为"标准偏差",用于度量变异,六西格玛表示某一观察数据距离均数的距离为 6 倍的标准差,意为"6 倍标准差"。六西格玛模式的含义并不简单地是指上述这些内容,而是一整套系统的理论和实践方法。

六西格玛管理于 20 世纪 80 年代中期,由美国的摩托罗拉开始推行并获得成功,后来由联合信号和通用电气(GE)实施六西格玛取得巨大成就而受到世界瞩目。中国企业最早导入六西格玛管理于 21 世纪初。随着全国六西格玛管理的推进,以及一些企业成功实施六西格玛管理的示范作用,越来越多的国内企业或组织开始借鉴六西格玛管理。目前,六西格玛管理思想在我国医疗机构中得到广泛关注,一些医院在病案质量管理中学习六西格玛管理理念和管理模式,收到很好的效果。

(一)管理理念

1.以患者为关注焦点的病案质量管理原则

这不但是六西格玛管理的基本原则,也是现代管理理论和实践的基本原则。以患者为中心,是医疗工作的重点,在病案质量管理过程中,应充分体现出来。如在确立治疗方案时,应充分了解患者的需求和期望,选择对患者最有利、伤害最小、治疗效果最好的方案,还要在病历中详细记录这个过程;出院记录中应详细记录患者住院期间的治疗方法和疗效,以便患者出院后进一步治疗和康复。

2.流程管理

病案质量管理中的流程管理是重中之重。六西格玛管理方法的核心是改善组织流程的效果和效率,利用六西格玛优化流程的理念,应用量化的方法,分析流程中影响质量的因素,分清主次,将重点放在对患者、对医院影响最大的问题,找出最关键的因素加以改进。在寻找改进机会的时候,即不要强调面面俱到,更不能只从单个部门的利益出发,必须用系统思维的方法,优先处理影响病案质量的关键问题,不断改善和优化病案质量管理流程。

3.依据数据决策

用数据说话是六西格玛管理理念的突出特点,在病案质量管理中,通过对病历书写缺陷项目的评价,总结出具体的数据,根据数据做出正确的统计推断,提示在哪些缺陷是关键的质量问题,直接影响到患者安全和医疗质量,是需要改进的重点。数据帮助我们准确地找到病案质量问题的根本原因,是改进流程的依据。

4.全员参与

病案质量不是某个医师某个科室或某个部门的工作,病案质量管理的整个流程可涉及医院的大部分科室和多个岗位。因此需要强调团队的合作精神,营造一种和谐、团结的氛围。其中必须有领导的重视,临床医师、护士认真完成每一项操作后认真书写记录,医疗技术科室医师及时完成各项检验报告,病案首页中的各项信息,如患者的一般信息、费用、住院数据需要相关工作人员如实填写及各级质量控制医师的严格审核。这个流程中的每个人都是质量的执行者和质量的控制者,重视发挥每个人的积极性,在全过程中每个人对所承担的环节质量负责,承担责任,推进改革。

5.持续改进

流程管理不是一步到位的,需要不断地进行循环和发展,病案书写质量管理过程的科学化和流程管理效果的系统评价需要不断探索,不断提高。病案书写质量需要通过不断进行流程改进,达到"零缺陷"的目标。

(二)管理模式

西格玛管理模式是系统的解决问题的方法和工具。它主要包含一个流程改进模式,即DMAIC(Define-Measure-Analyzc-Improve-Control)模式,在病案质量管理中采用这 5 个步骤,促进病案质量的每一个环节不断分析改进,达到提高质量的目的。

1.定义阶段(Define)

根据定义,设计数据收集表,根据病历书写内容,设计若干项目,如住院病案首页、入院记录、病程记录、围术期记录(可分为麻醉访视记录、术前小结、术前讨论、手术记录)各类知情同意书、上级医师查房记录、会诊记录、出院记录等项目。其中任何一项书写不规范或有质量问题为缺陷点。根据某时间段的病历书写检查情况,找出质量关键点,即对病案质量影响最大的问题,确定改进目标。

2.统计阶段(Measure 衡量)

根据定义,统计收集表,总结发生缺陷的病历例数和每项内容的缺陷次数及各科室、每位医师出现缺陷病历的频率和项目,并进行统计处理。

3.分析阶段(Analyzc)

利用统计学工具,对本次质量检查的各个项目进行分析,将结果向相关科室和医师进行反馈。同时,组织相关人员讨论、分析,确定主要存在的问题,找出出现频率最多和对流程影响最大、对患者危害最重的问题是哪些问题,出现缺陷的原因和影响因素、影响程度等。以利于下一步的改进。

4.改进阶段(Improve)

改进是病案质量管理中最关键的步骤,也是六西格玛的核心管理方法。改进工作也要发挥全员的参与,尤其是出现缺陷较多的环节参与改进,经过以上分析,找出避免缺陷的改进方法,采取有效措施,提高病案质量。

5.控制阶段(Control)

改进措施提出后,需要发挥各级病案质量管理组织的职责,根据病历质量监控标准,进行质量控制,使改进措施落到实处。主要是一级质量管理,即科室的自查自控作用,使医师在书写病历时就保证病案的质量,做到质量控制始于流程的源头。

三、"零缺陷"管理

"零缺陷"管理是由著名质量专家 Philip B.Crosby 于 1961 年提出的,他指出"零缺陷"是质量绩效的唯一标准。其管理思想内涵是,"第一次就把事情做好",强调事前预防和过程控制。"零缺陷"管理的工作哲学的四个基本原则是"质量的定义就是符合要求,而不是好""产生质量的系统是预防,而不是检验""工作标准必须是零缺陷,而不是差不多就好""质量是以不符合要求的代价来衡量,而不是指数"。树立以顾客为中心的企业宗旨,零缺陷为核心的企业质量环境。

(一)"零缺陷"的病案质量管理原则

"零缺陷"作为一种新兴的管理模式,首先用于制造业,逐渐受到更多的管理层的关注,被多个领域所借鉴引用。在我国多家医疗机构用于医疗服务质量的控制和管理。病案质量管理是医疗质量的重要组成部分,"零缺陷"管理模式是病案质量管理的目标,是促进病案管理先进性和科学性的有效途径。

将"质量的定义就是符合要求、而不是好"的原则应用于病案质量管理中,是"以人为本"的体现,要求病历质量形成的各个环节的医务人员以"患者为中心",以保证患者安全为目标规范医疗行为,认真书写病历,使医疗质量符合要求。实施病案质量各个环节的全过程控制,从建立病历、收集患者信息开始,加强缺陷管理,使病历形成的每一基础环节,都要符合质量要求,而不是"差不多"。各环节、各元素向"零缺陷"目标努力。

(二)病案质量不能以检查为主要手段

病案质量管理要强化预防意识,"一次就把事情做好",而不是通过病历完成后的检查发现缺陷、修改病历来保证质量。要求医务人员从一开始就本着严肃认真的态度,把工作做得准确无误。不应将人力物力耗费在修改、返工和填补漏项等方面。病历质量管理在医疗质量管理中占有重要的作用,病案质量已经成为医院管理的重点和难点。20世纪50年代以来病案质量管理是将重点放在终末质量监控上,将大量的医疗资源耗费在检查病历、修改病历、补充病历方面,质量管理是被动的和落后的。利用先进的管理模式替代传统的质量控制模式势在必行。实行零缺陷管理方法,病历质量产生的每个环节、每个层面必须建立事先防范和事中修正措施保证差错不延续,并提前消除。病历质量管理中实施的手术安全核查制度,由手术医师、麻醉医师和巡回护士三方在麻醉实施前、手术开始前和患者离开手术室前,共同对患者的身份、手术部位、手术方式、麻醉和手术风险、手术使用物品清点等内容进行核对、记录并签字。这项措施有利于保证患者安全,降低手术风险的发生率。

(三)病案质量标准与"零缺陷"原则

零缺陷管理的内涵是,通过对生产各环节、各层面的全过程管理,保证各环节、各层面、各要素的缺陷等于"零"。因此,需要在每个环节、每个层面必须建立管理制度和规范,按规定程序实施管理,并将责任落实到位,彻底消除失控的漏洞。病案质量管理要按照"零缺陷"的管理原则建立质量管理体系,以"工作标准必须是零缺陷,而不是差不多就好"为前提。制订可行性强的病历书写规范、病案质量管理标准、质量管理流程、各岗位职责等制度,加大质量控制的有效力度。在病案质量控制中要引导医务人员注重书写质量与标准的符合,而不是合格率。强化全员、全过程的质量意识,使医务人员知晓所执行的内容、标准、范围和完成时限,增强工作的主动性和责任感,改变忽视质量的态度,建立良好的质量环境。

四、ISO9000 相关知识

(一)ISO 的定义

ISO 是国际标准化组织(International Organization for Standardization)的缩写,是一个非

政府性的专门国际化标准团体,是联合国经济社会理事会的甲级咨询机构,成立于 1947 年 2 月 23 日,其前身为国家标准化协会国际联合会(ISA)和联合国标准化协会联合会(UNSCC)。我国以中国标准化协会名义正式加入 ISO。

(二)ISO 族标准

ISO 族标准是 ISO 在 1994 年提出的概念,是指"由 ISO/TC176(国际标准化组织质量管理和质量管理保证技术委员会)制订的所有国际标准"。该标准族可帮助组织实施并有效运行质量管理体系,是质量管理体系通用的要求或指南。它不受具体的行业或经济部门限制,可广泛适用于各种类型和规模的组织,在国内和国际贸易中促进理解和信任。

1.ISO 族标准的产生和发展

国际标准化组织(ISO)于 1979 年成立了质量管理和质量保证技术委员会(TC176),负责制订质量管理和质量保证标准。1986 年,ISO 发布了 ISO8402《质量—术语》标准,1987 年发布了 ISO9000《质量管理和质量保证标准—选择和使用指南》、ISO9001《质量体系设计开发、生产、安装和服务的质量保证模式》、ISO9002《质量体系—生产和安装的质量保证模式》、ISO9003《质量体系—最终检验和试验的质量保证模式》、ISO9004《质量管理和质量体系要素—指南》等 6 项标准,通称为 ISO9000 系列标准。

2.2000 版 ISO9000 族标准的内容

2000 版 ISO9000 族标准包括以下一组密切相关的质量管理体系核心标准。

(1)ISO9000《质量管理体系基础和术语》,表述质量管理体系基础知识,并规定质量管理体系术语。

(2)ISO9001《质量管理体系要求》,规定质量管理体系,用于证实组织具有提供满足顾客要求和适用法规要求的产品的能力,目的在于增进顾客满意。

(3)ISO9004《质量管理体系业绩改进指南》,提供考虑质量管理体系的有效性和效率两方面的指南。该标准的目的是促进组织业绩改进和使其他相关方满意。

(4)ISO19011《质量和/或环境管理体系审核指南》,提供审核质量和环境管理体系的指南。

3.2000 版 ISO9000 族标准的特点

从结构和内容上看,2000 版质量管理体系标准具有以下特点:①标准可适用于所有产品类别、不同规模和各种类型的组织,并可根据实际需要删减某些质量管理体系要求;②采用了以过程为基础的质量管理体系模式,强调了过程的联系和相互作用,逻辑性更强,相关性更好;③强调了质量管理体系是组织其他管理体系的一个组成部分,便于与其他管理体系相容;④更注重质量管理体系的有效性和持续改进,减少了对形成文件的程序的强制性要求;⑤将质量管理体系要求和质量管理体系业绩改进指南这两个标准,作为协调一致的标准使用。

(三)ISO9000 族系列标准

ISO9000 族标准是国际标准化组织颁布的、在全世界范围内使用的、关于质量管理和质量保证方面的系列标准,目前已被 80 多个国家等同采用,该系列标准在全球具有广泛深刻的影响,有人称之为 ISO9000 现象。我国等同采用的国家标准代号为 GB/T19000 标准,该国家标准发布于 1987 年,于 1994 年进行了部分修订。

ISO9000 族标准总结了各工业发达国家在质量管理和质量保证方面的先进经验,其中 ISO9001、ISO9002、ISO9003 标准,是针对企业产品产生的不同过程,制订了 3 种模式化的质量保证要求,作为质量管理体系认证的审核依据。目前,世界上有 80 多个国家和地区的认证机构,均采用这 3 个标准进行第三方的质量管理体系认证。

ISO9000 族标准中有关质量体系保证的标准有 3 个（1994 年版本）：ISO9001、ISO9002、ISO9003。

1.ISO9001

ISO9001 是 ISO9000 族质量保证模式标准之一，用于合同环境下的外部质量保证。ISO9001 质量体系标准是设计、开发、生产、安装和服务的质量保证模式。可作为供方质量保证工作的依据，也是评价供方质量体系的依据；可作为企业申请 ISO9000 族质量体系认证的依据；对质量保证的要求最全，要求提供质量体系要素的证据最多；从合同评审开始到最终的售后服务，要求提供全过程严格控制的依据。

2.ISO9002

ISO9002 是 ISO9000 族质量保证模式之一，用于合同环境下的外部质量保证，是生产和安装的质量保证模式。用于供方保证在生产和安装阶段符合规定要求的情况；对质量保证的要求较全，是最常用的一种质量保证要求；除对设计和售后服务不要求提供证据外，要求对生产过程进行最大限度的控制，以确保产品的质量。

3.ISO9003

ISO9003 是 ISO9000 族质量保证模式之一，用于合同环境下的外部质量保证。可作为供方质量保证工作的依据，也是评价供方质量体系的依据；是最终检验和试验的质量保证模式，用于供方只保证在最终检验和试验阶段符合规定要求的情况；对质量保证的要求较少，仅要求证实供方的质量体系中具有一个完整的检验系统，能切实把好质量检验关；通常适用于较简单的产品。

五、电子病历质量管理

(一)电子病历书写要求

基本要求：电子病历的书写应当客观、真实、规范、完整，电子病历的书写应当符合国家病历书写基本规范对纸张与格式的要求；医疗机构应建立统一的书写格式，包括纸张规格和页面设置，完成时限与原卫生部《病历书写基本规范》要求保持一致。可以使用经过职能部门审核的病历书写模板，理想的模板应该是结构化或半结构化的，避免出现错误信息；同一患者的一般信息可自动生成或复制，复制内容必须校对；不同患者之间的资料不可复制。电子病历的纸质版本内各种资料(包括各种检验、检查报告单)须有医师或技师签名。

(二)电子病历修改

1.修改基本要求

(1)医务人员应按照卫生行政部门赋予的权限修改电子病历。

(2)修改时必须保持原病历的版式和内容。

(3)病历文本中显示标记元素和所修改的内容。

(4)电子病历修改时必须标记准确的时间。

2.修改签字

(1)电子病历修改后需经修改者签字后方可生效(电子签名正式实施前系统自动生成签名并不可修改)。

(2)对电子病历当事人提供的客观病历资料进行修改时，必须经电子病历当事人认可，并经签字后生效。签字应采用法律认可的形式。

(三)电子病历质量控制

1.质量监控方式

电子病历质量控制包括对网上病历信息和打印的纸质病历实施的质量控制。病历质量检查工作应采取终末质量监控和环节质量监控相结合的方式,实现实时控制质量,做到问题早发现、早纠正。

2.质量监控重点

(1)应将环节质量监控作为主要手段,尽可能应用病历质量监控软件来实施。

(2)应将危重死亡病历、复杂疑难病历、纠纷病历、节假日病历、新上岗医师病历等作为质量控制重点,实施专题抽查,重点突出。

(3)应将病历书写的客观性、完整性、及时性、准确性、一致性,以及内涵质量作为监测内容,防止电子病历实施后出现新的病历质量问题。

3.质量监控标准

(1)电子病历质量控制依据原卫生部《电子病历基本规范》及有关病历书写的要求进行,网上电子病历和打印纸质病历等同标准,且同一患者的纸质与电子病历内容必须一致。

(2)环节电子病历质量监控发现问题后及时纠正,终末电子病历质量监控须评定病历质量等级。

(3)医疗机构应对电子病历质量控制结果实施严格奖惩。

(李　凯)

第八章 住院病案管理

第一节 住院病案的登记与管理

一、住院病案登记工作的概念及意义

住院病案登记工作是将有关病案的资料根据不同的目的和需要收集到一起,进行有选择的或提纲式的简记,使其成为系统的资料,便于应用和管理,它是住院病案信息管理中的一个必要的组成部分,是住院病案信息的二次开发,是住院病案信息管理的基础。做好住院病案登记工作有以下意义。

(1)住院患者登记是住院患者的明细表,便于了解每个病案号被分派给患者的情况,等于住院病案编号的总目录,掌握住院病案发展的动态。

(2)可明确患者是否已在医院建立有住院病案,避免住院病案号码的重复发放或将相同的号码发给不同的患者。保证住院病案信息管理系统的完整性,是进行系统编号管理的关键。

(3)住院患者的各种登记是统计的原始数据,完成住院患者有关的医疗统计。

(4)对病案信息进行二次加工的各种登记,为住院病案信息的开发利用提供了多途径查找检索的线索。

(5)了解各临床科室的住院情况:以病案编号为序的住院病案登记是掌握住院病案发展的明细表,患者每次住院都要进行登记,以便掌握住院病案的流动情况。住院病案的多项登记往往能够解决一些其他资料检索时不能解决的问题,弥补其他工作的不足,它可以起到充实病案查找线索的作用。因而登记工作从一开始就要做到登记资料的完整、准确,从登记内容的安排和设计上产生出合理的效应。随着计算机在病案信息管理中的应用,烦琐的手工住院病案登记已逐步退出,取而代之的是通过计算机的简单操作即可完成涵盖病案信息的多种登记。

二、住院病案登记的要点

(一)第一次住院的患者

患者第一次到医院住院,应该作为一个新患者登记,但必须问清楚患者是否住过院,以证实是不是新住院患者。尽管患者认为未曾住过院,住院登记处的工作人员也应与病案科核对,确定

是否真的没有建立过住院病案。

现在,住院登记处工作人员利用医院计算机 HIS 系统输入患者就诊卡号,就可直接了解患者是否第一次住院,或历次住院的基本信息。

如果患者没有建立过住院病案,就要收集患者的身份证明资料,记录在新的住院病案首页上,并给予登记号即病案号。在发出的登记号下登记患者的姓名以免今后发放重复号码。登记应包括以下内容:登记号(病案号)、患者姓名、登记日期、科别。举例如下。

172842 林中 男 2008 年 10 月 8 日 外科

医院计算机 HIS 系统对住院患者登记已程序化,内容详细、准确,计算机控制新住院病案号发放,解决了以往人工登记多点派发新住院病案号的混乱现象。利用激光打印住院病案首页基本信息取代了以往人工填写。

(二)有住院病案的患者

如果患者曾经住过院即已有住院病案,使用原病案号,通知病案科将原住院病案送达病室。并根据提供的信息核对住院患者姓名索引卡,记录所有信息变化情况。

计算机化管理住院患者姓名索引,已将以往的纸质资料全部输入微机便于查询、利用,便于随时记录变化情况。

需要说明的是,患者就诊卡的使用,实际上患者第一次来院就诊时即有了 ID 号及病案号,患者在办理住院登记时,只需核对就诊卡显示的患者基本信息,根据病案首页的项目做缺项补充,使用就诊卡原有的病案号。

(三)出院患者的病案处理

对于每天出院的病案,应根据要求按病案号的顺序分别记录于各种登记簿中。或计算机录入住院病案的各种登记记录,使资料更准确、更清楚,查找更快,存储更方便。

三、住院病案登记的种类

(一)住院病案登记

患者入院时,就应建立住院病案登记,以病案号为序,登记患者的身份证明资料等,患者出院补充登记有关出院的情况,并作为永久保存的资料。

1.登记的内容

(1)必要项目:病案号、患者姓名、性别、年龄、身份证号码、入院日期、出院日期、科别、病室。

(2)其他项目:籍贯、职业、出院诊断、入院诊断、手术操作名称、治疗结果及切口愈合情况。

2.登记的形式及作用

(1)卡片式登记:一般适用于一号制管理的病案。患者建立了门诊病案仅有部分患者需要住院治疗,由于门诊病案的数量发展快,手工登记工作量很大,一般不做病案登记,患者住院则形成了登记号码的间断,实行一号制管理病案采用卡片式登记,可随时按病案号调整卡片的位置,满足住院病案登记依病案号的大小顺序排列的要求。

(2)书本式登记:适用于按病案号次序连贯登记的两号集中制或两号分开制的住院病案。①由于按患者住院先后编号登记,自然成为按患者住院日期进行登记,这就提供了按患者住院日期查找病案的线索;②疾病诊断、手术名称、性别、年龄、职业等项目,以及再次住院患者的登记,都可作为统计的原始资料,提供各项统计数据;③由于患者住院登记的项目较全,可以从中查找出某一项需要的资料,而不必调用病案,因而可以省去很多人力,也可以减少病案的磨损;④住院病案总目录的登记能准确掌握住院病案的全貌,显示病案的发展数字;可以了解住院患者的基本信息,如主要疾病诊断、治疗结果等。患者姓名索引是以患者姓名索取病案号码,进而查询病案资料;通过住院病案总登记,可从病案号了解该病案所属患者的姓名与基本情况。

(3)计算机登记:HIS系统从患者建卡就诊即录入了患者的基本信息,患者住院的有关信息设计高质量的计算机数据库即可完成各项登记,便于信息的加工和检索,同时可以充分发挥登记的作用和对资料的利用,全面地掌握病案整体情况。

从完善病案信息管理系统来讲,不论是门诊还是住院病案的建立,亦不论是一号制或两号制的病案管理,在建立病案时都应按号登记,以掌握病案号的分配、使用,整体及个体病案的发展情况。因为门诊患者多,病案发展快而对门诊病案号的分派不予登记,是管理上的缺陷。计算机系统化的应用则可完成被分派病案号的患者所有信息,避免上述管理问题。

(二)各科出院患者登记

各科出院患者登记是永久性的记录。是按患者出院时的科别及出院日期的先后登记的。

1.主要项目

科别、病案号、患者姓名、性别、年龄、出院日期、入院日期、住院天数、出院诊断、手术名称、切口愈合情况、治疗结果等。

2.各科出院患者登记的作用

(1)是查找病案的一个途径,可按出院日期或科别来查找所需的病案。

(2)可为病案讨论提供即时病案,或为检查某段时间的医疗情况提供所需的病案。

(3)帮助统计工作提供部分原始数据。

(4)核对检查完成及未完成病案,以掌握住院病案的归档情况。

(三)转科登记

1.项目

除一般登记的必要项目外还应有入院日期、转出科别、转入科别、转科日期、疾病诊断。

2.作用

主要作为统计的原始资料,也可作为提供查找病案的原始记录。

(四)诊断符合情况登记

1.项目

必要的登记项目及入院日期、科别、入院诊断、出院日期、出院诊断、医师姓名等,亦可包括门诊诊断、术后诊断、病理诊断等。只记录经临床证实、检验检查证实误诊、漏诊等不符合的病例。

2.作用

它既是统计的原始资料又可作为病案管理的永久性资料。①可以通过登记掌握出入院诊断的符合情况,了解医院、诊所及社区医疗单位的整体医疗水平或医师的诊断水平、业务能力;②可帮助查找某一时期有误诊、漏诊情况的病案,以利开展病例讨论,总结经验教训,提高诊断水平和医疗质量;③可作为考核、晋升医师职称时的参考依据。

据我国目前状况对于各种疾病的诊断符合率,没有提供界定的硬指标,鉴于此种情况作为信息资料的开发利用,对每份出院病案进行此项登记无实际意义。建议只登记经临床、手术或病理证实的误诊、漏诊的病例,更具有实际意义。

（五）死亡与尸体病理检查登记

1.项目

必要项目及死亡日期、科别、死亡诊断、尸检号、病理诊断等。

2.作用

通过它可以掌握全部死亡和尸检病例的情况，从而：①迅速准确地提供死亡和尸检的病案；②作为统计的原始资料，可统计医院内某一时期的死亡及尸检情况；③从中分析临床诊断与尸检病理诊断的符合率，了解医院、诊所的诊断水平；④根据死亡病案，分析死亡原因，检查和分析医疗工作质量。

病案的登记虽然种类繁多，在用手工操作时要根据不同功能、作用重复抄录，如今医院 HIS系统的建立，病案首页信息的全部录入通过不同的项目组合可达到随意检索的目的，提高了病案信息的利用率，极大地减轻了病案管理人员的工作负担。

（杨　宏）

第二节　住院病案内容的排列

一、住院病案的形成

病案的形成是在患者首次与医疗部门接触开始，是医务人员对患者所做的咨询、问诊、检查、诊断、治疗和其他服务过程医疗信息的积累，这种积累使每个患者的医疗信息记录都具有一定的连贯性和连续性。

（一）住院病案的形成

从患者开始办理住院手续到出院的全部过程是医院内所有工作人员为患者服务的过程，是医务人员（医师、护士、实验室及其他医技科室的人员）、营养师、住院处及结账处、病案科的工作人员相互协作，整个过程产生了大量有价值的医疗信息，这些信息经过病案管理人员的整理、加工形成了住院病案。

1.建立住院病案并分派病案号

患者在门诊就医经医师确定需住院治疗者，持医师所开具的住院证在住院处办理住院手续，住院处为其建立住院病案并分派一个住院病案号（适用于两号分开制的病案管理）后进入病房。如患者系再次住院，住院处须立即通知病案科将患者以前的病案送达病房。

2.病房医师、护士的诊疗和护理记录

病房医师要连续详细地记载患者的发病、诊断、治疗及最后的结果，整个过程包括病程、诊查所见、治疗和各种检查结果；护士要记录有关护理观察和治疗计划及为患者所做的其他服务的资料。

3.患者的治疗过程、最后诊断和出院记录

患者出院时，医师要在病程记录的下面记载患者出院时的状况、诊断、治疗及患者是否需要随诊；医师要写出院记录，展示评判治疗、支持诊断的全部资料，并记录最后结果及出院后的注意事项；要在病案首页上记录主要诊断，以及其他诊断、手术操作名称、转归情况，注意在病案首页上签名以示对病案资料负责。

4.患者住院期间的所有资料返回病案科

患者在出院处办理好出院手续后,其在住院期间的所有资料都被送到病案科。

5.病案的整理、装订和归档

病案管理人员将患者的所有资料按一定要求进行整理、装订后即形成了住院病案,并入病案库归档保存。

(二)一份完整病案的标准

一份完整的病案必须包括"按事情发生的先后顺序记录的充分资料以评判诊断,保证治疗及最后效果"。完整的医疗记录的标准如下。

(1)有足够的资料证实已做出的诊断。

(2)叙述执行的是什么手术,为什么要做,做了什么,有什么发现,并详细叙述麻醉过程。

(3)叙述最后的诊断及外科手术操作。

(4)由治疗患者的医务工作者签名以证实无误。

(5)如果病案是逐步汇集的,应有足够的资料使其他医师或卫生工作人员能够接管对该患者的治疗(如交接班记录)。

(6)完整地收集患者所有医疗资料及相关资料。

(7)严格按照资料顺序的规定进行整理、装订。

(8)完成病历摘要、疾病和手术分类的编码和各种索引,满足了保存病案的目的。

(9)准确无误地归档。

二、病案的排列方式

作为病案工作者,必须始终重视患者资料的完整性和准确性,使之可随时用于患者的现在和将来的医疗。医疗记录的组织可以按患者资料来源或患者的问题进行。病案资料排列的原则,要以符合人们按时间发展的阅读习惯,能够迅速找到所需要资料的顺序排列。

(一)一体化病案(integrated medical records,IMR)

一体化病案是指所有的病案资料严格按照日期顺序排列,各种不同来源的资料混合排放在一起。

在一体化病案记录中,同一天期内的病史记录、体格检查记录之后可能排放着病程记录、护理记录、X光报告、会诊记录或其他资料。每一次住院的资料在病案中用明显的标志分开。

采用一体化病案形式的优点是向使用者提供了一个按时间发展顺序表示的某一医疗事件的全貌。其缺点是几乎不可能进行同类信息的比较。例如,了解血糖水平的变化,检查记录放在病案中的不同位置,从而使查找和比较都很困难。信息一体化可有不同程度的实施,最常见的是一体化的病程记录,即所有病程记录按时间顺序排列,而其他资料另外排放。

(二)资料来源定向病案(source oriented medical records,SOMR)

资料来源定向病案是根据资料来源排列的病案,将不同来源的资料按同类资料集中在一起,再分别按时间顺序排列。如医师的记录、护士的记录、实验室检查资料等分别收集起来,按时间发展的先后顺序排列。我国的病案内容排列大都采取这种方法。

病案作为信息交流的工具,怎样能更有效地迅速地检索、提供资料,是发挥病案的价值并使其具有保存意义的关键。在许多情况下,病案内的资料不易检索、不能被有效地开发利用,这是因为医疗记录往往是随时性记录,是在入院记录、病史、病程记录、护士记录或 X 线和其他实验室报告中无组织地、凌乱地、分散地记录,而且通常又没有指明疾病情况或问题的标记,病案常常越来越厚,显得杂乱无章,致使重要资料的检索既困难又无可奈何,也为医务人员内部交流设置了障碍。

在国外许多专家认为,解决这个问题的最好办法就是要使病案结构化,又称"结构病案",也有人称为表格病案。结构病案是指一种计划好的表格,其使用的语言与设计形式是统一的,所有用该表格的人都要遵循同一种形式,这种病案的构成能适用于所有情形。

结构病案很容易实行自动化的管理。随着目前医疗领域中计算机的使用不断增加,结构病案有利于实现使人工到自动化系统的转变。但是,完全性结构病案缺乏对个别问题进行描述的空间,因而使医务人员感觉很受格局的限制。

这说明,病案的结构化并非等于完全采用表格记录的方式,例如,病程记录往往需要进行描述,所需的记录空间要大,表格的限制将使记录受到影响而可能造成资料不全。因而,病案的结构化适用于"既定性信息"的记录,如病案首页等医疗表格。

(三)问题定向病案(problem oriented medical records,POMR)

1.问题定向病案的概念

问题定向病案是根据问题记录排列的病案,是为满足各种标准而建立的一种结构病案的形式。问题定向病案是由劳伦斯·韦德(Lawrence Weed)博士于 20 世纪 50 年代后期首先设计的。这一概念要求医师在问题的总数和内部关系方面研究患者所有的问题,分别地处理每个问题,并促使医师确定和处理每个问题的路径都很清楚。它可以在获得所有事实的基础上对此进行评价。

劳伦斯·韦德博士于 1969 年写出了《医学教育和病人护理》(*Medical Records Medical Education and Patient Care*)一书,他在序言中指出:要达到医疗效果,有两个必备的基本手段,即开发可能为所有的人提供医疗信息的交流系统;建立对患者问题和病情发展过程明确表述的系统。他认为过去的病历书写有如下欠缺:①对患者不能充分发挥医务人员集体的综合效应(群体医疗作用);②对患者的资料、数据的收集和积累不完全、不恰当;③缺乏对日常诊疗的检查、核对机制;④资料难以综合高度分化的各专科的医疗情况。

问题定向病案和过去的诊疗记录有着根本的区别,过去的诊疗记录,是中世纪以来长期习惯使用的流水账式书写方式,是以医护人员为中心而撰写的备忘录,其内容是主观的、冗长的、罗列的、分散的;而问题定向病案是一种科学的综合记录,它对取得的信息进行归纳、分析,列出问题一览表。问题是从患者整体(社会的、心理的、医学的)中找到的,据此可以制订合理的医疗方案,其内容是提炼的、简明的、有说服力的,是一目了然的。

2.问题定向病案的组成部分

(1)数据库(基础资料):建立问题定向病案的第一步是建立一个综合的数据库。内容包括患者的主诉、现病史、过去医疗史(既往史)、系统检查及体格检查的结果。

(2)问题目录:数据库一旦收集,应对资料进行评价并建立问题目录。每个问题对应一个编号。问题目录放在病案的前面,就如同一本书中的内容目录,即问题的编号名称像书中的章节、页号及题目一样。而在资料来源定向记录与问题定向病案记录之间概念上最大的不同就是问题目录。

特征:问题定向病案记录是在填表者理解水平的基础上表达问题,问题目录不包括诊断印象,它是治疗计划中的一部分。

"问题"的含义:问题这一术语,是指需要管理或有诊断意义的检查,即指任何影响个体健康生存及生活质量的情况,因而它可以是内科、外科、产科、社会的问题或精神病学问题等。

问题目录的内容:在设计问题目录时,每个问题都要注上日期、编号、标题、活动问题、非活动问题、已解决的问题。①活动性问题:是指患者目前存在的、影响健康的、需要解决的问题;②非活动性问题:是指患者过去的一些重要的病史,手术史和过敏史及本次住院期间已解决了的问题;③活动性问题的列表标准:患者存在的活动性问题,一些需要继续观察治疗的情况及高度可能复发的疾病均作为活动问题列表的标准,活动性问题一旦解决,就应列到非活动性问题栏目中。记录活动性问题的方法:当病情不明确时,记录临床表现;一旦明确了诊断,就在其后画个箭头并随之填上诊断。

问题目录的作用:登记了所有的问题;在以患者为整体的治疗过程中保持了资料的有效、全面和可靠;可用于本专业人员、患者及其他医务工作者进行交流;清楚地指明了问题的状况是活动的、非活动的,还是已经解决的;可作为医疗指导。

(3)最初的计划:根据问题目录中所确定的问题,制订患者问题管理的最初计划,是使用问题定向病案进行计划医疗的第三个步骤。①诊断性计划:是为了收集更多的资料而做的计划,如为辅助诊断需要做的实验检查计划等;②治疗性计划:为患者治疗所做的计划;③患者教育计划:计划告诉患者要为其做些什么。

(4)病程记录:这是问题定向病案记录的第四个步骤。病程记录必须是按问题编制,因为对每一问题都要分别处理,故每一问题一定要通过其编号及名称清楚地表示出来。病程记录可以是叙述性的,也可以是流程表式的。

叙述性记录又分为 SOAP 4 个项目,通常记录时先写日期,再以每个问题的编号和标题为引导。

S(subjective data):由患者直接提供的主观信息。如患者的主诉、症状、感受等。

O(objective data):由医师或护士获得的客观信息。

A(assessment):医师或护士的判断、分析和评价。

P(plant):对患者诊断、治疗的计划。

病程记录的作用:病程记录的这种结构类型提高了医师处理每个问题的能力及决定问题的途径,可显示出医师思维过程的条理性;如果书写正确,可使每个参与医疗和质量评价的人,对每个问题的理解及所进行的管理都会很清楚,便于对患者的治疗及对医疗质量的评价。

流程表(flow chart/sheet):①适用于处理复杂快速变化的问题,它是观察患者病程最适当的方式;②用途,即可用于问题定向病案(POMR),也可用于资料来源定向病案(SOMR);③设计流程表的步骤,应首先确定使用流程表的具体临床科室;确定所需要监护患者的状况;确定提供最大关注时所需资料收集的监护频率,这通常都在表格的上端指出。使用流程表的临床状况通常决定监护频率。

流程表是病程记录的一种特殊表格,在得到批准后,方可放到病案中,没有必要一定要将其放入每一份问题定向或来源定向病案中。

(5)出院摘要:完成病案的最后一步是准备出院摘要,在问题定向病案中,这项工作很容易做。医师在做问题定向病案的出院摘要时,可简要地总结已为患者解决了的特殊问题的治疗结果,并可着重介绍出院时没有解决的问题及简要地指出将来的诊断、治疗及教育计划。这一切均可从问题表上反映出来。

在结构式问题定向病案中,使用逻辑的显示系统是从数据库收集资料开始的。随后是问题目录,它可以帮助医师确定患者出现的问题,这一资料放在病案的前面,使负责治疗患者的每个医务人员都能知道患者的所有问题。从数据库和问题目录中,产生了治疗的最初计划及诊断性检查,即治疗患者的医师决定去做什么。然后是通过使用 SOAP 的方法记录问题,说明贯彻执行的情况。

3.问题定向病案的作用

问题定向病案是一种很有用的交流工具,它可以使病案资料能明确地显示出来,并促进了医师与其他医务人员之间的交流。

正如前面提到的,结构病案在系统中促进了临床科研、教学与计算机的应用,完善了医疗评价的资料检索。它通过把患者看作是一个整体,而不是孤立的事件或情节,从而提高了医疗质量。

4.问题定向病案的应用范围

这种结构式问题定向病案不是广泛使用的,特别是在那些较大且繁忙的医院不大适宜。它主要在一些小医院、诊所或初级卫生保健中心比较广泛地被使用。

5.问题定向病案书写方式的主要优点

(1)书写的过程要求医师全面考虑和处理患者的所有问题。

(2)或多或少地迫使医师按问题的严重程度的顺序,去解释和处理患者的问题。

(3)使医师或其他人员在使用病案时,能够按照任何一个问题的进程了解患者的情况。

6.病案人员的责任

不管病案是按问题定向还是来源定向进行组织,病案工作人员均应该帮助医师及其他医务工作人员准备结构合理的表格,以促进资料的收集,并且使他们很容易得到所有不同层次的资料。

三、出院病案排列次序

我国最常用的住院病案排列是按资料来源排列次序。各部分病案记录的编排应按照日期的先后顺序,但患者在治疗期间与其出院后的病案编排顺序几乎相反,特别是护理记录及医嘱部分是按日期倒排的次序排列。原因是患者治疗期间,医师所要参阅的是患者最近的病情及其医疗措施,故将最近的记录放在最上面。患者出院后病案装订成册是永久性的保存形式,故应按日期先后顺序编排。这里提出的病案内容的排列顺序并非绝对的标准,但它是根据"使用上的要求"这一原则进行编排的,这个"要求"是病案排列的目的,便于资料的参考和使用。

(一)出院病案一般可分为六个部分

(1)病案首页:患者的鉴别资料。

(2)患者住院前的门诊记录。

(3)医疗部分:医师对疾病进行诊断、治疗所做的记录。

(4)检验记录:各种检查化验的记录和报告单。

(5)护理记录:护理人员对患者的观察、处置、护理所做的各项记录。

(6)各种证明资料:如手术操作知情同意书、各种证明书等。

(二)住院期间病案的一般排列顺序

(1)体温单(按日期先后倒排)。

(2)医嘱记录单(按日期先后倒排)。

(3)入院记录,入院病历。

(4)诊断分析及诊疗计划。

(5)病程记录(按日期先后顺排),包括计划治疗内容。遇有手术时,尚须填写下列记录单:手术前讨论记录单;麻醉访视记录单;麻醉记录单(按病程记录次序顺排);手术记录单(按病程记录次序顺排);手术室护理记录单;手术物品清点单;手术后记录(即手术后病程记录,排在该次手术记录后;如再有手术,应按先后顺序接在后面),出院或死亡记录。

(6)特殊病情及特殊治疗记录单(按日期先后顺排)。

(7)会诊记录单(按会诊日期先后顺排)。

(8)X线透视及摄片检查报告单(按检查日期先后顺排)。

(9)病理检查报告单(按检查日期先后顺排)。

(10)特殊检查报告单(如心电图、超声、放射性核素、CT、磁共振等,按检验日期先后顺排)。

(11)检验记录单(按页码次序顺排)。

(12)检验报告单(按报告日期顺排,自上而下,浮贴于专用纸左边)。

(13)中医处方记录单。

(14)特别护理记录单(正在进行特别护理时放在特护夹内)。

(15)病案首页。

(16)住院证。

(17)门诊病案。

(18)上次住院病案或其他医院记录。

(三)出院病案的一般排列顺序

(1)目录页(包括诊断、手术、出入院日期等,一次住院者可以省略,该部分内容由病案科填写)。

(2)住院病案首页。

(3)患者住院前的门诊记录。

(4)入院记录、入院病历包括患者一般情况、主诉、现病史、既往史、个人史、婚育史、月经史、家族史、体格检查、专科情况、辅助检查、初步诊断、拟诊讨论。

(5)病程记录(均按日期先后排列)包括首次病程记录、日常病程记录、上级查房记录、疑难病例讨论记录、交接班记录、转科记录、阶段小结、抢救记录、有创诊疗操作记录、会诊记录、术前记录、术前讨论记录、麻醉术前访视记录、麻醉记录、手术记录、手术安全核查记录、手术清点记录、术后首次病程记录、麻醉术后访视记录、出院记录或死亡记录、死亡讨论记录、其他一切有关病程进展的记录。

(6)治疗图表。

(7)治疗计划。

(8)X线报告。

(9)各种特殊检查报告(心、脑、肾等)。

(10)血尿便痰常规检查登记单。

(11)各种化验回报。

(12)病理检查回报。

(13)特别护理记录。

(14)体温脉搏图表。

(15)医嘱单。

(16)新生儿病历。

(17)入院证、病危通知书、领尸单等。

(18)手术操作知情同意书、输血治疗知情同意书、特殊检查和治疗知情同意书。

(19)护士病案(如患者死亡护理记录、液体出入量记录等)。

(20)随诊或追查记录。

(21)来往信件(有关患者治疗情况的材料)、证明书。

(22)尸体病理检查报告。

(杨　宏)

第三节　住院病案信息的收集与整理

一、住院病案信息的基本内容

病案信息管理人员必须了解病案所包含的内容。住院病案保存了医务人员对患者进行医疗的有关信息,它准确地记录了诊疗的事实,起到支持诊断、评判治疗效果的作用。因此,病案信息管理人员在收集与整理住院病案时,首先必须清楚地知道病案的基本内容。

(一)患者鉴别信息(即患者身份证明资料)

病案必须包括足够的信息用于鉴别患者的病案。如病案号、患者姓名、性别、出生年月、年龄、民族、国籍、工作单位、家庭住址、籍贯、身份证号码、就诊卡号等。

(二)患者的病史信息

记录患者的主诉、现病史、既往病史、个人史及婚育史,以及家族的疾病史。

(三)有关的体格检查信息

记录一些与本次病情有关的身体检查及常规的体格检查情况。通常指呼吸系统(肺)、循环系统(心脏、血压)、消化系统(肝、脾)、神经系统的叩、听、触、扪的检查记录等。

(四)病程记录

记录患者病情的发生、发展及转归过程。住院患者的病程信息在时间上往往具有连续性和连贯性。门诊病案则只有在患者再次就诊时才有记录,因此,其能否连贯记录取决于患者的就诊情况。

(五)诊断及治疗医嘱

主要包括医师的会诊记录(会诊指当患者在治疗过程中疑有其他科的病情时,请其他科或其他医院的医师共同对该患者的病情做出诊断和治疗的活动过程)、拟诊讨论记录、治疗计划、所施治疗方法的医嘱(医嘱指医师为患者的检查及治疗给予护士的指示记录,医嘱分为口头医嘱、临时医嘱、长期医嘱）。门诊病案的医嘱记录形式与住院病案不同，它只被简单地记录于当日诊疗记录中，不作为病案整理的内容。

（六）患者知情同意书

通常用于住院患者或急诊留诊观察的患者。它包括患者病重、病危通知书（此通知书是下达给患者家属的，为一式两份，患者家属及院方各执一份）；医疗操作、手术同意书（凡进行具有一定危险性或对患者可能造成一定不良影响的操作时，需征得患者或患者家属或授权人的签字同意方能进行）。患者知情同意书具有一定的法律作用。

（七）临床观察记录

临床观察记录是医师及护士对住院患者或急诊留诊观察的患者病情观察的记录。如患者体温单、护理单、特别护理记录等。

（八）操作及实验室检查报告

如临床所做的腰椎穿刺（抽取脑脊液）、骨穿（骨髓穿刺）、活组织检查、内镜检查等的报告单；各种生化检验如血、尿、便常规报告单；影像学检查（如 X 线、CT 扫描、磁共振、超声波检查等）报告单；心电图、脑电图、肌电图检查报告单等。

（九）医疗结束时的结论

患者住院期间的医疗结束时，通常要有出院记录，其内容包括最后的诊断、治疗后的结果及治疗的主要过程（内容简明扼要）、对患者出院后的建议等。

（十）病案的特殊标志

不论是住院病案还是门诊病案，有些重要的医疗信息需要使用特殊的标志，以便迅速引起使用者的注意。例如，青霉素过敏、装有心脏起搏器或肾透析的患者等，这些信息应在病案首页以特殊的标志显示出来。如果这些内容出现在病案资料的其他地方，应使用色标以表示这是使用者需注意的特殊和重要的资料。病案管理者在整理病案时，有提醒医师对重要问题或事件等信息的遗漏应及时补充的义务，并按有关规定做出明显的标志。

二、出院病案的回收

出院病案能否及时回收，关系到医疗机构各类统计报表的生成、病案数字化储存、临床医师借阅、患者复印资料等工作的顺利进行。国家卫生行政部门要求医疗机构产生的某些信息、数据及时上报。因此出院病案在规定时限内及时收回是非常重要的一项工作。

病案管理人员应在患者出院后的 24 h 之内将所有出院病案全部收回，因此这项工作每天都要履行。收集出院病案可依据各病房出院患者日报表进行核收，但由于某种原因医师未能完成病案记录，导致个别病案不能按时收回。因此对未能按时收回的病案，应有记录。在收取出院病案时应注意收取患者住院前送达病房的门（急）诊或住院病案，以及滞后的检验检查报告单（即患者已经出院这些检验检查报告单才送回到病房或出院处），这样才能保证病案信息资料的完整性。

有些地区和单位将出院病案回收的时间定为患者出院后 3 d 或 7 d，有些单位每月月底回收一次，甚至未经病案科收回，病案即从病房被取走，这不是好的工作作风，也是长期困扰病案管理人员的难题。国家规定患者出院 24 h 完成出院记录，实际上决定患者出院时医师就应完成出院记录，形成"今日事、今日毕"的良好工作习惯。延迟 3 d 或 7 d 才去完成应于患者出院当日就应完成的工作，延迟数天追补记录，未能建立一个良好的工作秩序，难免出现误差。将患者出院数天的病案共同滞留于病房容易造成资料的混乱、丢失,不利于病案的安全管理,给病案统计工作带来的是多方面影响。有关国家统计报表的数据不能及时上报,患者复印病历、医保费用理赔、其他参考查询病案资料均不能及时提供;病案的整理、编码、质量监控、归档都不能按时完成。作为病案管理者要勇于坚持原则,督促医院领导和医务人员按规定于患者出院 24 h 内收回病案。

三、出院病案的整理

(一)出院病案的整理

出院病案的整理工作是将各方面的资料收集起来,按照一定的组织系统及要求加以编排整理,在整理过程中进行病案资料质和量的分析,并检查病案内的各个组成部分,以确保资料的完整性、准确性,使病案的组织统一化、内容系统化,便于使用时能较快地找到所需要的资料。

出院病案的整理是一项极细致的工作,不只是单纯的排序、装订。病案管理人员要负责对病案的书写质量做出鉴别分析,促使医务人员提供完整的病案记录。每份住院病案的内容都比较复杂,包含有各种不同的记录,各种疾病的常规检查亦各不相同,患者签署的知情同意书则是赋予医师行医的职权,这些记录都是医师对患者实施正确诊疗的依据。有些病案则是今后医疗、教学、科研及法律方面的重要资料,病案管理人员在每天整理分析病案时,必须认真检查各项记录是否完整。根据《病历书写基本规范》要求,每册出院病案其所涉及的项目必须填写完整;每种疾病的常规检查和必要的特殊检查一定要齐全;所有手术操作中切除的组织必须有病理学检查报告;每项记录表单必须有患者的姓名、病案号、日期及医师签字。这样才能保证病案信息的准确性、完整性。既为患者的继续医疗提供了有效的医疗资料,也能很好地保护患者、医护人员及医疗机构的法律权益。因此对出院病案的整理在质和量上都有较高的要求,这就要求病案管理者具备一定的基础医学和临床医学知识,对正确的病案记录有详细的了解,能够根据病案记录分析病案内容的完整性,并按要求整理出合格的病案。

(二)任务

(1)每天上午到各病房收集前一天(24 h 内)出院患者的病案及住院前的老病案,同时送达患者在门诊时的检查检验回报单。

(2)按照整理要求及出院病案内容排列顺序的规定做好整理、编序、装订工作。

(3)负责有关病案的出院及分科登记工作。

(4)负责督促有关医师及时完成病案记录。

(5)负责对出院病案书写质量的检查,发现问题及时反馈有关科室医师或向领导反映,保证病案记录的完整性。

(6)负责住院病案完成后病历页码的标注。

(三)要求

(1)按时收回或签收出院病案,应注意收回老病案,个别未能按时收回的病案应有记录,并提示医师按规定的时限及时送交病案科,或在短时间内再次前往病房收取。

(2)整理出院病案必须逐页检查姓名、病案号;检查病案书写的字迹是否清晰、工整、易认;检查各种必要的检验检查报告是否齐全,并及时追索未回的报告,对已有报告的粘贴不合乎要求的应重新粘贴;每页记录的右上角应书写页码。

(3)检查各项记录是否完整,发现记录不全、有书写差错者,应及时通知有关医师补写或重写,保证病案资料的准确与完整。

（4）及时准确地做好出院病案的各种登记,字迹应工整、易认,不准潦草,且必须用钢笔书写。登记出院日期必须将年、月、日注明,不准只写月、日不记年份。

（5）使用病案全程计算机网络化管理时,应及时录入患者出院的信息,保证各项登记完整,便于查阅和检索。

（6）病案装订时应以左边和底边为准,将所有记录页对齐,如用线绳装订应勒紧,使之平整。

(四)出院病案整理工作流程

（1）在患者出院前一天,病房经治医师将出院病案、门诊病案、出院证明、诊断证明和出院后用药处方等填写并签字后,由总务护士或护士长将病案按规定顺序整理后,放入固定地点,病案应在患者出院后24小时内由病案管理人员回收至病案科。每月至少由主治医师主持召开一次出院病案讨论会,总结检查病案书写质量和各种记录是否齐全,补充完善后由主治医师签字、归档,出院病案讨论会是一次很好的临床带教活动,科主任应同时参加。

（2）一切诊治结果报告,如病理检查报告及病理图片、特种治疗的报告单和各种检查检验单等,均应及时归入病案。

（3）病案科对出院病案必须按规定次序排列,对各项记录应再次检查、整理。

（4）将整理好的病案,加盖封面、封底或封袋,并在封面显著位置盖印或以墨水正楷书写病案号码、姓名、入院及出院日期,然后装订、标注页码。死亡患者的门诊病案应附于住院病案的后面。

（5）病案科于每月月底清点出院病案份数,如有缺少应及时查找归档。

（6）已装订的病案,在住院病案总目录（出入院患者总登记本）上将出院日期、转归情况等逐项进行登记,并进行疾病和手术操作分类编目,死亡患者应进行死亡登记或死亡患者编目。

（7）编目完毕的病案,应及时按病案号顺序排列归档。

（8）收到病区用毕退回的其他医院病案,应及时在病案收发本上登记,然后挂号寄还原医院。

四、各种检查、检验报告的管理

(一)检查、检验报告管理的意义

医疗事业的不断发展,使现代医疗工作中各种检查、检验手段成为证实疾病诊断,肯定治疗方法不可缺少的辅助医疗工作,其对科研、教学尤有重要意义。现代临床实验室的检查方法日趋完善复杂,其中有许多检查对于寻找病因、病灶的定性、定位、确定诊断及治疗方法具有重大的意义。随着工业和科学的不断发展,医疗仪器设备日益精密复杂,临床医学、科学研究日益广泛地使用各种器械、特殊装置对人体某一系统或器官的功能状态进行检查测定,这对了解病变的部位、范围、性质和程度,疾病的诊断,特别是对一些疾病的早期诊断、预防与治疗都有极大的意义。目前,各种实验检查项目有数千种之多,各种医疗器械检查的功能测定的项目,据不完全统计也有上千项。而这些检查、检验设备并非临床医师一人所能操作,因此每项检查、检验都必须由医师为患者开出申请单,经过实验室为患者检查、检验后,再将结果回报给医师,但大部分结果由于其滞后性而回到病案科后才被归入到病案内。各种检验回报和特殊检查记录都是病案资料的重要组成部分,也是病案管理中对病案内容质量检查的一项重点,做好了检查、检验回报的管理才能保证病案资料的完整性。如果病案管理人员未把检验检查结果正确地归入到病案内会使医师的诊断失去重要的科学依据,影响对患者疾病的处理,尤其是使病案资料的价值受到了很大的损失。因此,对这项工作应进行严密的科学管理。

(二)检查、检验报告管理的任务

(1)负责整理、查找、粘贴各种检查、检验回报单,并将粘贴好报告单的病案归档。

(2)负责错号报告单的查对工作。

(3)保存暂时无法归档的报告单。

(三)检查、检验报告管理的方法

1.建立签收制度

对一些比较重要的报告单应建立签收制度,加强实验室人员和病案管理人员双方的责任感,减少或杜绝差错:①指定专人负责签收各种检查、检验报告单;②确定需要重点签收的检查、检验报告项目,如病理检验报告、核医学检查报告等一些特殊检查项目;③做好签收登记,准确清楚地记录签收的检查、检验报告的项目、数量、科别、日期、签收者的姓名;④若患者正在住院期间应及时将检查、检验报告单送至病房。

2.进行系统的整理

对各种检查、检验报告单的规格要求如下:①与病案记录页纸张大小相等,如心电图、脑电图、病理检查等报告单;②为病案记录页的1/2,如X线透视、超声波检查、骨髓检查等报告单;③为病案记录页的1/4,是使用最多的一种,如化验室的血、尿、便检查报告单;④极少数报告单的纸张大小不一、不合规格,如一些医疗仪器自动打印的结果单,不是过小就是大于病案记录页。对大大小小的检查、检验报告单,每天必须加以整理,使之整齐地贴放在病案内。

3.整理要求

(1)在查找病案及贴放装订报告单的过程中,必须逐一核对病案号、患者姓名,防止发生差错。

(2)住院患者的一切检查、检验报告单要按照住院病案整理顺序统一集中贴放、装订。

(3)所有小张化验单粘贴时要注意保持整齐,采用叠瓦式的粘贴,并使每张化验单的上边露出空白以供填写化验项目及结果、日期等,便于医师查找翻阅。

(4)对住院患者的化验单,要求主管医师将检查项目、结果、日期填写在报告单的上方空白处,且阴性结果用蓝色墨水填写,阳性结果用红色墨水注明。

(5)各类报告单一律沿表格用纸的左边粘贴,装订一律以病案的左边、底边为齐。若报告单的纸张过大,在不损伤记录的情况下予以剪贴,以便保持整齐。

(四)检查、检验报告管理的要求

(1)对于每天回收的患者的检查、检验报告单,应及时、全部放入病案内并整理粘贴。

(2)粘贴时应按检查日期及病案内容的排列顺序贴放。要求不错贴,不订错排列顺序。

(3)如果未查到病案的检查检验报告单,应在当日查对各登记簿及病案示踪记录,查明病案去向。

(4)在查对错号报告单时,要细致分析其错号的原因,可根据患者姓名索引查对并纠正报告单错误的病案号,核对病案记录中是否有此项检查,准确地将报告单归入病案内。

(5)对未能归档的报告单,必须保持按病案号码顺序排好,以备查找。

(6)对无法查对的差错报告单,应保存起来按时呈送医院领导,并按要求定期统计各种报告单因病案号码或姓名差错而无法归档的错误率,提供领导者参考,便于领导及时掌握情况,便于改进工作。切不可将无法归档的报告单弃之,否则当事人将要承担法律责任。

（7）对于患者的特殊检查、检验报告单要及时归档,防止丢失,稍有疏忽将造成医疗资料的损失,影响患者的继续医疗及医保患者费用的理赔,甚至造成不必要的医疗纠纷,使患者、医院和医务人员的利益受到损害。

（8）病案管理人员应认识此项工作的重要性。要熟悉业务,具有高度的责任心,与各实验室相互配合,本着对患者及医疗信息负责的态度完成任务。

（杨 宏）

第四节 住院病案的编目与检索

病案具有广泛的知识内容,是一座蕴藏着丰富医学知识的宝藏,病案管理人员对其进行整理加工及编制各种索引,是打开宝藏的钥匙,利用病案的人员可以根据不同的需要和使用目的,检索到需要的病案资料。病案管理人员对病案信息开发建立的索引有患者姓名索引、疾病分类索引、手术操作分类索引、医师索引、随诊索引等。

一、疾病分类与手术操作分类索引

疾病分类和手术操作分类编目是病案信息科学管理中的一项基本工作,是把病案首页上医师所填写的疾病诊断和手术操作或有关健康问题,用国际标准予以分类编码建成索引,以备日后科研、教学、查询、统计分析、检索之用。国家规定国标《疾病分类与代码（国际疾病分类ICD-10）》,手术操作分类 ICD-9-CM-3 作为我国疾病分类和手术操作分类的标准。疾病分类涉及临床所有学科,需要掌握医学知识和相关知识,必须接受专业培训的才能胜任。特别是综合医院各专业学科齐全,接受诊治患者的病种广泛,更需要具备较强的知识。况且分类规则复杂、规定繁多,编码时必须查阅病案,非一般工作人员所能胜任。如果未经专业培训或单纯使用计算机程序编码,则必然产生分类编码的错误。国外从事疾病分类编码工作的人员必须经过专业培训,参加专业协会的考试持证上岗。例如,美国的注册卫生信息技术员（registered health information technician,RHIT）可以从事编码工作。1992 年美国专门设立了疾病分类资格认证考试,如编码专业证书（certified coding specialist,CCS）;编码专业证书-医师为主（certified coding specialist-physician based,CCSP）（如开业医师、专科诊所编码人员）、编码助理证书（certified coding associate,CCA）,只有通过资格考试,测验及格发给证书,才能上岗。我国台湾病历管理协会近些年也在举办疾病分类人员资格考试。中国医院协会病案管理专业委员会自 2005年以来开展的国际疾病分类编码技术资格认证考试,截止到 2010 年底全国已有 990 人通过考试,促进了编码准确率的提升,为编码人员持证上岗做准备。有些地区的医保局已经规定,编码人员没有通过认证的医院不得接受医保患者。

原卫生部规定 1987 年在我国使用国际疾病分类（ICD-9）进行病案首页的疾病分类编码、住院患者疾病分类统计和居民病伤死亡原因分类统计。目前我国病案的疾病编码使用的是国际疾病分类 ICD-10（第 2 版）;手术操作分类使用 2008 版的 ICD-9-CM-3。

（一）编码和索引制作方法

（1）以国际疾病分类作为编目的指导书籍,按规则进行分类编码。

（2）索引以疾病分类各章节的编码顺序排列。

（3）审核每份病案诊断名称、手术操作名称书写是否完整符合要求。

（4）主要诊断与主要手术操作选择是否正确。

（5）按编码查找要求准确分类确定编码。

（6）注意随时查阅病案。

（7）手工操作多采用卡片式编制索引，设备有卡片柜、导卡、索引卡。

当前信息技术的飞速发展，病案信息管理工作许多项目已被电子化所取代，更适用于疾病分类和手术操作索引，医院已普遍在 HIS 系统中用计算机操作编制疾病分类和手术操作索引。计算机操作给工作带来许多方便，提高了工作效率，然而在工作中切不可粗心大意、简单从事。编码人员一定要随时查阅、分析病案内容，做好分类编码工作。更不可在分类编码时，只按医师书写的诊断，而不加审查，完全照搬；不使用 ICD 书籍查码、核对，完全按计算机字库编码，必然产生编码的错误，这已被各地多年实践所证实。

（二）ICD 编码技能水平考试的必要性

1998 年，国务院发出《关于建立城镇职工基本医疗保险制度的决定》以来，国家为了有效控制过度医疗，节约医疗资源，减轻患者负担，各地卫生领导部门纷纷出台制订按病种管理付费的方法。为规范病种的管理借鉴国际上相关诊断分组（DRGs）的管理方法，规范疾病病种管理的诊断治疗，给予准确的国际疾病分类编码，作为医疗保险单位对医疗费用理赔的依据。然而这一决定执行得并不理想，未能达到预期效果。究其原因是疾病编码的误差给医疗费用理赔核算造成困难。

世界卫生组织 1981 年在北京协和医院设立疾病分类合作中心，原卫生部、国家质量监督检验检疫总局将国际疾病分类定为我国的《疾病分类与代码》的国家标准。原卫生部制订下发了住院患者疾病分类统计表、居民病伤死亡原因统计表；全国统一使用的病案首页，规定要将病案首页的疾病诊断和手术操作按照国际疾病分类（ICD）进行编码，20 多年的使用情况并不乐观。以北京市对 21 家三级和二级医院 16 个病种 17 万余册病案疾病分类编码检查，平均错误率在 23%，其他地区的编码错误率约在 30% 或更高。

经过专业培训在我国使用多年的 ICD，为什么编码错误率居高不下，通过参加编码技能水平考试人员的情况分析如下。

1.疾病和手术操作的发展

疾病分类和手术操作分类随着科学与时代的发展也在不断地发展，1993 年 ICD-9 向 ICD-10 的转换，2005 年根据医学发展 WHO 对 ICD-10 进行修订更换了第 2 版，手术操作近年来飞跃发展增加了许多新方法。随着分类规则的变更和新的疾病、手术不断出现及版本的更迭，人们必须随时学习新知识，掌握新规则，但基层单位很难及时派出人员参加学习更新知识。

2.人员更换

病案队伍不稳定，不少医院院长对于病案信息管理认识偏差，不认为病案信息管理是个专业，将 1~2 年内即将退休的医护人员未加培训安排做病案管理和疾病编码，人员更迭频繁，一些地区卫生局的同志反映有的单位 5 年内病案编码人员换了 3 名；有些单位医院院长认为有了计算机编码库，不批准学员购买必备的 ICD-10 工具书。

3.认识错误

不了解国际疾病分类，误认为计算机疾病编码库完全可以代替 ICD 编码，现有的 ICD 编码库多为计算机开发人员按照工具书编制,但ICD-10的应用规定有许多的编码规则,原卫生部和世界卫生组织对于主要诊断的选择又有许多规定,计算机编码库不能体现替代规则的应用,一些同志将一些诊断挂靠在名称类似的项目下;加之疾病情况是千变万化的,最终还需要编码人员参阅病案进行分析取得正确的编码。一味地依赖计算机编码库,自以为编码正确,不理解、不掌握ICD-10的理论和原则,不加分析是编码错误的主要原因之一。一些未能通过考试的同志,踌躇满志满以为可以通过考试,拿到试卷大为诧异,不会编码,发现自己使用ICD-10原版书籍的编码技能接近于零。

4.知识匮乏

ICD-10融入了很多知识是一个知识性很强的专业,涉及医学知识、临床知识和编码规则理论。国际疾病分类与临床工作紧密结合,但是在医学教育中却没有这门课程,医师不了解ICD对于诊断书写的要求、主要诊断选择规则不清楚,而编码人员要面对所有临床科室的疾病诊断进行分类编码,知识匮乏常常造成分类编码的错误。

(三)疾病分类编码是医保费用理赔的依据

按病种管理医疗付费以来,由于屡屡出现疾病编码错误,广西柳州市医疗保险中心2005年在处理医疗费用的理赔达到了非常困难的境地,患者、医院、医保中心都不满意,为解决这一难题,柳州市医保中心从解决编码的准确性入手,邀请中国医院协会病案管理专业委员会进行疾病分类ICD-10的培训。

(1)组织全区51家医院,医院院长、医师、编码员进行ICD-10基础知识培训,包括疾病主要诊断的选择,疾病和手术操作名称规范书写。

(2)加强医院数据的一致性。整理与规范疾病和手术编码数据库,全市统一使用。

(3)在提高编码人员编码水平的基础上进行编码技能水平考试,要求各医院必须配备有考试合格的人员从事疾病编码,否则,医院不能接受医疗保险患者。

2008年4月柳州市医保中心,邀请病案管理专业委员会进行疾病与手术分类编码检查,通过对2007年5 365份病案编码质量检查,结果表明医院配有通过水平考试的编码员分类编码错误率很低。编码员没有通过系统学习,疾病分类编码库没有及时维护的医院,编码错误率可达50%以上。几年间柳州市经过5次举办培训,大大提高了疾病和手术分类的编码水平。北京市医疗保险事务管理中心也将编码人员水平考试列为医院考核的重点。

自2005年8月至2010年11月,病案管理专业委员会多次举办ICD培训班,应各地相约在15个省市(包括北京)进行了31次编码技能水平考试,先后有2 063人次参加考试,经过答卷测试有990人考试及格,得到合格证书,通过率47.99%。但还应理智的认识,通过考试的同志大多数只是刚刚踏过门槛,对于深入掌握ICD-10的理论、分类编码的原则,以及难于分类编码的诊断还有欠缺,还需要不断加强学习,掌握更多的医学知识和疾病、手术最新的进展情况提高编码水平,为医改做贡献。为了巩固成绩不断提高编码人员水平,病案管理专业委员会在《中国病案》杂志设立继续教育测验栏目,要求考试及格人员按期答卷,每两年注册一次,每年达到继续教育20学分准予注册,否则资格被自动解除。

当前疾病分类和手术操作分类正在关系着国家的医疗改革的开展,关系着城镇社会医疗保险、新型农村合作医疗的开展,2010年医疗工作试点开展的临床路径,都需要得到疾病分类编码的支持,国家医疗卫生统计数据也需要准确的分类编码。随着我国收费体制按项目收费走向按病种收费的改变,各方面对疾病分类和手术分类及其编码的准确性要求更高,病案管理专业成为

"患者-医疗单位-医疗付费"之间的桥梁,需要更多的高素质人员。病案管理专业委员会在中国医院协会的领导下,适时地开展了 ICD-10 编码技能水平考试,培养锻炼了一批具有较高能力的疾病分类编码人员,疾病分类的编码水平确有提高,适应了国家医疗改革之需,中国医院协会给予编码技能水平考试的支持实为医改之需,明智之举,得到各方面支持和认可。

二、医师索引

医师索引主要来源于病案,由病案科将每个医师医疗工作的情况进行分类登记、收集整理而成。这是考核全部医务人员医疗工作业绩、医疗质量、专业素质、进行梯队建设的重要信息资料,其他部门无可取代,也是病案管理部门具有行政管理职能的体现。

(一)内容

医师索引主要包括医师姓名、工号或代码、职称、科别、日期、接诊患者的病案号、手术患者的病案号、备注等。

(二)作用

医师索引主要用于医师的工作量统计,包括接诊门诊患者数、治疗住院患者数、参与手术数等,可为考评医师业绩、医疗质量、业务水平、职称晋升提供依据。

三、患者职业索引

患者职业索引的目的在于研究疾病防治与患者所从事工作的关系。许多疾病与大自然、工作环境、有害物质接触、空气污染等关系密切;人们从事的工作、工种与接触的环境有害物质直接影响人们的健康,如接触粉尘作业、化工作业、射线接触的工作人员皆为易感人群。职业索引可为职业病的防治、流行病学研究及其他科学研究提供信息。

患者职业索引信息主要来源于病案首页内容,因此要保证索引数据准确,病案首页患者职业的采集必须详细、准确,不能只是简单填写干部、工人等,应该填写具体职业,如清洁工、电工、化工厂工人、教师、会计、护士等,通过职业了解其与疾病的关系。

患者职业索引以各种职业建卡,登记罹患的疾病及该患者的病案号。

四、患者来源索引

通过患者来源了解医院的工作及服务范围,主要是外地与本地患者来源情况,外地患者越多,说明医院医疗质量越高,声誉越好。结合患者的疾病谱可了解地区的疾病发生情况,对多发病、流行病进行重点的调查防治,防止疫情蔓延。对此,卫生行政部门对医院患者的来源情况非常关注。

患者来源信息也是通过病案首页信息获得,因此病案首页中患者户口所在地信息需要填写详细、准确。以地区名称建卡,登记该地区就诊患者的病案号。

病案资料各种索引的编制,通过完善的医院计算机病案首页信息系统进行信息组合均可完成,替代了原有大量的手工操作,病案信息的电子化是病案管理发展的必由之路。

（杨　宏）

第五节 随诊管理

　　医院的随诊工作是医疗信息收集的前伸与后展,是完整收集医疗信息的必要步骤,是一项与医院的医疗、教学、科研活动密切相关的重要工作。它弥补了患者到医院前的健康信息和患者出院后的疗效信息收集不足的状况,对医疗、科研、教学工作有重要的支持作用。

　　随着医疗制度改革的深入,基本医疗、社区医疗的建立为患者的医疗创造了更为良好的医疗环境,也为医院开展便捷的随诊工作提供了一条好的途径。

一、概述

(一)随诊的概念

　　医院根据医疗、科研、教学、管理的需要,与接受治疗和出院后的患者保持联系或预约患者定期来医院复查,对患者的疾病疗效、发展情况继续进行追踪观察所做的工作称作随诊。传统的随诊方法是医务人员到患者家中访视或发函调查了解病情,追访医疗服务效果、给予健康指导,故又称为随访。简单地说,随诊是医院在患者结束医院内的诊治工作之后,继续对其追踪、查访的活动。

(二)随诊工作的目的

　　(1)医院开展随诊是医院医疗、科研、教学、管理活动中的一项重要工作。基于条件的限制,在医院诊疗期间医师们主要关心患者诊断治疗的现阶段情况,以前的病史作为医疗的参考。出院后患者的情况只能通过随诊来了解,通过患者的书面反映或来院检查,给予其健康指导。开展随诊工作可以使医师获得患者的全面信息,通过对随诊资料的总结分析,达到如下目的:①对患者进行继续医疗和恢复健康给予指导;②验证医师的诊疗方法是否正确、恰当,总结医疗经验,避免或减少今后的误诊、漏诊,提高医疗水平;③观察患者的健康状况及近期、远期的治疗效果,研究发病原因,追踪病情变化;④探索疾病发生、发展的规律,提高医疗质量和发展医学科学、保障人民健康;⑤改善工作和服务措施,加强医疗质量管理,更好地为患者服务。

　　(2)根据医学科学的发展规律,病案信息管理人员协助医师全面、系统地收集患者信息,使医师们掌握各种疾病发生、发展和消失的规律,达到提高医疗质量和发展医学科学的目的。病案信息管理随诊工作的目标是:①建立科学的随诊管理体系,能够准确地建立随诊目标(患者)的各种可靠联系方式,提示随诊时间、内容及相关事项;②及时、准确、完整、安全地获取患者有关的康复信息;③及时、准确、完整、安全地传递医师对患者的指导和约诊信息;④协助医师整理、统计、分析随诊资料;⑤为管理部门收集、整理、提供随诊资料。

　　随诊是一项不可忽视的工作,是医院全面质量管理的重要环节。一份完整的病案应该包括随诊记录,有了随诊才能对各种疾病的诊治形成一个连续、完整的过程。患者通常在发病期来医院就诊、检查和治疗,这只是某种疾病发生过程的一个阶段。在这一阶段中,医师对其进行了比较全面的检查、诊断和治疗,有的患者痊愈了,有的病情好转了,有的患者则疗效不明显甚至病情恶化,在此阶段的诊治过程中,医师对该疾病的发生、发展及患者接受治疗的效果能够有准确的了解,并全部记录在病案中。但是对患者治疗后的远期疗效、病情变化、发展趋势及原因等,医师则需要通过对患者的随诊获得相关信息,在随诊的过程中了解患者出院后的病情变化,并对疾病的治疗给予必要的指导和建议,或约请患者按期来院复诊。例如,一位癌症患者经确诊后,回到当地进行放疗,一段时间后医院通过随诊了解到患者出现了放疗并发症的早期症状,及时给予指导,减轻了患者的痛苦,控制了放疗并发症的发展,并为放疗并发症的预防方法积累了资料。不仅如此,当患者治疗中断或查出病情而没有来医院的情况下,为了使患者及时得到诊治,可以通过随诊工作及时通知患者到医院诊治,从而达到保障人民健康的目的,由此可见医院随诊工作的必要性及其重要性。

总之,随诊工作首先是为了患者的利益,在为患者做好服务的前提下通过随诊实现病案资料的完整,为进行科研、教学积累资料。为了医学科学的发展需要,不断提高医疗水平,医院应重视和发展这项工作。

二、随诊工作的种类

(一)医疗保健性随诊

医疗保健性随诊是对特定的群体进行有关保健项目的观察和访问,了解他们的健康状况,掌握发病、患病和死亡的情况。一般多采用定期健康检查的方法,如对员工的定期检查或进行家访和信访,以取得随诊资料。

社区居民在社区医疗中心建立医疗保健系统,对本地区居民的健康和疾病情况进行登记,并定期进行体格检查,对有关医疗保健项目进行观察访问,从而了解本地区居民健康和发病情况,掌握本地区某一疾病的发病率和病死率。这些都属于医疗保健性随诊。

(二)预防保健性随诊

某些工种的工作人员长期接触有害物质,处在有害环境中。对这些职工定期进行健康检查、监测和长期随诊,以了解他们的健康、发病和患病情况。如对于从事放射线、粉尘工作及化工作业的职工,通过定期随诊,进行流行病学调查,对致病因素提出预防性措施和改善工作环境的建议,以达到消除病因的目的。

(三)研究性随诊

当患者结束医院内诊断治疗后,为了证实诊断和观察疗效,需要对出院患者进一步了解,称之为研究性随诊。这也是医院开展随诊工作的常见出发点。研究性随诊又可分为以下两种。

1.诊断性随诊

一般多用于医院的医技科室,主要目的在于对已经做出的诊断报告做进一步的核实,以辨明诊断的正确程度。活动开展过程中,对医疗技术部门的检查报告单与临床病案记录进行核查、核实诊断的正确程度,必要时邀请患者来院复查,总结经验教训,改善检验技术,以提高诊断水平。

2.疗效观察性随诊

疗效观察性随诊是指患者在结束医院内诊断治疗后,医院继续对其病情的发展进行追踪观察,以了解患者的治疗效果特别是远期疗效和疾病的发展趋势,通过随诊取得患者治疗后的信息资料,供临床总结分析。

三、随诊方法

医院患者治疗后随诊的范围应根据医院的医疗、科研、教学和管理任务而定。综合性医院科别多,病种复杂,涉及面广,进行全面随诊工作量大,既无必要又有一定的困难。因此可根据医院工作的重点,结合各科专题选择性确定随诊病种的范围,没有必要对所有患者进行随诊。专科医院的随诊可选择与专科疾病有关的病种列入随诊范围。

(一)常规随诊

常规随诊又称定期随诊,是医院和临床科室根据医疗、科研、教学、管理需要,事先确定对某些患者或某些疾病患者进行长时间或限定时间的定期随诊。随诊管理人员凡遇到规定的病例都要建立随诊登记,按规定对患者进行随诊,称为常规随诊。

常规随诊的范围可根据医院医疗、科研的重点,由医院和临床科室确定对某一病例进行随诊,随诊时间和间隔随诊的期限由临床医师决定。对某些罕见的病例、疑难病例、慢性病或肿瘤等疾病也可终生随诊,以了解疾病的全过程及患者的生存时间。

1.常规随诊的工作方法

现代的随诊操作一般都是使用计算机协助,可以利用计算机信息共享的功能,节省信息采集时间,提高信息的准确性和一致性。另外,由于计算机的功能强大,可以设定一些条件,自动提醒需要随诊的患者、时间及内容。甚至可以通过计算机自动向患者的电子信箱发放随诊函。由于计算机的逻辑操作基于手工操作,因此为了更清楚地说明操作方法,仍采用手工的方式进行说明。

随诊操作首先是由随诊组负责制订常规随诊卡片和随诊年月活动卡片。

随诊卡片使用方法:①每个确定随诊的病例,需填写一张常规随诊卡片;②将卡片按病种及特殊治疗项目等进行分类;③设置随诊病种的指引卡,将各种疾病的随诊卡区别存放于指引卡后;④各种疾病随诊卡片按病案号顺序排列,置于卡片柜中。

随诊年月活动卡:每个确定随诊的病例填写一张随诊年月卡片,以保证按期随诊。各种疾病的随诊年月活动卡片,按照准备进行随诊的年、月时间顺序放于卡片柜中。

2.操作顺序

(1)根据随诊年月活动卡,按期进行随诊。

(2)区分随诊病例是本地患者还是外地患者。

(3)对本地患者,通知其按期来医院门诊复查;给外地患者发随诊调查表进行信访或通信咨询。

(4)将随诊日期及结果,简明扼要地记录于常规随诊卡片上及病案内随诊记录中。

(5)抽出随诊活动卡片,记录本次随诊日期,并将卡片移置于下一次应随诊的年月活动卡片档案内待用。

每次进行随诊前,随诊人员应调阅病案,如发现患者已在近期来医院门诊复查或已寄来信件,并且情况已符合随诊内容要求者,可以将其计算为一次随诊,即不必再次发信或通知患者来院复查,避免造成人力、物力上的浪费,给患者带来不便。

(二)专题随诊

专题随诊又称临时随诊,是指在指定的时间内对某一题目或所选定的病例进行一定范围内一次性的普遍随诊,并限期完成。其特点是对随诊的时间性要求强。医院工作中经常开展的专题随诊有行政专题随诊和医疗专题随诊(随访)。

1.行政专题随诊

医院为加强医疗行政管理,了解患者对医疗服务的满意度,经常征询患者对医院医疗服务的意见而开展行政随诊。如对某一时期内来本院就诊的患者进行调查,了解其对医院、社区、医疗保健部门内医务工作者的意见,对医疗、保健方面的要求,以便有针对性地制订有关管理条例,并以此作为对医疗工作评价、改善医疗作风和医疗条件的依据。开展行政专题随诊及随诊资料的使用者通常为医疗行政部门,如医院的医务处(科)、院长办公室、门诊办公室、营养部等,或卫生行政部门。随诊调查的对象可以是患者或患者家属,常限于本市、本地区的患者。

2.医疗专题随诊

医疗专题随诊主要是医院的临床科室和医技科室,为某项临床工作总结或科研课题调查进行的随诊。通过随诊调查了解某种疾病的临床诊断技术和治疗效果,患者的愈后和远期疗效,某种手术、药物疗效观察,以及医技科室检查实验诊断报告的准确率,以此总结经验或进行某项专题研究。

开展医疗专题随诊的主要对象是在医疗单位接受诊疗的本地患者及外地患者,必要时可通过患者的家属或亲友进行随访。进行专题随诊必须做好下列工作:①有关科室应向随诊组提供本次随诊的目的,随诊范围、对象和期限;②提出随诊的科室要与随诊组共同设计好专题随诊表,表格内容应切题明确,文字通俗易懂,便于被调查者填写,使之利于收集整理;③随诊组所执行的专题随诊,应经有关领导审批同意后方可开展工作。

四、随诊的方式

医院开展随诊的方式有5种:请患者来医院门诊随诊;通过填写调查表开展信访随诊;对来院检查有困难的患者进行家访随诊;对多次信访无反馈者委托当地机构或医疗组织代随诊;电话及电子邮件进行随诊。

(一)门诊随诊

门诊随诊是约请患者到医院门诊就诊,随诊组通过门诊就诊记录获取随诊资料,这种方法适用于居住在本地区且有条件来医院门诊进行复查的患者。

门诊随诊的患者数量大,特别是综合性医院设有很多专科、专病的科室及门诊。心血管病、肿瘤病、妇产科、口腔科、整形外科等专科医院几乎对所有接受治疗的患者都要进行随诊,随着时日的延长,随诊的病例数量亦随之增长。不论是专科、专病门诊,还是专科医院,门诊随诊过程要完成两个任务:对来院随诊的患者了解其康复的情况,在门诊进行检查、治疗,指导患者的健康生活;还要为每位被邀到医院门诊随诊的患者做好随诊记录。

门诊随诊需注意做好以下工作。

(1)随诊组要有计划地通知随诊的患者,按预约时间到医院指定的门诊复查,并规定医师记录随诊情况。

(2)随诊组对预约随诊患者的病案进行调阅检查,以了解患者的随诊情况,若发现患者没有按期来院随诊,要主动再次函请患者,以达到门诊随诊的目的。

(3)医院的医疗任务较重,为保证门诊随诊工作的顺利开展,各临床科室应每周安排固定时间指定专人接待被邀的随诊患者,并做好随诊记录。

(4)医院要为来院随诊的患者提供方便的就诊条件,如挂号室、病案科、门诊服务台等,给予患者就诊的便利。也可考虑给予约请来院随诊的患者免收挂号费的优惠。

(二)信访随诊

信访是随诊最常使用的传统方法。信访的调查内容应由申请随诊者设定,由表格委员会审核并协助设计印刷。

1.信访随诊的对象

信访随诊的对象包括:①接受治疗或出院后的外地患者,不便于请他们来门诊复查;②患者虽居住在本市,但不需要到医院复查,或因行动困难不便来医院检查者;③因科研专题的需要,在短期内总结某种疾病的资料所涉及的患者。

2.信访对随诊工作的要求

(1)对常规随诊的信访患者,随诊组要坚持按时发信。

(2)患者不能按期寄回信访报告时,应反复发信,直至获得患者反馈的信息。

(3)在得不到患者或家属的反馈时,可通过其他渠道进一步了解患者的有关信息,应力求将随诊的失访率降到最低水平。

3.开展信访随诊的方法

(1)某一课题在确定开展信访前,随诊人员需与课题组负责人制订随诊信函或随诊调查表,表格内容要切题明确,文字通俗易懂。寄发的调查表要字迹清晰地填写患者的姓名、病案号。

(2)随诊信中要礼貌地请患者或患者家属将随诊调查表清楚详细地填写,并嘱其及时寄回医院随诊组。

(3)随诊信件、随诊调查表(报告单),应装入专用信封寄出。并附回信的专用信封及邮票,尽量减轻患者的负担。

信访是随诊工作中十分重要的手段和方法,其收集的资料范围广,并可长期保持对患者的跟踪随诊,取得完整的病案信息资料,保证存贮病案的实用价值。

4.开展信访随诊用品

(1)信封:需准备两种不同的信访专用信封,一种是寄给患者信件用的印有医院名称的信封。另一种是供患者寄回随诊调查表的专用信封,在信封上印好医院的名称、详细地址、邮政编码。

(2)信访调查表,其中包括:住院患者随诊登记表;发给患者的随诊信函;请患者填写的随诊调查报告单;发给患者家属的表示慰问哀悼的信函;发给委托单位代随诊的信函。

(3)请患者复信的邮票,随诊调查报告的设计要求:①设计上,随诊调查表的设计要突出调查重点,简明扼要,由各临床科室的主任医师依照不同病种及诊治的特点,以口语化的问题形式列出,以利患者填写;②文字上,所涉及的文字内容,应避免使用医学术语,力求深入浅出,通俗易懂,便于患者理解,使之能够尽可能的填写完整、准确。保证随诊调查报告的质量和随诊资料的使用价值。每个调查表都必须印有医院名称、患者姓名、病案号等项目。

5.信访随诊工作操作常规

在医院随诊工作中主要是采用信访随诊方法。随着时间的推移,随诊病例的日益增多,信访随诊的工作量不断加大,为了有序地做好信访工作需要制订工作常规:①按随诊年月做活动卡的登记,以约定的随诊日期排列,将到期需信访的病案取出;②按病案号、患者姓名、通信地址详细填写在随诊信函的表格及信封,然后寄出;③对已通知但未做出反应的患者,或随诊信被退回者,应再详查随诊记录,并再次发信;④反复发信未能奏效者,可向患者的工作单位、居住地区的居民委员会和公安派出所查询,或与患者在其他治疗的医疗部门联系,最大限度地争取获得患者的信息;⑤在随诊时了解患者已故,在不明其死因和死亡日期的情况下,应及时向患者家属发出慰问哀悼信和病故调查表,以便进一步了解情况;⑥注意分析死亡原因是否与原所患病有关,以便在进行随诊统计时区别计算;⑦要将死亡患者的随诊卡片抽出另存,病案封面及随诊记录中明显标记患者死亡,以示停止随诊,防止因工作误差造成人力、物力上的浪费及给患者家属增添痛苦;

⑧对患者寄回的信函或调查表要在随诊卡片上登记,患者的回函请负责随诊的医师阅后归入病案内保存。将随诊年月活动卡片移至下次随诊时间栏内。

(三)家访随诊

家访随诊是由随诊人员、医师或由随诊组的人员及医师联合到患者家中,深入了解患者治疗后的疗效、目前患者的健康状况等,进行笔录或填写表格,以取得患者随诊的信息资料。特别是社区医疗工作的开展,社区医务人员深入患者家中进行医疗保健,对患者所患疾病按期随诊访视,它体现了国家和医务人员对患者的照顾与关怀。医院可利用社区医疗中心搭建信息沟通的平台开展随诊,提高随诊的成功率。

1.适合家访随诊的条件

(1)居住在本市,有医疗需要但又行走不便的患者。

(2)由于某种特殊原因,接受医院门诊随诊及信访随诊均有困难的患者。

2.对患者进行家访随诊的意义

(1)可直接深入、全面地了解患者的病情及其他健康状况,并及时给予指导,帮助患者解除病痛。

(2)可以大大地降低随诊失访率,体现社会对患者的关怀,给患者以温暖,是随诊中不可忽视的一种方式。

(四)委托当地机构(或医疗组织)代随诊

对随诊失访的患者采用委托当地机构(或医疗组织)代随诊,这是一种信访的特殊方式,以人文关怀构建和谐社会的观念企盼找到失访者。随着改革开放后社会经济的发展,城市改造、居民搬迁、人口流动加剧,患者原有住址变更,用原址寄发的随诊调查表往往不能到达患者手中,为减少随诊的失访率,求助于与患者有关的单位,获得新的线索后再寄发随诊信件。

采用代随诊办法的条件:经信访随诊方式反复发信后,始终得不到答复而又无法进行家访者。

可以协助医院代随诊的机构:①患者的工作单位;②工厂、企事业等单位的医务室、医务所等;③患者居住地的当地的医疗机构(如患者的合同医院、保健所、社区医疗单位等);④患者居住地的街道办事处;⑤患者居住地的公安局派出所等。

请求有关机构协助进行代随诊与信访随诊方式类似。除要求委托的机构代为填写一份随诊的表格外,还必须给受委托机构写一封措辞礼貌的协助随诊邀请函,从而达到随诊的目的。

(五)电话、电子信件随诊

近年来,随着通信现代化的发展,电信设备已经普及,利用电话及电子信件随诊,更有利于工作的开展,通过电话可迅速、直接与患者交谈,缩短了医患之间的距离,使患者感到更亲切,能更加清晰地了解患者的情况并写出随诊记录。但电话随诊容易出现信息传递误差,甚至不够尊重患者,因此与患者联系时应谨慎。

对拥有现代通信设备的患者更容易通过电子邮件了解患者的现状。利用现代化的电子通信设施进行随诊,不论是在本市还是在外地,都能够从患者那里迅速取得随诊信息,从而减轻工作和经济负担。由于电子邮件随访具有方便、快捷,以及信息传递准确率高的特点,因此,它将成为随诊工作的发展方向。

为了利用现代化通信设备开展随诊工作,医院应为随诊组配备专用电话和电子计算机并接通宽带网,以便向患者进行调查获得随诊资料。患者在办理住院登记时,病案管理人员需注意收集患者的联系电话、电子信箱等信息。

五、随诊的组织工作

随诊组织的建立不限于有研究教学任务的医院,所有医院均应建立随诊组织。做好患者随诊不但有利于医疗、教学、科研、管理等以提高医疗服务质量,而且还有利于建立和谐的医患关系,增强患者对医院的信任度,提高医院在医疗市场中的竞争力。随诊工作必须得到医院领导的重视和支持,配备足够的人员与必备的物资;同时也必须得到临床医疗科室和其他医疗技术科室的密切配合协作,有关人员负起责任才能更好地开展工作。因此随诊的组织工作格外重要。

(一)医院对开展随诊的责任

1.组织协调

随诊工作的开展涉及医院内很多部门,医院应做好组织协调工作,制订随诊工作制度并检查监督执行情况。

2.相关费用的支付

随诊工作特别是信访需要较多的经费,无论是信访、家访、电话、电子邮件随诊,还是随诊信息系统的开发、物资所需费用等,均应由医院负责,以保证随诊工作的顺利开展,而不应增加患者的经济负担。

(二)对临床医师的要求及责任

随诊工作在医院内的主要服务对象是临床科室的医师,为临床收集患者愈后的各种信息,通过对患者信息的总结分析,不断提高医疗诊断水平,从而更好地为患者服务。

1.患者入院时

要求临床医师应具备随诊工作的基本知识,在患者入院后询问病史和记录病历时,应注意核对随诊记录,必要时应增加一些可供随诊联系的患者亲友及通信处,为今后的随诊工作做好准备。

2.患者出院时

根据情况填写随诊计划,即填写病案首页随诊计划中的各项内容(随诊的时间等),以便随诊组的工作人员按要求做好随诊计划和工作安排。

3.患者随诊时

开展随诊工作的临床科室,应有指定医师负责患者的门诊随诊,并做好随诊记录,而且每周有固定的随诊时间。

4.尊重患者的意见

患者是否同意随诊,需要征求患者的意见,必要时要做患者的工作,以得到他们的支持和理解。

(三)住院处对开展随诊工作的责任

住院处是收集患者随诊信息的前沿,住院处的工作人员也应具备随诊工作的知识,在为患者办理入院登记手续时,应负责请患者或家属填写住院随诊登记表并给予填写指导,以保证内容填写准确齐全,字迹清晰。

(四)病案管理人员的责任

随诊是病案管理工作的组成部分之一,随诊记录可使原有的病案信息更加全面完整,每个病案管理人员要认识随诊在病案管理中的重要作用,应与医院内有关单位建立良好的协作关系。

同时从关心患者、爱护患者出发开展随诊工作,与患者建立良好的友谊,完满地获得患者的随诊信息。

1.建立病案时

患者在门诊建立病案时,应注意将病案首页中患者身份证明的各项内容填写齐全、准确、清楚,这是进行随诊工作的基础资料,以利今后开展随诊工作。

2.收到随诊信件时

对于患者反馈的随诊信件和调查表,都要按时归入病案。

3.对外接触时

由于随诊工作需要对外接触,因此病案科应以"随诊组"的名义与患者及有关部门联系,这样开展工作比较方便。

(五)随诊工作人员的职责与要求

1.确定随诊病种和随诊方式

随诊组要负责对医疗、教学、科研和管理所需的病例进行随访,根据医疗、教学、科研和管理的要求确定随诊病种、病例和随诊方式。

2.建立各项随诊登记

准确记录通信地址、随诊日期、随诊方式及患者反应。

3.制订调查表

根据病种随访重点的要求,与科研人员商定并印出问卷表格,按时寄给患者,请其答复并寄回,患者的答复文件,应转交有关医师阅后及时归入病案内存档。

4.及时掌握工作动态

要与各科负责随诊工作的医师、部门保持联系,掌握各科的工作动态。

六、随诊资料的应用

医疗技术水平的提高在于医疗实践积累和不断总结。经验总结应以临床实践全过程的科学资料为主要依据。而随诊工作恰恰提供了患者接受治疗及出院后的情况资料,经过长期随诊,可以掌握患者诊疗后的病情变化及远期疗效,并且通过对随诊资料的分析总结,提高资料的科学性,从而获得更为全面、可靠的资料。特别是对提高医疗水平有较重要的参考意义。

(一)随诊资料的应用

1.医院行政部门

医院行政部门可以通过随诊调查患者对医院医疗服务的意见,根据收集的资料进行总结,有针对性地制订相关管理条例,改善医院管理,评价医疗工作,改善医疗作风和医疗条件。

2.临床科室

临床科室通过对随诊资料进行分析总结,不断提高疾病的诊断和治疗水平,更好地为患者服务。下面就两种疾病的随诊情况,说明随诊资料的应用效果。

例一:某医院外科利用病案总结26年(1949—1975年)1 250例胃癌的临床手术治疗的手术类型和患者的生存率,对其中的1 080例手术患者做了随诊,共访到803例,随访率为76.9%,其中做了切除手术的患者703例,访到578例,随访率82.2%,通过对两种不同手术类型的随诊分析,得出如下结果。

胃癌姑息手术后的生存率:①仅进行剖腹探查术的病例,平均生存时间为 6.2 个月;②进行短路手术的病例,平均生存时间为 7.2 个月;③姑息性胃切除术的病例,平均生存时间为16.4 个月。

根治性胃切除术的随访病例统计结果:5 年生存率为 35.7％,10 年生存率为 31.0％,15 年生存率为22.0％,20 年生存率为21.4％,25 年生存率为11.0％。根据上述随诊病例分析,并以胃切除术后生存期 20 年的病例进行统计,结果说明:癌肿的大小、手术类型均与生存率有相关性。①远侧切除术的愈后较好:往往在肿瘤较小的情况下、手术切除的范围较大,切除的部位距肿瘤相对较远,因此愈后效果较好;②附加脏器的切除术愈后效果次之:往往是因为肿瘤细胞已转移到其他脏器,在可能的情况下,将转移的肿瘤与脏器一起切除;而肿瘤细胞已有转移者,愈后不太好;③近侧切除术的愈后居第三位:由于癌肿已经较大,不可能行远侧切除术,其愈后很差;④全胃切除术的愈后最差:由于癌肿几乎占据了整个胃,只好将胃全部切除,此时人的正常生理功能已被完全破坏,因此全胃切除术的愈后是最差的。

例二:某医院对 1956－1973 年 719 例食管癌手术切除后的患者进行了长期随诊,经统计分析得出以下结论。

从食管癌切除术的远期生存率,说明该疗法的效果:①随诊 3 年,生存率为 37.8％;②随诊5 年,生存率为29.4％;③随诊 10 年,生存率为20.8％。

分析不同阶段的食管癌外科治疗,得出治疗的进展情况。根据手术年份的随诊,将前 10 年(1956－1965 年)和后 8 年(1966－1973 年)分为两个阶段,并进行远期生存率的统计对比,得出以下结论:后一阶段的 3 年生存率为 52.6％,5 年生存率为 43.2％,分别比前一阶段的生存率高。后一阶段生存率提高的原因与近年食管防治知识的普及、患者就医早、手术切除范围广等因素有关。

统计分析影响食管癌远期生存率的因素,并将其资料作为改进今后治疗工作的依据。例如,①随诊统计表明癌瘤部位低者,其手术效果较高位者为佳。②食管癌的长度与手术切除后生存率有相对关系,癌瘤越短,远期生存率越高,随诊发现肿瘤 3 cm 以内者远期生存率最高。因此在选择患者、估计效果方面,以食管下段小的癌瘤手术效果最为理想;食管上段或较长的食管癌手术效果欠佳,以采取放疗为宜。③癌瘤侵犯食管壁的深度与手术切除后的生存率有重要关系。癌变局限于食管肌层内的随诊生存率明显高于癌变累及全层并向外侵犯者。④食管癌没有淋巴结转移是决定手术愈后的重要因素之一。无淋巴结转移者的远期生存率高 2～3 倍,差别极其悬殊。⑤食管切除断端无癌细胞残留与有癌细胞残留的差别显著,断端无癌细胞残留者的随诊远期生存率比有癌细胞残留者约高 1 倍。说明了手术范围尽可能扩大及手术彻底的必要性。

随诊死因分析说明:中、晚期食管癌切除后的死亡原因绝大多数与食管癌本身有关。经过长期随诊已知死亡且死因明确者有 358 例。其中,死于癌复发者 104 例,占 29.1％;死于癌转移者216 例,占 60.3％;二者合计占89.4％;38 例死于其他原因者,仅占 10.6％。

上述的随诊结论说明患者早期治疗的必要性、重要性。说明随诊在医疗科学方面的重要作用,说明用随诊方式观察出院患者远期疗效及各阶段的客观规律的重要意义,因此,做好随诊工作、不断提高随诊率以获得全面的科学资料,是做好临床医疗、教学、科研、管理及提高医学科学水平的基础。

(二)随诊统计

各种信息资料只有通过统计分析才能说明事物的发展情况,随诊统计不但能为医疗、教学、科研、管理提供重要数据和分析调研结果,也是检验随诊工作本身质量的依据。

1.反映随诊工作的统计

随诊工作统计是对随诊组工作数量与质量进行评价的依据。随诊工作数量的统计包括某时期内常规随诊例数、专题随诊例数、家访随诊例数、接待来访例数、摘写病例摘要例数和处理患者信件例数等。随诊工作质量的统计主要是对随诊率的高低进行评价。其统计计算方法如下:

$$随诊率 = \frac{(期内应随诊例数 - 失访例数)}{期内应随诊例数} \times 100\%$$

(期内随诊例数是应该随诊的病例数,不是发信次数)。

$$随诊失访率 = \frac{期内失访例数}{期内应随诊例数} \times 100\%$$

随诊工作开展得较好的医院,随诊率一般不低于 95%,某些疾病的随诊率可达 100%,而随诊失访率为"0"。

2.疾病随诊的统计指标

疾病随诊情况统计是对疾病经过某种方法治疗后远期疗效评价的重要依据。只有长期随诊观察某种疾病的疗效,才能获得不同时期患者生存率的信息资料,从疾病疗效生存率的统计分析,对治疗方法的远期疗效做出不同的评价。随诊疾病的统计方法如下:

$$某种疾病期内生存率 = \frac{某种疾病经过治疗、期内随访生存例数}{某种疾病期内实际随诊例数} \times 100\%$$

$$某种疾病期内死亡率 = \frac{某种疾病经过治疗、期内随访死亡例数}{某种疾病期内实际随诊例数} \times 100\%$$

"某种疾病经过治疗、期内死亡例数"不包括其他病因的死亡例数。

(杨　宏)

第九章　教研室与临床实验室档案管理

第一节　教研室档案管理

教学、科研档案是教研室必须存档的重要资料。随着信息时代的到来,信息在人们的生活、工作中发挥着越来越重要的作用,如何做好教研室档案管理工作,使其更好地促进和指导教学、科研等活动就显得非常迫切和必要了。

一、档案内容

(一)教学档案

教学档案是指在教学活动中直接形成的,具有考查利用价值,按照一定规律集中保存起来的各种文字、图表、声像等不同载体形式的文件材料,是教学内容、方法、途径和效果的真实记录,是进行教学活动和教学研究不可缺少的依据和参考,是改进教学工作、提高教学质量、促进学术交流的信息资源,包括载有下列信息的文本、声像资料、磁盘及必要实物。

(1)上级文件,教学相关的规章制度。

(2)教学大纲,年度工作计划,教研室教学实验计划。

(3)典型教案、讲稿。

(4)教材,重要补充教材,参考资料。

(5)学员课程考试,考查成绩,试卷,试题,标准答案和质量分析,教学日志等。

(6)教研室学年教学工作总结,教学经验总结。

(7)教研室重要教学活动材料。

(8)教学成果及教学论文材料。

(9)教学改革与研究有关材料。

(10)教研室教师获奖、受表彰及在学术团体任职情况。

(二)科研档案

科研档案是指在科学研究、技术革新、科研成果的推广使用中所形成的,具有保存和利用价值的,按一定的归档制度集中保管起来的科学研究文件材料。科研档案包括以下几种。

(1)科技文件资料。

(2)科研课题开题立项、研究、结题资料。

(3)科研成果资料。

(4)专利项目材料,如发明专利、实用新型专利和外观设计专利的请求书、说明书、设计图、照片、权利要求书、代理人委托书、专利证书,以及国家发明奖的申报书及审批文件等。

(5)科研经费使用、消耗材料。

(6)科技学术交流、外事活动资料。

(三)其他档案

(1)教研室发展史,大事记。

(2)教学效果调查和质量分析。

(3)师资培养规划、计划及实施、检查结果等。

(4)学术论文(复本)资料,学员在学期间撰写的本专业文章及与教学相关的其他材料。

(5)经费开支材料。

(6)仪器设备基本情况。

二、档案管理

(一)分工负责,及时沟通

档案管理是全体教师的共同教学活动,要在档案管理上采取分工负责、定期汇总的管理模式。例如,由理论课教师、实验课教师及实验准备教师,分别承担理论课、实验课及实验准备的档案收集,各负责教师还可将更细的分工落实到每一个教师。大家都参加档案的收集、整理工作,集中群体的智慧,使教研室档案的种类更加丰富,质量更高。同时,大家都了解档案的形成、管理过程及内容,也就为在教学科研中更好地利用档案提供了可能。

在收集教学、科研档案的同时,也可按教学组和教研组分工,分门别类地收集国内外的相关教学科研资料。

(二)及时装订,定期交流

档案管理要逐渐形成制度,档案及时装订,定期在业务会上交流各自收集的档案及资料,年终或学期末,评出档案收集先进个人或小组,给予奖励。这样做一方面确保完整地保存教研室的档案资料,另一方面确保各种资源在教研室范围内得到最大限度的共享。

归档的材料应手续完备,质地优良,格式统一,书写工整,声像清晰,装订规范。教学、科研档案的整理,一般按年度、问题分类,按年级、专业、班次组卷,并进行编目。

科研档案的组卷:一个研究课题档案一般由1~2卷组成。第一卷为主卷,包括开题报告、研究计划、原始记录、总结论文等;第二卷包括查新报告、鉴定证书、评议意见、使用情况等。

几个单位协作研究的项目,由牵头单位统一收集、整理、归档。各协作单位必须提供全部研究结果。

(三)利用计算机,逐步标准化

随着计算机的普及,档案的自动化管理势在必行,一方面可简化管理程序,另一方面可使档案材料更好地服务于教学科研工作。如将考试试题输入计算机,试卷全部由计算机排版打印,既防止了手抄存在的易出错且修改困难的弊病,又使试卷卷面整洁美观,易于标准化。由于各期试题全部存于计算机,经过多年的积累,将逐步形成小题库;并且可在每年出题时,通过计算机编排功能实现互相填补和完善;同时,也可将各种教学总结材料输入计算机,逐步实现计算机对教学档案的全面管理,方便资料的提取、检索和使用。今后,希望能够将所有教学科研资料输入计算机,如教师授课情况、考试试题分析、科研项目及成果等,以充分发挥计算机在档案管理中的作用,更好地发挥档案在教学科研中的指导作用,使档案管理提高到一个新的水平。

三、档案使用

档案管理不应仅仅是一种保存手段,更应该服务于教学科研活动。因此,在教学过程中要注意利用和发挥档案的指导服务作用,如将各期试题单独装订成册,使之成为课程结束后考试命题的重要参考资料。某些资料从收集到保存都从教学的实用性出发,如实验课实行授课登记制度,将授课内容及仪器使用情况按时登记,积累档案资料,完善实验室仪器管理,更便于教师之间的互相沟通和监督。教学档案可定点保存,像实验室器材管理册即由实验室人员保管,人员更换,则档案易主,便于接管人员之间的互相监督,成为教学科研管理的一部分,一方面发挥了档案效能,另一方面促进了教学。由于档案收集、整理工作从授课之前即已开始布置和安排,使大家在授课之前对将要进行的教学活动做到了心中有数,授课过程中增加了计划性,使整个教学科研秩序有条不紊,目标明确,真正做到档案收集工作与教学科研活动的密切结合和相互促进。

档案管理作为教学科研活动的重要组成部分,应从实际出发,充分利用其直接来源于教学科研、贴近具体教学科研活动的特点,使其渗透到教学科研过程的各个环节,这样才能充分发挥它的实用性。为此,档案管理部门应充分发挥档案在教学科研管理和院校建设中的作用,努力提高档案开放效益和利用率,直接为教学科研工作服务。档案管理人员应当熟悉所保管的档案,编制目录、卡片、索引等检索工具和参考资料,逐步实行计算机管理,为档案利用部门提供高效率的服务。同时,建立严格的档案使用制度。档案一般在教研室阅读;复印、外借或借阅不便公开的档案,必须按照管理制度,严格手续,对借出的档案应当适时催还;对退还的档案应当严格清点、入库。利用教学档案的单位和个人,应当遵守有关档案管理规定,不得涂改、勾画、批注、剪裁、转借和私自复印;对借出的档案,应妥善保管,按时归还;对遗失、损坏教学档案的视情节轻重,按照有关规定,追究其责任。

(李　凯)

第二节　临床实验室档案管理

为了了解人体结构和疾病产生的原因,古代的埃及人、罗马人和希腊人建立了解剖实验室,并在尸体解剖的基础上逐渐形成了病理学。尸体解剖的目的在于了解患者的死因,但除此之外,人类还需要了解疾病的起因和发展,需要了解组织细胞变化与疾病发展之间的关系,以便采取相应的预防和治疗措施,这些未知数是形成现代检验医学的基础。

检验医学是在基础科学的理论上发展形成的,早期的检验医学是由医师或医师指导下的技术人员利用手工方法开展一些简单的实验,这种方式耗时、变异大、易受技术和人为因素的影响。随着科学的进步,当实验过程变得越来越复杂,一些熟知检验技术的医师开始培训一些专门的人员帮助他们执行复杂而众多的实验。这些不同学科的医师对检验医学这门新兴学科的建立起到了至关重要的作用,检验医学逐步形成了自己的实验标准和规范。1928 年,美国临床病理家学会(ASCP)成立了国家注册委员会,专门教育培训非医师的实验室工作人员。这里需要说明的是,在美国等西方一些发达国家,病理学包括解剖病理学和临床病理学两部分内容,解剖病理学即为目前我国医院病理科所从事的工作,临床病理学即为本书所指的检验医学,它包括临床化学、临床免疫学、临床血液学、临床微生物学等专业,通常由医院检验科承担相关工作。

20 世纪 40 年代以前,临床实验室(以下简称实验室)规模很小,只有显微镜、目测比色计、温箱等简单的仪器。到了 50 年代末期,生化分析仪、血液分析仪等自动化设备进入了实验室,大大增加了实验室可检测的项目,同时大大缩短了检测所需要的时间。到 21 世纪初,一个现代化的实验室可以拥有近百台不同类型和型号的仪器,每年可以完成数百万甚至上千万个检测,为临床医师和患者提供了大量的信息。20 世纪 80 年代以来,特别是近十几年,我国许多医疗卫生机构的实验室改善了工作环境,更新了仪器设备,增加了检验项目,检验医学在疾病的预防、诊断、治疗、健康检查方面发挥着越来越重要的作用。仪器设备的引进和更新大大促进了我国检验医学的发展,但是管理者也必须清醒地认识到,仅仅拥有好的自动化仪器并不是解决检验质量问题的根本所在。实验室手工操作被自动化仪器替代后,影响检验质量的主要因素就由检验人员个体技术水平转变为实验室整体管理水平。实验室要想取得成功,其管理人员就必须具备领导和管理才能,领导才能表现为对实验室准确的定位和掌握实验室的发展方向,管理才能则侧重于为了达到工作目标采取的具体步骤上。一个好的实验室管理者必须拥有良好的洞察力,建立适当的工作目标,最大限度满足患者、医师、实验室工作人员和医院管理层的需求。为了满足实验室用户的期待和要求,实验室的管理者应对面临的环境变化、检验医学的技术进步、临床实验室管理理论的发展有充分的认识,加强实验室硬件和软件两方面的建设以应对挑战。

一、概述

(一)环境变化对临床实验室产生的影响

随着经济的发展、社会的进步、医疗卫生体制和医疗保险制度改革的不断深入,实验室不可避免要受到一些影响。

1.人口素质变化的影响

我国教育事业的不断普及和深入使公众自身素质得到了极大提高,良好的健康教育和广泛通畅的信息来源使其对医学科学能力和医疗机构应提供的医疗服务有了比较深入的了解,床旁实验和家用试剂盒的开发与普及又使得公众对检验医学有了更多的认识,因此公众对自身健康水平会予以越来越多的关注,对临床实验室的检验质量和服务水平会提出新的、更高的要求。

2.医疗保障制度的影响

美国 20 世纪 90 年代医疗费用已占到国内生产总值(GDP)的 12%,且每年仍以 2.4% 的速度增长。我国正在实施的医疗保障制度改革强调医疗资源和费用的合理应用,通过新的医疗保障制度的实施,政府希望在保障公民健康水平的基础上更有效和更经济地利用实验室服务,因此引入循证医学的概念对实验室现行的检验项目重新进行评估和管理,对新的检验技术和项目实行准入,合理利用实验室资源、限制检验费用支出势在必行。提高医疗卫生资源利用的合理性会引发对实验室现有资源布局的重新定位。

3."防御意识"的影响

2002 年 9 月 1 日实施的国务院《医疗事故处理条例》和检验医学的进步将会促使临床医师

更多应用实验室的检验结果,临床医师和患者对检验结果的有效性、准确性和时效性将会提出更高的要求,更多的医疗卫生资源将应用到实验室,实验室的工作量将会增加。美国政府已经要求医师在开化验单时要更加理智和谨慎,而实验室有责任为医师提供更有针对性的检验项目,1997 年的美国平衡预算法案为了减少不必要的检验,强调要对医师的化验单进行详细审核。美国政府 1998 年发布的《临床实验室依从导则》要求实验室在检验应用失误和正确使用检验项目方面承担更多的责任,所有申请检验的医师必须提供相关信息以证明每一个化验单的必要性。

4.人口结构变化的影响

社会、经济和医学技术的迅速发展使我国人口的寿命越来越长,据估计到 2050 年,我国 60 岁以上的人口比现在要增加 3 倍,加之人口出生率的相应降低,老年和中年人口将逐年增加,中、老年人易患的心脑血管、神经系统等疾病也会相应增加,实验室会增加相关疾病的检测以反映出这一趋势,实验室的检验项目及工作内容会发生相应的变化。

5.先进技术的影响

生物技术的迅猛发展,计算机和检验医学的紧密结合大大促进了检验医学的发展,极大提高了实验室处理大量复杂分析实验的能力。随着对人类基因图谱认识的不断深入,新的基因诊断技术逐步形成。数据或图像如细胞和组织的三维图像可以通过数字化形式高速网上传递,实验室和医师可以得到远程快速咨询服务。小型的床旁实验和大型的实验室全自动化都将对临床实验室未来的工作模式和学科划分产生根本性的影响。

6.医学伦理学的影响

先进的实验室检验技术特别是基因检测技术能发现受试者健康状况表现异常,基因检测可预测某种疾病的产生概率,这就给受试者参军、上学、就业、结婚,以及购置健康保险产生影响,临床实验室的检验报告会涉及受试者及其后代就业、结婚、生育、健康保险等诸多问题,如何适当应用实验室检验技术服务于社会也成为管理者面临的课题。

(二)检验医学的变化

根据方法学的不同将实验室分为临床生化、临床免疫、临床血液体液、临床微生物和分子生物学等不同的专业实验室。目前新的技术已使主要检验分析仪器的组合成为现实,一份血样在自动化的分析系统可以完成对生化、免疫和血液等多项检查,同时也实现了标本分析、标本处理和标本储存的一体化。当模块式的全自动化分析仪引进以后,实验室可以在较短的时间内以组合的方式完成大量的多专业的实验,这必将引发实验室内部组织结构的变化,专业实验室的合并能促进实验室人力、设备和空间等资源的有效利用,减少费用支出。据估算,在发达国家一个临床实验室自动化系统建立可以节省 30%～35% 的劳务费用,特别是规模大、标本量多的实验室可以通过实验室自动化系统的提高生产效率、缩短检验时间。实验室全自动化有效运行的前提是实验室具备使用真空采血管、条码系统、模块化智能设备等条件,医院信息系统和实验室信息系统的完成也对实验室全自动化系统的使用有积极的作用。实验室自动化系统减少了人工操作,强化了工作流程,降低了对实验室工作人员数量上的需求。

床旁实验(POCT)将会成为检验医学的另一发展趋势。在医疗工作中及时对患者实行诊治,可防止其病情恶化,减少住院天数,降低医疗成本,因此缩短检验周转时间(ATA)就显得尤为重要。床旁实验简便、易行,可在标本采集后几分钟内得出结果,已成为缩短检验周转时间的最有效的方法之一。简便快速的检验方法和便携式的小型仪器是实施床旁实验的必要条件。目前临床化学、免疫学、血液学和微生物学均有适用于床旁实验的仪器和试剂。虽然有客观的数据表明床旁实验有增长的趋势,但是也有部分专家对于床旁实验的未来发展持谨慎态度,床旁实验的质量保证措施目前尚不完善,操作一般由非检验专业人员执行,检验结果的稳定性和可靠性受到一定影响。加之所用仪器和试剂的特性,床旁实验的成本一般高于实验室的集中检测,这些因素都有可能制约这一服务方式的发展。

检验技术的不断创新和进步对实验室工作人员的技术能力要求产生了重大影响,过去实验室一些技术要求不高的、重复性的工作如标本采取、标本处理可以由非检验人员负责,检验技师负责维护设备的正常运行,控制实验过程的质量,分析和解决可能出现的问题。未来随着高新技术的逐步应用,实验室的自动化程度不断增强,实验室对非技术人员的需求将明显降低,对高级检验技师的需求将有所增加,同时对熟知实验诊断学,并具备一定临床经验的检验医师的需求将大大增加。可以预测,在未来的一个时期内,我国实验室的咨询服务能力将难以满足临床医师的需求。

近年来检验技术的进步和仪器、试剂的开发已经大大促进了检验医学的发展,检验项目也在逐年增加。随着对人类基因图谱认识的不断深入,新的对疾病诊断和预后诊断的技术还会不断形成。

二、临床实验室的定义、作用和功能

(一)临床实验室的定义

根据国际标准化组织 ISO/DIS 15189·2-2002《医学实验室——质量和能力的具体要求》中的定义,凡是以提供预防、诊断、治疗人体疾病或评价人体健康信息为目的,对取自人体的物质进行生物、微生物、免疫、化学、免疫血液、血液、生物物理、细胞、病理或其他类型检验的实验室统称为临床实验室。在法国,此类实验室被称为"生物医学分析实验室";也有人称为医学实验室。

上述的检验还包括那些用于判定、测量或描述各种物质或微生物存在与否的操作。而仅仅收集或制备样本的机构,或作为邮寄或分发中心的机构,尽管可以作为大型实验室网络体系的一个部分,却不能称为实验室。

实验室应对临床的诊断和治疗提供咨询服务,包括对检验结果的解释,以及对下一步应进行的检查的建议。

美国国会 1988 年通过的《临床实验室改进法案修正案》(Clinical Laboratory Improvement Amendment 1988,以下简称 CLIA 88)对临床实验室的定义与国际标准化组织的定义基本一致。为了便于管理,CLIA 88 指出下列实验室不属于临床实验室的范畴,不需遵守 CLIA 88 的规定,如从事法医检验的实验室、检验结果不用于临床诊治的科研实验室、由国家药物滥用研究所(NIDA)发证的从事尿液药物检验的部分实验室、由保健经费管理局(HCFA)批准的由某些州自行发证的实验室。

根据以上所提到的临床实验室的定义,如果不考虑行政隶属的关系,就实验技术而言,我国临床实验室目前主要存在形式:①医院内的检验科和部分临床科室所属的实验室;②门诊部、诊所所属的实验室;③妇幼保健院(所)所属的实验室;④性病、结核病防治院(所)所属的实验室;⑤采供血机构所属的实验室;⑥卫生防疫部门从事人体健康检查的实验室;⑦卫生检疫部门对出入境人员进行健康检查的实验室;⑧独立的临床检验所;⑨疗养院等机构所属的实验室。

(二)临床实验室提供的服务

实验室应以采用对患者伤害最小的方式,及时、准确地提供临床所需的诊断和治疗信息为服务宗旨。实验室的最终服务对象是患者,直接服务对象是临床医师。近年来实验室的服务范围有逐渐扩大的趋势,在美国等一些发达国家,医院的实验室服务通常包括临床病理和解剖病理两种形式,临床病理等同于我国的检验科工作,解剖病理即指医院病理科的工作。据统计,美国临床病理和解剖病理提供的信息总和约占临床诊疗所需辅助信息量的80%,其中临床病理,也就是本书所指的临床实验室信息又占到80%信息量中的绝大多数。尽管国内外实验室的组织结构有一些不同,但实验室服务还是可以概括为几种类型:①临床化学,对人体不同成分浓度的检测;②临床血液学,对血液及其组成成分进行研究,如白血病、贫血和凝血异常的诊断;③临床免疫学,免疫反应相关因素的评价,包括正常免疫反应(如对病毒)、异常免疫反应(如 AIDS)、自身免疫反应(如风湿性关节炎)的评价;④临床微生物学,研究人体内的微生物,如细菌、真菌、病毒、寄生虫等;⑤临床输血,研究血液收集、匹配性和安全性检测、血液发放等;⑥结果解释,为临床医师就检验结果的临床意义进行咨询,也可以就下一步的实验选择和治疗方案进行讨论。

实验室的服务不能仅仅局限于提供一个定量或定性的检验报告,其技术含量应重点体现在对检验项目的选择和检验结果的解释上,在这个方面我国的检验医学与发达国家相比还存在较大的差距,应该引起医院管理者足够的重视。

(三)临床实验室的作用和功能

实验室的作用体现在利用必要的实验室技术在建立或确认对疾病的诊断、筛查,监测疾病的发展过程和观察患者对治疗的反应等方面提供参谋作用。

1.诊断方面

医师可以根据检验结果并结合患者的症状、体征和其他物理学检查综合对患者所患疾病进行诊断,如乙肝两对半可帮助对乙型肝炎的诊断。另外,检验结果虽不能帮助对病因进行诊断,但可以建立初步诊断以帮助治疗,如对不明原因低血糖症的诊断。

2.治疗方面

检验结果可用于追踪疾病发展过程,监测治疗效果,指导治疗用药,如乙肝 DNA 的定量检测可帮助对乙肝患者的治疗。同时监测治疗可能引发的并发症,如监测使用利尿剂治疗心力衰竭时可能出现的低钾血症。

3.筛查方面

首先可对健康人群如献血员、从事餐饮业工作人员及新生儿相关疾病进行筛查;也可对处于已知危险人群进行筛查,如对表面抗原携带者的亲属进行乙肝项目的筛查、对有心血管病家族史成员进行血脂的检查。

4.预后方面

检验结果也可提供预后信息,如血清肌酐水平可以提示患者的预后,以及何时需要进行透析治疗。

临床实验室的功能为在受控的情况下,以科学的方式收集、处理、分析血液、体液和其他组织标本并将结果提供给申请者,以便其采取进一步的措施,实验室同时应提供对诊断和治疗有益的参考信息。

虽然随着科学技术的进步,检验医学在疾病的预防、诊断和治疗中发挥着越来越重要的作用,但实验室工作人员应切记检验结果多数情况下只是医师在实施诊断和治疗过程中的一个参考信息,不是决定性因素。但是,在某些特定条件下,检验结果也可能成为决定性信息,如血型检验结果对输入哪种血型的血液就是决定性信息,表面抗原阳性对欲从事餐饮服务业人员即为决定性信息。实验室工作不是将自动化仪器打印出的结果告知临床医师或患者这么简单,检验人员也不能仅仅满足于提供准确、及时的检验结果,实验室的技术含量还体现在检验医师分析前对临床医师在检验项目选择上提供咨询意见,对分析后检验结果进行解释,帮助临床医师的进一步诊断和治疗。

在实验室功能的解释中"受控""科学"和"参考信息"这三个关键词组非常重要,"受控"和"科学"引导出了多个实验室管理的理论和法规,如国际标准化组织推荐的 ISO/DIS15189·2-2002《医学实验室——质量和能力的具体要求》、1988 年美国国会通过的法律文件《临床实验室改进法案修正案》、1999 年法国通过的《关于正确实施医学生物分析实验的决议》等。提供"参考信息"则对实验室检验医师的存在提出了明确要求。因此,临床实验室的检验质量不仅仅是购置先进的仪器设备就可以解决的,建立完整的质量体系才是实验室作用和功能充分体现的根本保证。

三、管理及管理特性

(一)管理的定义

管理作为一种普遍的社会活动,其产生已有久远的历史。尽管人类社会已对管理进行了长时间的研究和利用,但至今对于管理的定义尚无完全统一的认识。国内外管理学界认为管理"是一种特殊的社会实践,它是协调集体活动以达到预定目的的过程。"国际标准化组织将管理定义为"指挥和控制组织的协调的活动。"以上定义对于实验室管理人员显然过于简单和抽象,不易理解。芮明杰认为:"管理是对组织的资源进行有效整合以达到组织既定目标与责任的动态创造性活动。计划、组织、领导、控制等行为活动是有效整合资源的部分手段或方式,因而它们本身并不等于管理,管理的核心在于对现实资源的有效整合。"

实验室有技术人员、检验设备、财力投入和检验信息等资源,如何将以上的资源有效整合利用是实验室管理工作的核心。管理的第一要素是集体活动,只有集体活动才需要协调,集体活动的参与者可以是几个人,也可以是成千上万人。管理的基本对象是人,尽管管理还涉及财、物、信息等内容,但仅仅针对后者的管理不能称为真正的管理。管理作为一门学科受到重视始于工业革命时期,要想使实验室工作获得医院管理者、医护人员和患者的认可,实验室的管理人员接受过专门的管理技能培训就显得尤为重要。

管理是一种特殊类型的社会实践活动。在现实生活和工作中,存在着两种类型的社会实践活动:一类是人们亲自动手,作用于客体,产生直接效果,比如实验室的技术人员利用手工或自动化仪器,按照一定的操作程序进行临床检验活动,获得检验结果,此类活动通常称为"作业"。另一类是通过作用于作业者,对改造客观世界产生间接效果,通过计划、组织、控制、指导等手段,整合资源达到预期目的,这就是管理。实验室的工作目标是尽最大可能为临床医师和患者提供优质的检验技术服务,实验室的工作人员、设备、设施、资金等均为实验室的资源,如何有效整合利用这些资源对能否实现自己的工作目标和满足临床需求至关重要,因此实验室的工作完全符合管理工作的一些基本特性。只有医院领导和实验室管理者认识到管理工作对于实验室的重要性,才会促使实验室服务水平得到质的提高。实验室的主任、班组长在一定程度上都扮演着管理者的角色。当然,实验室的管理者有时会同时扮演管理者和作业者的双重角色。

(二)成功的实验室管理必须具备的条件

管理渗透到现代社会生活的各个方面,凡是存在组织的地方就存在管理工作。成功的实验室管理至少必须具备以下 5 个条件。

1.实验室希望达到的目的或目标

实验室的工作目标是以经济的和对患者伤害最小的方式,提供有效、及时、准确的检验信息,满足临床医师对患者在疾病预防、诊断、治疗方面的需求。当然,不同实验室的工作目标也可能有所不同。如有的实验室可将目标瞄准国际一流,得到国际上统一标准的实验室认可,争取与国际接轨,有的可定位为地区内检测项目和水平领先的实验室,也可以将目标定位于主要满足本院临床医师和患者的需求。目标确定以后,实验室应进一步确定分目标以保证总目标的实现,这些分目标应紧紧围绕总目标而制定,如检验质量水平的分目标、检验周转时间的分目标、盈利水平的分目标、检验覆盖水平的分目标等。总目标是长远计划,分目标为近期计划。

2.管理者必须具备领导团队达到目标的权利

要达到实验室设定的目标,实验室管理者必须具有相应的权利,如实验室内部组织结构的设定权、人事安排权、财务分配权等。医院领导只有授予实验室管理者这样的权利,才能保证实验室管理者在实验室中的领导地位和权威,有利于实验室工作目标的实现,有利于医院工作总目标的实现。目前多数实验室的管理者在实验室内部没有相应的人事权和财务权,这些因素造成对实验室管理工作深入开展、实现实验室工作目标的最大制约。

3.必需的人力、设备、资金等资源

资源是实现实验室工作目标的基础,没有资源作为保证,任何形式的组织目标都会成为空中楼阁。如实验室的检验周转时间工作目标非常明确,但如果没有足够的技术人员、没有自动化的仪器,就不可能满足临床尽快返回报告的要求;如果没有既了解实验技术又熟知临床医学的检验医师,就不可能达到对临床提供咨询服务的工作目标。没有相应的仪器设备,就无法开展相关的检测项目。没有人、财、物等资源保证,实验室就失去了实现其工作目标的基础。

4.个人工作岗位描述和工作目标

实验室管理者应该有效整合实验室工作目标和个人工作目标,每个岗位的工作内容都应该围绕完成实验室的总体工作目标而设定。因此,要对每一个工作岗位包括领导岗位进行详细描述并明确其职责,同时明确专业组之间、工作人员之间的关系。切忌一个工作岗位受多人领导的情况,对每个岗位的工作描述最好能有量化指标,这样便于了解和评价工作人员的具体表现。

5.评估与改进

实验室应定期(通常为半年或一年)对工作情况进行评估,这种评估要紧密结合实验室制定的目标是否能够实现、实验室在资源的整合上是否存在缺陷、实验室工作人员是否能够达到该岗位的需求等开展。评估的结果主要为了改正工作中存在的不足,有利于工作目标的顺利实现。当然,如果目标制定过高,无法达到,也可以对工作目标进行修正。

(三)实验室管理者

管理者是指在一定组织中担负着对整个组织及其成员的工作进行决策、筹划、组织和控制等职责的人。管理者在管理活动中起着决定性的作用。管理者的素质如何、管理机构的设置是否科学,管理职能的确定和运用是否合理等,直接影响管理的效果。

实验室管理者要在管理活动中有效地发挥作用必须要有一定的权利和能力,实验室管理者的权利通常是通过医院领导任命和授权取得的,但不应忽略实验室管理者本人的威信和声望所获得的影响力也是权利的一个重要组成部分。实验室管理者的能力主要是指组织、指挥能力,技术、业务能力,影响、号召能力。作为一个实验室管理者,要尽量满足这3种能力要求,但是在不能求全的情况下,对于管理者而言,最主要的能力应该是组织和指挥能力。因为实验室管理大量的是组织、指挥、协调工作,而不是单纯的技术、业务工作。设计每一个检验项目的工作流程,组织实验所需资金和设备等资源,提供检验结果和服务,努力满足医师、患者和医院领导的需求是实验室管理者必须掌握的技能。目前我国的现状是实验室管理者多为生化、血液、免疫、微生物中某个专业的技术专家,技术和业务能力较强,影响、号召力也有,但唯独缺乏组织和管理能力,缺乏在此方面的系统培训。医院领导和实验室负责人一定要认识到组织管理工作对实验室的重要性,中华医院管理学会临床检验管理专业委员会也应组织相应的培训,帮助实验室管理者尽快提高自己的管理水平。

实验室要想取得成功,就必须要有具有领导和管理才能的人员承担起实验室的管理工作。实验室管理者要有清晰的管理思路和工作方式,必须拥有敏锐的洞察力,善于发现检验技术的发展方向,接受过良好的教育并具备相应的管理能力,有良好的身体条件,精力充沛,反应敏捷,思路开阔,勇于开拓,愿意承担责任,有从事检验工作的知识、经验和教训,对经营、财务管理等专业知识有一定的了解。

(四)实验室管理人员的工作方式

现今的医疗环境要求实验室的工作应具有有效性、准确性、时效性、经济性和安全性,而实验室的检验项目、检验技术、分析仪器、实验人员等工作环境总是处在不断地变化之中,这就对实验室管理提出了很高的要求。尽管实验室的工作环境在不断变化,实验室管理的工作模式可以相对稳定,现就实验室管理人员的工作方式建议如下。

(1)在与医院领导、临床科室及医院有关部门商议后,明确实验室能够提供的检验服务和水平。

(2)配备足够的设备和人员等资源,满足医师、患者等实验室用户的需求。

(3)实验室工作人员必须接受过专业和管理的双重教育和培训,并达到国家规定的相应资格要求。

(4)建立实验室质量保证体系,制定实验室管理文件,定期审核和修订,以保证质量体系的正常运转和不断改善。

(5)对实验室的收入和支出应实行有效的管理和控制。

(6)积极参加临床实验室认可活动,从管理和技术两方面对实验过程实施从分析前、分析中到分析后的全面质量控制。

(7)建立实验室内部和外部的沟通制度,沟通必须是双向的和开放的。

(8)实验室应有发展规划,要对实验室有明确的定位、未来希望达到的目标,以及在现有的环境下通过采取什么样的措施才能达到目标。制定短期应达到的分目标应是整个战略发展规划的一部分。

(9)检验结果必须以准确、完整、易于理解的方式迅速送达医师等用户手中。

(10)实验室有责任就检验报告为临床医师提供科学的解释和参考意见。

(李 凯)

第三节　医学科研与科技转化档案管理

医学科研的目标是获得医学科技成果,而获得医学科技成果(尤其是临床医学科研成果)的目的则主要是为了推广应用。所谓对医学科技成果的推广应用,就是医学科技成果的转化。只有当所获得的医学科技成果得到转化以后,才会产生科研效益,否则就不会有。因此,转化医学科技成果是现代医院领导管理科研的最后一个任务,也是一个极其重要的任务。

一、医学科技成果管理的概念

医学科技成果管理是医院领导管理医学科研的最后一步,医学科技成果的转化是医学科技成果管理的核心。医院领导要转化医学科技成果,就先要弄清楚医学科技成果管理的几个概念。

(一)医学科技成果的一般分类

医学科技成果是科技成果的一部分,其分类方法和其他成果一样也有 2 种。

1.直接分类(共分为 4 类)

(1)基础理论性成果:主要是指认识人的生命活动的基本规律和疾病的发生、发展、转归的一般规律,以及与环境因素的关系规律,为医疗、预防的技术提出的新发现和新认识等提供理论依据。这种成果并不一定针对某一特定的目标。

(2)应用研究性成果:主要是指为了解决医疗、预防工作中某一特定的实际问题而研究出来具有一定学术水平和应用价值的新技术、新方法和新材料,包括新药物、新仪器等。

(3)发展研究性成果:主要是指运用基础理论性成果和应用研究性成果的知识,为了推广新材料、新方法、新技术而进行的重大、实质性改造,或独创、特殊的新技术经验和发明。

(4)研究阶段性成果:主要是指在一些重大的科学研究项目中虽未得出最后的结论,但对于该项目的基础理论研究有较大的推动作用。此时的研究结论仍然可以作为科技成果。

2.科技进步奖分类

科技进步奖分类包括国家科技进步奖和军队科技进步奖,共分为 7 类。

(1)新成果类:指用于医学领域内新的医学科技成果。主要是看先进性。

(2)推广应用类:指对已有的医学科技成果进行推广应用取得了一定效益。主要是看效益、实用情况。

(3)采用新技术类:指在大的项目中,采用新技术所获得的成果。主要是看效益、技术难度、应用的作用和意义。

(4)移植开发类:指对引进的国外先进技术进行移植并开发所取得的成果。主要是看效益、推广程度、应用的作用和意义。

(5)基础技术类:指在医学基础技术方面的研究成果。主要是看先进性。

(6)基础理论类:指在医学基础理论方面的研究成果。主要是看先进性。

(7)软科学类:指管理科学领域里的研究成果。主要是看推广程度、实用性、应用的作用和意义。

(二)医学科技成果管理的功能

医学科技成果管理是医学科研管理的最后一个步骤,也是很重要的一个步骤。之所以说成果管理非常重要,主要是由其功能所决定的。医学科技成果管理的功能依据管理的次序主要有以下几点。

1.整理-鉴定-评价功能

医学科技成果在被公认、授奖和推广前,首先要对其进行整理、鉴定和评价。

(1)整理:对医学科研课题研究的成果资料进行收集和整理,生成一个系统、全面、简明的鉴定或评审材料。对于新产品也要进行整理。

(2)鉴定:将整理好的成果材料或产品通过专家评审和鉴定,可以送/寄出请专家函审,也可以现场会的形式请专家前来鉴定。

(3)评价:不论是通过专家函审,还是通过现场会鉴定,对其成果均要做出评价,以作为评奖、推广的依据。

2.评奖-奖励功能

医学科技成果经过专家的评价后,对于赞同意见比较集中的项目即可进行上报评奖。奖励由卫生行政部门组织并由相应的机构审批,奖励的等级不同受理部门的级别亦不同。国家级科技进步奖分为一等、二等、三等共 3 个级别,医药卫生类由国家卫生部审批。军队科技进步奖分为一等、二等、三等、四等共 4 个级别,其中一等和二等由总部科技进步奖评审委员会审批,三等、四等由大军区、军兵种及总部业务部门审批。

3.成果物化功能

医学科技成果管理的最终目的是使成果物化为生产力,而医学科技成果只有物化为生产力,才能更好地发挥作用,造福人类的健康事业。这就要通过对成果进行多形式、多渠道、多方位的交流、推广和应用,使其物化为生产力。

4.信息反馈功能

医学科技成果在推广应用的过程中,对于成果的使用情况能产生新的信息,这种信息不论是正面的还是反面的,都要反馈到科研管理部门,为科研工作的调整、深化提供依据,以促进科研技术人员对课题的进一步深入研究,有利于再产出新的医学科技成果。

(三)医学科技成果管理的内容

医学科技成果管理的内容较多,主要有以下 3 个方面。

1.成果的评审、鉴定和奖励

医学科技成果的评审、鉴定和奖励是医学科研工作的最终结果,都是管理人员的工作,是医学科技成果管理的内容之一。

2.成果的转化

转化其实就是物化,也就是把医学科技成果物化为生产力。医学科技成果的转化是医学科研工作的最终目的,如果医学科技成果没有得到转化或转化得不好,就不会产生科研效益或产生的科研效益不高,医学科研工作就没有达到目的。因此,医学科技成果转化是医学科技成果管理的一个重点内容。转化的内容很多,主要有推广应用、有偿转让、获得专利、中试、扩试等。

3.成果的建档和归档

医学科技成果无论是否获得奖励,对其材料都要认真地建立档案并归档。对于原始实验记录、文字图表、统计资料、影像材料等进行归档,以保证科技成果档案完整系统、准确规范、保存良好和便于利用等。

(四)医学科技成果管理的意义

随着科学的发展,科技成果管理已经成为一门学科,医学科技成果管理也是如此。医学科技成果的获得既要靠医学科技工作人员,也离不开医学科技管理人员。

1.医学科技成果的产生离不开成果管理工作

医学科研管理工作贯穿于医学科研工作的全过程,而成果管理工作正处于科研工作的"冲刺"阶段——结题后工作。此时的工作主要是靠科研管理人员来完成,工作的任务主要是围绕成果来进行管理。从结题后的资料材料整理、归纳到要求评审鉴定材料产品的准备,从送出去函审到请进来现场会鉴定,从上报评奖的文件到获得科技进步奖项,从成果的推广应用到建档归档,都是科技成果的管理任务和内容。如果没有科技成果管理,要获得成果是不可能的。

2.医学科技成果的发展对成果管理提出了更高的要求

医学科学技术的发展,促使了医学科技成果的产生和发展。尤其是高科技在医学科研领域和科研管理专业上的应用,使医学科技成果不论是从数量上还是质量上,不论是从范围上还是层次上,都有了一个极大的飞跃。使科技成果管理不论是从形式上还是内容上,不论是从方法上还是手段上,也都有了一个明显的改进。这就不仅对医学科研工作提出了更高的要求,而且对科技成果管理水平也提出了更高的要求。因此,医学科技成果的发展,就要求成果管理水平也应有相应的提高。

3.医学科技成果与成果管理相互促进

医学科技成果与科技成果管理相互依赖、相互促进。一方面,医学科技成果的发展,对科技成果管理提出了更高的要求,也就是促进了科技成果管理水平的发展。如果科技成果的水平上不去,医学科技成果管理的层次和水平也就提高不了。另一方面,医学科技成果需要高水平的科技成果管理水平。如果没有高水平的科技成果管理水平,医学科技成果的层次和效益就不会高。

(五)医学科技成果转化的概念

从以上知道,医学科技成果转化不仅是医学科技成果管理内容的一部分,而且是一个重要的部分。从医学科研的目的上来说,就是为了获得相应的科研效益。而科研效益的获得,又必须靠医学科技成果的转化。因此可以说,转化医学科技成果是科技成果管理的核心,也是科研管理的重点。

1.医学科技成果转化的定义

所谓医学科技成果转化,就是医学科技成果的推广和应用,是指为了实现医学科技成果的价值而采用一定的方法和措施使其普及、实用和商品化。在这里所采取的方法和措施可以是学术性的,可以是技术性的,也可以是经济性的,还可以是行政性的。转化的过程就是变无偿为有偿,变行政干预为商品关系。转化的目的是使医学科技成果尽快地进入生产领域而变成产品。

2.医学科技成果转化的方式

医学科技成果转化的方式很多,可依据不同的内容而转化成不同的方式。归纳起来主要有以下几种。

(1)学术交流:对于基础理论性的成果或研究阶段性成果的转化,多采取通过学术会议报告、在专业期刊上发表、出版技术专著等方式进行推广。

(2)办班培训:对于新技术、新方法、新材料等应用研究性成果或发展研究性成果的转化,多采取办学习班培训的方式进行推广应用。

(3)扩大试用:对于实物性成果或新技术、新方法、新材料等成果的转化,在鉴定通过后,可以由自行组织或报请上级业务部门组织扩大试用。

(4)有偿转让:对于实物性成果的转让,多采取有偿转让的方式。有偿转让的方式有多种,一般采用专利的形式。专利管理可参照《中华人民共和国专利法》和《中华人民共和国专利法实施细则》执行。

(5)技术投资:就像股份制的道理一样,把医学科技成果作为投资与有关企业形成联合体进行合作,共同进行技术开发。

(6)市场交易:组织有关医学科技成果进入科技成果展览会、交易会、展销会等来宣传成果,以扩大影响和提高知名度的形式来进行推广。对于有条件的单位,可将成果自己生产成产品,以商品的形式进入市场交易。

3.医学科技成果转化的条件

医学科技成果最终要用于人体,关系到人的生死存亡。因此,医学科技成果的转化,必须有严格的条件。在转化时主要应该具备以下几个方面。

(1)有实验研究和试制试用的可靠数据,技术资料齐全,包括实验报告、药检报告、临床验证报告、鉴定书等。

(2)有一定的先进性、实用性和绝对的安全性,有较高的推广应用价值。

(3)有试生产的条件,如技术、人才、资金、设备、设施等。

(4)有相应的管理机构审批。

4.医学科技成果转化的意义

医学科技成果转化的意义非常明确。成果没有转化,只不过是成果,是一种摆设,是一个名誉,并不产生价值,没有效益。而只有当成果得到转化以后,才能发挥出来科研效益。用医学上的许多理论都可以说明这个道理。以我们身体内的葡萄糖为例,葡萄糖是供给人体能量的物质,但只有当葡萄经过有氧氧化和酵解生成三磷酸腺苷时,才能供给人体能量。如果葡萄糖不转化为三磷酸腺苷,是不能直接产生能量的。回到科技成果转化上来,我们获得科技成果的目的是要其产生科研效益,而要产生科研效益就必须对成果进行转化。这也像人体内的葡萄糖不经过转化不能直接提供能量一样,医学科技成果不经过转化,是不能产生科研效益的。因此,要使科技成果产生科研效益,就必须对其进行转化。

二、医院领导转化医学科研的观念

转化医学科研是医院领导对医学科技成果管理的核心,转化的情况关系到医学科研效益的发挥。因此,作为现代医院领导,对于医学科研管理的重点是要放在医学科研转化的问题上。这就必然地涉及了关于转化的观念问题。

对于转化医学科研的观念,完全依据医院的状况、领导本人的管理思路和具体科技成果的性质。但无论如何,在转化时,应该树立以下几个观念。

(一)注重效益,以社会效益为主导

医学科研是科研的一个领域,与其他科研一样,科研效益是医学科研工作的生命。但医学科研又有其特殊性,是为人服务的,是社会的公益性事业,在众多效益中,社会效益应该是第一位的。

1.科研效益是医学科研工作的目的

效益是企业的生命,也是科研工作的生命。追求科研效益是科研工作的目的,也是医学科研

工作的目的。医学科技成果的本身并没有效益,而只有当成果经过转化以后,才能产生效益。如果转化后没有效益,对医学科技成果的转化就是一句空话。因此,在转化医学科技成果时,作为医院领导,首先要树立效益观念。所谓医学科技成果转化时的效益观念,应该有两层含义:一是被转化的成果转化后要能够产生效益;二是对可产生效益的成果能转化为效益。从这个观念的两层含义,就要求医院领导在对医学科技成果的转化时,一是要看准能产生效益的医学科技成果;二是要选准能产生效益的转化方式。

2.科研效益必须以社会效益为重点

科研效益包括社会效益、技术效益、经济效益,军事医学科研还有军事效益。作为商业性的成果转化,当然必须讲求经济效益,而对于医学科研来说,却必须把社会效益放在首位。如果是军事医学科研,则应该把军事效益放在首位。医学科学是造福人类的事业,医学科研也是为了人类的健康。医学工作的社会福利性,就决定了医学科研的社会效益性。市场经济机制引入卫生领域,并不是将医院完全推向市场化。"救死扶伤,实行社会主义的人道主义"仍然是医院的建院宗旨。因此,医院领导不论在什么时候,都应该把社会效益作为医学科技成果转化的重点。

(二)诚守合同,以国家法律为保证

医学科技成果的转化问题,不仅是个管理问题,也不仅是个方法问题,而且还是个法律问题。随着社会的进步和发展,人们的观念更新和法纪观念的增强,医学科技成果的转化越来越涉及法律问题。由于不诚守合同,没有以法律作为保证而引起转化工作失误的教训并不少见。因此,作为现代医院领导,在医学科技成果的转化过程中,一定要树立以法律作为保证的观念。

1.成果转化的双方必须诚守合同

成果的转化是把成果的价值以商品化的形式来得到体现。这就形成了卖方与买方的商品关系。不论是成果一方还是生产一方,也不论是有偿转让还是技术投资,都必须有合同,也应该诚守合同。这是医学科技成果转化的基础,也是医学科技成果转化的条件,既是个转化水平问题,也是个科研道德问题,医院领导在这个问题上一定要清醒。如果在转化过程中,任何一方心怀叵测,投机取巧,不诚守合同,所谓的医学科技成果的转化就不会产生好的效益。

2.成果转化必须以法律作为保证

法律是社会制度的保证,也是科技成果转化的保证。医学科技成果的转化必须有合同,有合同就必须经过法律认可。因此,对于转化合同双方法人代表要签字,要到有关机构去公证。在医学科技成果转化时,必须把账算清楚。新闻媒体经常披露的版权之争、专利之争等,一方面是道德上的问题,而更主要的则是没有法律观念、没有能以法律作为保护的问题。

(三)公平合理,以互惠互利为基础

和其他科技成果转化一样,在医学科技成果的转化中,必然要形成卖方和买方的协作关系。卖方就是医院或科技成果的所有者,买方就是生产的一方。在转化过程中,不论是对于卖方还是买方,都应该公平合理,以互惠互利作为成果转化的基础。

1.转化时协作的条件要公平合理

对于医学科技成果转化的协作双方来说,协作条件的根本是个利益问题。所谓利益,作为卖方(医院)主要考虑的是应用价值,而作为买方(生产厂家)则主要考虑的是经济利益。因此,在协作的过程中,双方一定要处在平等地位,公平合理地进行成果转化方面的协商,继而进行协作,这是成果转化的基础。

2.转化的效益必须做到互惠互利

在医学科技成果的转化过程中,必须考虑到在成果转化效益上的互惠互利。用市场经济的观点来看,医学科技成果的转化也是商品的生产和交换,也涉及效益的分配问题,牵涉单位之间的利益。因此,通过对医学科技成果转化,不论是在技术效益上,还是经济效益上,抑或社会效益上,必须是双方都能得到实惠。如果做不到这一点,科技成果就转化不了。就算是能转化,成效也不会大。

三、医院领导转化医学科研的要点

获得医学科技成果是一门学问,需要较高的专业水平。转化医学科技成果仍然是一门学问,同样需要较高的管理水平。医学科学的发展,科技成果的层次提高,对于成果的转化增加了难度,这也就对成果的转化提出了更高的要求。作为现代医院领导,在医学科技成果转化时,应该注意的要点如下。

(一)转化则兴,自封则废

所谓"转化则兴、自封则废",是对医学科技成果转化从观念上的认识。

1.何谓"转化则兴、自封则废"

"转化"是指对医学科技成果的推广应用,"兴"指兴旺;"自封",取成语"固步自封"之意,是指将医学科技成果存档而不进行推广应用,"废"指作废、废弃。"转化则兴、自封则废",就是指医学科技成果只有经过转化才能兴旺发达——产生效益,而如果不进行转化则将会废弃——没有效益。作为医院领导,要转化医学科技成果,首先就要树立对成果"转化则兴、自封则废"的思想观念。

2.为何提出"转化则兴、自封则废"

在医院领导转化医学科研时,之所以提出"转化则兴、自封则废"的要点,主要是由于目前科研管理存在的主要问题是成果的转化率不高。在说明这个问题前,先列举一个真实的例子:有位医师发明了一个成果,但不去申请专利。问其原因,答:"申请专利需要费用,就是得到专利如果找不到生产商,每年还要交费用,得不偿失。"当然,目前我国的科技成果转化率很低的原因是多方面的,但有些主要还是观念上的问题,只重视获得科技成果,而忽视转化成果。医学科技成果也是如此,获得的成果多,但最后得到转化的少,据统计还不到50%。因此,作为现代医院领导,在医学科技成果转化时,一定要完全纠正这种现象。

3.如何认识"转化则兴、自封则废"

在医院,领导对医学科技成果要做到更好地转化,首先要认识到"转化则兴、自封则废"是完全符合事物发展规律的。记得有一个维修仪器的专家说过:"电子医疗仪器是用不坏但可以放坏的"。起初还觉得这句话未免有点太玄乎了,但在实际当中认真看一下,也不能说没有道理。世界上的事情就是很有意思,"流水不腐,户枢不蠹",人的生命在于运动。对于医学科技成果也是如此,必须进行转化,才会有生命力,才会不"腐"不"蠹",才会产生效益。例如,管理者获得了一个实用性非常强的医学科技成果,如果不转化,那这个成果永远也就是这么个成果,是不产生什么效益的。而如果把这个成果进行转化,情况则就不同了,要么可以取得经济效益,要么可以取得社会效益。

(二)选准对象,有的放矢

所谓"选准对象、有的放矢",是对医学科技成果转化从方法上的要求。

1.何谓"选准对象、有的放矢"

"选准"是指在众多成果中挑中有转化价值的项目,"对象"指被转化的成果项目;"有的"指转化的市场和转化的目标,"放矢"指转化,即推广应用。"选准对象、有的放矢",就是指在转化医学科技成果时,要选好被转化的成果项目,有市场、有目标的进行转化。如果没有选准转化的成果项目,或没有合适的转化市场,或没有明确的转化目标,医学科技成果的转化都是不容易取得较好效益的。作为医院领导,在转化医学科技成果时,一定要做到"选准对象、有的放矢"。

2.为何要"选准对象、有的放矢"

提出"选准对象、有的放矢"方法要求,对于医学科技成果的转化是非常重要的。这是因为:一是医学科技成果的类型很多,在性质、内容、目的、层次、应用和用途等方面的差别非常大,并不是每项成果都能转化,也并不是每项转化的成果都有价值;二是转化医学科技成果的方式和方法很多,就是对于有转化价值的成果,也并不是所有的转化方式方法都能够适合。因此,在转化成果时必须选准对象,有的放矢。在转化医学科技成果时,选准"对象"是为了"有的放矢",也只有选准了"对象"才能"有的放矢":要"有的放矢"就必须先要选准"对象",如果选不准"对象"是无法做到"有的放矢"的。

3.如何做到"选准对象、有的放矢"

总结以往在转化时有些成果之所以没有转化成功,有些成果之所以转化的效果不好,主要的原因就是没有做到"选准对象、有的放矢"。有些是挑选了没有转化前景的成果项目,有些是没有找到合适的转化单位,有些则是没有明确的转化目标。因此,要做到"选准对象、有的放矢",应该做到以下几点。

(1)挑选有转化价值的成果:这一点对医学科技成果转化的意义很大。作为医院领导,应该把转化成果的重点放在应用性研究成果和发展性研究成果上来。只要多在新技术、新产品和新材料的成果上下功夫转化,无疑是能够取得显著科研效益的。

(2)要选择合适的转化单位:这对于医学科技成果的转化也很重要。随着改革开放,市场经济机制在各个领域的深入,科研转化开发的市场繁荣兴旺,而有些单位或个人,为了种种目的,在不具备转化条件的情况下打着"开发"的幌子。因此,医院领导对于转化的协作单位一定要认真考察,谨防上当。

(3)要确立明确的转化目标:对于医学科技成果的转化来说,明确的转化目标仍然是很重要的。医学科技成果的类型不同、用途不同,产生的效益不论是种类上还是程度上也可以不同。作为医院领导在对于医学科技成果转化时,一定要有明确的目标。例如,产生社会效益的成果,就不能以经济效益为目标;只能产生低效益的就不能非要产生出高效益。如果脱离实际,没有目标地去转化,就不会产生出满意的转化效益。

(三)百年大计,人才第一

所谓"百年大计、人才第一",是对医学科技成果转化在战略上的要求。

1.何谓"百年大计、人才第一"

"百年大计"是我国的一个成语,是指关系到长远利益的重要计划和措施;"人才第一"是指人才建设是第一位的,包括医学科研技术人才和医学科研管理人才。"百年大计、人才第一",就是指在转化医学科技成果时,注重人才建设,是科技成果转化的长远利益。也就是说,从长远的观念看,提高医学科技成果转化效果的根本方法是加强医学科研技术人才和医学科研管理人才的培养。因此,作为医院领导在转化医学科技成果时,一定要有"百年大计、人才第一"的科研战略思想。

2.为何要提出"百年大计、人才第一"

在当今这个充满着竞争的社会,"优胜劣汰"是事物存在和发展的必然结果。科研成果的获得要靠竞争,科研成果的转化仍然要靠竞争。其他科技成果的转化要靠竞争,医学科技成果的转化仍然要靠竞争。不竞争医学科研工作就没有生命力,不竞争医学科研成果就不可能发展。要竞争就必须"优胜劣汰",而没有"优胜劣汰"也就不叫竞争。但无论如何,竞争的实质是人才的竞争,竞争力的强弱取决于人才的优劣。一个有远见的医院领导,不论是在医学科技成果的获得过程中,还是在医学科技成果的转化上,都会也必然地始终把人才建设放在第一位。在现实工作中可以看到:同样的科技成果,有些人可以把它顺利地转化为效益,而有些人却不行;有些人可以转化得很好,而有些人却转化得很差。这就充分地说明了人才对于科技成果转化的作用。

3.如何落实"百年大计、人才第一"的要求

关于人才建设的问题,在前面已经多次探讨过,就不再多说了。在这里仅就医院领导在转化医学科技成果的问题上,如何落实"百年大计、人才第一"的要求提几点看法。

(1)在医学科技成果的获得时,要树立"百年大计,人才第一"的战略思想。管理者必须看到,医院领导要进行医学科技成果转化,首先就要有可以转化的医学科技成果;医院领导要使科技成果转化产生高效益,就要求被转化的科技成果有高层次。而医学科技成果的获得,就要靠科研技术人才和科研管理人才,高层次的医学科技成果的获得,就需要高专业技术的科研技术人才和高管理水平的科研管理人才。因此可以这么讲:医学科技成果获得时的人才建设,就是医学科技成果转化时的长远建设,即"百年大计"。

(2)在医学科技成果的转化时,也要树立"百年大计,人才第一"的战略思想。在除外其他因素的情况下,医学科技成果的转化主要是靠科研管理,而科研管理是由科研管理人员来实现的;医学科技成果转化的效益好坏取决于科研管理的水平高低,而科研管理的水平高低又完全取决于科研管理人员的水平优劣。在同等条件下,医学科研管理人员的水平高,科技成果转化的效益就好;而科研管理人员的水平低,科技成果转化的效益就差。因此,在医学科研转化时,"人才第一"的思想仍然是一个长远的战略思想,即"百年大计"问题。

(李 凯)

第十章 医院档案信息管理

第一节 信息与医院信息

一、信息定义与管理信息特征

(一)信息的定义

信息是客观世界各种事物变化和特征的反映。客观世界中任何事物都在不停地运动和变化,呈现出不同的状态和特征。信息的范围极广,有自然信息、生物信息、管理信息等。信息是可以通讯的。由于人们通过感官直接获得周围的信息极为有限,因此,大量的信息需要通过传输工具获得。信息是知识。所谓知识,就是反映各种事物的信息进入人们大脑,对神经细胞产生作用后留下的痕迹,人们通过获得信息来认识事物、区别事物和改造世界。

信息系统的活动首先是收集数据、处理数据。数据不等于信息,信息是对数据的解释,可以说信息是通过加工以后,并对客观世界产生影响的数据。数据和信息两者是相对的。在不同的管理层次中,低层次用的信息是高层次的数据。因此,在管理信息系统中,信息由低向高传递过程也是信息不断综合提炼的过程。

(二)管理信息

管理信息是反映控制与管理情况的可传送的经过加工的数据,是管理工作的一项极为重要的资源。一方面信息流是物资流的表现和描述,另一方面又是掌握、指挥和控制生产等过程的软资源。信息流的巨大数量和极其复杂的高度组织,是生产社会化程度的重要标志和重要组成部分。管理信息具有以下特征。

(1)事实性。事实是信息的价值所在,不符合事实的信息不仅不能使人增加知识,而且有害。

(2)时效性。信息的时效性是指从信息源发出,经过接收、加工、传递、利用所需的时间及其效率。时间间隔愈短,使用信息愈及时,时效性愈强。

(3)不完全性。客观事实的知识是不可能全部得到的,数据收集或信息转换要有主观思路,否则只能是主次不分。只有正确地舍弃无用和次要的信息,才能正确地利用信息。

(4)等级性。通常把信息分为三级,即战略级、战术级和作业级。

(5)价值性。信息是通过加工并对生产活动产生影响的数据,是劳动创造的,是一种资源,因而是有价值的。

二、医院信息与作用

(一)医院信息总体和分类

(1)医院信息总体。一是医院内部各部门、各环节所产生的信息,如文件、计划、数据、统计、报表、症状、体征、疗效、经验和教训等;二是外界环境所产生的信息,如上级指示、方针政策、科技动态和社会反映等。所有这些构成医院信息总体。

(2)医院信息分类。一是医疗信息:主要是患者的临床诊疗信息,包括临床诊疗信息、医学影像检查信息,有关治疗信息、护理信息、营养配餐信息、药物监测信息、重症监护信息等;二是管理信息:包括医院的组织机构、编制、医疗业务、人事、行政、后勤、财务、教学、科研等信息及管理决策有关信息;三是医学咨询信息:包括医学情报、科技情报、各种文字、视听检索资料、病案、图书、期刊和文献资料等。

(二)医院信息的作用

1.医院信息是医院管理的基础

医院资源包含三个方面:一是人,各类人员组织的活动及人才建设、技术力量提高等,最终转换为医疗成果;二是物,各种药品、设备;三是信息,各种数据资料。要想合理组织人力物力,充分发挥作用,达到良好的医疗效果,就要借助信息的流通,才能使决策者耳聪目明,使其决策、计划、指令正确有效,医院管理井然有序。

2.医院信息是制订计划和决策的依据

计划和决策本身就是信息。要使计划和决策切合医院实际,行之有效,在实施中少走弯路,就必须掌握各方面的信息,如上级指示、方针政策、社会反映以及医院的各种资料、数据。掌握的信息越多,计划和决策就越具有科学性、准确性和可行性。

3.医院信息是提高医疗技术水平的资源

技术要发展,水平要提高,就必须要掌握大量的医学信息,包括国内外科技动态、先进技术、先进经验、失误教训、资料积累和工作检查回顾等。只有掌握各种医疗信息,加以归纳整理,才能提高每一个医务人员的理论知识和技术水平,才能提高医院的总体技术水平。

三、决策与信息

(一)决策取决于信息

医院管理职能包括计划、组织、领导和控制。但在实际运用中最能体现医院管理职能的就是决策。因为医院工作的成败,关键在于能否做出有效的决策,而决策取决于信息。

决策过程既要静态信息——历史信息,又需要动态信息——实时信息。决策执行过程就是将目标信息、计划信息与实际执行的当前信息进行对比,发现差异,分析原因,采取必要的措施的过程。管理过程就是:信息输入→转换→输出,经过反馈、修正,制定新的决策,不断循环往复直至圆满地实现预期目标的过程。在这一过程中,每一个循环的持续时间,反映管理工作的效率。

信息利用在决策中起主导作用,一是要收集可靠和必要的信息,掌握全面、真实、及时的情况;二是根据信息变化情况,进行分析,做出进一步决策和决定,采取新的管理措施。

(二)决策过程与信息利用

决策科学先驱西蒙(H.A.Simon)教授在关于决策过程模型的论著中指出:以决策者为主体

的管理决策过程经历情报、设计、选择 3 个阶段。

1.情报

本身就是信息,只不过是具体的信息。首先是问题的提出,把要决策的问题提出来。必须经过大量的调查研究、分析、归纳,有时还必须通过创造性的思维,突破传统的观念,开发出新的观念。这一过程完全是信息采集、处理加工的过程。

2.决策设计

通过信息采集、处理、流程和表达形式等,制定各种不同表达形式的决策,如计划、规划、报告及方案等,实际工作中的决策,很大一部分是以统计分析、预测分析以及各种管理方法运用后的分析报告表示的,它是决策中对医院管理实际工作所提出的目标。

3.决策选择

提供 1～2 个方案供选择,这是决策的基本要点。但是决策的重要选择还体现在选择具体的目标,明确要做什么,达到什么目标与效果;选择达到目标的时间;选择决策需要的条件,如方法、技术。

（李　凯）

第二节　医院信息系统与信息利用

一、医院信息系统

医院信息系统(hospital information system,简称 HIS)是计算机技术、通信技术和管理科学在医院信息管理中的应用,是计算机对医院管理、临床医学、医院信息管理长期影响、渗透以及相互结合的产物。

医院信息系统基本实现了对医院各个部门的信息进行收集、传输、加工、保存和维护。可以对大量的医院业务层的工作信息进行有效的处理,完成日常基本的医疗信息、经济信息和物资信息的统计和分析,并能够提供迅速变化的信息,为医院管理层提供及时的医院信息。因此,医院信息系统不仅是一个计算机软件,而且是一个医院管理的系统工程,医院信息系统融入了大量先进的医院管理思想,医院信息系统的运用,是医院科学管理的重要标志。

(一)医院信息分类

(1)按照层次分,可以分为原始信息和派生信息。原始信息是业务活动中直接产生的信息,包括患者信息、费用信息、过程信息和物资信息等。原始信息内容丰富、容量大,是军卫一号工程数据库的基础,也是其他一切统计信息的数据源。但考虑到系统性能及容量,不可能做到所有的原始信息都长期联机保存;另外,从原始数据产生统计结果的速度相对较慢,没必要每次统计都直接出自原始数据。因此,军卫一号工程中还生成和保留了大量的派生信息。这些派生信息是面向管理应用,综合原始数据形成的,如每天全院的患者流动日报、每月的效率质量指标、收入结账记录、药品库存的盘存记录等。派生信息数据量小、利于长期保存,查询时速度快。但派生信息的专用性较强,一些随机的专题分析仍然需要提取原始数据。

(2)按照信息的主题分类,可分为患者信息、费用信息和物资信息。患者信息围绕着电子病历而展开,费用信息和物资信息围绕着成本核算而展开。

(二)医院信息系统信息基本内容

(1)患者信息:覆盖了病案首页、医嘱、检查、检验、手术、护理、病程等内容,其中病案首页又包括患者主索引、入出转记录、诊断、手术、费用等,是医疗效率质量指标的主要信息源。

(2)费用信息:包含了门诊患者费用明细和住院患者费用明细。其中,住院患者费用明细记录了患者在院的每一天的每一项费用。费用项目包含了开单科室、执行科室,可用于收入统计分析和成本核算。

(3)物资信息:包括药品、消耗性材料和设备信息。其中,药品包含了药库、各药局的库存、入出库数据,设备信息包含了全院所有在用设备的位置、状况和折旧等信息。物资信息主要用于医院内部科室级的成本核算。

(三)军卫一号医院信息系统特点

1.以患者信息为中心

医院的各项医疗和经济活动都是围绕着患者而展开的,患者信息不仅是医疗过程的原始记录和各医疗环节之间要交换的信息内容,也是医疗质量和效率管理指标的主要数据源。患者信息的主要表现形式是病历。军卫一号工程将患者信息看作首要的基础信息进行管理,以完整、忠实地记录患者信息为发展目标,提出了以电子病历为核心构建信息系统的思想。这是与以前的医院信息系统主要以经济管理或部门管理为中心所不同之处。一号工程所覆盖的患者信息包括了病案首页、医嘱、检查结果、检验结果、护理记录、病程记录等病历信息的主要内容。这些信息是在各个业务子系统完成自身业务的同时形成的,各类信息以患者为中心组织到一起,初步构成电子病历框架,贯穿于整个军卫一号医院信息系统中。

2.对患者在院流动的全程管理

一号工程在管理患者信息方面的另一个突出特点是完整地追踪患者在院期间的一切重要活动及状态变化。患者从入院开始、到转科、病情变化、确诊、下医嘱、手术、出院,这些变化是医院管理指标所涉及的重要数据,也是一号工程重点追踪的"事件"。一号工程软件对这些"事件"记录了什么时间、什么地点、发生了什么。如:门诊患者什么时间挂号、什么时间交费、什么时间取药,住院患者什么时间入院、什么时间转科、什么时间出院等。当患者离院后,系统中就形成了患者在院期间的一个变化轨迹,可以完整地将患者的状态回顾出来,适用于各种管理指标的统计。

3.在信息发生地实时采集数据

医院信息系统首先是一个业务系统,它应当成为各岗位人员日常业务工作的工具。一号工程软件的功能是按照在哪里发生的信息就在哪里采集的思想进行布局划分的。比如,病案首页信息是在住院处、病房、病案室逐步形成的,医嘱是由医师直接通在医师工作站录入的。一号工程软件与业务工作紧密关联在一起,与信息的事后录入相比,不仅减轻了业务人员工作量,而且保证了信息的完整性和准确性。信息在各个环节上的及时录入使得环节质量控制成为可能。

4.业务环节间信息高度共享

一号工程的信息是高度集成在一起的。在一个环节产生的信息随着患者的流动可在其他环节上共享。比如,患者的自然信息在患者身份登记时录入后,所有的功能模块共享这一信息。信息的共享不仅减少了录入工作量,而且保证了信息的一致性。各个环节生成的信息构成了以数据为核心的数据库,构成了整个信息系统数据共享的基础。

二、医院信息系统的利用方法

对一号工程医院信息系统中信息的获得主要有 3 个途径：①直接通过系统提供的软件功能模场块；②从数据库中随机检索；③将数据导出到其他工具中。

1.通过软件提取

一号工程对常规使用的统计指标提供了统计和查询程序。这些中间结果长期保存在数据库中。除了各个业务子系统提供本业务有关的统计外，一号工程开发了集中的综合查询统计程序和收入统计程序，从中可以获得大部分的常用指标。

2.直接从数据库中检索

一些随机的或者专题性的统计分析，依靠现成的程序是不能达到的，也不可能为每一个统计都开发相应的程序。这时需要从数据库中直接检索，检索的工具是 SQL 语句和 SQL＊PLUS 软件。SQL 是功能极其强大的数据库操作语言。从数据库中检索数据，一方面需要很好地掌握 SQL，另一方面需要了解一号工程的数据库结构。一号工程医院信息系统提供了数据结构手册，从中可以了解数据之间的关系。

3.将数据导出到其他工具中

一号工程软件提供了数据导出接口，可以将数据库的数据按照指定的项目按 dbf 或 txt 标准格式导出。导出的数据可以通过 Foxpro、Excel 等软件工具进行进一步处理，或者直接为第三方统计软件所使用。对于熟悉这些工具的用户，可以使用本方法提取加工信息。方法是：使用一号工程的字典管理程序，指定数据库中的表名或通过 SQL 语句指定表组合和字段项目，将数据导出到指定的文件中。

三、医院信息利用与再利用

我们不论是获取信息、加工信息，还是存储信息、传递信息，最终目的都是为了应用信息。信息来源于实践，经过加工整理后，最终还是要用于指导实践。信息指导实践的过程就是对信息的利用。

信息与应用的关系，实质就是拥有信息（获取信息、加工信息、存储信息）和应用信息的关系。拥有信息是开发信息，应用也是开发信息，而且是更重要的开发信息。

拥有信息的目的是为了利用信息。不论是医院信息、患者信息，还是医院管理信息，主要是为了应用信息来创造新的效益。对于信息的加工处理都是以信息利用为前提的，是先有管理需求，需要利用信息，再去提取信息、处理信息的。

应用信息的过程又产生新的信息。应用信息的过程，本身就是新的信息产生的来源。信息反馈也是新信息的产生。医院管理中信息大部分是在信息应用过程中产生的。从医疗数量信息中，给医院管理者提供大量的日变化信息，通过对这些信息的利用，结合医院管理的目标控制或预测等，会产生更具有指导意义的管理信息。

信息是由拥有→应用→再拥有→再应用不断循环的。信息是动态的，信息的作用也会随着信息利用由新的信息所代替。因此，信息利用就是新信息代替旧信息的过程。因此，只要有管理需求，就一定要有新的信息，信息应用的价值就在于此。

1.信息利用的意义

（1）信息只有通过利用才能体现价值。

（2）信息只有利用才能不断发展。

（3）信息只有通过利用才能发挥信息效能。

（4）信息只有通过利用才能做到资源共享。

2.对信息再利用的认识

医院信息系统为医院管理提供广阔的应用空间和平台，对于医院信息系统采集的大量信息进行信息再利用也是医院管理的一个重要的问题。从某种意义上讲，信息的再利用意义更大、难度也更高，它在医院管理中更能切合医院管理的需要，更具有针对性和实用性。

（1）信息再利用是医院管理和决策中的专题调查和分析，它具有很强的目的性和目标性，可以是宏观政策，也可以是微观具体的任务。

（2）信息再利用对信息的处理超出医院信息系统范畴，一方面可能提取更多组数据，另一方面运用更多的管理技术与方法，有时需要多种计算机软件共同完成。

（3）信息再利用根据医院特定的管理思想和模式进行决策、预测以及统计分析，一旦成熟，它将形成与医院管理信息配套的管理子系统。

3.信息再利用的关键

基于医院信息系统上的信息利用和再利用，比实现医院信息系统运行难度更大，主要取决于医院管理者的管理思路、医院管理人员的信息处理技术以及医院各业务部门的数据质量。因此，医院信息再利用的技术方法和手段，应该作为医院管理者进一步学习提高的重要内容，只有把医院信息处理技术作为得心应手的工具，才能真正利用信息为医院服务。

四、医院管理系统常用信息

医院管理系统常用信息如表 10-1 所示。

表 10-1　医院管理系统常用信息

医院信息系统	信息提取内容
1.日医疗数据查询子系统	日门诊人次、急诊人次、收容病人数、出院病人数、手术例数、检查人次数、化验件数、当日危重病人数、新增危重病人数、死亡病人数、占用床位数、空床数、临时加床数、候床病人数、当日门诊收入、住院收入
2.医疗数据查询子系统	月门诊人次、急诊人次、患者流动月报、医疗质量指标、医疗效率指标、诊断质量指标、手术信息、手术负荷、护理负荷、管理质量、医技工作
3.医疗经济数据查询子系统	患者住院费用、患者平均住院费用、月医疗收入、日医疗收入、住院医疗费用对比、门诊医疗费用
4.患者信息查询子系统	查询当前在院患者包括当前在院危重患者的信息
5.病种分析查询子系统	单病种工作效率、单病种诊断质量、单病种医疗质量、单病种治疗费
6.医务统计子系统	综合查询系统下的"医务统计"查询子系统。主要是为"日医疗数据系统"和"月医疗数据系统"服务的，完成门、急诊日（月）后台统计和住院患者流动日（月）报后台日（月）统计

（李　凯）

第十一章 医学设备管理

第一节 设备技术管理的意义和任务

一、技术管理的意义

就医学设备而言,各种生物医学传感器、医学检验分析仪器、医用电子仪器、医用超声仪器、X射线成像和磁共振成像等信息处理和诊断,由不知到可知,大大地提高了人们对疾病检查诊断的准确率。信息处理技术在医学领域广泛应用,人体信息的提取、传输、分析、储存、控制、反馈等监护和急救设备的不断涌现和技术创新,使抢救的成功率提高到空前水平。电视技术也在医学中发挥了越来越大的作用。介入治疗、X刀、γ刀、中子刀、激光刀、超声刀和各种器官内镜相继出现和发展大大提高了对各种疾病,如肿瘤、心脑血管疾病等的治疗水平。随着大规模集成电路技术的发展及电子计算机技术在医学设备中的应用,医学设备小型化、自动化、智能化和多功能的程度大为提高。

现代医学设备的迅猛发展,促进了医学的进步和医学技术的不断创新和发展。新的医学设备的出现,顺应了社会进步和人类需求。而新的一些设备在医院中开展应用,又冲击着医学科学的每一个领域。围绕着新型医学设备的应用,现代医院中的一些学科开始重新整合,一些新的包括交叉边缘性的学科相继组建。同时为了适应新型医学设备功能效用的发挥,促进了与之技术条件和技术要求相适应的技术人才建设以及配套管理制度、管理形式等方方面面的建设。现代医学设备是现代高新科技与现代医学科学紧密结合的产物。现代医学设备在医院中的应用是现代医院功能和层次水平的集中体现,解决了医学科学领域中一个又一个难以解决的问题,为疾病诊断和治疗争取了时间,大大提高了疾病诊治的效率,推进了医学科学的发展,加速了医院现代化的进程,是医院现代化的主要标志之一。

现代医学设备的特点鲜明。一是高新科技的含量大。它包含了现代最活跃的信息科学和微电子技术、最先进的新型材料科学技术、最完善和最可靠的自动控制科学技术。二是多学科立体交叉相互渗透。涉及数学、物理、化学、电子计算机技术、工程学、分子生物学、现代医学科学、机械学、材料学和社会学、经济学、心理学等,"硬""软"结合,综合应用。三是发展迅猛,进步飞快。新型医学设备日新月异,层出不穷,推陈出新更新换代的速度很快。

客观实际要求我们对现代医院中的医学设备必须强化技术管理。只有搞好医学设备的技术管理，才能完成设备的最大利用程度，充分发挥设备的技术水准，产生设备的最优经济效应，实现设备的各项技术经济指标。尽快完成由数量规模型向质量效能型和由人力密集型向科学技术型的转变，推动并保证医院现代化建设和可持续发展。

二、技术管理的任务

技术管理是设备在医院储存保管和应用期间，按照设计要求的技术标准，协调其技术各组成要素之间和内在机制的关系，保持和发挥其应有技术水平和经济效能的全部技术活动及其管理行为的总和。

医学设备技术管理主要包括设备的验收、安装调试、技术档案的建立，维护保养、检查修理、技术队伍的培训和组织分工以及相关经费的运用等内容。

医学设备技术管理的关键要素是可靠性、安全性和全寿命费用分析。

(一)可靠性

可靠性是指设备处于准确无误的工作状态。医学设备的可靠性是指在规定的条件下、规定的时间内、完成规定功能的能力。可靠性的评价可以使用概率指标或时间指标。这些指标有可靠度、失效率、平均无故障工作时间、平均失效前时间、有效度等。典型的失效率曲线是澡盆曲线，分为三个阶段：早期失效区、偶然失效区、耗损失效区。早期失效区的失效率为递减形式，即新产品失效率很高，但经过磨合期，失效率会迅速下降。偶然失效区的失效率为一个平稳值，意味着产品进入了一个稳定的使用期。耗损失效区的失效率为递增形式，即产品进入老年期，失效率呈递增状态，产品需要更新。可靠性技术作为一门工程学，起始于第二次世界大战期间，对军事设备进行的各种可靠性研究。美国在 20 世纪 60 年代末开始把可靠性技术研究应用于医学设备。1969 年起从军事与航天领域内借鉴了可靠性增长的概念应用于医学设备中。随着医学设备的快速发展，医学设备可靠性技术的研究也获得很大发展。

可靠性技术是一个系统工程，包括产品的研制设计、生产制造和有效应用。我国可靠性技术的研究和应用同样最先出现在航空航天和电子工业领域，后来逐渐扩展到其他行业系统。国产彩色电视接收机运用可靠性技术后，大大提高了使用质量和寿命。

随着医学科学技术飞快发展，医学设备的任何相关部分出现问题都会导致整个系统出现故障。高新科技不断涌现，新材料应用速度大大加快，也带来了不可靠因素的增多。现代新型设备高精度、自动化、智能化程度越来越强，对应用操作人员的要求也越来越高，责任越来越重，人为失误而引起差错事故的可能性也随之加大。

一所现代医院要有成千上万种不同的设备，从简单的听诊器、血压计，到要求极高的心脏起搏器、CT、MRI、γ刀等。其可靠性要求各不相同，而具体操作使用的一般医师护士由于设备的专业知识和工程技术知识较少，对设备的原理构造知之不多，对设备的维护保养很难到位，失误的现象也会增多。

医学设备的可靠性按照对患者的影响程度可分为三个等级。

第一等级，此类设备会直接影响到患者的生命或可能造成严重伤害。如呼吸机、麻醉机、心脏除颤器、人工心肺、血液透析等。

第二等级，此类设备用于临床诊断或治疗。如心电图、脑电图、肌电图、B超、便携式监护仪，这类设备发生故障需要一定时间修理排除故障或调换使用，可靠性要求比第一等级低。

第三等级,此类设备出现故障不会危及患者生命,一般不会造成严重伤害。如听诊器、血压计、体温计、雾化吸入器、经皮血氧分析仪等,可靠性要求不严格。

医学设备的可靠性要求不能单纯用设备的价格高低来划分,有的价格并不昂贵,但可靠性要求却很高,非常重要,有着性命攸关的重要程度。近年来,很多新型医学设备都引入了计算机技术,嵌入式微型计算机技术在医学设备中应用十分广泛,这不仅改善了设备的性能,而且增加和扩展了设备的功能。随着计算机应用技术的进步和发展,具有更高智能的专家系统将不断涌现。然而从设备的可靠性角度来看,系统越复杂,可靠性技术需要解决的问题就越多,特别是系统软件的可靠性问题就显得越发重要。

软件本质上是一种把一组离散输入变成一种离散输出的工具。软件是要人来编制的,存在着软件完成的工作与用户或计算环境要求它完成的工作之间的差异,而这些差异就是软件错误。

软件错误可能在规范、软件系统设计和编码过程中产生,共分为 5 种:语法错误、语义错误、运行错误、规范错误、性能错误。

(二)安全性

安全指没有危险,不受威胁,不出事故。

医学设备的安全性与可靠性是相互关联、相互影响、相互依存、密不可分的关系,是医学科学与工程技术之间相互结合的重要课题。一般来讲可靠性程度越高,安全性越强。

在现代医院很多医学设备都是组合起来使用,在实际应用时又都需要人来操作。所以,考虑设备的安全性和可靠性时,应从系统上来分析,操作者-设备组合-患者三者之间组成了一个设备应用系统,任何一个环节出现安全问题或不可靠的因素都会影响设备的安全和可靠。例如,操作者的技术素养与品质素养决定了他是否能正确无误、一丝不苟地操作设备;组合设备之间的影响或干扰使其中某些设备工作不正常;患者的不配合致使检测到的信息不真实。所以医学设备的安全性要从广义上来考虑,即从设备与人体整个系统的可靠性安全性考虑。应强调的是,不仅有故障的设备是不可靠不安全的,而且精密度不高的设备也是不可靠不安全的。精密度不高,可能导致错误的诊断和不准确的治疗。医学设备的安全性首先要考虑准确性。

1.安全性的总体考虑

医学设备大部分都是和患者身体紧密相连一起工作的。心电图机要把多个电极放在人体上,胃镜肠镜要把镜管放进人体脏器,心导管检查要把导管通过血管置入人的心脏。医学设备的工作对象是患者,而患者一般都处于对外来作用非常脆弱的被动状态,他们在医院内一般都不能自我判断有无危险,即便意识到危险也不容易自我摆脱。因此医院必须保证患者的绝对安全,必须严肃认真地对待设备的可靠性,防止或尽量减少设备之间的相互影响,避免外界环境的干扰,防止诱发自身或其他设备发生故障和危险。

医学设备自身可能产生的危险,主要来自四个方面。

(1)能量引起的事故:为了诊断和治疗,需要通过设备给患者体内输送一定能量,如 X 射线、γ 射线、除颤器电流、激光等,这些都是蕴藏着危险的设备,操作不当或者设备发生故障就可能对患者造成伤害,引发严重事故。

(2)性能缺陷或突然停止工作引起的事故:有的设备是要代替患者人体的部分功能来维持生命,如血液透析、人工心肺、呼吸机等。在心脏直视手术中,如果人工心肺机停止工作,不仅会影响手术成功,甚至会导致患者死亡。

(3)性能恶化引起的事故:医学设备性能逐渐衰退恶化往往不容易被发现,需要特别注意。

如影像设备的图像质量下降会引起漏诊或误诊。

(4)有害物质引起的事故:设备的耐水、耐高温、耐化学药性能较弱,因而消毒灭菌困难较大。消毒不彻底容易引起患者交叉感染,而消毒方法不当又容易损坏设备。

2.预防电击事故

为了防止医学设备电击事故,首要方法是把设备的电路部分进行绝缘,又称之为基础绝缘。同时还要防止基础绝缘老化,增大电击的可能性,所以必须引入保护措施。为了确保防止电击事故可以采取双重保护措施,即冗余保护技术。这样一种保护措施发生故障时,不会诱发另一种保护措施出故障。

设备附加保护措施主要有4种。

(1)保护接地:是使用接地办法来防止电击的保护措施。IEC安全通则中把满足这种条件的设备叫作Ⅰ级设备。

(2)辅助绝缘:是在基础绝缘的基础上再加一绝缘层,用于增强基础绝缘的作用,称为辅助绝缘,又叫作双层绝缘。这类设备称为Ⅱ级设备。此类设备即使外壳是导电的,原则上也不需要接地,只是为了防止微电击,需要进行等电位接地时,才有必要接地。

(3)选用安全超低压电源:选用特别低的电源电压,即使人体接触电路也没有损伤危险。这种电压值叫作容许接触电压,一般为 $15 \sim 50$ V。医学设备安全标准把对接地点浮地的交流电压为 24 V 以下,直流电压 50 V 以下的电源叫作医用安全超低压,此类设备称为Ⅲ级设备。

(4)内部电源型设备:电源藏在设备内部,和设备外壳部分毫无关系,即使人体接触设备外壳,一般也不会发生电击危险。此类设备称为Ⅳ级设备。

为了保证电子医学设备的安全,国际上制定了统一的 ME 设备安全标准 IEC,对于一些特殊的设备,除通则以外,医院还需根据实际情况制定特定规则,以确保医学设备的安全性。

3.患者的保护

医学设备是要和患者接触的,特别是有的要把设备或器械的部分或全部埋植或插入患者体内,如心脏起搏器、导管等,如果出现漏电流会直接刺激心肌,而引起心室颤动,所以要把触体漏电流限制在极小范围内,以免引起心室颤动。这就需要将连接心脏的触体部分同其他部分和接地点绝缘,也称之为浮动触体部分。绝缘触体部分可以依靠绝缘阻抗限制漏电流,特别是限制从外部经过触体部分流入设备的漏电流。

虽然在触体部分和其他部分进行了绝缘,但还必须能够有效地传递信号,实现这个任务的就是信号耦合器。信号耦合器可以采用电磁偶合和光偶合来传递信号,也可以用声波、超声波、机械振动等方式来传递信号。

对于长期埋入患者体内的器械还必须考虑它与人体的相容性,避免引起溶血或产生破坏组织的危险。还要防止机械性物理损伤和诱发身体的不良反应。所以体内器械要比体外设备器械有更高的安全性要求。

4.治疗用设备的安全性

不少医院治疗设备是以能量或某种作用因子给予患者,使其解除病痛,恢复健康。它直接作用于人体,如发生意外,就可能造成危险。

(1)作为医学设备首先要防止电击,包括微电击和强电击。

(2)防止输出过量的危险,对患者供给的输出量超出治疗正常需要的水平就会发生意外,甚至对非治疗部分产生损害。如除颤器输出过大可造成胸壁烧伤和心肌障碍。核医学设备因辐射过量或泄漏不仅对患者有危害,还可能对操作者和第三者造成损害。

(3)设备的功能停止也具有危险,如呼吸机在没有发出报警的情况下意外停机。

(4)防止机械性损伤,如胃镜、肠镜的插入端容易损伤食管及胃肠内壁,需谨慎操作。

(5)治疗用设备能产生很强的能量时,要防止对其他设备产生不良影响造成误动作、误输出,而引起的差错事故。如除颤器、高频电刀等设备工作时都能产生较强的能量,应防止对其他设备的干扰。

5.设备组合使用的安全性

医学设备日益增多,两个和两个以上设备同时使用的情况也越来越多。在ICU中常把心电图机、直接型血压测量仪和体外心脏起搏器等同时并用。在抢救室、手术室,各种监测设备、呼吸机、麻醉机、除颤器和电刀等同时使用的情况更多。这时需要考虑的不仅有设备本身的安全,还有因组合使用而派生出的新问题。信号提取和传输的干扰、微电击、烫伤甚至烧伤等都是特别注意防止的差错事故。

6.医学设备的系统安全性

现代医院中种类繁多的设备、计算机等,它们和医护技术人员、患者,组成了一个复杂的系统。忽略了任何一部分都可能出现危险。

随着医学理论和医疗技术以及医学设备的发展,现代医院分科越来越细,医疗辅助人员增多。医疗工作的专业化和多科协作已成为现代医院的一个特征,差错事故的原因也出现了多样化。

计算机的引入促进了医护工作的自动化和系统化,同时也带来了操作技术发展不完善、可靠性下降的问题。根据系统工程学的观点,随着组合因素增多,系统安全性的比例则下降。

技术使用周期缩短及新产品的不断涌现,这是个进步,但同时也使我们对新技术的预测很困难,制定标准也很困难,形成了安全标准多样化,差错事故原因多样化,责任问题复杂化。

所以,考虑设备的安全性问题,必须把医院整个系统的安全性问题提到日程上来加以研究解决。基本原则是排除人为错误,在人与设备组合上保持高度的安全性。

(三)全寿命费用分析

设备的全寿命过程是指设备自论证、研制、设计、制造、使用、维修直到报废退役的全过程。全寿命费用就是设备寿命周期过程中各阶段的费用总和。主要包括两大部分。其一是以设备的研制和生产成本并加上利润和医院采购开支的费用,叫获取费用。一般是一次投资,所以又叫作非再现费用。其二是设备在使用过程中与使用、保障(包括维护、保养、修理)有关的人员、动力、物资、器材等费用,叫使用保障费用或使用维修费用,又叫作继生费用。通常可以按年度计算,所以又叫作再现费用。第三是设备的报废退役费用,因为用的很少,可以不专门列入。以上各项费用之和,就是该设备的全寿命费用。用公式表示如下:全寿命费用=(研制费用+生产费用+利润)+使用保障费用=购置获取费用+使用期费用。

从公式可以看出,设备的全寿命费用主要是购置费和使用维修费。这无论对设计研制生产的厂家还是使用的医院都是很有意义的。因为它提供可正确衡量设备费用消耗的全面评价。它使厂商认识到只有降低全寿命费用,才是真正降低了设备的总费用,以便全面研究和考虑研制生产费用成本与使用期费用的分配问题,提高设备的可靠性和可维修性,减少能源消耗,降低使用保障费用,而增强竞争力。而医院一旦决定购买某种设备就意味着担负该设备的全寿命费用。所以做出购买某种设备的决策不仅要考虑设备的先进性,同时要考虑是否"买得起",还要考虑整个使用期间是否能"用得起",有的进口大型设备仅保修每年就要付出百万元以上的高额费用。

衡量是否既买得起又用得起的尺度就是全寿命费用。有的医院只重视设备的性能和购置费,而轻视使用维修费用,这是因为以往的设备比较简单,使用维修费少,这种观念在现代高新技术设备大大发展的今天一定要加以纠正。

设备的使用维修费用,主要取决于设备的可靠性和维修性。设备的使用方提出最低的全寿命费用要求,能促使设计生产部门在研制时重点考虑改进可靠性和维修性设计。

医院应用全寿命费用分析管理设备的优点在于:第一,能明确提出设备在其全寿命各阶段的费用,从而为管理者提供有效的决策信息,使其能从真正意义上对资产进行全方位、多角度的深度管理。第二,能有效地促进研制生产厂家改进设备的可靠性和维修性,为成功研制未来设备打下良好基础。如果厂家不改进可靠性和维修性,不降低使用保障费用,最低全寿命费用就无法实现。第三,促进医院加强设备的技术管理、减少设备的差错、杜绝事故,提高设备的使用率,千方百计延长设备的寿命,保证设备系统本身和维修保障分系统的整体最优化,从而降低设备的全寿命费用。

(胡　毅)

第二节　验收、安装和调试

医学设备验收是设备购置合同执行中最后一个关键环节,是购置管理与使用管理结合部分的第一个环节。验收过程一般是由卖方、合同签订部门、使用科室以及其他相关部门等诸多部门和人员共同进行交接的过程。医院医学工程技术管理部门将起主导把关协调作用,责任重大。作为医学设备技术和管理部门,验收环节必须极为重视,为医院把好关。保证严格按合同办事,把合格的设备引入医院,尽快发挥其效能为医院服务。

一、验收的前期准备

验收设备是一个多方合作的工作。作为医院,特别是设备技术部门(医学工程部门)和使用科室一定要安排好前期准备工作,不管设备贵重精密与否和价格高低都必须认真对待,把好关口。必须严格按"订货合同"及具同等效力和相互制约的"协议附则"及"招标文件"等认真对待逐项落实。

(一)验收工作首先是选配合适验收人员

一般常规的验收应由设备技术部门的管理人员、技术人员、采购人员和使用科室人员组成。若为大型或特大型精密仪器一般由医院领导或主管部门统一组织。包括管理、技术、使用以及相关工作部门(如水、电、房屋装修等)人员组成精干队伍,分工协作,全力以赴集中搞好验收。

(二)参加验收工作的人员,必须详细阅读订货合同、相关文件及技术资料

熟悉设备的各项技术性能,特别是安装条件及配套要求,参考厂家验收规程制定验收程序与技术验收方案,对需要检验的技术指标检测方法等要认真研究。对国家规定需要由有关的执法机关认定的放射设备、压力容器等,应提前与有关部门联系。

(三)机房要按厂方提供的安装图纸做好布局改造

室内装修、水、电、气、防护的准备:上下水要了解流量、压力,设备用电要求是三相电或单相电、电压、功率,是否需配备稳压电源或不间断电源,电源电阻有无特殊要求等;防护要求分两个方面,一是机器本身的防护,如很多精密仪器要求距离变电站50 m,有的要求隔音、防震、防磁等。另一方面是对机器周围环境干扰的防护,如放射防护、磁屏蔽等。需要防护的机房在正式施工前需要将施工改造的方案和拟安装设备的技术参数报相关技术部门预评审和行政部门审查,通过后再进行施工。此外,最好事先到使用同类或同型仪器的单位调查了解,选择最佳的解决方案。如设备安装工期较长或附件配件较多,还应准备相关的库房作为存放场地,并做好安全保卫工作。

(四)根据实际情况建立相关规章制度

验收工作应根据实际情况,制定相关规章制度,使验收过程更加规范和易于操作。同时,医院应设计一种通用的验收记录单,记录单的格式和项目种类应满足对各种医疗设备进行验收的需要。货物验收完毕后,经参与验收的相关人员签字后,保存到该设备的购置档案中去。

二、货物验收

货物验收是指对设备的自然情况按订货的要求进行检查。主要目的是检查设备是否按计划要求购入,并对设备的包装及设备外观完好程度进行检查,核对订货数量及零件、配件、消耗品、资料数量,相关手续是否完整齐全。

货物验收时应根据订货合同核对其标签、合同号、货箱总件数及分号、收货单位名称、品名、货号、外包装及货物批次是否相符。目前多以物流公司直接送货方式。他们只负责运输及核对数量,因此,如有可能应与厂方共同清点验收。

首先清点数量并查看外包装有无破损修补、水渍油污等,应做好现场记录。如有疑问要保留现场并及时与口岸联系,共同签证记录,必要时拍照或录像。如是国际贸易应迅速联系商检部门,不可盲目认可接收。尤其当卖方催促时一定要坚持原则,说明情况,以签证记录、拍照为据,不可听信卖方代表口头承诺。国内贸易,可由买卖双方协商开箱,开箱后如机器正常则可验收,不正常则由卖方换货。国际贸易比较复杂,原则是坚持货到医院开箱前一切由贸易公司或卖方负责的原则。发现问题应立即上报有关领导,与卖方协调解决方案。

开箱清点物品是货物验收的重要环节,要根据装箱单和合同认真核对货物,无论是进口设备还是国产设备,总数量均以订货合同等买卖双方签署的合法有效文件为准。厂方的承诺或与用户的协议一般可作为主合同附件,均为有效文件。由物流公司运达使用单位的,一般物流公司仅负责中途某一段运输责任,其他责任不在此内。因此接货时最好是买卖双方共同在场。卖方不在场时,买方在运输单上签收时原则上仅签收到货几件,并注明货号以备查询。同时通知卖方尽快来开箱点验。已到货的外包装完好的货物,应按合同开箱。开箱时一般应由卖方、买方必要时请有关商检部门到场共同开箱点验。

开箱前应再次检验核对设备的标签、货号、件数等是否与收货单据订货合同相符。清点设备的品名、规格、数量、外观及是否有运输中的倒置、碰撞等损伤等。在货物清点过程中做好原始记录,尤其当发现有不符合合同规定或损坏磕碰时,应做好原始记录和鉴别工作,并保护现场,必要时照相或录像以备查。此时由买方、贸易公司双方会签的原始记录将作为向厂家或第三方索赔的依据。若问题较大双方不能达成一致意见时,提供原始记录及订货合同、协议、装箱单,向商检机构提出申请复验以便下一步进行索赔。有些问题比较严重还要请权威部门复验。

开箱时应避免过重敲、撬、震动尤其不得以铁器插入箱内,保护设备内包装、衬垫完好,以备发生问题退货换货时用。货物清点要细致耐心,对主机和附件,配套设备要详细核对品名、规格、厂别、出厂日期、出厂编号等。除数量之外还要检查是否有以次充好或以二手设备充数的现象。对配件备件及消耗品由于品种复杂,有的可能数量多、品种少,有的可能品种多、数量少,但包装相似极易混淆,也仍然要本着耐心细致、认真负责的工作态度,一丝不苟认真核对,防止差错,特别要看清小包装上所注明型号数量。由于目前高技术不断发展,常有订货的型号已不再生产。厂方常以新型号、新产品代替,这时一方面要注明并征求使用科室意见,同时详细核对价格。有的消耗品还应注意其重量、生产日期、保质期或保用期。对国内订货、厂方在本地不具备办事机构的、同意由买方自行开箱的设备,应有医学设备技术部门和使用科室共同开箱。如有规格、数量、质量等问题,要做好原始记录,恢复包装。验收后双方签字并及时通知厂家。

三、安装和调试

货物验收是设备验收的第一个环节,而安装与调试则是第二个环节。在这两个环节中,起主导作用的都是医学设备工程技术管理部门,公司厂家和医学工程部门根据设备的具体要求,并与使用科室密切合作,在院领导的支持下应提前准备好安装地点、相关条件,抓紧进行安装调试工作,以便使设备尽快发挥效益。特别是大型精密设备和仪器是多参数、多功能指标的技术设备,不仅硬件而且软件也必须安装调试。随着医学设备及其软件功能设计的进步,在同样硬件或硬件配置基本相似的情况下,由于软件配置不同、甚至由于软件版本不同,在使用效果上会有很大差异。在调试中要认真查对。一般医院对同类大型设备引进两台的可能性很小,不可能对大型设备软硬件很熟悉。因此,必要时应进行临床试验或请同行组成专家组对安装调试以及技术校验工作进行全面细致地验收。

由于进行了验收的前期准备,使安装具备了基本条件,但正式安装时必须按设备技术要求使环境条件尽量满足。

(一)一般条件

包括场地面积、房屋高度、大型设备吊装进入通道、人员安全通道、防尘防潮、防毒防震、温度湿度、消防、通风等。

(二)配套条件

水(流量、压力)、电源(电压、功率、相数、稳压及净化要求、UPS等)、地线(接地电阻)、防护(电磁屏蔽、放射防护)、特殊用气、地面承重(悬吊式、壁挂式拉力)、实验台桌的水平、防震功能、防护处理(污水、污物、废气)。

(三)特殊条件

有些设备除一般条件外,还有一些特殊要求。如双路供电、专用接地、直线加速器的放射防护等特殊要求、高精密和标准计量仪器宜放在楼房底层等,均须仔细阅读说明书与厂家安装工程师协商尽力保证条件落实。

由于厂家与使用单位所站角度不同,对于厂家一些不切实际的要求或打出过大的安全保险系数,也不应一味地不分情况地提高标准,要按照国家有关规定或常规进行协调,做到既能满足设备要求又能尽力为单位节省资金。

在安装阶段以厂家操作为主,作为医院方面仅负责提供条件,监督检查安装程序、质量,尽量不进行操作,此时机器未正式验收签字,发现问题均由卖方(厂家公司)负责。如果确需医院协助,应听从卖方人员指导,以免发生损坏时事故责任不清。

另外,以下两方面应多加注意。

1.硬件安装

在硬件安装过程中,医学设备技术部门人员要随时监督检查安装质量,登记主机、配件编号,检查是否是新品,各种配件电路板、插头安装是否安全,防止厂家草率从事,对于不明白、不明确或感到不对的地方要实事求是随时询问清楚,严格按机器技术文件安装。如要求打地角螺栓固定、电缆平直理顺,无拐死角,悬吊、安全防护等。对于精密仪器尤其光学、微量分析测试等设备安装更要监督检查,以便为长期稳定运行打下基础,把种种隐患消除在安装之时。

2.软件安装

软件安装主要注意两个方面:一是单片机或一些单板机为固定程序,软件固化在 ROM 或 EPROM 中,该芯片如焊接或插接在板上,一般不会出现故障;二是有些程序拷贝在硬盘上,要特别注意了解,最好掌握其软件安装方法,保存好安装盘和程序软件备份,以备将来有故障时不能事事找厂家。如厂家不给安装盘和程序软件应查对原合同条款,一般厂家应将安装盘、源程序及简单维修测试软件密码开放,交给用户。

在安装过程中包括有调试内容。调试是使机器达到正常技术指标而进行的操作过程,调试过程也包括校验,调试与校验很难界定。

在安装调试阶段,医院的工程技术人员可尝试从以下几个方面进行工作。

(1)第一步,可以跟着厂家工程师“走”一圈,在这个过程中用户主要是“看、学、问、想”。“看”是否达到厂家提出的指标,“学”调试方法,“问”为什么这样调试……“想”这种调试与日常使用的关系,这种调试是否可涵盖所有主要技术性能指标。

(2)独立自主在厂家指导下按厂家方法(或其主要操作步骤,要具体而定)“走”一圈,同时要多做多学一些与临床使用实践相关的操作技术。

(3)对于放射或标准计量等需由国家有关权威部门检测的设备,应按相关规定通知相关部门检测校验,对于自己尚不全了解,可请同行专家协助检测试用。

安装调试中需注意:①硬件调试中要按技术说明进行规范测试,如升降高度、水平移动、前后倾角等均应按指标测试到位,并按规范全程监听噪声;②软件功能调试也要规范测试,特别要多点测试,不要试一点就认为可以,多参数多功能更要不怕麻烦亲手操作。

四、验收

新设备经过货物验收、安装和调试后,将对设备进行功能和性能检测,这些性能指标来自设备使用说明书、技术手册、合同、招标文件和国家的技术标准等。检测方法常见的有设备自带的检测方法;国家或相关部门制定的检测方法;有资质的生产厂家提供的检测设备和方法等。设备自带的检测方法是生产厂家为了保证设备性能指标,所配有的设备性能检测功能和手段,一般以自检软件为多。由于这种方法通常无须额外费用,它的针对性强、操作方便,是设备验收时性能检测的重要手段。实际应用中要了解和掌握检测条件,指标含义及与其他检测标准的一致性和关系。国家或相关部门制定的检测方法具有权威性,当与其他检测方法不一致时,应以国家或相关部门制定的检测方法的结果为准。技术验收规定:如生产国有标准可按生产国标准,生产国没有或不提供标准的可按国际通用标准,我国有国标的按国标。要认真地查阅技术资料,抽样检查并要注意抽样的代表性。有些必须预先备留必要的复检样品供商检部门复检。凡国家规定必须经过有关政府职能部门检测的,如 X 线机等及商检局规定必须商检的品种则应严格按国家规定执行。性能正常的另一方面是医院必须坚持临床验证。既符合厂家的承诺又通过了临床验证方为性能正常。曾有典型例子:某名牌公司向某医院提供的一台磁共振成像装置,注明该设备可作心脏冠脉功能检测,但由于当时无患者验证,后来临床发现做不出其功能检测时,厂方派人来也解决不了,一直悬而未决成为憾事。当然所有的功能不可能逐一检查,但主要功能必须检测,必要时请兄弟医院专家协助技术验收。除进行模拟临床或其他模拟试验外,必要时进行一段时间临床应用,医学工程人员与使用人员对应用结果进行评估,合格后再正式验收。

在正式使用前,部分设备(如 DSA、CT 等)需通过相关部门(如 CDC、质检局)的检定并取得合格证,使用人员需经过专业培训,取得相关的资质证件之后,设备方可投入使用。

(胡　毅)

第三节　医学设备的档案管理

医学设备的档案管理是医学设备管理的重要内容,同时档案的内容、档案的管理水平、档案的应用程度,也反映了一所医院的医学设备管理水平。医学设备价格几千元至几百万元,大型医学设备价值达数千万元,其使用年限一般为 5～10 年,少数设备可用 10 年以上。无论是从国有固定资产角度还是从设备本身由新到旧,出现局部故障直至无法修复,或因科技发展其技术落后而淘汰,这样一个长期过程必须有完整详细的档案。医学设备的档案是医学设备购入时的原始资料以及在使用过程中的有关情况进行记载备案的资料。医学设备档案应当做到:真实、完整、动态,从而达到无论人员交接、设备更迭,所在单位均能从档案了解其历史以及电路及其他零部件维修情况,尤其是结构修改、零件更新、逐年使用率及其他情况。使设备维护保管符合技术要求,使用期间性能良好,以最好的技术性能服务于医疗工作。

一、档案管理的基本要求

医学设备档案应建立总账和使用科室分账户,在进入计算机时代的今天,其总账、分账均应使用计算机管理。但计算机总账不能完全取代医学设备档案,很多原始数据、文件、资料必须以纸质形式存档备查。医学设备档案要求如下。

(一)真实

医学设备档案必须真实,在设备从购进直至淘汰报废的全过程中,应将各种购置、验收、安装、调试、培训、使用、维修、管理等原始资料存入备查。医学设备档案使用,借用应严格手续,原始资料除确因资料篇幅过大难以复印外,一般原始资料不应外借而以复印件形式借出。原始资料必须借阅时应严格借阅手续,限期归还。

(二)完整

医学设备档案必须是保持其寿命周期全过程的完整资料。

(三)动态

动态管理是较难操作的环节。尤其是在医学设备使用的中后期故障较多,软件升级,零件更换较多,配件增加,尤其是修改电路或结构必须真实入档。

医学设备档案中的资料必须经过审阅加工,整理并编号建册。

二、医学设备档案的形成

根据原卫生部《医疗卫生机构仪器设备管理办法》有关规定,医疗卫生机构应认真做好医学设备档案管理。

(一)医学设备账目

应当以新修订的《全国卫生行业医疗器械仪器设备(商品、物资)分类与代码》(WS/T118-1999)为依据,同时建立总账和分账户,并使用相应的计算机辅助管理软件,实行计算机管理。

(二)设备归档范围

包括硬件部分和软件部分。属于固定资产、价格在1 000元以上的物品,及其他特殊设备均应归档。

(三)医学设备档案内容

管理性文件和技术性文件,涉及多种文字,多种载体如纸张、照片、录音带、录像带、光盘等。

1.筹购资料

申请报告,论证报告,批复文件,招标的有关材料,卫生资源配置许可资料,投资文件,生产厂家或经销商的资质证明,如营业执照、税务登记证、生产或销售许可证、产品注册证等,订货单据,订货合同,发票复印件(原件保存在财务档案中),装箱单,运输单据,机电设备进口证明,海关免税证明,报关单,外贸合同,质量保证书,商检报告,索赔文件,验收记录等。

2.管理资料

操作规程、维护保管制度,维修和改进工作中形成的材料,应用质量检测、计量、使用记录及调剂报废处置情况记载,人员培训记录,设备的维修电话和联系人,每年的经济效益分析、使用率与完好率统计等(大型医用设备还应有配置许可证)。

3.设备随机资料

产品样本,装箱清单,使用和维修手册,设备布置平面图、线路图及其他相关资料。

三、医学设备档案管理的实施

医学设备档案的管理是根据卫生行政主管部门的规定,结合本单位的具体情况按照"统一建立,分级管理"的原则加强管理。档案的各种表册,各医院可参照原卫生部《医疗卫生机构仪器设备管理办法》有关附表格式制定,同时制作便于保管、检索方便的档案盒,统一本单位编号,在盒封面、脊背上标明分类编号、设备名称、规格型号等。

(1)医学设备档案由医学工程科(处)或相应管理部门负责建立和保管。实行医院、科室、操作人员三级管理网络。

(2)医学设备档案必须由专人负责管理,档案管理人员调动工作时,办理医学设备档案移交手续,交接双方在清单上签字后,方可离职。

(3)医学设备分户账,使用管理登记本和设备卡,随设备发给使用科室,专人管理,定期检查。

(4)档案按台(套)为一卷或若干卷,不同设备不能混淆。材料放入档案盒内,并按档案卷号编排方法注明设备类别、名称、建档时间、使用科室。材料按时间排列,用铅笔编写页号,正面编在右上角,背面写在左上角,然后填写好卷内目录和填写人及填写时间。

（5）档案管理人员按照档案整理相关要求及时进行分类、装订、排序、编号。

（6）维护维修资料每年由主管人员整理归档。

（7）每个科室的主管领导均有本科室设备台账，同时有实际管理负责人，台账与总档案和实物对应，如出现人事变动，要办理相应交账手续。

（8）建立严格的借阅制度，保证案卷完整、安全，按期归还，如有损坏、遗失，由借阅人负责；原版说明书和线路图等重要资料一般不外借，可复印；仪器设备在报废三年后，档案予以撤销。

（9）档案资料备份，既保护了原始资料又方便了使用，对重要资料的备份如合同，出借时也要登记备案回收。

（10）编制适合现代化管理需要的检索工具，实行计算机管理，提高科学管理水平和服务质量。

（11）档案库房应当配有专用档案柜，并有防盗、防火、防水、防尘、防虫等措施；应编制档案柜顺序号；案卷排列也应自左至右、从上而下地顺序进行，排列要整齐、美观。

（12）库房内要经常保持清洁、禁止乱放杂物，库房内外要设温湿度计，每周要测试记录一次。

（13）每个月要对库房进行一次全面检查，做好检查记录，发现问题及时解决。

（14）档案管理人员严格遵守保密法和有关纪律，不丢失、不泄密，私人谈话不得涉及档案内容，不得在库房会客。

（15）档案管理人员应当熟悉设备档案，以便根据需要，积极地为各项工作服务，利用档案，既要尽力服务周到，又要注意安全。根据实际需要，努力创新档案管理工作。

（胡　毅）

第四节　设备维修工程的基础理论和基本方法

一、概述

维修工程是研究维修保障的一门学科，是对设备进行维修的系统工程，是设备设计与使用保障之间的纽带，是设备技术管理的主要组成部分。

它以追求设备的最佳整体效益为目的，以全系统全寿命的维修管理思想为指导，把维修看作为设备全寿命过程中的重要环节，看作为是设备研制，生产的延续，对设备实施全系统全寿命的维修管理，为设备提供经济、有效的维修保障分系统，保证以最小的全寿命费用实现设备的完全性要求，以提高设备的完好率和有效使用率。

它的作用主要表现在两个方面，一是可以获取明显的经济效益，减缓医学设备损耗和老化的速度，减少由于故障而引起的损失，提高完好率，使设备得到最好的应用。二是作为现代医院管理的重要组成部分，能尽快恢复医院系统的最佳运转功能，取得明显的社会效益。

维修工程包括科学合理的安排制定医学设备的保养与维修计划，研究维修保障策略，改进保养维修方式，培养训练维修技术人员、管理人员，提高保养维修技术，并及时将高新科学技术成果运用到维修保障工作中。

二、维修工程学的形成与发展

(一)维修工程学的形成

维修工程最早应用于军事设备,是最近几十年发展起来的新兴学科。20世纪50年代,美国国防部发现,军事设备在实用阶段,历年开支的保障费用逐年上升,它的总和甚至超过采购费用的几倍。20世纪60年代中期,他们着手研究全寿命费用问题,结论认为,要使设备在寿命周期内的全寿命费用优化,就要谋求维修保障的优化,要在设备设计的早期,就考虑到设备的可靠性、维修性以及与此紧密相关的维修保障分系统。因此,在致力于提高设备性能的同时,可靠性和维修性相继登上了设计舞台,从而产生了一系列有待于解决和进一步开发的新课题。新的研究成果,使设备的发展产生了新的飞跃,并使设备的维修保障发生了根本性变革。随着这些研究的扩展和深化,先后形成了一系列新的工程学科,作为系统的应用理论指导着设备发展与维修保障变革的实践,成为系统的应用理论,赋予工程学科的名称,这就是维修工程。其诞生是人们在维修工作领域通过长期实践,特别是在近几十年科学技术迅猛发展的情况下,为保障设备在现代战争中充分发挥其系统效能,减轻保障负担,节约开支的迫切需要而产生的必然结果。

1975年美国航天局编写出版了《维修工程技术》一书。这本书的问世,标志着维修工程已经形成一套系统的理论和方法。

1970年在英国形成了一门新的学科,叫作设备综合工程学,其内容与维修工程学大同小异,只是研究和涉及的范围更广一些,对象更侧重于企业的设备。

1973年日本在欧洲考察综合工程后,也提出了适合自己国情的"全员生产维修",更加强调企业全体人员参与设备管理的作用。

我国自20世纪70年代以来引入维修工程,20世纪80年代中国设备管理协会根据引进的设备综合工程,培训人员,并以此理论指导我国各民用企业推行设备综合管理,取得了显著的成效。20世纪90年代开始逐步对医学设备进行技术管理。在理论与实践的结合上还需要不断总结,拓展和改革,以建立我国系统全面的医学设备维修工程。

(二)维修工程的发展

维修工程学形成以来,作为设备维修保障的系统工程,在设备的维修保障领域中的作用愈来愈大,取得了显著的社会效益和经济效益。随着人们实际应用经验的积累和总结,研究的不断深入,维修工程还将在以下三个方面得到进一步的拓展。

1.维修工程的理论基础将更加充实

维修工程是一门新兴的综合性工程技术学科。它以多门学科作为理论基础。随着这些基础理论的进一步发展,维修工程还会吸取其中有关的营养成分,使自身的理论基础进一步充实、成熟和深化。

2.维修工程应用的手段将日趋完善

高新科技成果的应用转化,使设备的精密化、自动化、智能化程度与多功能日趋强化,需要维修工程处理的各种参数和需要解决的问题必然更加繁多,设计的因素也更加多样和复杂,但是维修工程所应用的各种技术手段特别是信息技术和传播手段日新月异,这不仅适应了维修工程应用的需要,而且使处理各种复杂的维修保障问题应用的手段日益完善。

3.维修工程研究设计的不断扩展

事物发展的规律都是由低级向高级、由浅入深地不断发展。以设备的维修性而言,以往一直是把测试性包括在内的,但近年来监测、鉴别、认定故障对设备的技术管理和维修保障日益重要,故障监测、鉴别、认定的技术不断发展,有些高档医学设备已将测试性作为单独的一种设计特别加以研究确定。可以预见在未来,维修工程学研究涉及的领域和内容将不断丰富扩展。

(三)医学设备维修工程的基础理论和基本方法

医学设备维修工程是一门年轻的学科,还需要发展、丰富和深化。现将医学设备维修工程的基础理论和基本方法做一介绍,并对其中一些重要内容加以简单解释。

1.维修工程设计

以保证设备完好率,降低全寿命费用为总目标,按照技术管理的总体要求,对维修保障筹谋设法,制定具体标准提出实施方案,进而用全系统全寿命观点对方案进行评估、修订和完善。如此反复筹划、实践总结的若干循环,以求得最佳设计方案并加以确认,实现维修保障的科学性、经济性、创新性,并以此指导和规范实施程序和具体措施方法。

2.维修保障的基本条件

(1)维修保障技术人员的基本素质:应具备扎实的专业基础知识、熟练的基本技能、良好的思想作风和工作作风,较强的奉献精神敬业精神和较好的服务意识。

(2)工具和测试仪器:除必要的场地设施外,还应具备常用的机械拆装工具:如电工工具、真空压力表、万用表、兆欧表、电容/电感表、示波器、信号发生器、稳压电源、逻辑分析仪、智能在线分析仪和各种医学设备计量测试仪器等。

(3)技术资料:设备的技术说明书、维修手册、结构图、装配图、电原理图、印刷电路板图、元器件零配件明细表、元器件手册和相关的参考仪器等。

(4)器材和元器件:常用的维修器材和必要的元器件、零配件。

3.设备故障原因种类和规律

设备产生故障的原因是多种多样的,大体可分为以下四类。

(1)人为引起的故障:多为操作人员对使用操作规程不熟悉而造成。

(2)设备可靠性维修性缺陷造成的故障:包括元器件质量较差、设备工艺有疏漏、设计不完全合理等原因。

(3)元器件造成的故障:设备长期使用后,元器件磨损、疲劳、衰老所造成的。

(4)设备使用环境不良造成故障:设备使用的环境条件不符合要求,包括动力电压、温度、湿度、电场、磁场、振动等。

4.故障判断认定的常用测试技术

(1)测量:测量是一种为确定被测设备的全部或部分量值而进行的实验过程。测量要借助专用的仪器仪表来完成,将被测对象结果与原设计标准进行对比,或与正常运行的相同相类似的设备进行比较,以此认定故障的原因并定位。要保证测量的准确性,减少误差,提高测量效率,降低成本。还应学习并采用新的测量方式方法。

(2)计量:计量与测量是密不可分的,但又有区别。计量是为了保证采用不同测量手段能使量值统一和准确一致。计量工作主要是把未知量与经过准确确定并经国家有关质量监督部门认可的基准或标准相比较来加以测量,是一种量值传递的过程,它具有统一性、准确性和法制性特征。

测量数据的准确可靠,要求计量予以保证。没有计量,测量将没有依据,测量也就失去价值。

(3)测量技术要点:在测量前必须目的明确:测量什么参数、在什么部位测量、怎样进行测量、测量的精密度、采用什么仪器仪表和方法、测量结果能否得到需要的信息。

在测量时要正确使用测试仪器仪表,采用正确的方法,尽量减少人为误差。近年研制成功的全自动测试系统(automatic test system,ATS)比较以前的人工测试既准确又快捷,更适应大规模集成电路组成的医学设备,在维修保障中发挥了事半功倍的作用。

5.设备故障检查认定的步骤与方法

设备故障的检查认定是排除故障的前提与关键,要放在维修保障中的首位。严格程序,方法得当,才能使故障检查认定的速度快、效率高。

(1)故障情况调查:对故障现象和设备情况进行认真调查,切忌盲目动手、仓促拆卸。第一要向操作使用人员了解设备使用时间、环境情况、外界影响、产生故障过程中的现象。第二询问设备的使用和维修史,查阅维修技术档案。第三掌握设备的工作原理、性能结构特点、技术指标、操作使用方法。

(2)外部检查:外部检查可分为通电前检查、通电瞬间检查和操作检查。有时要再现故障过程,以便判断认定是否有虚假故障,是否外部附件或元件损坏而造成故障,初步认定产生故障的大致部位和原因。

(3)分级(段)检查:分级分段检查的目的在于判断故障发生在哪个模块系统,然后分步缩小范围,直至最终找出产生故障的直接原因和部位。

(4)检查认定电路故障的几种方法:对设备电路部分故障的检查认定常用的方法有参数测量法、信号跟踪法、逐级分割法、等级取代法、整机对照法、电路焊点清理法、电容旁路法、故障点暴露法、在线测试检查法和程序检查法等。

设备故障的检查认定方法很多,并非一次检查一种方法就可以完成故障认定,有时需要两种甚至几种方法反复验证才能正确判断认定。这些方法互相关联,通过多次实践,反复摸索总结,提高综合分析能力,就可以用简洁的方法,快速地判断认定故障的原因和部位。

6.故障的探查、隔离与定位

由于计算机技术和微电子电路技术的发展及广泛应用,许多医学设备已经是机、光、电一体化,描述此类医学设备结构和工作原理的好方法是用功能框图法。尤其当遇到有些设备没有详尽完备的维修手册和线路图,就要靠"由表及里、由粗到细、逐步深入"的细致观察,划分功能模块,用功能图来描述。如图 11-1 所示。

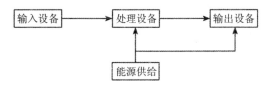

图 11-1　医学设备维修基本结构框图

按照这个医学设备维修基本结构框图的描述,可以把设备分成输入设备、处理设备、输出设备、能源供给四大部分,还可以将功能框图细化,再分成若干功能模块。这种方法,便于故障现象的探查分析和测试,也有利于故障的定位和隔离。

很多医学设备的电路构成非常复杂,既有串联电路、并联支路,还有反馈环路等,对于分支、汇合点和反馈等复杂电路构成按照功能模块-电路-元器件三个层次的故障检查程序。采用割断方法,化繁为简,分而治之,更容易对故障作分析判断和认定。检查故障部位损坏的元器件时,必须熟悉常用元器件的工作特性,了解电路中哪些元器件不可靠最容易损坏,首先检查这些元器件,分清层次、先易后难地找出造成故障的元器件。

7.医学设备中的干扰、噪声及其控制

医学设备因外界环境和设备之间相互影响,造成干扰,输出信噪比下降的情况愈来愈多。危害严重,必须引起足够重视。

形成干扰的原因可分为两大类:第一是设备外部存在干扰源,干扰源通过导体(包括人体)的传导性偶合进入设备,干扰设备的正常运行。第二是设备内部存在对干扰的敏感元件和电路,形成内部干扰源。

设备的干扰和噪声的控制,首先要寻找认定干扰源、噪声源,然后对症下药,分别不同情况采用相应的方法。如更换造成干扰的元器件、排除干扰源或采用电磁屏蔽、滤波、良好的接地、完善的调剂编码等措施,控制设备内部和外部的干扰和噪声。

8.故障认定失误的归类总结

类似临床医学中的"误诊学",为了减少维修保障中对故障判断认定的失误,提高故障认定的准确率,对维修保障实践工作中发生错误判断,认定失误的事例进行归类总结十分必要。通过对典型事例深入剖析,有利于提高故障鉴别水平,改革传统模式,开创新的维修保障方式。

另外,医学设备维修工程还涉及医学设备计量检测与维修、一般维修与维修管理等。应该努力做到"检""修"紧密结合、"管""修"紧密结合。

(胡　毅)

第五节　设备维修工程的内容

维修(maintenance)是指设备在应用和储备过程中,使其保持或恢复有关技术文件所规定和要求的状态,以达到预期工作效能所进行的全部技术活动和管理活动。

传统的维修仅指修理而言,长时间来说修理被认为是徒承师传的一种技艺,登不上科学的殿堂。人们对设备维修的认识也仅局限于事后维修,即在设备出现故障后再进行修理。从20世纪60年代开始,随着科学技术的高速发展,维修已融入了管理科学和技术科学的许多最新研究成果,逐渐发展成为一个既有理论指导又有具体方法的学科体系。维修包括了预防性维修和故障性维修两项既有紧密联系又有区别的工作。

一、设备的预防性维修

预防性维修(preventive maintenance,PM)是按照一定的计划,周期性地对医学设备进行系统检查、保养、维护工作,以减少或避免偶然故障的发生,延缓必然故障的发生,达到消除隐患,防患于未然的目的,确保设备性能的稳定可靠和安全有效。

预防性维修应贯穿于设备运行的全过程,无论是从提高设备的有效使用率,还是从延长设备使用寿命减少全寿命周期费用,预防性维修都显然优于消极的事后维修。

(一)预防性维修的意义

众所周知,医学设备是医院医疗工作的主要技术资源,医学设备的质量好坏直接关系着医院医疗质量和医疗水平的提高。预防性维修作为医学设备质量控制的主要手段,在医院医学设备管理工作中越来越受到重视,并为越来越多的医院所接受。这种周期性的预防保养和维护能够确保设备处于最佳工作状态,大大提高设备运行的可靠性和有效性,减少故障时间,减少维修工作负荷,起到防患于未然的作用,同时还能延长设备的使用寿命,降低维修成本。

(二)预防性维修的工作内容

1.定期对医学设备进行全面的使用状况评估

包括其主要性能指标表现(如影像设备的图像质量)、使用频率、操作正确性,设备故障代码及关键部件的工作状态。

2.对设备本身及外围设备的安全保护装置逐一进行安全检查

尽早发现并从根本上杜绝隐患,避免重大事故。

3.外观检查

对各种旋钮、开关、参数显示(指示)部件、接插件、连接线、接地线等的可靠性、有效性进行检查,及时排除隐患,保证其正常工作。

4.定期对仪器设备表面与内部电气部分、机械部分进行清洁、保养、防锈及润滑处理

以增强设备的稳定性、可靠性,延长其使用寿命。

5.根据使用期限的要求及时更换消耗性部件

如 CR 使用的 IP 板,检验仪器中的电极,超声诊断仪中的探头,避免因这些部件的指标下降而影响主机的性能和使用质量。

6.定期校准和调整设备的技术参数

包括测试和校正电气参数、机械参数、动力学参数等。有条件的要用标准检测仪器对设备的技术指标进行检测分析,发现有偏离之处及时进行调校,以保证仪器设备各项指标达到应有的技术标准,确保其在检查诊断和治疗中的质量要求。

由于医学设备的种类很多,它们的功能、原理、结构和电路各不相同,复杂程度也千差万别,因此,它们所需要的预防性维修工作内容也是有很大差别的。显然,一台数字式血压计与一台 CT 机的预防性维修内容、要求及工作量是大不相同的。做好医学设备的预防性维修工作,应在掌握设备的原理、特点,故障与磨损规律的基础上,合理地制定设备检查、维护、保养、维修的具体作业内容。特别强调的是,PM 是技术性和管理性极强的工作,参加该项工作的成员必须是具有一定专业技术素养,经过培训的医学工程人员或医技人员。

(三)预防性维修的周期设计

预防性维修的周期制定应根据医学设备具体的使用场合、具体的使用环境、具体的使用频率、具体的性能特点以及在临床诊断(或治疗)中的重要程度等因素综合加以分析,确定预防性维修的优先等级。例如,同样一台监护仪,放在 ICU 使用时就比在普通病房使用时预防性维修的优先等级高;雨季设备的预防性维修优先等级高于其他季节;超负荷运行的设备,其预防性维修等级显然高于正常运行的设备。因此,认真权衡、分析诸多影响预防性维修等级的因素,我们就能制定出符合医院实际情况的、科学合理的预防性维修周期。

一般来说,制定预防性维修计划、特别是设计预防性维修周期,应根据医学设备使用中的风险程度、安全要求、使用频率、重要程度、自身电路和结构的设计特点、环境因素等指标进行量化打分,最后把所有指标获得的分值相加,总分越高者,则 PM 优先等级越高,其周期也越短。如高风险的呼吸机、麻醉机、高频电刀、除颤器等以及医院的大型、重要设备如 MRI、CT 等是预防性

维修周期最短的。

(四)设备的预防性维修与日常维护保养工作的关系

设备的预防性维修计划中虽然也包含了除尘、清洁、润滑等维护保养性工作,但由于是定期进行的,所以并不能代替日常的维护保养工作。日常的维护保养工作包括观察设备的运行状态(如自检能否通过,是否有报警发生等)、设备表面及机房、控制室的清洁卫生,机房的温度、湿度、电源的工作状态(如稳压电源的指示值、UPS运转状况)等。这些工作主要应由设备的使用、操作人员去完成,当然,医学工程专业技术人员对一些风险大、故障频发、使用频率过高、需要重点监控的设备要加强日常巡视、维护保养及质量控制工作。对于一些安全要求特别高的设备(如手术室的仪器设备、急诊抢救室仪器设备、ICU的呼吸机、除颤仪等)每天都要进行检查、检测,以保证这些设备在手术、抢救及重症患者治疗中不发生任何质量问题。

(五)现代预防性维修中的高科技手段

随着生物医学工程技术和信息科学技术的高速发展,医学设备的预防性维修手段在原有基础上又增加了许多高科技的成分:如现代化的智能监测系统和远程显示和预警系统,它们能实时、自动监控医学设备的运行状况,能第一时间监测到故障隐患(如指标偏高、参数超差、数据有误等),并立即把信息传送到医学设备运行保障中心,通过对相关信息的处理分析,能准确地判断出设备当前的基本状况并确定最佳解决方案。这样,设备中潜在的错误和功能缺失在其尚未产生故障行为前就被准确预报出来。譬如,CT的球管在设计阶段就内置了十余个传感器,可以持续监测CT系统运转中的重要功能。通过复杂的软件运算和处理,能判断球管剩余的生命周期,并能预测球管故障可能发生的时段。

二、设备的故障性维修

维修是在设备出现故障或预测将出现故障前采取的修复措施,是由经过培训的专业人员采用特有的技术手段,检查出设备非正常运行或停止运行的原因,然后以特有的方法和技术将其修复,使设备再投入正常使用,这种从检查到修复后正常运行的过程叫作设备的故障性维修。

设备的维修与维护保养既是有区别的,又是紧密联系的。维护保养是在设备正常运行的情况下,为了延长其寿命,保持性能,最大限度保证设备正常运行而采取的保护性预防性措施;而检修是在设备出现故障或预测出现故障而采取的修复措施。它的主要任务是修复损坏的部件或即将损坏的部件,使设备的功能和技术指标得到恢复,以保证设备的正常运行。因此设备的维护保养要同维修结合起来。

根据不同情况,按照维修活动的目的与时机可以划分为三大类。

(一)修复性维修

修复性维修一般也叫作排除故障或故障修复。它是设备发生故障后,使其恢复到规定的各项技术指标和正常运行状态所进行的全部技术活动。它的具体工作步骤可分为故障检查、故障认定、故障定位、故障隔离、整机分解、器件修复(更换)、整机再装、调整校正、实验运行、性能检测等。

(二)改进性维修

改进性维修是利用完成设备维修任务的时机,以提高其性能、可靠性、维修性或适合某种特殊用途要求为目的,对设备进行某些必要的而且是经过批准的改进或改装。改进性维修是一般维修工作的扩展,它实质上是修改了原设备的设计并付诸实施,达到维修与改进的目的。

对改进性维修要十分慎重,在实施以前要经过反复论证、检查测试、方案设计、结果预测和必要实验等步骤,并报请上级审批后方可实施,以免造成设备损坏和经济损失。

(三)应急性维修

在故障定位后,目前常用更换电路板的办法,但一所医院一般不可能备齐所有电路板,因备件不齐和其他条件限制,不能及时修复,影响设备的正常运行而造成损失。因此维修人员在熟悉设备的性能特点、结构原理、常见故障的基础上还应掌握应急性修理的方法和技巧,在没有完全一致的元器件替代损坏元器件时,可采用以下几种常用的等效替代方法。

1.并联替代法

将两个或两个以上的元件并联后替代某个元器件。电阻、电容、二极管、三极管、电源变压器等均可采用此种方法。两个或两个以上元件并联后,其参数将发生变化,电阻并联后其阻值比最小的电阻数值小,但功率会增大,电容并联后,总容量增大,二极管及三极管并联(通常加均流电阻)后,会增大功率。

2.串联替代法

将两个或两个以上元器件串联后,可替代某个元件。电阻串联后,可增加阻值,电容串联后,容量减少,但耐压增加,二极管串联后,可增加耐压值。

3.应急拆除法

某些用来减少纹波的元件、电路调整用元器件等辅助性功能元件一旦击穿后,不但不起辅助作用,反而会影响电路甚至整机工作,可采用应急拆除方法恢复电路及整机工作。应急拆除某些辅性元件,可能会使设备部分功能丧失,应引起足够注意。

4.临时短路法

某些在电路中起某种辅助作用的元器件,例如,限流用的低值电阻器、滤波用电感线圈、电源扼流圈及三极管等,这些元器件损坏后可能会导致电源中断信号中止,如果将损坏的元器件两端短路,设备可恢复工作,但临时短路法不适宜用于电容器和集成电路。

5.变通使用法

两个或两个以上的部分输入功能损坏的元器件,可充分利用其尚未损坏的功能,重新组合,作为一个功能齐全的元器件使用。例如,用三极管的一个结代替二极管使用,损坏的大功率三极管如果一个结是好的,可做整流二极管使用。

6.主次电路元件相互交换法

某些主要电路中的元器件部分损坏,会影响设备的正常工作,可由性能要求不高对整机相对影响不大的次要电路中的元器代替或与之交换使用,使设备的主要工作恢复正常。

7.电击修复法

某些线径较小的电感线圈、变压器断路后,可用较高的电压将断路两端重新焊接。一些陶瓷滤波器漏电后,亦可用高压产生的火花使漏电处烧断。显像管的电极漏电时,查出两个漏电电极,可在电极上串联一个 15~100 W 的灯泡,使两电极断续接通 220 V 交流电,亦可能消除某些杂质而引起的漏电。电击修复法要采用合适的电压和电流。

8.降压使用法

为了使某些性能变差的元器件继续使用,可采取调整电源的取样电阻,使直流稳压电源的输出电压适当降低,降低工作电压有时还可以克服电路的自激。

9.加接散热片法

某些未加散热片的发热元器件过热,可加接散热片提高元器件工作质量,并延长其使用寿命。

10.自制元件法

如果没有合适的元器件替代,可自制某些元器件,如低值电阻器、电感线圈、扼流圈和变压器等。

在应急性维修中有几点需要特别注意:一是应急性维修有很大的局限性,要慎重运用,防止扩大故障。二是应急性维修多数是临时或短时的,同时要积极创造条件如与厂商联系购置合适的元器件,为完成永久性修复做好准备,待条件具备立即修复。三是由于环境不符合要求而造成的设备故障,既要治标更要治本,解决环境问题,以免设备屡修屡坏。

维修工作作为维修保障系统的主要组成部分,成功地将故障定位,更换替代的故障元器件,并不意味着维修工作的完成。一次完整的维修过程,应当还包括对正确操作使用和设备性能的校准,记录整个维修过程,填写必要的表格,最后将完好的设备交给使用者。

(胡　毅)

第六节　维修资源的确定与优化

维修资源是保障设备维修所需要的资源,也可以叫作维修保障资源。资源确定、优化的要求、内容及方法是建立设备维修保障系统的基础。

一、维修资源的主要内容

(一)专业技术人员及其培训
(1)确定设备使用、维修和管理人员的要求,人员比例和数量。
(2)明确各类人员培训的计划、内容、时间和周期。

(二)技术资料和软件
(1)各种技术资料,包括使用说明书、安装图纸、维修手册及各项技术指标。
(2)设备运行操作的软件、调试软件、自动检测软件及使用方法。
(3)各种清单,包括设备清单、零配件清单、专用工具清单。

(三)测试和保障设备设施
(1)设备维修保障所需要的测试与保障设备,包括测试、检修与校准的设备仪器仪表。
(2)设备需要的特殊保障设施,包括贮存、检修、试验的场所,防护及搬运、安装的设备设施。

(四)备件的供应
(1)设备规定的备件种类,年需要量和贮存要求。
(2)备件和维修保障器材的来源及供应渠道。

二、维修资源确定与优化的必要性

(一)是建立及时、高效的维修保障系统的关键
设备的维修任务、维修级别和维修资源,构成了设备维修保障分系统。维修保障分系统还包括与维修资源密切相关的管理机制,如维修标准、维修计划、规章制度、激励政策等。在以往比较长的一段时间里维修保障在许多医院里不太受重视,突出表现为设备的可靠性、维修性等设计特

性与维修保障分系统不相称、不匹配。大量实践证明设备的固有性能如各项技术指标是由设计、生产制造部门保证的,设备的可靠性维修性和维修保障系统也是由设计、生产制造者保证和规定的。如果某种设备先天可靠性维修性差,维修保障系统的保障能力低,那么后天即使投入再多的人力、物力想要对其性能进行大的改进很难、很费钱。相反,如果设备先天可靠性维修性好,维修保障能力强,后天使用单位不按规定建立维修保障分系统也会减少设备寿命甚至出现不应该的损坏事故。所以,在设备安装开始就应该确定各项维修资源,并随着使用过程不断地总结提高、完善、优化设备的各项维修资源。

(二)是达到设备费用效果目标的关键

设备的维修保障费用超过其采购费用的情况时有发生。使保障分系统的保障能力与设备的设计要求匹配不仅可以提高设备的效能,而且可以大大降低设备的全寿命费用。

(三)是保证设备效益的重要因素

有效而经济的维修保障系统既可以保证其发挥良好的社会效益,同时又带来良好的经济效益。

三、对维修资源确定与优化的要求

(一)确定原则

确定医学设备维修保障资源时,一般应遵循以下原则。

(1)各种技术条件成熟时,应采用无维修设计,即便用维修设计也应以维修设计内容愈少愈好,这样可以简化和最大限度减少维修保障。

(2)维修的部位和内容,应尽可能地采用简便、快速、可靠的方法,认定故障、隔离故障和排除故障。

(3)确定维修保障设施时,应力求使设备就地得到维修,不需要另外场所,并尽可能用换件修理。

(4)要求保障设备仪器仪表的通用性、简易性。

(5)在确定设备预防性检修时,应以保持设备的固有可靠性为目的,选择既适用又有效的维修方式,如状态监控定时维修或视情维修。如果设备需要定时维修,则应规定定时维修的范围和周期。

(二)约束条件

在确定设备维修保障资源时,应考虑以下约束条件。

1.环境条件

设备的维修保障应与设备的工作要求和工作环境相适应。

2.资源条件

尽可能地根据现有的维修保障机构、人员、物资确定设备的维修保障。尽可能避免使用贵重资源,如贵重的保障设备、仪器、仪表和备件以及高级维修人员等。

3.费用条件

应在全寿命费用最低的原则下,确定设备的维修保障。

(三)人员的配置与训练

要以最低全寿命费用达到设备系统使用目标,必须要有经过严格培训合格的操作使用与维修技术人员。对于大多数医学设备,维修资源中费用最高的是维修和使用操作的技术人员。

(1)对于高档复杂医学设备维修和操作使用人员的数量、技术等级的配备和培训,必须从分析维修要求时就进行策划研究,以便使人员配置和培训与系统设计、维修方案和保障系统的要求相一致,以保证设备正常使用后维修保障系统的完好运行。而维修人员的技能等级及数量,由维修保障分析得出的任务频数和复杂程度来确定。设备经过一段时间的正式运行,必须对设备系统工作每一个岗位的相应特长和技术等级要求与最初规定的人员数量和技术等级要求相比较,不同部分要通过修改维修保障分析加以纠正。

(2)在维修资源中,费用最高的是维修和使用操作技术人员,所以要降低设备全寿命费用,在人员配置的数量和技术等级确定之后,要注意就低不就高,如果低级技术人员能履行岗位任务就不要用中高级技术人员,这是减少全寿命费用的重要一点。

人员培训既有早期培训,又有持续培训和设备新知识新技能的培训。

拟定培训大纲,包括制订培训目标、培训计划;有针对性地编写培训教材;筹措培训器材;并按培训大纲要求严格组织实施;最后进行培训考核评议。要注意不同类型不同维修级别人员培训的区别,注重实际效果。

(四)检测

检测是完成医学设备系统的测试、故障认定、故障定位等。测试与保障设备仪器分为自动和手动两大类,有专用的、通用的或标准的。对测试与保障设备仪器的要求来源于设备系统的要求,特别是设备系统可用度要求。

随着科学技术的进步,医学设备的技术性能越来越先进,结构越来越复杂,因此要求现代医学设备在设计时,除了应赋予技术性能外,还应具备故障自动检查功能,优秀的自动检测系统应能监视设备的运行,识别设备的技术状态,出现异常则以高置信度发出故障警报;分离故障来源,确定故障位置的影响,减少或消除由软故障(性能参数不符合要求,但能自动调整修复)所造成的损失;记录由于硬故障(不能自动修复)而失败的原因,便于事后故障分析。这种自动检测系统,一般称作设备的“自析设备”或“机内测试设备”它与设备主系统结合在一起,有联机在线和脱机(离线)两种测试方式,联机测试状态以时分的方式与工作状态穿插进行,主要用于性能监测,发现故障并重新组织结构,把故障的影响减少到最少,但不能完成故障隔离。脱机测试状态,是指在设备不进行诊断治疗时,由操作人员启动,对设备进行全面或重点测试,检查故障,实现故障分离、定位、进行修复。一个好的自检系统,应能避免具有危险性后果的故障发生,尽量能发现早期故障,尤其是那些发生故障后,排除起来很费时、很费钱的单元部件。在自检系统能查找的故障中,应不漏掉任何一种重要的故障模式。

另外一种自动测试系统叫作自动测试设备(ATE-automate test equipment),它配属在维修单位可以检查和修理从设备上替换下来的“单列可更换单元”(LRU-line replaceable unit)所谓“单列可更换单元”就是一个功能模块或一组功能模块,作为一个整体更换时,不需要调整系统的其他模块,只需要使用简单的分离技术,在医院使用部门即可快速完成,是近年来医学设备测试和检修最优设计的一大进步。

机内测试设备仪器和维修单位的自动测试设备仪器相互配合与恰当分工,必将大大提高设备的可靠性,增加利用率,简化维修程序,简便维修技术,降低对维修人员的要求,从而使设备的全寿命费用大幅度地降低。

(五)备件和供应

备件的筹措与供应是医学设备系统全寿命中一项很重要的经常性的工作。备件的品种和数量,既影响医学设备的可用度,又影响医学设备的全寿命费用。

(1)综合权衡分析,确定每种维修类别所需的备件供应贮存的种类和数量。以设备故障率或预期的损坏率为依据,应用统计学方法,计算出一定置信水平下的备件估计值,随着使用时间的增长,有效数值增多,及时分析,不断修改各维修级别所需的备件种类和数量,做到最佳的费用效果。

(2)备件的种类数量:根据技术资料要求,如排除故障所需的备件、周期预防性更换所需要的备件、可修复单元所需的备件。按维修任务和维修计划分析研究确定影响备件需求率的内部因素和外部因素,达到贮存最小、效果最好、降低全寿命费用的总要求。

四、维修资源的外部承包及其管理

近年来,随着我国医疗卫生事业的蓬勃发展和医疗水平的不断提高,国内各大医院大量引进国外先进的医疗设备。目前三级以上的医院平均约 80% 的设备是从国外进口的,医院引进先进的医学设备,对医疗技术的进步、医疗质量的提高无疑会起到很重要的作用。然而,设备投入使用后,如何做好技术保障和技术支持,保证它的安全、可靠、有效,往往成为各家医院普遍感到头痛的问题。

之所以如此,有以下几个原因。

(1)随着电子技术、计算机技术与生物医学工程技术的不断融合与渗透,现代医学设备不断向高、精、尖方向发展。医疗机构现有的工程技术人员由于技术水平普遍较低,很难承担起技术保障的重任,加之生产厂家为获取最大利润不惜采用技术垄断和控制维修配件的手段,使得医疗机构自我维修的难度越来越大,尤其是大型设备及技术密集型的中小型设备,几乎百分之百由厂家进行售后维修服务。

(2)国外厂商在技术上的垄断行为和非公平竞争手段,致使用户在签订售后技术保障服务协议时,总是处于被动和弱势地位,在服务的价格、质量、方式等内容上无法与有关厂商达成相对公平的条款。很多医院是本着"花钱买平安"的心理,被动地去签订保修合同。一个三级甲等医院每年用于医疗设备技术保障方面的经费往往高达 1 000 万元以上! 这大大提高了医院的医疗成本,也是"看病贵"问题难以解决的一个重要因素。

(3)医院在与设备供应商签订技术保障合同后,有一部分供应商不能很好地履行合同条款,售后服务质量达不到用户的要求,产生种种矛盾。

医学设备技术保障和售后服务市场所出现的种种问题是医疗卫生事业改革、发展过程中必然会产生的现象。要解决好以上出现的矛盾和问题,一要靠政府出台相关政策、法规,二要靠市场的调节功能,三要靠卫生体制进一步地深化改革。

在目前医学设备技术保障和售后服务领域基本由国外厂商垄断的大环境下,如何做好医学设备的技术管理工作是一个十分重要的现实问题。

首先,要选择一个信誉好、技术保障实力强,服务价格相对合理的维修资源外部承包商。当前,提供设备维护、维修服务的供应商有三种类型:一种是生产厂商直接提供的服务;一种是厂商授权的代理商提供的服务;还有一种是社会第三方提供的服务。不管是哪种类型的服务商,首先要按照医学设备使用中对"安全、质量、性能"的要求,制定准入条件,在"合理的价格"和"优良的服务质量"二者间找到一个最佳的平衡点。

其次,是要制定一个售后技术保障的规范或评价标准,"规范"或"标准"不应局限于设备的开机率、减少故障时间等,应以设备应用中的安全性、有效性、稳定性、可靠性要求为核心,充分体现医疗设备售后服务的宗旨:保证医疗设备的应用质量,进而保证医院的医疗质量。

因此,对医学设备维修资源外部承包商的要求应考虑以下几个方面。

1.承包商的售后维修服务模式不应局限于被动的故障维修模式

应该定期地检查、检测、维护、保养,制定严格的预防性维修计划。

2.承包商必须提供合格的售后使用培训

应使所有操作人员都熟悉操作规程,并能熟练地使用设备,避免操作人员因不了解操作规程,出现操作错误,从而导致故障或事故的发生。培训内容还应包含新技术(如新开发的软件)应用及使用过程中质量控制方法等。

3.应定期对所承包的设备实施质量控制与质量保证工作

如进行医疗设备的性能指标再评估和定期的检测与校准。医疗设备在使用周期中不可避免地会出现功能和性能指标的"退化",只有通过检测和性能指标再评估的手段才能及时发现并采取相应补救对策,以保证在用设备处于完好与待用状态。与此同时,还应对临床应用效果等信息进行分析与风险评估,保障所获临床信息的质量。

4.对承包商的维修服务质量评价应有定量的标准和可信的记录

如报修后的响应时间、维修效率、零配件到货速度、无故障时间保证、备用机承诺等。

5.医疗机构的医学工程技术人员对维修承包商的服务质量负有监理的责任

应定期对在用设备状态进行抽查,包括指标检测、效果分析与风险评估,这样既保证了在用设备的安全、有效,也对承包商的服务态度和服务质量起到督促和鞭策的作用。

(胡 毅)

第七节 医学设备临床安全管理

医疗安全是医疗质量管理的基础,医学设备临床安全是医疗质量管理的重要内容之一。随着生物医学工程技术的发展,医学设备在医院中的地位和作用日益突出,已成为医疗技术发展和进步的动力源泉,对医院医疗质量和技术水平的提高起了重要的推动作用,但医学设备的广泛应用也是一把"双刃剑",在给医院带来技术进步和利益的同时,也带来了高昂的运营成本,一定的技术风险和安全隐患,如果处理不好,也会给医院带来经济和形象方面的巨大损失。

医学设备安全管理贯穿于医学设备的整个寿命周期,涉及生产者、使用单位、职能监督和行政管理部门。医院医学设备安全管理包括临床准入安全、临床使用安全和临床保障安全三个方面,涉及人员、设备和环境等要素,通常以风险管理为手段,对医学设备存在的潜在风险进行分析、评估和控制。

一、国内外医学设备安全管理现状

医学设备直接或间接作用于人体,对健康和生命安全有重大影响,所以,无论是国内还是国外对其安全管理都很重视。

（一）美国医学设备安全管理情况

美国是世界上最早立法管理医学设备的国家,所以,美国对医学设备管理的方式、方法和标准、安全管理文化为全世界各国职能管理部门所认同和借鉴。美国医学设备管理的职能部门是食品药品管理局(FDA)。1976 年,美国国会通过《医疗器械修正案》,授权 FDA 管理医疗设备,强化医疗器械上市前的监督管理,保护公众健康。1984 年,启动医疗器械不良事件监测制度。1990 年,美国正式颁布了《医疗器械安全法令》,医疗器械安全管理法制化。1996 年,FDA 发布《医疗器械报告规章》,要求厂商和用户及时报告医疗器械不良事件,强化上市后的监督。

目前,FDA 把 2 000 多种医学设备分成三类进行市场准入监管。

Ⅰ类:一般性管理。对于危险性比较低的装置,只要能够遵守其制定的管理条例和生产规范即可。如:外科普通手术器械、体温计、听诊器、血压计等属于此范畴,种类占 27%～30%。

Ⅱ类:实施标准管理。除了遵守一般性管理外,还必须建立一整套企业生产标准,以确保装置的安全性和有效性。如心电图机、X 线机等,种类占 65%。

Ⅲ类:售前批准管理。必须遵守Ⅰ类和Ⅱ类的管理条例,而且在出售前还要把各种证明安全性、有效性的数据和材料报送 FDA 评定。如起搏器、置入人体的材料和人工器官等,占 5%～8%。

可见,该分类是依据医学设备发生故障或失效对人体可能造成危害的程度来分的,分类管理的好处是便于管理权限的划分,使各级管理部门职责明确,任务均衡,繁简适度,轻重缓急,有的放矢。通过上市前和上市后两个监管法规的建立,完善了医疗器械安全监控体系。

（二）国内医学设备安全管理情况

我国医学设备的安全管理也借鉴了 FDA 的管理办法。国家为了加强对医学设备的监督管理,保证医学设备的安全、有效,保障人体健康和生命安全,制定了《医疗器械监督管理条例》,并于 1999 年 12 月 28 日召开的国务院第二十四次常务会议上通过,自 2000 年 4 月 1 日起施行。2008 年又启动了修订工作。《医疗器械监督管理条例》适用于在中华人民共和国境内从事医学设备的研制、生产、经营、使用和监督管理的单位或者个人,贯穿于医学设备的整个寿命周期,是国家目前对医学设备实施监督管理尤其是市场准入管理的法律依据。该《条例》中规定医学设备实行分类管理和生产审查注册制度,分类方法与 FDA 相似。

第一类是指通过常规管理足以保证其安全性、有效性的医疗器械。

第二类是指对其安全性、有效性应当加以控制的医疗器械。

第三类是指置入人体,用于支持、维持生命,对人体具有潜在危险,对其安全性、有效性必须严格控制的医疗器械。厂家在生产二类、三类医疗器械时,应当通过临床验证,第三类医疗器械还要经国务院药品监督管理部门审查批准。

国家《医疗器械分类规则》已于 2000 年 2 月 17 日经国家药品监督管理局局务会审议通过,自 2000 年 4 月 10 日起施行。分类目录需要医疗器械生产、进口经销商和医院职能管理部门动态跟踪。

医疗器械使用管理主要是医院对医疗器械的合理有效使用管理。使用管理是保证健康和人身安全的一个重要环节。医院上级职能监督管理部门是原卫生部和各级卫生行政管理机构,为了加强医疗器械的管理和有效使用,1995 年 7 月 7 日,卫生部发布了《大型医用设备配置与应用管理暂行办法》,强调对大型设备实行二级管理和三证制度(即国家和地方两级管理,实行《大型医用设备配置许可证》《大型医用设备应用质量合格证》《大型医用设备上岗人员技术合格证》),对合理化大型设备的区域性布局和管理有促进作用。该《办法》在 2004 年进行了修订、发布,并于 2005 年 3 月 1 日起施行,同时 1995 年卫生部令第 43 号废止。1996 年 9 月 20 日,卫生部又发布《医疗卫生机构仪器设备管理办法》,1999 年 1 月又修订再版了 WS/T 118-1999《全国卫生行业医疗器械仪器设备(商品、物质)分类与代码》,对促进医学设备的管理程序化、标准化、科学化和法制化也具有一定的指导作用。但根本上并未引起各医院的重视,宣传也不够,患者的常识和意识也跟不上,所以急需建立健全医疗器械使用安全评价机制,建立安全评价和监测的政府或学术组织机构,做好医学设备售前、采购、售后评价、监测、使用标准化和指导工作。

近年来,随着医疗器械相关医疗责任事故的增多,医疗器械上市后的监督也越来越引起国家卫生行政部门和医院的重视。2004 年,国家食品药品监督管理总局颁布了《器械不良事件管理办法》,并在全国范围内建立器械不良事件监测报告网络,弥补了市场准入监管的漏洞和不足;2008 年,国家食品药品监督管理总局并入卫生部,同时卫生部成立了医疗质量安全监管司;2010 年 1 月 18 日,卫生部颁布了《医疗器械临床使用安全管理规范》,将医疗器械安全纳入医疗质量管理范畴,标志着国家医疗器械安全管理即将走向完善和成熟。

原卫生部和总后卫生部对大型医用设备和高风险医疗器械采取强制性安全管理和性能质量的监测评价工作,有利于提高国内医疗器械质量安全水平,促进医学设备行业管理水平和技术进步,推动医疗设备维修、技术协作、临床使用安全与操作培训、效益研究、绩效考核、合理配置、调剂租赁、情报信息网建设等方面的法规制度的完善和微观管理,以及国内临床工程教育、考试标准和执业准入和技术准入制度建立等,这应该是今后中国医学设备协会和有关学会与其所属分会发展和工作的切入点。

二、医学设备风险分析

医学设备在临床使用过程中,之所以存在各种安全问题,是因为其存在各种静态和动态风险,通常这些风险是有规律可循的,换言之,风险是可以进行分析和评价的,如果风险来源找到了,分析清楚了轻重缓急,就可以分级控制。为此国外提出了风险管理理论,包括风险分析、风险评估和风险控制三个组成部分。国际标准化组织(ISO)2003 年提出了"ISO14971 医用装置风险管理指南",该指南要求引入风险分析、判断临界控制点、确定临界极限、建立监测程序、制定纠正措施、建立验证程序、形成记录和程序文件等,但该标准以定性分析为主,不便于医院对医学设备进行分级控制和管理。

(一)设计生产方面存在的缺陷

医疗器械在设计过程中,由于受技术条件、认知水平和工艺等因素限制,不同程度地存在着设计目的单纯、考虑单一、设计与临床实际不匹配、应用定位模糊等问题,造成难以回避的设计缺陷。同时,由于许多材料源自工业,将不可避免地要面临着生物相容性、放射性、微生物污染、化学物质残留、降解等实际问题的考验;并且无论是材料选择,还是临床应用,在技术和使用环境方面的跨度都非常大;而人体自身也承受着多种内、外部环境的影响。而更多的化学材料,对人体安全性的评价,往往不是短时间内能够完成的。在生产过程中,材料、元器件的筛选和老练,生产设备、工艺或装配过程的质量控制,生产与设计要求的一致性保证,环境条件控制,后处理及包装、储运等不可控因素引入的风险等。此外,产品标签和使用说明书中可能存在错误或欠缺带来的风险等。因此,国家要求器械厂家。在产品设计和生产过程中,要建立质量管理体系,对生产的各个环节和诸多要素都要加强质量控制和质量保证。

(二)上市前研究验证的局限性

医疗器械和药品一样,在上市前是由国家统一实行注册审批制度,对其安全性、有效性以及质量进行评价,以便尽可能地克服设计和生产缺陷。其安全性评价包括物理评价、化学评价、生物学评价和临床评价。物理评价相对明确、客观、易掌握与操作;化学评价一般体现在对材料中的残留单体、有害金属元素、各种添加剂等进行规范。理化评价存在的局限性需要通过生物和临床评价进行弥补。在生物学评价过程中,由于存在大量不可控制的因素,使生物学评价虽然已经能够达到器官、组织、细胞甚至分子水平,但仍然有残留物或降解产物释放等无法确定和控制的现象存在。另外,由于动物实验模型与人体反应的差异,加之人体的个体差异,使生物学评价阶段的动物实验也存在一定的局限性。所以,医疗器械必然要有临床评价阶段。国际标准化组织技术委员会(ISO/TC 210)把医疗器械的生物学评价和临床评价分别定为"设计验证"和"设计确认"两个不同的阶段。受伦理、道德、法规、社会因素的限制,临床试验仍存在着一些缺陷、不足。主要体现在:时间太短、例数太少、对象太窄、针对性太强,而且与临床应用容易脱节,临床定位也不够准确。

(三)临床使用过程存在的风险

在器械临床应用过程中,一些风险性比较大的Ⅲ类器械和急救医疗设备,如人工心脏瓣膜、血管内支架和呼吸机等在使用过程中的临床风险相对高一些。这包括手术操作过程、与其他器械协同、应用人群特性、医师对新器械熟知程度或操作水平等。美国医疗产业促进会(Association for the Advancement of Medical Instrumentation,AAMI)指出,每年器械不良事件报告的8 000多例中,有1/3属于使用问题。此外,一些医院还存在过度设备和设备滥用现象。例如,近年来在放疗方面出现了伽马刀、X刀、诺力刀、赛博刀、中子刀、质子刀和重离子治疗等不少新技术,用于肿瘤常规放疗、三维适形放疗(普遍使用)或立体定向放疗。由于在技术上概念不清及经济利益的驱动,在一些单位和地区出现了伽马刀、X刀等立体定向放疗技术滥用的情况,不仅浪费了患者大量资金,而且未达到治疗目的甚至是带来了严重后果。所以,放射治疗技术的应用需要医院培养一批技术和临床经验都丰富的放射肿瘤学专家来支撑。

(四)设备性能退化、故障或损坏

医疗设备安装或投入临床后,并不能一劳永逸,需要不断投入人力、物力资源,始终维持其运行环境条件,以保证其效能的发挥。前期采购投入只是冰山之一角,如后期保障条件不到位,就会引起设备物理性能退化、故障或损坏。设备带病工作是风险的一大来源,尤其是无专职医学工程人员作设备质量控制的医院。设备带病工作既伤害了患者,也影响了医院的效益和品牌,所以,医疗设备的预防性维护、维修、计量与质量控制非常重要。医院需要一批高水平的医学工程人员,但近年来,医院医工部门萎缩,人员青黄不接。美国医院医工部门的保障活动完全围绕着患者的安全进行,其采购、验收、预防性维护、检测、修理、校准等完全从临床风险的角度分析、计划和组织实施。从人员比例看,美国医院医学工程人员约占其医疗卫生技术人员的15%～20%(临床工程师、物理师、放射工程师、信息工程师和技师),而国内三甲医院的比例不到1%～3%,差距明显。所以,先进医疗设备的大量运用和普及同样需要一批高水平的、临床工程经验丰富的医学工程师队伍来支撑。

三、医学设备风险评估

为了提高风险管理理论的实用价值,必须找到定量评估的方法。实际应用过程中,有了定量评估,就可根据风险分值进行分类分级控制,解决风险控制成本和效益的平衡问题。据风险管理理论,Mike Capuane 提出了医疗设备风险分析与评估六维度模型。该模型从设备属性、物理风险、设备特性、安全性能、致死状态和使用频度 6 个方面识别医疗环境下医疗设备的不安全因素并对其进行量化分析。

(一)应用类型

应用类型是指医学设备在临床用途以及和患者的相互作用关系。例如,可依据风险从高到低将医疗设备分为生命支持类设备、治疗用设备、监护用设备、诊断用设备、较多与患者直接接触设备、使用但与患者无接触设备和与患者诊疗无关的设备 7 类,并给出经验分值。

(1)生命支持类设备:12 分,如呼吸机、心肺机。

(2)治疗用设备:6 分,如电刀、输液泵。

(3)监护用设备:5 分,如多功能监护仪、麻醉监护仪。

(4)诊断用设备:3 分,如心电图机、超声诊断仪。

(5)较多与患者直接接触设备:2 分,如 X 线机、CT 和 MR。

(6)使用但与患者无接触设备:1 分,如紫外线灯、无影灯、护士站设备。

(7)与患者诊疗无关的设备:0 分,如空调机、计算机、电风扇、微波炉。

(二)临床危害

临床危害指医疗设备一旦发生故障可能导致的结果,可以分为死亡、伤害、治疗差错、不舒适感、延误诊疗和不会产生影响 6 种情况。

(1)死亡:12 分,如呼吸机、起搏器。

(2)伤害:6 分,如血管造影机。

(3)治疗差错:3 分,如手术显微镜、监护仪。

(4)不舒适感:2 分,如电动床。

(5)延误诊疗:1 分,如 X 线机、B 超。

(6)不产生任何影响:0 分,如实验室单纯用于研究的设备。

(三)设备特性

设备特性主要指设备的电气和机械特性,如电子类设备、机械类设备、有活动部件的设备、需定期更换零部件的设备、有明显的使用人员干预的设备、存在系统性关联停机的设备和需定期清洁的设备等。同一台设备可有多项选择,每选中一项增加 2 分,最高不超过 12 分,如有明显的使用人员干预,则需从总分里扣除 2 分。

(四)安全报警

安全报警是指医疗设备的安全保护、故障报警以及报警等级的设计及提示情况,可分为 9 种情况,分别是没有患者情况报警、没有故障报警、无声光报警、没有故障代码显示、没有连续的后备测试、没有机械安全保护、没有连续的操作警告、没有启动自检和没有手动自检等,每缺少一项累计 1 分,最高为 9 分。

(五)致死状态

致死状态是指由设备故障可能引起的致死是直接的,还是间接的。如果是直接的,5 分;间接的,3 分;不发生的,为 0 分。

(六)使用频度

使用频度可分为高、较高、低和几乎不用四种情况。使用频度高 5 分;使用频度较高 4 分;使用频度低 2 分;使用频度很低 0 分。

有了六维度模型,便可将每一种医疗设备,从六个维度界定其特性,然后,对六个维度的分值求和,即获得该医疗设备的风险分值,该值可以作为风险等级评定和风险控制实施的依据。六维度医疗设备风险分析与评估模型给出了一种分析医疗设备风险的有效模式,其实每个维度的评分标准并非一成不变,而是可以根据医疗设备管理、维护、使用方面的相关数据和经验对不同维度在风险中所占的权重进行调整。依据上述评估方法对常见医疗设备进行初步评估,得出风险值高于 40 分的为高风险医疗设备,如呼吸机、麻醉机、除颤器、监护仪、加速器、起搏器、高频电刀、体外循环、血透机、高压消毒锅等;风险值在 20~40 分之间的为中风险医疗设备,如复苏器、导管机、各种影像诊断设备、非电生理类监护设备、生化与临检类设备等;风险值在 20 分以下的为低风险医疗设备,如无影灯、手术床和实验室非诊断类仪器以及计算机等。风险分析的目的在于进行风险控制,风险分值不同,风险控制的等级和投入的资源成本也不一样,量化的结果便于医院根据轻重缓急,采取相应的安全和质量保证措施。

四、医学设备风险控制

医务工作者只有树立医学设备风险意识,才能够识别风险、认识风险,评估和控制风险,提高医疗安全,避免不必要的损失。

(一)树立医学设备风险意识

风险是一种客观存在,风险在现实环境中无处不在、无时不有,只是我们对它缺乏足够的认知和重视。作为人员、设备和技术密集的医院环境,以及关系到人的生命安全的职业,每一个医务工作者都应树立良好的风险意识,提高对风险的认知、评估和控制、规避能力,尤其是对医学设备风险的识别和规避能力,有利于自己的职业安全。管理学上常讲,人的意识决定观念,观念决定行动,因此控制医学设备的风险,首先要从树立风险意识开始,并把它转化为一种理念、方法论和实际行动,才能控制和规避风险。

(二)将安全文化提升为质量文化

1.安全文化

医学设备安全文化的概念产生于 20 世纪 80 年代的美国。当时全美医院因电击引起伤亡的事故较多,为此,人们开始鼓励医学工程人员进入医院,解决医院用电安全问题,由此揭开了医学工程学科在医院发展的序幕。医院的安全行动首先从医用电气安全开始,人们采取了一系列的管理和技术措施,降低医院宏电击和微电击的风险,收到显著的效果。目前,国际电工委员会推出的用电安全系列标准广为全球采纳,经过几十年的努力,医用电安全问题终于从工程上得到了很好的解决。但保证安全仅仅是一个底线,尤其是在医院这样高风险的行业。进入 20 世纪 90 年代,人们发现如果仅考虑安全,那么规避风险就是首选,但这并不符合人们更高的价值追求,尤其是随着国际 ISO9000 质量管理体系标准的推出,质量管理发展的标准化和国际化时代到来,人们不再拘泥于安全文化,而是把它作为质量管理的基础和起点,并基于全员、全要素和全过程的整体质量管理思想,将质量管理推向更新的高度,于是没有最好,只有更好的质量文化由此产生。可见,质量文化是质量管理的核心。所谓质量文化,是指组织和社会在长期的生产和服务活动中形成的一系列有关质量问题的意识、规范、价值取向、道德观念、信誉等。

2.安全与质量的关系

安全有底线,没有安全,质量将成为奢谈;而质量没有尽头,仅有安全,质量水平也将徘徊不前。所以,质量文化的发展,是组织追求卓越的必然。然而,在我们这样一个整体缺乏质量文化的国度,公民鲜有质量意识,更少有主动追求质量的行为,要想构建类似于 ISO9000 的质量管理体系的社会根基还很薄弱。因此,构建质量管理体系需要一个循序渐进的过程,需要强制甚至是高压推动,直至习惯养成。否则,中国人的惰性和质量文化的欠缺有可能会扼杀部分人对质量的追求。

(三)构建医学设备风险控制体系

医学设备风险分析与评估六维度模型的建立,很好地解决了医疗设备风险评估长期无法实现量化评估的难题,使医疗设备风险分析从定性走向定量,按六维度模型计算医疗设备的量化分值后,可以根据分值范围将其划分为高风险、中风险和低风险 3 个等级。例如,可将风险分值在 35～55 的呼吸机、麻醉机、除颤器和高频电刀等列为高风险设备,风险分值在 15～35 的心电图机、验光仪、多功能监护和生化分析仪等可列为中风险设备,而风险分值在 15 以下的无影灯、手术床等则列为低风险设备。由此,可以根据风险等级建立一个医学设备三级质量控制目录。在医学设备的采购、使用和保障环节,医院可以针对不同的风险等级实施相应的风险控制和质量管理。

构建医学设备风险控制体系是一项复杂的系统工程,其发展是一个循序渐进的过程。既需要医院领导高度重视,也需要全员参与并树立良好的质量意识、培养良好的质量习惯。同时,医院还要加大人力、物力和资金的投入,建设好医学工程部门。另外,还需要一个良好的外部环境,如行业管理部门的监管、国家医学计量组织的发展等,更需要各相关行业和学术团体间跨专业、跨学科密切合作。相信,只要解放思想、集思广益、取长补短、共同努力,医院医疗器械的应用实现整体质量管理的日子将为时不远。

五、医学设备电气安全

医学设备质量管理不仅仅是管理学本身的问题,它还具有很强的技术性、经济性和社会性。尤其是入世后医学设备技术支持面临着社会化、区域化,将迫使人们深入研究医学设备的维修策略和系统质量保障等问题,这些问题首当其冲是医院的用电安全。

(一)电气安全的重要性

医院用电的安全性检查计划起始于 20 世纪 70 年代早期,它是根据这样一个前提提出的,即严重的电击危险在医学设备直接作用于患者的任何时候都可能发生。据美国用电安全倡导者说,全美每年至少有 1 200 人因触电而死,而有更多的人在医院非预期的电击事故中丧生或受伤。虽然这种说法可能是夸大了事实真相,但它促进了美国临床工程部门的建立和发展。

目前,由于医学设备生产管理的严格性和规范化,电安全特性大大提高,因此而引起的不良事件逐渐减少,但有电源医用装置在使用过程中,电安全特性会发生变化的。如高频电刀电流会在使用过程中逐渐增大,甚至会很快超过国家规定的安全界限。如果一旦这种事故发生,其责任就在从事设备管理和设备维修的工程技术人员身上,所以,通过对医学设备电气安全性的测试,并建立相关的制度或质量保证测试程序,可以发现设备的安全隐患,减少、避免医疗风险。

(二)医用电气安全通用要求

国际电工委员会(IEC)早在 1988 年就起草了一个著名的、有关医用电气设备的通用安全标准,为全世界医学设备行业所推崇,我国在 1995 年发布的国家标准(GB 9706.1—1995)"医用电气设备第一部分:安全通用要求"就是等同采用 IEC(601.1-1998),适用于"与某一专门供电网有不多于一个的连接,对医疗监视下的患者进行诊断、治疗和监护,与患者有身体的或电气的接触,和/或向患者传送或从患者取得能量,和/或检测这些所传送或取得能量的电气设备"。该标准是医院工程技术人员手头应该必备和熟练掌握的、重要的安全知识和常识,对提高自己的用电安全意识和维修、测试是有很大帮助的。鉴于医用电气设备与患者、操作者及周围其他人之间存在着特殊关系,该标准是设备在整个寿命周期内必须符合的安全基本要求,并且应该特别注意以下几个方面的问题。

(1)患者或操作者不能觉察存在的某些潜在危险,如电离或高频辐射等。

(2)患者可能因生病、不省人事、被麻醉、不能活动等原因而无正常反应。

(3)当患者皮肤因被穿刺或接受治疗而使皮肤电阻变得很低时,患者皮肤对电流无正常的防护功能。

(4)患者生命的维持或替代可能取决于设备的可靠性。

(5)患者同时与多台设备相连。

(6)高功率设备和灵敏的小信号设备组合使用的情况。

(7)通过与皮肤接触和/或向内部器官插入探头,将电路直接应用于人体。

(8)特别的环境条件,如手术室里可能同时存在着湿气、水分和/或由空气、氧或氧化亚氮与麻醉剂、乙醇或清洁剂等易燃气体组合的混合气体场合,处理不好会引起烧伤、火灾甚至爆炸的危险。

对于这些应用场合或情形,无论是使用人员、还是设备工程技术人员,都应该引起足够的重视。使用和维护时应谨慎操作、严格遵守技术规程,防患于未然。国内已有通用电安全测试仪,医院可以购买后,建立测试实验室,开展测试活动或建立医院电安全的保障措施、机制等,测试仪每年必须送检。

(三)医用电气安全专用要求

除了电气安全通用标准外,国标中已有十多个电气安全专用标准。

GB 9706.2－1991 医用电气设备——血液透析装置安全专用要求。

GB 9706.3－1992 医用电气设备——诊断 X 射线发生装置高压发生器安全专用要求。

GB 9706.4－1992 医用电气设备——高频手术设备安全专用要求。

GB 9706.5－1992 医用电气设备——能量为 1～50 MeV 医用电子加速器安全专用要求。

GB 9706.6－1992 医用电气设备——微波治疗设备安全专用要求。

GB 9706.7－1994 医用电气设备——超声治疗设备安全专用要求。

GB 9706.8－1995 医用电气设备——心脏除颤器和心脏除颤监护仪安全专用要求。

GB 9706.9－1997 医用电器设备——医用超诊断和监护设备安全专用要求。

GB 9706.10－1997 医用电器设备——第二部分:治疗 X 射线发生装置安全专用要求。

GB 9706.11－1997 医用电器设备——第二部分:医用 X 射线源和 X 射线管安全专用要求。

GB 9706.12－1997 医用电器设备——第一部分:安全通用要求三、并列标准 X 射线设备辐射防护通用要求。

GB 9706.13－1997 医用电器设备——第二部分:遥控制动驱动式 γ-射线后装设备安全专用要求。

GB 9706.14－1997 医用电器设备——第二部分:X 射线设备附属设备安全专用要求。

与以上专用安全标准相对应的医学设备,不但要符合通用要求,还要符合专用要求,且专用要求优先于通用要求。如国际和国内通用安全标准规定：医学设备的对地最大漏电流不能超过 100 mA,带有隔离保护的设备对地最大漏电流不能超过 20 μA,该项要求能保证在地线接触不良或出现断路故障时,设备本身的漏电流也不会对患者造成危险,而专用要求中对有导体与心脏直接接触的设备其最大漏电流不能超过 10 μA。

六、医学设备环境安全

医院放射设备应用早期,由于放射病的频繁发生和对健康的明显危害使人们很快就对放射防护的问题引起了重视。目前,国家放射防护方面的安全管理和制定防护安全标准、检测仪器和监测防护技术等不断完善,大大降低了放射危害和放射事故的发生。近年来,电磁兼容性(electromagnetic compatibility,EMC)问题已逐渐成为国际和国内的一个技术热点,在医院由于大量医用有源电子设备充斥于临床,它们之间的电磁干扰(electromagnetic interference,EMI)和电磁兼容问题也日益引起人们的重视。

(一)放射防护

医院放射诊断和治疗设备如普通放射类的 X 线机、血管机 DSA,放射断层类的 CT,核医学成像类的 SPECT、PET 和 γ 相机,放免类的 γ 计数仪、放免分析仪,放疗类的直线加速器、后装机、模拟定位系统和 ^{60}Co 放射治疗机等是放射防护与安全管理的主要对象,占医院设备总值的 60% 以上。这类设备国内外已有很成熟的防护标准和安全规范,不但要求生产厂家要遵守这些规范,医院也要很好地学习和落实这些规范。国内制定的主要规范有 γ 射线卫生防护规定、医用治疗 X 线卫生防护规定、肿瘤放射治疗剂量学规定等。

1.γ 射线卫生防护规定

原卫生部制定的 GBW-3-80 医用远距治疗 γ 射线卫生防护规定共分 6 章 50 条,对放射防护方面的技术要求、检验方法、验收规则、防护设施、操作规则和管理办法等做了明确的规定和要求,适应于厂家、医院和监督管理部门。如对安装的规定:要求治疗室的设计,必须保证周围环境的安全;治疗室必须与控制室分开;治疗室应有足够的使用面积,一般应不小于 30 m²;治疗室四周墙壁(多层建筑应包括天棚、地板等),应有足够的屏蔽防护厚度;凡有用线束投照方向的墙壁应按原射线屏蔽要求设计,其余方向可按漏射线及散射线屏蔽要求设计;凡是扩建、改建的 γ 治疗室,在地址选择和建筑物防护设施等方面也都必须遵守本规定;建筑的设计应预先经当地放射卫生防护部门审查。对操作方面要求放疗工作者必须经过放射卫生防护训练,掌握放射卫生防护知识,严格掌握适应证,正确合理使用 γ 线治疗;使用单位应设置专(兼)职人员,负责本单位的放射卫生防护工作。对检测方面要求有用线束测量的总不确定度应小于 5%,防护监测的总不确定度应小于 30%。

2.医用治疗 X 线卫生防护规定

原卫生部制定的 GBW-2-80 国家标准医用治疗 X 线卫生防护规定适用于医用治疗 X 线卫生防护管理。规范条款与 GBW-3-80 类似,对治疗 X 线防护方面的技术要求、检验方法、验收规则、防护设施、操作规则和管理办法等做了明确的规定和要求,适应于厂家、医院和监督管理部门。

(1)安装质控方面规定:治疗室内有用线束投照方向的墙壁按原射线屏蔽要求设计,其余方向可按漏射线及散射线屏蔽要求设计;250 kV 以下的深部治疗 X 线机的治疗室,非有用线束投照方向墙壁的防护厚度以 2 mm 铅当量为宜;治疗室窗户,必须合理设置,观察窗可设置在非有用线束投照方向的墙壁上,并具有同侧墙的屏蔽防护效果;必须在治疗室门外安设工作指示灯,并安装连锁装置,只有在门关闭后才能实现照射;X线机安装后,必须对X线的输出量、线质、线束均匀性及稳定性等进行测量校准方可投入使用,使用过程中尚应定期检测,一般对X线输出量的检测至少每月一次。

(2)使用操作方面规定:X线机操作人员必须严格遵守各项操作规程,定期地检查X线机和防护设备的性能,发现问题,及时妥善处理后方可使用;按患者治疗具体情况,事先应认真确定和核对治疗方案,注意选取合适的照射方式和照射条件(包括X线管工作电压、电流,过滤条件、X线管焦点与皮肤距离、照射野和照射时间等因素),并仔细定位,尽量使患者治疗部位的受照剂量控制在临床治疗需要的最小值,最大限度地减少不必要的照射和非照射部位的防护;浅层治疗X线机的操作人员必须利用局部屏蔽或距离防护;临床需要工作人员在最高电压不超过50 kV的线管工作时,必须佩戴X线防护铅手套及不小于0.25 mm铅当量的围裙,并只能由操作设备的工作人员控制X线管的通电;使用单位应设置专(兼)职人员,负责本单位的放射卫生防护工作。

3.肿瘤放射治疗剂量学的规定

肿瘤放射治疗剂量学的规定包括150~400 kV X线机产生的X射线、^{60}Co和^{137}Cs治疗机的γ射线、加速器产生的1~25 kV X线和高能电子束的剂量测定方法,以及关于治疗计划、记录和病例剂量报告的一些规定。由于临床剂量测定仍以电离室为主要测量工具,且国家已建立照射量基准和部分地区的次级标准。因此,该规定的内容只适用于电离室测量的剂量情况。肿瘤放射治疗剂量学的标准和规范是放射医师和物理师应该掌握的重要知识。

(二)电磁兼容性

电子产品的电磁兼容性已成为衡量产品品质的一个重要指标。国际电磁兼容性标准研制比较权威的组织是IEC下属的半独立组织国际无线电干扰特别委员会(CISPR)。该委员会制定的标准涉及通信广播、家用电器、电子仪器、供电、导航、工业、科研、医疗设备和信息技术设备等行业,我国现行的电磁兼容性(electromagnetic compatibility,EMC)标准大部分是等同或等效采用IEC/CISPR国际标准。

1.EMC标准概述

我国现行电磁兼容性国家标准有55个,分为基础标准5个、通用标准6个、产品类标准(产品族)31个和系统间标准13个四类,这些标准大部分都是强制性标准。其中基础标准和通用标准规定了电磁兼容术语、电磁兼容环境、电磁兼容设备和基本(通用)测量方法等,产品标准规定了不同类型产品的电磁兼容性指标和共同的测量方法,系统间标准规定了无线电系统和非无线电系统之间经过协调的电磁兼容要求。

2.EMC测量设备

EMC测量设备包括准峰值测量接收机、峰值测量接收机、平均值测量接收机、均方根值测量接收机(其工作频率为9 kHz~1 000 MHz,A频段:9 kHz~150 kHz,B频段:150 kHz~30 MHz,C频段:30 MHz~300 MHz,D频段:300 MHz~1 000 MHz)、频谱分析仪和扫描接收机(工作频率为9 kHz~1 000 MHz和1 GHz~18 GHz)、音频干扰电压表,外加一些辅助设备,如人工电源网络、电流探头和电压探头、吸收式功率钳、干扰分析仪和用于无线电辐射测量的各种天线。

3.电磁辐射防护规定

为防止电磁辐射污染、保护环境、保障患者健康、促进伴有电磁辐射电子产品的正当发展,国家制定了 GB 8702－1988 电磁辐射防护规定适用于境内产生电磁辐射污染的一切单位或个人、一切设施或设备。但本规定的防护限值不适用于为患者安排的医疗和诊断照射。电磁防护的基本限值如下。

职业照射：每 8 h 工作期间内，任意连续 6 min 按全身平均的比吸收率（SAR）应小于 0.1 W/kg。

患者照射：一天 24 h 内，任意连续 6 min 按全身平均的比吸收率（SAR）应小于 0.02 W/kg。

医院应注意理疗设备的防护问题，因电磁理疗设备的电磁辐射能量大大超过规定的最大辐射限值，应对理疗设备的操作人员和管理人员实施电磁辐射防护训练。内容包括：电磁辐射的性质及其危害性；常用防护措施、用具以及使用方法；个人防护用具及使用方法；电磁辐射防护规定等。

4.工科医 ISM 射频设备使用频段

按工业、科研、医疗、家用或类似用途的要求而设计，用以产生并在局部使用无线电频率能量的设备或装置称为工、科、医（ISM）射频设备，不包括用于通信领域的设备。分配给工、科、医设备的频段称为 ISM 频段。

5.电子测量仪器 EMC 试验规范

电子测量仪器电磁兼容性试验规范是电子测量仪器 EMC 设计的依据，目的是使这些仪器在一定的电磁环境中能兼容工作。该规范包括一组共 10 个标准。

GB 6833.1－1986 电子测量仪器电磁兼容性试验规范总则

GB 6833.2－1987 磁场敏感度试验

GB 6833.3－1987 静电放电敏感度试验

GB 6833.4－1987 电源瞬态敏感度试验

GB 6833.5－1987 辐射敏感度试验

GB 6833.6－1987 传导敏感度试验

GB 6833.7－1987 非工作状态磁场干扰试验

GB 6833.8－1987 工作状态磁场干扰试验

GB 6833.9－1987 传导干扰试验

GB 6833.10－1987 辐射干扰试验

以上各试验规范规定了电子测量仪器电磁兼容性试验的具体要求和方法，因绝大部分有源医用诊断或治疗装置都属于电子测量仪器类，所以，其设计和出厂检验都要按上述要求和方法进行 EMC 测试。医院作为众多电子产品的用户应该购买通过 EMC 测试的医疗产品，如果购入的电子产品在使用过程中发生 EMI 问题或出现相关的事故，也应该请具有相关资格的实验室进行现场 EMC 测试。国家技术监督局和相关部委正在积极筹划在我国实施电器、电子产品的电磁兼容的认证措施，准备全面开展电磁兼容的认证工作。

七、医学计量的职能作用

现代自然科学体系中，计量学是工程与技术基础科学下的二级学科，是研究有关测量理论和测量技术实践的一门科学，其范围涉及非常广泛的科技、生产、商贸和生活领域。20 世纪 90 年代以来，随着高新技术的迅猛发展和经济全球化，计量这门古老的科学又焕发出了青春活力，不仅突破了传统的单纯物理量测量的范围，还扩展到了化学量、工程量乃至生理量和心理量测量的研究范畴，同时在管理学领域也发挥着重要作用。

计量学与医学相结合,便产生了医学计量。医学计量是以传统的计量管理和计量测试技术为基础,结合医学领域广泛使用的物理、化学参数及相关医疗设备建立起来的、一种专用于医学的计量保障体系。它包括所建立的多层次的管理机构、技术机构和医学测量基准、标准和检定装置及管理制度和实验室认可标准等。前边讲到的性能检查、通用和专用电气安全测试、仪器的性能测试等质量保障所需要的检定装置、测量标准或基准、测试仪器的计量特性,都是由计量体系的量值的上下级间的传递和溯源来严格地保证的。计量是计量学的简称,是保证测量的量值准确、单位和数学表达统一的科学。可以说,医学计量就是医学设备质量保障的坚实的技术基础,是质量保障的前提和后盾。医疗设备在其整个寿命周期内都离不开计量。

因此,医学工程部门建立以计量为基础的质量保障体系,并借鉴计量的质量管理和技术管理的手段、质量体系及计量法制上的保障性,从质量和安全的视角看待临床工程管理、操作培训、例行检查和预防性维护、修理等技术行为,会产生一个全新的管理模式和工作指导思想。

（胡　毅）

第十二章 医院建筑工程管理

第一节 医院建筑管理的原则

医院建筑管理是一个整体、全面的系统过程,它是医学、工程、建筑、设备、安全、环保、社会、管理、经济、信息等方面结合的综合性管理,体现了专业化、规范化、科学化的管理理念和方法,是医院管理的一个重要组成部分。随着社会经济的不断发展和医疗改革的不断深入,人民群众对医疗服务的需求呈现多层次、多样化的趋势和特点。医院建筑是医院开展医疗服务、教学科研等工作的重要场所,几乎所有的医院,都面临着改善医院就医条件和工作环境、提高诊疗效率和医疗质量的机遇和挑战。

医院建筑管理是一项综合性很强的管理工作,具有政策性强、涉及部分多、技术要求高、实施周期长等特点。医院的建筑管理模式,包括新医院建设、老医院改建、扩建和零星的大修改造项目等,要求是既保证医院医疗业务的正常开展,又要在确保安全和质量的前提下,按进度计划完成建设任务。管理原则主要有以下 3 点。

一、严格基建程序管理的原则

医院建筑管理的关键是程序管理,基本建设程序主要是指从项目决策、设计、施工至竣工验收的各项工作必须遵循的先后顺利,主要包括项目建议书、可行性研究、初步设计、开工前准备、建设施工、竣工验收等环节。医院应严格按照国家有关规定和程序,组织实施项目建设,做好基本建设程序执行的监督和管理。根据医院项目的特殊性,建立健全管理制度和工作流程,增强医院基本建设项目管理的科学性、规范性和专业性,使医院建设过程符合政府建设计划和客观规律的要求。

二、严格工程技术管理的原则

工程技术管理是影响工程质量的重要因素之一,医院对建筑设计和施工进行协调管理,使医院建筑设计满足医院使用功能的要求,使工程质量和安全达到设计预期的目标。医院建筑管理要结合医院总体发展目标,做好整体建设规划,合理确定功能定位和建设规模,强调"以人为本""以患者为中心"的理念。建设项目需进行充分论证和可行性研究,设计方案的确定是保证项目顺利实施的前提条件,既考虑到按不同功能科学合理的布局,体现医疗流程的便捷,又考虑到患者隐私保护、环境创造、节能环保等方面的要素,确保医院的可持续发展。

三、严格工程经济管理的原则

工程经济管理是项目建设过程中计划、执行、检查和处理的全过程管理。在医院基本建设过程中,应加强对项目经济活动的监督和管理,合理确定项目总投资,做好建设项目成本控制,建立动态的投资控制管理,通过招投标、预决算审查等降低工程造价。明确投资控制和施工安全质量控制的责任主体,聘用相关专业人员参与项目管理,并充分发挥监理单位作用,重点抓好投资控制、招投标管理、财务管理、合同管理、进度管理、廉政建设等主要环节,正确处理好进度、质量、成本三大要素之间的关系,达到控制工程成本、提高投资效率的目的。按照新一轮医药卫生体制改革的总体要求,医院建筑管理应着眼于患者,着眼于医务人员,突出整体规划,引入"以人为本"的设计理念和"注重效率"的管理思想,推动新技术、新理念、新装备的广泛应用,建设布局合理、流程便捷、管理智能、设施先进和绿色环保的现代化医院,体现医院文化内涵,提升市级医院的医疗服务能力和综合竞争能力,推进医院的健康、持续发展。

(李克宏)

第二节 医院基本建设的基本程序

医院基本建设的基本程序,是反映工程建设各个阶段、各个环节之间的内在联系,是客观规律性的反应。医院的基本建设程序是指工程项目从策划、立项、评估、决策、设计、施工至竣工验收、投入使用的整个建设过程。医院建设管理必须严格按照基本程序,遵循国家以及地方有关法规和制度,是建设工程项目科学决策和顺利实施的重要保证。

一、项目建议书阶段

项目建议书阶段是确定项目有否必要建设、是否具备建设条件的阶段,医院前期应做好充分论证和准备工作,提出拟建项目的设想,分析医院现状、发展方向,确定合理规模,建设项目规划应具有超前性、适应性和可持续发展。医院委托具有相应资质的单位编制项目建议书,项目建议书内容主要包括:建设项目的必要性和依据,建设规模和建设地点的初步设想,建设条件的初步分析、投资估算和资金筹措设想,经济效益和社会效益估计等。按照有关规定,项目建议书经上级主管部门批准后,方可进行可行性研究工作。

二、可行性研究阶段

可行性研究是确定建设项目最终决策的重要依据。项目建议书批准后,医院根据项目建设内容,编制项目设计任务书,公开招标选择项目设计单位。委托具有相应资质的单位编制可行性研究报告,编制可行性研究报告主要内容包括:项目建设的背景和依据,建设规模,占地面积,建设地点,平面布置方案,配套工程、环保节能、主要设备配置,基础设施条件,抗震,建设工期和实施进度,估算和资金筹措方式,经济效益和社会效益等,并获得项目选址意见、土地预审、环评等批复,按项目审批权限,可行性研究报告需报上级主管部门批准。可行性研究报告由审批部门委托相关单位组织进行评估和论证,具体包括投资、建设方案、环保、节能和维稳等内容。可行性研究报告正式批准后,医院不得随意修改和变更。必须更改变动时,需经原审批部门批准。经批准的可行性报告是初步设计的依据。

三、设计阶段

设计阶段是整个工程建设的决定性环节,是组织施工的依据。按照国家有关工程设计招投标规定,择优选择设计单位。为确保总概算精确性,应大力推行限额设计,减少施工变更,做好投资控制。根据项目的建设情况,一般分 3 个阶段:即方案设计(项目建议书批准后)、初步设计(可行性研究报告批准后)、施工图设计(初步设计批准后)。

(一)方案设计

由于医院功能的复杂性和特殊性,医院建设项目强调总体规划,结合医院实际情况,从技术和经济上对项目做出详尽规划。注重医院运行管理与文化理念的整合,以患者为中心,着重体现医疗建筑的功能要求,合理设置流程布局和交通组织,确保各流线畅通、便捷,避免交叉感染和相互干扰。规划设计方案确定后,医院需征询规划、消防、民防办、卫生监督、环保、交警、绿化办等部门意见。

(二)初步设计

根据批准的可行性研究报告,对项目进行初步设计,初步设计的内容主要包括设计依据、建设规模、主要设备选型和配置,占地面积、土地使用情况、配套条件、节能、环保和抗震措施,以及各项技术经济指标、总概算等。医院应仔细审核初步设计图与设计任务书要求是否相符,避免漏项缺项,同时,组织医院各部门负责人、各科室主任对相关图纸确认并签字。初步设计完成后,需报规划、环保、消防、民防、卫生、交警、绿化、抗震、环卫、上水、排水、供电、燃气和通讯等部门意见。由政府相关部门组织评审和审批。初步设计经批准后,项目总平面布置、工艺流程、主要设备、建筑面积和总概算等不得随意修改和变更。

(三)施工图设计

根据批准的初步设计,进行施工图设计,施工图纸应正确、完整、详尽,并需由施工图设计审查单位加盖审查章后使用。确认后的施工图是具有法律效力的正式文件,是建筑工程重要的技术档案。设计人员通过施工图,表达设计意图和设计要求;施工人员通过熟悉图纸,理解设计意图,并按图施工。

四、建设实施阶段

(一)施工准备阶段

建设项目开工之前,应做好各项准备工作,主要包括征地、拆迁和场地平整;用水、电、道路路通;组织施工监理、施工总承包等招投标,签订施工合同和廉政协议;办理开工、规划和施工许可证、质量安全监督等手续。医院与勘察设计、施工、监理等单位签订合同中,应约定双方的建设工程质量、工期和安全责任等。

(二)施工实施阶段

施工实施阶段是医院建筑管理中关键的阶段,对医院起到了至关重要的作用。医院应会同代建单位、监理单位、施工企业等,根据建设项目实际情况,落实责任,明确分工,规范操作,建立健全施工组织管理机构及技术、质量、安全和进度的保障体系,做到组织到位、管理到位、措施到位,实行有目标的组织协调控制,强调统筹协调、相互衔接的动态管理,确保工程项目的安全、质量和工期。同时,做好动态投资管理,严格控制设计变更,控制资金拨付进度,加强廉政建设,制订各项规章制度,规范各类设备材料招投标的流程,争创工程优质、干部优秀的"双优"工程。

五、竣工验收阶段

竣工验收前,应做好技术资料整理、编制竣工图纸和竣工报告,竣工报告需经施工监理负责人签署。按国家规定,医院建设项目的验收根据项目规模大小和复杂程序,可分为初步验收和竣工验收两个阶段进行。建设项目全部完成后,报有关部门申请验收,成立验收委员会或验收小组,审查各个环节,对建设项目的设计、施工和质量等方面做出全面评价。工程竣工验收合格后可交付使用,同时做好工程结算审价、项目审计和财务决算,按决算金额登记固定资产账。

(李克宏)

第三节　医院建筑的总体规划

一、医院建设总体规划

医院建筑是民用建筑中最为复杂的建筑类型,具有专业技术性强、使用功能复杂等特点。随着我国国民经济的快速发展和医疗改革的不断深入,人民群众对医疗服务的需求呈现多层次、多样化的趋势和特点,做好医院总体规划是建设现代化医院的前提。医院应根据所在区域卫生规划、医疗机构设置规划,以及医院总体发展规划、功能定位、医院文化和专科特色等,立足当前、兼顾发展,适度考虑医疗、教学、科研的可持续发展,制订医院建设发展总体规划。医院附近应同步规划社会公共停车场、银行、邮局、商场、餐饮、旅馆以及公交线路站点设置等社会配套设施。医院建设发展总体规划牵涉多学科的知识,并受到政策、经济、管理、服务人群、工程技术水平等多种因素的影响,应体现完整性、科学性、可实施性和可持续发展性,突出公益性、功能性、实用性的原则,强调"以人为本、以患者为中心"理念,在满足各项医疗需要的同时,注重改善病员的就医条件和员工的工作环境,做到功能合理、便捷舒适、流程科学、规模适宜、装备适度、运行经济、安全卫生。各类用房应因地制宜合理安排,功能相对独立且交通便利,营造室内外良好环境,并对医院的经济实力和融资情况以及建成后的运行成本等做分析比较。医院建设应避免盲目建设、见缝插针的现象,各单体建筑建设应根据总体规划分期、分步骤完成,即"总体规划、分步实施"。

二、医院建筑选址

医院建筑的设点与建设,涉及城市县镇建设的许多方面。严格来说医院建筑的院址应当是在城市或县镇的总体发展规划指导下,在当地的卫生医疗服务网的总体规划框架之下进行的。如果在城市或县镇建设发展总体规划中未有详细的规划,设计人应当从整体全局出发,补充并做一些分析与策划,再从技术服务角度提出合理化的建议,协助决策者做出较为科学的判断,服从与配合完善城市或县镇的医疗网络,形成更加合理的医疗服务布点,这是新医院选址首先要考虑的一点。

在医院建筑选址要考虑的诸多因素中比较重要的有以下几个方面。

(一)看病患者要能够方便地到达医院

医疗建筑首要的任务是为服务区内的居民提供医疗服务,因此患者看病是否方便,包括探视人员来去方便与否,他们采用什么样的交通工具才能方便地得到医疗服务,这是选址中首要考虑的因素。地点对患者的可及性、可及程度,将会对医院的未来发展产生很大影响,在这方面城市建设的发展,城市居民活动方式包括城市交通和网络的规划及发展与医院选址有很大的关系。

举例来说,过去由于城市交通不发达,在我国的许多大中城市,几家医院聚集在城市中心地带的状况是非常多见的。北京东城区、江苏常州在城市人口密集地区设立了几家大型医院,这从早期一直到现今,患者看病都感到比较方便,但也带来了医疗资源过度集中的缺点。

这种情况在国外也同样存在,但随着城市的发展,城市公共交通进一步的完善,一些医院开始从城市中心,从人口密集区域外迁,一些新的大型的医疗设施选择在城市郊区交通方便处建设,患者、探视者采用公共汽车、地铁、电车或私家车前往医院。

应当说不同类型的医疗设施,不同等级的医院,在不同人口规模与建制的城市中所承担的医疗任务不同;城市所能提供的交通工具不同,医院单位本身对所在区域的要求也不尽相同;应当根据不同情况,具体分析、分别对待。对于大型医疗设施有必要委托有资质单位进行交通评估。

例如,在大城市建设大型综合性医院,因为设施要求高、占地面积大,建在城市内不仅用地条件代价比较高,对周围居民影响也大,选择在近郊、城市交通系统可及的地段,这样对提供医疗服务影响不大,医院本身也可以有比在城内发展有更好的周边环境与空间。而对于那些比较小型、低等级的医疗机构,用地相对较少,对周边环境影响也比较小,这就有可能与居民区统一规划,就近设置。

归纳起来就是要根据医院的不同情况,以及所在城市的具体条件,包括交通系统状况来选择决定。

(二)院址的周围环境

新医院选择时要了解医院用地周围现有的以及未来规划上安排的机构与单位,了解周围有无污染源,一些能产生各类环境污染的生产加工工业,都希望与院址保持有足够的距离。如有,也应采取相应的措施,包括设置绿化隔离带等措施彼此间隔。

除了考虑外界对医院的影响之外,还要考虑医院本身对周边邻近机构单位人群的影响。医院作为患者疾病治疗单位,也会产生一些影响周边环境的污染源,主要有以下因素。

1.噪声

空调机、水泵、排风机等各类机器均可能产生噪声,影响与破坏医疗环境,影响患者休息。

2.医疗废弃物

如手术室、病理解剖室、化验室、急诊抢救室等均可能产生医疗、病理废弃物,需要专门收集处理。

3.放射性防护

如放射影像、CT、X线机等,需要做 X 线防护;直线加速器、质子刀、中子刀、γ 刀、^{60}Co 等放射治疗机器,需要做可靠的射线防护。

4.放射性污废水

如同位素科室含放射性废水,需经衰变池处理再行排放。

5.电磁屏蔽

包括高频、中频治疗仪,磁共振检查仪需要采取电磁屏蔽措施防止电磁波干扰。还有医院污废水也需要经过处理达标后才能排放。

由此可见,医院对内外环境关系密切。既要防止外环境对医院内医疗环境的干扰,也要防止医院内部的污染源对其自身及周边环境的不利影响,做到环境安全。因此在医院选址时一些对环境质量比较敏感的机构,如幼儿园、小学、食品加工厂等也尽量不要与医院紧挨布置。

对大型医疗设施的建设进行环境评估就是为了避免产生内外环境的污染风险,对建设用地进行科学的分析与评判。

(三)院址工程建设地形地貌及地质条件

一般医院建设的用地希望形状比较规则、方整,形状不规则、过扁过长,都会对医院的布局带来困难。选点还希望选择地势比较平坦、地势略高、排水较为顺畅的地段。地势过于起伏、地势低洼,也会对医院工程设计与后期使用造成不利影响。在山区建设医院,尤其要注意选择地质条件较稳定地段避免滑坡、泥石流可能形成的危害。

我国属于多地震的国家,医院作为生命线工程,需要在发生自然灾害时(如地震),发挥救死扶伤的功能,应根据地区地震烈度的不同分区,按当地设防要求来确定设防等级。在选择田地时要尽量选择对抗震有利的地段,远离对建筑物抗震不利的地质构造地段,如位于软弱地基之上,地震时会引起沙土液化现象,或靠近地层断裂带都会增加医院建设的困难,增大医院建设投资费用,在发生地震时可能对医院产生不利影响。

(四)院址周围市政公用设施条件

医院是属于能耗比较大的建筑类型,对市政公用管网有较高要求,对较大型的医务设施,希望有两路供电电源,以保证医院内一级负荷的部门无中断供电之虞,保证医院安全正常运行;主要供水处也希望有两个接口,以便形成院区环状供水管网;对于热力、煤气或天然气,如果市政已形成管网,也希望院址能就近引入。

此外,院内会产生较多的污废水,一般也要求有院内二级处理达标后,再排入功能城市管网。

至于通讯电话,更是现代医院必不可缺的网络,所以在选择新医院建设地点时,希望在新院址附近有比较完备的上述公用设施,最好附近有一些干管干线可就近接入,各类管线容量负荷也有足够余量能够满足医院建成以及未来发展的需求。如果现有管网距离院区较远,就有可能增加一次投资,如遇到当地市政设施负荷较满增容困难等情况,这些都需要在选址时做方案比较,有所选择。

(五)院址内或周边预留扩展空间

在选择医院建设用地时,最好能预先考虑远期的发展用地,这一点往往为人们所忽略。一些实例已暴露出没有预留发展空间所带来的弊端,有的医院建设不到10年,便已发现无法扩建,为了满足医疗要求,扩建只能以牺牲医院内外环境为代价,十分可惜。到底预留多少用地比较合适,这一点与城市医疗网的分布网点与卫生服务发展规划与医院本身所承担的医疗任务及自身发展规划密切相关,因此事先应有所估计并进行必要的测算。近年我国各类公共突发事件频发,对承担有防灾救险、施行急救任务的骨干医院、院区内预留适当空间可以作为应急救灾是设立临时设施之用,至少可以减少一些盲目性。

归纳起来,医院选址应当在当地卫生部门所编制的卫生服务网络规划的基础上,认真听取交通、园林绿化、消防、市政各个部门的意见,经过综合比较做出决定。

三、医院建筑总平面设计

在完成院区选址工作后,就可以委托设计人开始着手具体医院的总体规划,着手医院的总平面设计。要考虑的因素有如下几个方面。

(一)合理科学的功能分区

医院中的医疗功能用房,包含了多个内容,大致可以划分为门诊、急诊部门;医技部门;住院部门以及后勤保障部门。大型医院还会设立一些单身值班宿舍招待所等少量生活设施。

在总平面的布设上,需要考虑根据医院的出入口、当地气候条件(包括主导风向等)、各部门的功能联系进行规划。

例如,从医院功能关系上考虑,医技科室,因为需要同时为门诊患者及住院患者服务,在布点时将它放在门诊与住院部之间比较合适。后勤保障区因为包括锅炉房、污水处理等,一般布置在院区的下风向靠近污物出口处。

在总体布置各个部门相对集中,不要过于分散、混淆,后勤各类用房可以相对集中合并设置。在布点上还要结合各类流程紧凑,为高效率低成本运行创造条件。

在分别布置各个功能区域时需要反复比较,权衡利弊,做到分区明确,条理分明。

(二)确定与安排好医院出入口

在总体布置上要根据城市居民主要人流方向,院区周边交通道路状况,合理地安排医院的出入口。

大型现代化医院主要出入口的人流和车流量相当大。一般建议主要出入口要开向次要干道。大型医疗设施主要出入口直接开向城市主干道,会造成对城市干道车流的干扰,减慢流速,对城市交通不利,对医院人、车流的出入,特别是急诊人、车流也很不利,很不方便,应尽量避免。

如果城市医院位于城市立交桥附近,出入口的设置还需要考虑立交桥坡道长度与出入口的距离。在城市十字路口附近的情况下,院区的出入口开口位置也要与城市道路交叉口保持一定距离,一般要求设置在大于 70 m 的位置。

较大型的医院希望院区有 3 个左右的出入口,出入口太少使用不方便,太多则给管理带来麻烦与困难。按常理布置,主要出入口一般兼作门诊急诊出入口,辅助入口可作为医院探视入口及生活区出入口,污物、货流则可另设一个专用出入口。后者应设在相对幽静偏僻位置,尽量减少对其他区域部门的干扰。尤其是太平间、污物的出口,需要针对它们对周边环境的影响进行分析比较、仔细斟酌。

(三)设置足够的停车位

医院由于人群活动密集,在布置上需要考虑院前广场,安排好地上停车并尽可能开发利用城市地下空间设置地下停车库。停车位数量的配置需要依据医院的规模与等级,并根据城市的经济发展水平,以及当地规划部门的规定要求计算确定。从近年发展形势看,许多城市医院都面临缺少停车位的压力,适当超前配置好一定数量的地下停车位包括采用机械化停车装置很有必要。当然,停车位的数量也不能盲目求多。在低碳经济的宏观政策指导下,鼓励患者及医务工作人员多使用公共交通减少碳排放是未来发展趋势。

在一些城市还要考虑自行车、摩托车的停放,其比例数也是根据当地规划部门要求具体测算,自行车、摩托车停放空间比较低矮,可利用车库设夹层的方法布置。

（四）安排好院区道路与交通

院区内要结合人流、物流设计规划好院区的交通。院区道路还要兼顾消防，要按照有关的规范要求布置好院区环网，对于高层建筑布局上还要按国家规范要求有足够的建筑物落地底边长度与消防扑救登高面。医院建筑因为功能需要，往往组合形成较大的建筑群，在布置中如何事先规划布置好消防通道，对今后具体实施完成院区消防系统的设计很有帮助。

（五）绿化规划

现代医院要求回归自然，强调以人为本，提出了创造绿色环境、形成可持续发展的理念。人们普遍重视医院内外环境，许多医院往往要求设计规划人员要创造设计出人性化的医疗空间，为了完成这一任务，医院设计要从总体规划开始来具体体现这一概念。在总体规划中，结合功能形成院区大片集中绿地，用点、线、面的手法，以绿带环绕医院建筑，还可以结合各地具体气候条件，用内庭园、屋顶花园等不同手法，辅以若干池塘水面、亭桥建筑小品，营造构筑医院内外环境，形成花园式医院的氛围。

四、医院建筑的交通组织

据调查，目前医院日平均门急诊流量最高已达近万人次，每个患者平均有两个人陪同前来就诊。医院建筑的交通具有人流量、车流量大，流程集中等特点。此外，医院还有营养饮食、衣服被单、药品、医疗器械、一次性用品（废弃物）等大量的物流量。

为解决以上人流、物流的运输，可以采用以下方法。人流垂直运输可以分别采用电梯（病床梯、客梯）自动扶梯、楼梯；而物流垂直交通可以选用货梯、杂物梯、污物货梯以及气送物流系统、单轨柜箱、自走电瓶车等物流运输器械。

所以在设计规划上，首先从大的概念上对不同种类的人流、物流都给予合理安排，有所规划，做到各个部门都各行其道、各有其所，设计规划上尽量避免迂回与交叉，避免互相交错混杂；路径尽量要短，要少走冤枉路，避免徒劳往返。如门诊楼前应留出较大的广场集散人流、车流场地，有条件的设出租车、外来车辆的快速进出通道和出租车停车区域，急诊部设独立的紧急出入口等。根据洁污分流和消防要求，医院出入口应不少于3处。人流和物流组织和相应的空间变化在医院设计中显得极为重要，人流运输可采用电梯、自动扶梯和楼梯，可考虑引入医院主街和交通廊的概念；物流运输，可采用货梯、污物梯和物流传输系统等，可大量减少人员的流动，为医院内部交通组织提供了更加广阔的思路。

具体规划时应当对批量流量相对大的人流、物流活动模式、活动路径、交通运输量有比较清晰的了解。对于流量大的，可以有针对性的采用辅助人流物流机电设备，布局上采用分区分流的手段。总平面交叉不好解决时，也可以采用立体交叉方法，使用架空连廊、地下通行道、竖向分离的办法。国外许多大型医院将批量物流安排在地下通道，而让大量人流在地面通道完成便是一例。

五、医院建筑空间组合模式

医院建筑的空间组合模式应以满足医疗服务使用功能为主要前提，从医院的内在功能需要医院建筑的空间组合模式是丰富多样、变化无穷的。但从根本上来说，它都应当以满足医疗服务使用功能为主要前提。它的发展与变化从客观上反映了医院建筑的功能内涵。在第一节回顾近现代医院的发展历史轨迹中，可以清晰地看出医院建筑空间的组合模式有其客观规律性，大多数设计规划师都从医院的内在功能需要和客观实际出发,来组织构成并完成医院建筑的空间组合,但也有个别设计者从概念出发,刻意追求空间形体效果,采用先造型外观、后填充内容的思维方式,结果往往事与愿违,得不到理想的使用效果。

医院建筑的组合形成归纳起来有几种分类法。

(一)平面形式分类

从平面上分类,医院建筑平面有工字形、王字形、五字形、指状平面、田字形、方块形等多种平面组合。我国早期建设的医院,特别是中小型规模的医院,较多地采用了工字形与王字形或者在此基础上变化发展的平面组合,但随着医院规模的发展、科室部门的扩充,医院建筑的组合更多地向复杂的三维空间变化,以简单的平面形式较难归纳描述变化丰富的医院空间。

(二)以医院建筑在院区布置的密集程度分类

从更加宏观的、模糊的概述划分,以医院建筑在院区布置的密集程度分类,则可以有集中式、半集中式与分散式的布置形式。

1.集中式

集中式是指在医院用地偏紧的机构,例如在特大城市,城市中心地区医院规模大,但用地小,只能竖向发展。国外大城市中有的大型医院将门诊医技住院集中在一幢高层建筑中,地下安排机房、车库以及辅助用房,采用这种布局会造成对竖向交通的较大压力,医院环境受到制约,运行费用较高。

2.分散式

早期我国有许多医院采用此方式,优点为分步实施,分期建造容易,营造院区环境较易;缺点是交通路线、工程管线都比较长,影响运营效率。在用地相对宽松的地区,医院规模不大时,采用此种形式容易形成较好的绿色环境。

3.半集中式

经过多年实践,许多建筑设计师倾向于采用此种形式的布局方式。因为采用此种布局形式,医院用地比较节约,内部交通路线相对短捷,处理得好,也有可能营造比较好的医院内外环境,可能适应与满足不同规模的医疗机构。近年来在国内外医院设计中较多采用。

(三)以交通网络来分布

这是一种以交通模式为出发点来进行医院布局方式的分类。以此分类方式,医院建筑的交通网络有以下几种。

1.点状

点状即为集中式,例如,交通模式是集中一点竖向发展,缺点是灵活性较差,如用于大型设施,建设为高层单幢大楼,竖向交通压力大。

2.放射状

如指状平面,以中央大厅为核心,多方向伸出枝杈布置各功能科室,适用于规模较小的单位。

3.树枝状

医院各科室沿医院主街延伸,能较好地满足医院功能,但在规模大的医疗机构中,有可能产生联络线较长的缺点,用于大的医院中,患者不容易识别方位。

4.方格网

以一条医院主街联系医院各个功能科室,并辅以规则的辅助通道;通道规矩,易于识别方向,便于分期扩建并可较好地满足各类医院布局。

六、医院建筑设计

医院建筑设计应贯彻安全实用、科学合理、技术先进的原则。根据建筑节能的各项规范要求,选用实用、耐磨、防滑、安全、易清洁和环保的材料;外饰面以朴素、简洁、大方为原则,充分考虑安全性、耐久性,原则上玻璃幕墙和石材幕墙应控制在 2 层以下;屋顶设计可结合当地建筑风貌和节能要求;严格控制窗、墙面积比例;病房及其他病员活动区域内的窗户应安装限位器;医疗通道扶手以下墙面宜采用耐撞击、易清洗材料;诊室设计应体现以人为本的理念,尊重患者隐私,有条件的设置单人诊室;住院部每病区宜设置病床 40 张左右,每病室设置床位 3～6 张。为确保医院运行安全,考虑到医院的业务发展,应做好医院后勤系统给排水、供电、消防、弱电等的规划设计。手术室、重症监护病房、产房、婴儿室、抢救室、部分医技区域等可独立配置空调系统。医院发热门诊、肠道门急诊,抗震设计,建筑耐火等级和消防设施,医疗废物和污水处理,安全技术防范体系和无障碍设施等,均须按照国家或行业有关标准设计。

(一)医院建筑环境设计含义

作为收治患者的机构,医院应当为机构的服务对象、前来就诊就医的患者营造良好的医疗环境。医疗环境不仅有利于患者的身心健康,可以促进他们早日康复,也将为陪同患者或前来探视的亲友建立良好的医院形象,构成有形或无形的社会效益。而对于医疗服务提供者,在医院内长期辛勤工作的医务工作者,宁静幽雅的工作环境,在客观上有利于提高工作效率减少工作失误,这将从根本上提高了服务品质,改善了医疗服务,应当说这两方面是相互影响,互相支持的。

近十年来,医院模式已从单一的生物医学向社会心理生物医学模式转换,社会各界对片面强调功能与效率,对于把医院视为"治病工厂"的片面性予以批评与纠正。以人为本、以患者为中心的概念得到进一步的弘扬,在一些部门如重症监护室、儿科病区,甚至提出以家庭为中心的理念,这些概念与设想体现了高尚的人道主义精神,体现了关怀体贴患者的思想,也表达了从事涉及医疗服务行业的相关人员营造构筑医疗环境、关爱患者的职业追求。

严格地讲,医院的环境设计包括环境营造与控制,内容包含两个方面:一是医院所处外环境对于院区内各医疗建筑内外的影响,需要予以分析,在规划以及设计中对有可能出现的影响甚至风险采取防范措施;二是医院内部各部门在开展诊疗活动、收治患者过程中产生的环境影响,其中包括对医院内外有可能产生的危害,需要加以分析,慎重处理。

(二)医院建筑环境设计原则

如前所述医院建筑是公共建筑中具有相对特殊点的建筑,因此在其建筑环境设计方面应当紧扣以下几个原则。

(1)满足医院的主要服务对象,患者不是健康人的心理、生理特点,具体体现在以人为本、以患者为中心的服务理念上。

(2)在医院流程规划上体现简短快捷,主通道清晰明快。

(3)医院建筑室内环境中在各个患者停留点,如入口厅、候诊厅、候药厅、休息室、病区、患者活动室等建筑幽雅、温馨的室内空间。

(4)在医院主体建筑周边,结合园林景观建筑、营造优美的医院室外环境。

与使用其他公共建筑的健康人不同,医院所提供服务的人群为患者这一点尤其重要。他们有的年老体衰,有的身患不同的生理、心理残疾,行动不便,心情紧张,焦虑不安,因此在设计中需要充分考虑到这一原则。如果以一般旅游休闲中心或者是休养所、疗养院的手法进行医院环境的规划设计，可能会丰富医院室内外环境空间，但也有可能因此带来患者就医流域的迂回曲折，以牺牲功能为代价，来营造所谓的"优美医疗环境"不值得提倡。

(三) 医院建筑室内环境设计

医院建筑室内环境设计包含有不同层次的不同空间与房间。

首先是第一层次的空间或房间，主要包括入口厅、候诊厅、候药厅、出入院大厅、急诊厅等，有的医院还设有对外餐厅、快餐店、小商店、花店等公共空间。

其次是各科诊室、检查室，包括大型医学影像检查室、内镜室、功能检查室、化验室、中心供应室、病理室、手术部、血液透析室等，这些部门有的对内业务联系较多，有的患者需要前去检查，但其人流量经过分流后相对于前者要少一些。

与其他公共建筑环境设计一样。医院建筑环境设计包括了空间构成、比例尺度、色彩肌理、材质对比等要素。但在具体手法应用与材料选择上且不完全相同。如环境设计原则中所述医院中的环境设计对象是患者，所以设计要以"患者"的身心感受来设置。例如，光滑照人的地面固然鲜亮堂皇，但也容易使行动不便的患者滑倒，沉闷灰暗、冷色调的墙面粉刷有可能使患者加重焦虑与不安。对比之下防滑、易清洁、耐擦洗的地板材料更受人欢迎，在产科或儿科病区采用粉红等暖色调的饰面会给产妇或儿童带来愉悦与温馨是近期一些工程改善医疗环境的探索。

当然环境安全也是医院室内环境设计的重要因素，一些可能产生危害的污染源，如射线、电磁波、医疗废弃物、医院污废水、噪声等，这些影响环境安全的污染源需要在环境设计中纳入考虑，采取相应技术措施予以防范实现无害化处理。

此外，无障碍设计也是医疗设施包括医院环境设计中不可或缺的要素，在患者行经的公共空间以及各科室的出入口、过道，他们使用的卫生间等都必须按照相关规范，设置无障碍措施。

(四) 医院建筑外部环境设计

医院除了要求有优美的室内环境之外，也需要有很好的医院外部环境，这也需要认真推敲、精心设计。优美的医院院区内的医院建筑、外部环境需要通过外部环境规划与设计来实现。这包括园林景观设计、配套建筑布置、停车场广场设计、交通道路规划布置等，相应的工程系统设计方面还有地下管网、地面排水、室外照明等。所有这些都需要统一协调、合理组织，既要从功能流域组织顺畅考虑，又要从空间维度、美学角度加以整合，使得使用功能与艺术性完美结合，既要避免仅从使用功能角度出发，造成布置僵硬死板、缺乏美感，又要避免仅从美学艺术角度考虑造成功能流线不畅、使用不便。

例如，在广场设计中，需要实现人车分流，需要把门诊流域与急诊流域分开。一般门诊患者也可细分为乘坐一般公共交通工具的患者，乘坐私家车的患者，乘坐出租车的患者或骑自行车、步行前来的患者；急诊病可分为急救车运送的危重患者以及自行前来的病伤患者。针对以上不同的患者以及车流流向，做好规划与安排，包括医院主要出入口至各分入口的车辆停靠点，地下停车库、地上停车场的出入路径、人行路径等做好分析与安排。

在停车场设计上要考虑不同人群的需要就近分片布置，有条件时可将本院职工使用的停车位与外部人员停车位划区分开以方便管理。

在城市医院中"停车难"已成为普遍现象，除提倡使用公共交通工具绿色出行之外，在有条件的地方拓展地下空间的利用，选择先进的多层主体停车装置，以增加停车数量，减少停车压力。

除了上述功能方面的要素之外，医院的外部环境主要通过园林景观设计来实现。在医院主体建筑物周围利用园林景观可以改善医院院区内微小气候，点缀医院形象，也可以为来院就诊患者、住院患者提供户外休息活动空间,在医院工作的医务人员也可以在工作间歇时间伸展腿臂、呼吸室外新鲜空气,在有限的空间里布置假山、水面亭台、廊桥,以山石小品做点缀将拓展视角,丰富景观层次。此外,外环境设计也应包括内院、庭院、屋顶花园等。

在景观设计中树木植被的选择也应当选取当地生长的花木、林丛品种,这样既可以表述所在地区的地域特点,突出地域生态文化,又可以减少外来生物物种入侵的风险危害。在配置林木花丛中结合地域气候条件,从不同季节生长开花期到色彩搭配枝叶外观等实现全年不同期的观赏效果。另外,也要避免种植对医院环境有害的花木品种。

(五)医院建筑的导向系统设计

随着现代医学、医疗技术与设备的飞速发展,医学分支日益增多,科室部门也不断发展与增加,一家现代化大型医院拥有 20 个、甚至 30 个以上科室已不少见。医院的布局也已从平面伸展向空间三维发展,这样不仅增加了空间布局的容量,也相应增添了空间布局的可能性和复杂性。

患者在进入医院进行就医过程中,除了挂号交费之外,往往要访问几个不同的诊疗科室部门,他们来到一个陌生的环境,在人流活动频繁、人群密集的空间里,难免难以适应,身患疾病、躯体不适加重了患者的心理负担,焦虑、紧张、无奈是患者常有的心理状态,在这种情况下导向标志系统将有助于来院就医的患者及其陪同人员识别方位、明确方向,以更好地协助他们完成诊疗过程。

与其他公共建筑,如航空站、交通枢纽、会展中心、大型商贸购物中心,医院中的导向标志系统是一个完整系统,需要一体化、标准化的设计。也就是说,患者及其陪同人员要从踏入医院入口一开始有能看到清晰的标志,指引他们沿着不同路径到达医院主体建筑的各个入口,进入大厅后沿着入口大堂、挂号交费厅、候药厅、各候诊厅、各楼电梯厅等,在各个交通枢纽点都要有明确的导向图标系统及时提出,使患者及其他人员能够方便准确地寻找到他们所要前往到达的科室。

严格说来,导向图标系统并不是简单的一种艺术设计,它是与医院总体规划与人机工程学为基础而发展的一项专项设计,包括标志布置的具体方位、标志的高度与形状、文字的字体与粗细、文字图标与背景的色彩对比乃至色彩的选择,箭头的大小与指向,灯光配置等都需要仔细推敲认真设计。

(六)专业设计

热力、燃气、配电外线等专业,应委托专业设计院设计,在设计与施工过程中需要注意以下问题。

1.建筑

(1)地下室的防水工程:应采用刚性与柔性防水并举,不能仅采用刚性防水。刚性防水一旦出现裂缝,上层滞水渗入地下室结构外墙。地下室采取的补救措施均为被动防水,很难堵漏,即使堵住漏水点,地下结构外墙中的钢筋在裂缝处仍被地下水浸湿。

(2)肥槽回填问题:由于市中心区场地狭小,肥槽宽度开挖有限,在回填时如采用土回填,压实将很困难。并且遇到雨季时,土中含水量无法控制,造成压实时形成橡皮土。如经济条件允许,可采用天然沙砾回填。

2.建材

(1)天花板:医院建设时多采用矿棉吸音板,应购置正规品牌,产品有保证。否则产品易吸水分,造成天花板变形。

(2)墙体:采用砌块体,其优点是墙体稳定,墙体挂一些物品时,比较好处理;缺点是施工进度相对缓慢。采用轻钢龙骨石膏板墙体,优点是施工进度快,缺点是墙体挂一些物品时要预埋。现在有一些新产品,如钢悬板墙,在墙体砌筑完成后,如需开通风管道或箱体洞时,将有很大麻烦。

（3）踢脚：一般医院采用卷材，当卷材作为踢脚上墙卷起时，砌块体墙面出现卷材明边。而轻钢龙骨墙体在卷材高度上，用多层板，达到卷材与墙面平齐，也保证粘贴牢固。

（4）地材：地下室采用卷材时，多采用橡胶，以防止燃烧的烟雾有毒。在急诊，由于 24 h 有患者，地面应采用易清理材料。人流量大的区域，应用耐磨性强的材料。在选用 PVC 地材时，耐脏性与 PUR 含量有很大关系。PVC 的另一个缺点，与再生橡胶轮摩擦易出现黑的痕迹。

3.水

（1）给水系统中易出现的问题。①水龙头：采用自动水龙头，防止交叉感染，但自动水龙头价格低的止水阀不好，易造成冷热水相窜，影响洗浴。最好用肘开式水龙头，既可靠又方便，不为增加电源或换电池困扰。②设计人员在设计从洗浴冷水系统中取水时要慎重，否则会干扰洗浴的水温。③洗浴的冷热水混水阀，可根据投资情况选取冷热水平衡阀。

（2）饮用水：虽然直饮水方便，但患者比较习惯用开水，并且直饮水在一段时间停用后，支管内的水易滋生细菌，造成水质污染。

（3）PVC 管材：下水采用 PVC 管道易有水的噪声。特别是晚上影响患者的睡眠。雨水管采用 PVC 材料时，主要是连接管道的胶易老化，发生漏水现象。

4.电器

（1）设备的电器容量：由于医疗设备是由其他部门采购。采购者在定购设备时并不认真核对基础设施建设。出现所定的货与实际的基本用电规模脱节，定购的设备超容量，给工程带来拆改的一系列问题。

（2）电器箱体制作中应注意的问题：隔离变压器是特殊环境中使用的设备，在配制箱体时，要考虑箱体的散热条件。在配电箱体中有强电与弱电设备时，应考虑箱体的强弱电的分区。在箱体需配置防射线构造时，箱体构造要满足放射防护材料自重要求。

（3）供电的要求：手术、ICU、大型医疗设备，应考虑单独供电、从配电室直配。以防止其设施对系统供电影响。

5.空调通风

（1）过渡季节空调：由于手术室、检验科拥有大量的医疗设备，这些设备产生大量的热，特别是在过渡季节，冬季过后（3～4 月）至中心冷冻站开机及夏季过后（9～10 月）至中心冷冻站关机，应设置过渡季节空调。及时反映上述过渡季节问题，供应室、ICU 也应相继提出此类问题。

（2）同层内不同区域的温度问题：外围护墙区域与中心区域散热条件不同，特别是中心区有发热设备时，在冬季需要给送冷。

（3）供应室的高压锅：供应室的高压锅产生大量热，需专用的排风系统排除其热量。

（李克宏）

第四节　医院建筑大修管理

医院建筑大修主要包括：因房屋建筑陈旧、破损，为保证其使用功能进行的修缮、加固工程；因医院医疗业务需求或质控和运营标准调整而改变原建筑使用功能的改建工程、装饰装修工程；后勤相关设备设施改造工程。

一、建筑大修设计与预算

基本建设项目设计分为 3 个阶段,分别是方案设计、扩初设计和施工图设计。医院建筑大修项目相比基本建设项目规模较小,一般采用 2 阶段设计和 1 阶段设计。对于规模较大、比较复杂的大修项目采用 2 阶段设计,分别为方案设计、施工图设计。

方案设计是投资决策之后,在需求分析的基础上,提出的具体开展建设的设计文件;施工图设计的主要内容是绘制出正确、完整和尽可能详细的建筑、安装图纸,包括建设项目部分工程的详图、零部件结构明细表、验收标准、方法等。此设计文件应当满足设备材料采购、非标准设备制作和施工的需要,并注明建筑工程合理使用年限。对于规模较小、不复杂的大修项目可以直接进行施工图设计。2 个设计阶段分别对应方案设计投资估算和施工图预算,它们都是项目投资在不同设计阶段的体现,也是作为今后投资控制的目标值。

二、项目招投标

(一)必须招标的项目的范围和规模标准

必须招标的项目,是指在法律规定的范围之内达到一定金额的项目,必须用招标方式进行采购。根据我国《招标投标法》第 3 条规定,大型基础设施、公用事业等关系社会公共利益、公共安全的项目属于必须进行招标的范畴。因为医院建筑大修属于公用事业项目,所以是必须招标的项目。按照《工程建设项目招标范围和规模标准规定》第 7 条,医院建筑大修项目的设计、施工、监理以及与工程建设有关的重要设备、材料等的采购,达到下列标准之一的,必须进行招标:①施工单项合同估算价在 200 万元人民币以上的;②重要设备、材料等货物的采购,单项合同估算价在 100 万元人民币以上的;③设计、监理等服务的采购,单项合同估算价在 50 万元人民币以上的;④单项合同估算价低于第①、②、③项规定的标准,但项目总投资额在 3 000 万元人民币以上的。按照《工程建设项目招标范围和规模标准规定》第 9 条,医院建筑大修项目符合以上规模标准的,全部使用国有资金投资或者国有资金投资占控股或者主导地位的,应当公开招标。

(二)招标方式

1.公开招标

医院作为招标人按照法定程序,在指定的报刊、电子网络和其他媒介上发布招标公告,向社会公众明示其招标项目要求,吸引众多潜在投标人参加投标竞争,招标人按事先规定的程序和办法从中择优选择中标人的招标方式。

2.邀请招标

医院作为招标人通过市场调查,根据承包商的资质、业绩等条件,选择一定数量单位(不能少于 3 家),向其发出投标邀请书,邀请其参加投标竞争,招标人按事先规定的程序和办法从中择优选择中标人的招标方式。

三、施工管理

(一)安全管理

医院建筑大修项目与普通建设项目相似,存在以下通用的安全隐患,包括坍塌、触电、高处坠落、物体打击和机械伤害等,同时由于医院建筑的特点,大修项目也可能对院内患者造成安全影响,所以一定要重视安全管理。安全管理首先要制订安全管理目标及计划,然后根据目标和计划落实和实施安全技术措施,其程序一般为:①识别危险源;②确定项目的安全管理目标;③编制项目安全技术措施计划(或施工安全方案);④施工安全技术措施计划的落实和实施;⑤应急准备与响应;⑥施工安全检查。

(二)质量管理

质量管理是指确立和实现质量方针的全部职能及工作内容,并对其实施效果进行评价和改进的一系列活动。质量管理的基本模式是策划、实施、检查和改进。因为医院建筑比较复杂,质量管理不仅仅是施工质量管理,还有设计质量管理。

(1)设计质量管理:①科学策划项目设计实施方案;②组织设计招标,优选设计方案及设计单位;③协调设计过程,正确、详细地提出自己的需求;④控制设计深度,保证各阶段设计符合质量要求;⑤组织施工图图纸会审;⑥控制设计变更。

(2)施工质量管理:医院应运用施工全过程的质量监督管理和决策,保证项目达到合同确定的质量目标。医院可以通过施工监理单位,监控施工单位的质量行为,协调施工关系,履行工程质量的监督责任。

(三)投资控制

1.合理确定投资控制目标

大修项目有很大的不确定性,一般需要大修的建筑都已经使用了较多年,结构条件一定不如新建建筑,同时大修一般都伴随着先要拆除,较大比例的设备设施经过拆除不能再继续使用等。在确定大修范围、工程量时要合理考虑上述因素,正确估算,得到较合理的目标控制值。

2.实施全过程动态控制

医院建筑大修项目的投资控制工作应从方案阶段开始,到实际造价的确定和项目审价后为止,贯穿项目的整个建设周期。

虽然大修项目的建设周期比基本建设项目的要短,但在预计工期内,许多影响工程投资的动态因素会发生变化,这种变化使得工程投资在整个建设期中处于不确定状态,所以要实施动态控制。

四、竣工验收、审价

(一)竣工验收

1.验收条件

施工单位完成工程设计和合同约定的各项内容;监理单位对工程进行质量评估,具有完整的监理资料,并提出工程质量评估报告;设计单位对设计文件及施工过程中由设计单位签署的设计变更通知书进行检查,并提出质量检查报告;具有完整的技术档案和施工管理资料,工程使用的主要建筑材料、建筑构配件和设备的进场试验报告,以及施工单位签署的工程质量保修书;建筑各系统联动调试合格。

2.验收内容

检查工程是否按批准的设计文件建成;检查工程质量是否符合国家相关设计规范及工程施工质量验收标准;检查工程设备配套及设备安装、调试情况;检查联调联试、动态检测、运行试验情况;检查工程竣工文件编制完成情况,竣工文件是否齐全、准确。

(二)审价

工程审价是建设工程全过程造价控制中的最后阶段,亦称之为工程造价事后控制阶段。在医院建筑大修项目中,一般由医院聘请有相关资质的第三方按合同约定及时审查施工单位递交的分部分项或整体工程价款结算,公正、合理地确定单位工程的造价,并提供审查结果书面报告(包括甲供料、设备价款、施工用水、用电的审核抵扣等)及相关汇总表。对应合同约定的结算原则,及时出具工程结算审核意见。

(李克宏)

第五节 医院建筑设计基础

一、医院建筑基地环境的选择

环境不受污染是医院建筑基地的首要前提,这是由医院建筑的服务性质和服务对象所决定的。因此,在选择医院建筑基地环境时,应注意以下几个方面。

(一)保证良好的卫生条件

(1)医院基地的地势要高,地下水位低,地面自然排水畅,暴雨之后无积水、浸水现象,以防蚊蝇滋生,保证环境卫生。

(2)空气清新,杜绝有尘埃、煤烟、恶臭气味等工业废气污染。应与垃圾场、污水处理场等有害气体滋生地保持适当距离。并要求基地设置在烟尘污染源的上风向。

(3)光线充足,日照时间较长。全封闭的现代化建筑仍应注意基地的室外环境。

(二)保证环境安静

患者在医院中治疗休养需避开噪声源的影响,保持环境安静有很重要的现实意义。临市区交通干道的建筑需退后,以避免干道汽车噪声的干扰。

(三)交通便畅

医院宜建在居民区服务范围的中心。由于医院来往人流多,日常供应频繁,因而医院的基地应靠近城市交通网,以方便患者与医院工作人员以及供应物品的运输。但也要避开繁忙的交通枢纽地带。

(四)接近公用管网

最好能就近利用城市公共设施,有良好的供电、供水、供气和电讯线路。能双路供电、供水则更为理想,能方便利用城市下水道系统。

(五)留有扩建余地

医院的建筑基地,不仅应该满足卫生隔离及防护的需求,还应为将来医院的发展留有余地。要特别关注未来城市、道路交通的发展规划及其对医院产生的正面和负面影响。

(六)避免医院对周围环境造成污染

医院用地不仅应该满足医院对环境卫生的要求,同时也应考虑医院本身对环境的污染。医院应远离托儿所、幼儿园及中、小学儿童密集的地段。严禁在医院内建职工住宅。

对传染病院、肿瘤医院、精神病院应设在郊外远离居民区的地段。同时应注意一般污水、污物和有害、有放射性元素的污水、污物的排放处理。

(七)远离易燃、易爆物品的生产与贮存区,远离高压线路及其设施

医院建筑在基地选择中还应根据当地的规划总体布局,统筹安排,考虑长远的使用效果。

每床平均用地为 $103\sim117$ m²,必要时可按不超过每床 11 m² 的指标增加用地。有研究所的医院或教学医院应另行增加教学、科研设施用地,生活区停车场应另加用地。每平方米建筑面积造价指标,可按该建设地区相同建筑等级标准的住宅单方造价的 $1.5\sim2.0$ 倍确定。

《综合医院建筑标准》规定医院用地指标为每床 $80\sim130$ m²,对于教学医院,有传染病区、有放射性或特殊隔离者,以及设有新颖的、大型的诊断和治疗设施者可采用上限。

实践证明:由于城市用地紧张,设计中实际选用的指标与上述规定有较大的差距。医院用地规模应本着节约用地的原则,在满足使用要求和卫生、防火、隔离等要求的前提下,因地制宜,适当控制用地面积,提高用地的利用系数。在农村建设医院还应注意不占耕地或少占耕地。

二、医院建筑的总体规划及设计布局

(一)迁址、新建医院的总体规划及设计布局

迁址、新建医院的总体规划是从"无"到"有",规划内容全面,而且必须考虑今后改、扩建的余地。一般医院的布局可分为两个部分:一是医疗区,二是后勤供应区。

医疗区又可分为三大部门,即门诊部、医技部(或称辅助医疗部)、病房护理部(或称住院部)。

门诊部是医院中各科对外联系最频繁的部门,包括各科诊断治疗、地段保健、基层医疗网及预防保健宣教等。目前,急诊部也划归门诊部,但设有独立的出入口。

医技部是医院对患者进行进一步诊断、治疗及器械、医药供应的中心。一般有检验、放射、理疗、手术、放射性核素室等。这里也是全院药房配药、发药、制剂以及中心消毒、器械、敷料供应部门。若按工作内容可分为两个部分:一部分属于对患者进行诊断与治疗的部门,另一部分属于器械、医药、供应部门。诊断部门包括放射科的 X 线透视、照相,特殊造影,检验科的化学诊断,病理科的病理诊断及以各种心电、脑电、B 超、CT、MRI 等,各种内镜检查、放射性核素扫描等。治疗部分对患者进行直接诊治工作,包括手术、X 线深浅部治疗、放射性核素治疗及电子回旋加速器等放射治疗。器械医药供应部门如药房调剂、制剂制药、配药和中心供应。

病房护理部是医院的重要组成部分,大部分需要观察治疗的患者都在该部进行治疗。

行政后勤服务各部门一般分散于医院内,它主要包括管理供应器械敷料、药物、燃料、餐食、衣被等,以及其他附属设施如锅炉房、洗衣房、变电室、配电室、空调机房、氧气、压缩空气、氨气等各种机械动力设施。

如果是医学院的附属医院,还应设教学及科研部门。除以上各部分外,还有职工生活部分,如职工食堂。

一般新建医院的总体规划和布局均应满足以上几个部分的需要,视规模大小酌情增减,但医疗区三大部分是绝对不能缺少的。

在迁址、新建医院的总体规划中,应注意以下原则:①应有总平面设计规划,其布局应分区合理,洁污线路清楚,布局紧凑并留有发展用地;②医疗、医技区置于基地的主要中心位置,其中门诊部、急诊部应面对主要交通干道,在大门入口处;③不同部门的交通线路应避免混杂交叉,各出入口应与各部门紧紧联系,合理组织水、暖、电设备供应线路,尽量使路线短捷,减少不必要的能量损耗;④后勤供应区用房应位于医院基地的下风向,与医疗区保持一定距离或线路互不交叉干扰,同时又应为医疗、医技区服务,联系方便;⑤医院职工宿舍等生活用房,不宜设在医院基地内。

例如:营养厨房应靠近住院部,应有廊道连接以便送饭;锅炉应距采暖用房近,以减少管道耗能;晒衣场与晒中药场均应不受烟尘污染;停尸房应设在基地下风向的隐蔽处,并避免干扰住院患者,且设有方便的路能通院外。

(二)改、扩建医院的总体规划和布局

改建和扩建必须从实际出发,在原有的基地内进行总体规划,或者与邻近的新增基地一同进行总体规划。具体的改、扩建内容要求综合考虑医院的经济和社会效益。

改建医院一般不扩大规模,对医院的总体布局不做改动或改动很少,只在局部做调整或修补。由于医院不能因为改建而停止工作,因此改建过程中必须注意:①保证患者就诊路线不被占用或随意更改,如更改则应设置指示牌作导向;②改建过程中要注意安全,防止因施工而带来的伤亡事故,而且要尽量减少对医院内部环境的破坏与污染。

扩建医院一般在原有的基地上进行增建单体,或加层以增加医院的诊疗用房;也有在原基地周围另征土地,进行扩建,这类扩建一般规模较大,原有的总体布局被打乱,需要重新进行总体规划设计;有些医院在扩建的同时进行原建筑单体的改建,这样的工程在管理上有较大的难度,必须既保证医院工作的正常运行,又要保证工程的进展。

因此,扩建医院往往兼有新建医院与改建医院的特征,在工程中,必须同时考虑新建部分与原有基地内建筑的关系,使其在使用上符合医院内部的运营机制,做到既方便患者,又方便工作人员。

三、医院建筑的交通、流线设计原则

(一)医院的主要交通流线

医院是个交通流线繁复的机构,主要交通流线有以下几种:①患者进入门诊或急诊各科室治疗流线;②患者住院登记、入院治疗流线;③患者家属探视流线;④医院工作人员、培训人员的活动流线;⑤医药、食物、器械等供应物品入院流线;⑥医院内的病尸、垃圾、废物的出院流线。

(二)两类人、两类物品流线

上述流线中,主要分为两类人、两类物品的流线,归纳如下:①患者以及探视者;②工作人员以及培训人员;③"清洁"物品(如食物、药品、器械、燃料等);④污物(如垃圾、污水、尸体)。

其中前三类是入院部门,而最后一类是出院部门,这四类人和物品经常流动,对医院的动态环境有重大影响,且关系到医院内的交叉感染。

(三)设计原则

1.防止混乱,使院区交通流线秩序井然

(1)组织好医院建筑空间,使各部门之间穿越交通,各种流线组织合理。

(2)使患者进入医院内部,路线简捷,明晰易找,并且不得任意穿越。目前,各院采用信息诱导图标,或用文字,或用图案,由固定大小的板块制成。国外有的医院在地面上做导向标识,以彩色的线路指引患者到所需的科室。

2.防止交叉

(1)患者路线。患者、隔离患者需设专线,不允许交叉,否则易产生飞沫或接触感染。

(2)成人、儿童患者活动路线宜分开。因儿童体质弱易于感染,同时儿童传染病患者较多,也会感染成人。

(3)住院患者应设出入院的专用出入口及路线,不和门诊或急诊患者相混或共用一个出入

口,在传染病院或传染病楼中,出院和入院的出入口应分开设置,以避免出院患者和入院患者交叉感染。

(4)尸体路线要隐蔽,不应与患者或无关人员相遇,更不应与食品供应路线相交叉。尸体出入口最好由太平间直接出大门至街道。

(5)医护人员需设专用路线及出入口,避免与患者交叉,互相干扰。在专用出入口处宜设医护人员更衣室,然后再进入各诊疗科室。

(6)来访人员,要避免与患者相混杂,以免引起交叉感染。

(7)探视家属应设专用出入口及路线,不与门诊患者接触。

(8)餐食、药品、器械类的供应路线,宜设专用出入口,使车辆能直接达库存处,应避免由大厅进入而与门诊患者交叉。

3.防止感染

医院中各种疾病的门诊患者中,难免有感染源患者,如果混在一起候诊,就会增加感染的机会。为防止感染必须将患者的行动路线和健康人的行动路线分开,以减少感染的发生。

4.防止精神影响

患者来到医院后,不应使患者看到血、尸体及用担架抬着的患者,以免产生不良的心理影响。因此,在设计时,应使运尸或重伤患者不暴露在与一般患者能接触到的地方。患者出入的主要大门不宜在阴暗的地方,应设在阳光照耀之下,并且冬天能防寒风、夏日能避雨淋。

5.防止清污相混

医院是个清污相混的地方,在建筑设计和规划布局上应力求清、污分开。

在总体布局中尸体、污物、污衣运出、污水排放必须和食堂、药品供应分开。

有些医院为了管理方便,将出入口简化,路线合并,如住院患者与门诊患者路线交叉;药品由门诊大厅进入;供应路线与尸体路线混在一起;还有的把太平间设在住宅附近,暴露在居民视线之内。这些均属于管理不当。

四、医院建筑的形态构成

(一)分散式

将门诊、病房、医疗技术部门及后勤部分分幢建造的称分散式。分散式又可分为全分散式、多幢分列式、中枢走廊与多翼形端部开放相结合形式3种。

全分散式,建筑单体分幢建造,各部门都有自己的建筑单体,或用走廊相连,如广东中医学院附属医院、北京积水潭医院都属于该种组合形式。

多幢分列式,门诊部及主要科病房分幢建造,用廊相接。医技部各科室分别布置在门诊或病房楼中。

中枢走廊与多翼形端部开放相结合形式,使用上分为常规活动部门与作业活动部分。两个部分按 X 轴、Y 轴两个方向不同的轴线进行设计。X 轴线为常规活动部分,如病房属于这一部分,24 h 活动,是稳定的工作单元,属于静的部分。Y 轴线为作业活动部分,如中央诊疗与医技部分,主要在每天 8 h 内进行工作,属于动的部门,也就是说,Y 轴方向的各翼是不固定的,是灵活的。这样就形成一种多翼形平面,各翼的端部又与主要交通走廊相通,在另一端,则又可因各自的需要向外延伸。这种形式,在平面一侧或两侧,乃至周围,只要留有余地,均能为医院的扩建创造条件。如中日友好医院、英国约克地区医院、日本千叶肿瘤医院等均属此列。

分散式是采用较多的一种组合形式,由于当时对细菌不能有效控制,采取分散式有利于隔离,可防止交叉感染。这种布置形式环境安静,便于分散建造。而且每幢建筑都可以获得好的朝向、通风和采光。

但全分散式各部分联系不方便,患者诊疗路线过长,占地大,设备管道线路过长,现代化医院已很少使用。

(二)集中式

集中式是将门诊各科、医技部分、病房部分及营养厨房、洗衣房、太平间等全集中在一幢建筑物内,从而可节约用地、缩短交通及供应线路。它主要包括以下几种。

1.大柱网灵活空间型组合

此种组合形式采用统一模数,大跨度柱网构架(柱距一般为 $15\sim18$ m),可拆卸的轻质隔墙,空间布局灵活多变。但该形式结构及设备费用昂贵,一次性投资较大,而且某些部分,如放射性核素、手术室等重新布置,有一定困难。

2.放射多塔形医院建筑组合

该组合形式是一种新颖的组合形式,在西方称超时代设计。一般塔形设计三层以上为病房,门诊、中央诊疗部分设在一至三层,地下室布置厨房、洗衣房、药房、后勤供应及动力等。平面中心安排运输系统及通风管道竖井。该组合适合于在城市用地紧张的地段修建,但病房朝向多数较差,门诊人次有限。

3.集中放射十字条形组合

该组合与放射多塔形医院建筑组合近似。病房视野开阔,每翼为一个护理单元。

4.集中放射两单元医院建筑组合

该组合在两单元间设电梯,为医护人员工作创造最短的交通路线。

5.反圆形的集中放射 Y 字形组合

该组合为三个或四个单元体的组合,有利于护士监护和患者隐居,电梯等垂直交通设在 Y 字形一翼的尽端,病室之外,但在底层是处于各医疗科室的中央,这样方便了住院患者的诊疗、手术,缩短了水平运送距离。

(三)综合式

医院的医疗部门主要由门诊、医技、病房三大部分组成,其中以医技部分为中心,三者之关系为:门诊＝医技＝病房。在平面组合时将三者分别集中,然后再组织到一起,便是综合式。综合式有利于隔离、环境安静和便于分散建造等优点,较集中式优越;而在医院各部分之间联系便捷、医护工作方便、节约用地、节约投资等方面又较分散式为佳。总的来讲,综合式基本保留分散式的优点,在一定程度上克服了集中式的缺点,较集中式功能分区明确而又交叉感染少,结构布置合理。主要包括以下几方面。

1.以工字形、王字型为代表的综合式布局

这是 20 世纪 50 年代新建医院的常见形式,如黑龙江林业医院、上海石化总厂医院、江西省第二人民医院。该组合还有许多演变形式。

2.高、低层组合形式

门诊与医技分设于低层,病房设在高层,低层毗连于病房的端部。

3.三角形病房组合形式

以一条长内廊将整个医院划分为两部分,一侧为三角形的病房楼,另一侧为方形治疗楼。病房之间有内院,可获得自然采光。在美国、日本有实例。

五、医院建筑的设备及其他要求

医院建筑设计在严格遵守《综合医院建筑设计规范》《建筑防火规范》等要求时,主要考虑以下两个问题。

(一)医院建筑的消防及疏散

1.总平面布置

(1)医院应布置在不受邻近木结构建筑火灾威胁的地方。与邻近建筑物的间距尽可能保持在 10 m 以上,如间距不能满足要求时,应尽量减少建筑物山墙的开口部分,并设置防火门等防护设施。

(2)在设置阶梯或坡道的位置,宜设安全通道直接通向室外。

(3)当医院成为区域的救护中心时,医院的出入口应选择在便于急救车辆等出入的地方。

(4)高层病房楼的剖面和立面设计需采取相应的安全措施,应尽可能设置户外阳台。

2.平面设计

(1)为了安全防火,各病区的病房,应该与公共走廊或者其他部分作完全分离的分区段设计。

(2)高层病房楼的走廊应设置防烟疏散楼梯,楼梯两端应朝向室外。否则应设置排烟、通风设备。

(3)从面朝走廊的房间起火易造成走廊污染,要设置疏散用的阳台,并从外阳台能安全到达楼梯间。

(4)重症患者疏散时,应可能退避到各层的安全区域,在该区域应设电梯将患者送至疏散层。

(5)为确保手术中患者和医护人员的安全,手术室和其他部分要单独作为一个防火区域。手术室在火灾时应有通风设备保持空气新鲜。

(6)对 X 线室也应设有同样措施。

(7)送餐的升降机与运送患者的电梯间都应设防火前室。

(8)被服库、更衣室等最易起火处应作独立的防火区域设计,并设防火门、窗进行封闭。

3.剖面设计

(1)医院一旦发生火灾,竖井系统应及时封闭,或打开相应的防火、防烟设备,使竖井安全畅通。

(2)医院内的空调竖井不利于防火,宜分层设置空调系统。

(3)电梯竖井应和各层电梯休息厅、走廊作防烟、防火隔离,使电梯在初期疏散时仍可使用。

(4)为控制火灾向上层蔓延,阳台应挑出墙面 1.2 m 以上,这对预防火灾是极为有利的。

(5)高层病房一旦失火,最上几层的人员应向屋顶疏散。

4.立面设置

(1)医院的建筑外墙的开口面积与墙面的比例要求应适中,开口面积过大,容易受到火灾蔓延的威胁,因此在开口较大处,宜将阳台外伸,以提高安全性。

(2)病房楼之端部应设置供疏散用的楼梯或斜坡道。

(3)医院的外装饰色彩宜选用明度较大的色彩,即使是在夜间也易于进行疏散或消防救护活动。

(4)楼梯、栏杆、扶手等是火灾疏散的必要设施,宜设置备用电源提供临时照明。

（5）如外墙不设阳台,则需将上下层窗间墙部分尽可能加大,为了防止火灾向上层蔓延,宽度应在 2 m 以上。

(二)医院设备防灾

1.空调设备系统设计

（1）医院中,空调设备多为集中管理。若把医院作为一个系统,并用通风将各层贯通起来,这些通道就会形成烟或火灾蔓延的道路。最好是各层处成系统而不用竖井通风道,或者将每一层分为两个以上的空调系统。

（2）要在各区域设置调节风门,以便在火势扩大时能够停止该区域的空调。

（3）手术室和重症患者区域,应有独立的空调系统,以便与其他部门隔离之后,仍能保持室内空气新鲜。

2.电气设备设计

（1）电气设备的线路要绝对不燃,原则上可以在钢管之内穿线或者在预埋的配管内穿线,如有困难,也应涂防火涂料,防止火焰沿着电线蔓延。

（2）楼层最好分成两个以上的区域,各区域从不同的系统配电,一旦发生故障,不至于全部停电。

（3）尽可能扩大自备发电设备的容量,保证手术室等部门在相当长的时间内有供电的可能性。

（4）电气系统的主要干线,包括用不燃材料制作的横向引线、竖向配线一定要由专用的竖井通到上层,为了在中间某层起火时而不会受到影响,在线路的分支点上要配备可以切断电源的配电盘。

（5）手术室、处置室等在停电时也不允许中断医疗的部门,应考虑自备发电设备或电池等临时供电措施。

3.给排水设计

（1）由于地震所引发的大范围火灾,医院除了要保全水、消毒用水、热水、洗涤用水等各种功能之外,还必须充分保证消防用水。

（2）对于高层建筑,医院必须设置备用电源,在停电时仍能排水。

（3）对于婴儿、重症患者的病室,在火灾与地震时应考虑不致造成输氧、输液中断的有效措施。

（李克宏）

第六节　医院建筑中各类用房的设计原则

一、门诊部

(一)门诊部的位置、规模及组成

门诊部的患者一般神疲行缓,有些需要公共交通车或出租车送至医院,因此医院通常将门诊部安排在其交通入口处;门诊部还应有一定的绿化防护面积,以减少灰尘及噪声的影响,保持环境的安静和清洁;与此同时,应考虑门诊部前的停车场地。

门诊部的急诊或急救中心的位置,应靠近住院部的入口,因为急诊患者很多需要住院治疗。医技部门一般置于门诊部与住院部门之间,既为门诊患者服务,又为住院患者服务,在一些中、小型医院中,医技部门某些科室与门诊部结合在一起。

门诊部的规模按每天门诊总人次来计算,而每天门诊总人次是门诊部设计的主要依据。门诊人次的确定,不仅关系到国家对医院的直接投资,而且影响到门诊的使用效果,因此,门诊部的规模首先应由城乡医疗网的全面规划要求来确定。一般要考虑以下两个因素。

1.门诊每天总人次

根据服务地区的居民数、居民的平均就诊次数,以及服务地段的特点,每天门诊总人数等于居民区居民数与居民平均就诊次数的乘积与年工作日的比值。

2.按医院床位数与门诊人次的适当比例计算

此比例国外为 1:1～1:1.5。按建设部、卫生部 1993 年《综合医院建设标准》报批件,床位数与门诊人次比为 1:3,实际都已超过这一比例。门诊部一般包括各科诊室、医技诊断和治疗部分、大厅挂号、候诊公共部分、急诊室(或急救中心)等。

在设计门诊部时,应注意出入口的设置数量。数量过多,容易引起管理上的不便,但只设一个出入口,对防止交叉感染不利。一般门诊部有以下出入口:供普通患者用的主要出入口;儿科出入口;产科、计划生育就诊出入口;急诊出入口。

根据建设部、卫生部 1993《综合医院建设标准》报批件,门诊部分科比例按使用面积分配比例。

(二)门诊部公用部分设计

1.门诊大厅

门诊综合大厅具有挂号、收费、取药、化验、注射、分配人流等功能。公用科室及某些非医疗设施如咖啡厅、礼品店等也多在大厅附近设置。近 40 年来我国医院的门诊综合大厅经历了"合而后分,分后而合"的反复过程。实践证明,将综合大厅加以分解,分成挂号、收费、取药各厅的结果,总面积明显增加,但就每个单厅而言,面积并未扩大,其所承担的专项作业量并未减少,在业务高峰时段,因回旋余地受限,拥挤在所难免,高峰过后又萧条冷落,且厅多难寻,反而增加流线长度和交通面积。随着医院门诊信息化管理水平的提高,门诊"金卡"工程逐渐普及,门诊流程中的挂号,将由大厅转移到各专科门诊的接诊柜台,微机划卡挂号、收费,门诊大厅则保留存款办卡、结账、取药、化验、注射等业务和分配人流的功能。门诊的挂号、收费、取药、化验等功能往往时空交错、人流多变,一般挂号高峰出现在早上 7～8 时,候诊、检查高峰为 9～11 时,取药高峰在 11～12 时,采取合厅方式,流程衔接紧密,空间忙闲互补,具有多功能的包容性和诠释性。因此,合厅和联厅是现代门诊大厅的基本形式。

(1)合厅式:将挂号、收费、化验、取药等合设在一个完整的大厅内,现在多为贯通 3～4 层的中庭式综合大厅,大厅面积多在 600 m² 左右,公用部门和各门诊专科的入口环大厅周边布置,既集中在统一大空间内,又分散在视线所及的不同位置和楼层,科室分布一目了然,空间高朗明亮,一扫传统门诊的压抑阴冷气氛,如重庆大坪医院、浙江邵逸夫医院门诊大厅。合厅式大厅面积指标,根据 7 所近年来新建的医院门诊大厅轴线面积统计,平均每一门诊人数 0.3 m² 左右。这一指标可作参考。

(2)联厅式:即由 2～3 个厅联在一起,常见有若干凹入空间,分别布置不同的公用科室,往往由门厅(交通厅)空间向前、向左、向右延伸出联体空间。

(3)街厅式:即较长的纵向大厅,高3~4层,西方医院称为医院街,街两侧布置公用科室,依就诊程序次第排列,规模不大的门诊,街、厅合一。规模大的门诊则前端扩大面宽为厅,安排垂直交通枢纽、挂号、收费、取药等功能;街的两侧安排人流不太集中的公共服务空间和专科门诊候诊厅的出入口。

2.门诊中的西药房

大型医院的门诊药房一般与住院药房分开设置,前者主要为门诊患者调剂配剂、发药,后者除为住院患者调剂配剂、发药外,还有制剂部分。

3.病案室

病案室是用来保管门诊及住院患者的病历,特别是可以提供极有用的医学研究资料。以前病案室通过统计、整理、装订、编制卡片来工作,现在已经逐步向计算机统计与管理过渡。病案室除病历保管储存外,在大型医院中,尚需设立病案统计、病历讨论等房间。

4.卫生间

门诊部卫生间常被人忽视,如设置不当,会使门诊部的使用效果及对环境卫生产生很大影响。为使门诊部卫生间条件有所改善,提高使用率,在设计、改建时应注意以下几个方面。

(1)门诊患者卫生间与医务人员卫生间宜分开设立。

(2)患者卫生间的蹲位数,可按患者全日总门诊人次的10%~15%计算。门诊化验室一般多安排在一层,供检查大、小便的患者使用。因此,一层的卫生间蹲位应适当增加,楼层以上的卫生间蹲位可适当减少。

(3)卫生间应经常冲洗,保持清洁,应设通风排气设备。在平面布置时,应设置卫生间前室。

(4)在设计卫生间时,应考虑残疾人的蹲位和行动路线。

(三)候诊室的设计

1.候诊

候诊是患者花费时间最多的一项程序,患者对时间的忍耐程度与环境舒适度、情趣性关系极大。首要条件必须具备足够的空间量,在高度一定的情况下一般以面积控制。据调查,候诊厅的面积以该科日门诊人次量的15%~20%作为高峰在厅人数,再按成人每人1.2~1.5 m²,儿童因多由家长陪同,故需放宽按1.5~1.8 m²/人计算。公式如下。

$$成人 = 分科人次 \times 30\%(高峰比例) \times 60\%(候诊比例) \times 1.2 \sim 1.5 \ m^2$$
$$儿童 = 分科人次 \times 30\%(高峰比例) \times 60\%(候诊比例) \times 1.5 \sim 1.8 \ m^2$$

2.候诊室的位置

候诊室应紧靠医师诊察室,这样对患者就诊和医务人员工作都比较方便。从使用方便和就诊患者的心理状态考虑,候诊室应布置在诊室前面,患者可以安心等候,不致来回走动。一般患者有烦躁情绪,因此在设计时要注意关怀患者的病痛,要使患者情绪安定,候诊室的色调不宜沉闷。另外,需要避免门诊各科间的互相穿越,减少混乱,减少交叉感染的机会。

在满足空间量的前提下,应使候诊厅有良好的自然采光通风和适宜的温度,可以观赏庭园绿化或室内绿化,或在候诊中可以观赏电视。目前候诊空间主要分为厅式候诊、廊式候诊和绿荫候诊。

(1)厅式候诊:主要用于分科候诊或小型门诊的多科室集中候诊,这种厅多为一次候诊使用,人员较为集中,候诊时间较长。因此要有一个舒适温馨的候诊环境。为了保持诊室的安静和秩序,一次候诊厅与诊室之间不宜贴得太紧,宜以治疗、处置等缓冲一下,再进入二次候诊廊道。候诊厅的形式又有单面、双面厅和中厅之别。

单面厅——多为门诊人次较少的科室做一次候诊用,这种厅只占一面外墙,厅的对面安排治疗、处置等室。

双面厅——多见于门诊人次较多的科室,这种厅占对应的两面外墙,采光通风好,与诊室的二次候诊区短边相邻,易于管理,诊室秩序有保证,在我国应用较多。

中厅——将中间走道扩大到 6 m 左右,在中线上设置座椅。这种方式由于是内厅,通风采光较差,依赖人工照明和空调设施,作为时间较短的二次候诊较好。

(2)廊式候诊:多作为诊室外面的二次候诊使用,又有中廊与外廊之别。

中廊候诊——顺走廊内墙安排座椅,走道宽度宜在 3.5 m 左右,用作二次候诊或小科室的一次候诊,这种方式只宜用于科室内部走廊,不能用于公共走廊。廊道不宜过长,否则光线和通风都受影响。

外廊候诊——沿外墙设候诊廊,采光、通风、景观条件都很好,考虑到气候影响,应以暖廊为佳,座椅靠窗布置,或间以绿化花池,是较为舒适的候诊环境。

(3)绿荫候诊:将上述外廊候诊再延伸至庭园绿荫的一种候诊方式,在庭园树荫、棚架之下设庭园椅,供夏季门诊高峰季节的附加候诊空间。冬天、雨天因门诊量受气候调节而下降,室内足以容纳患者候诊。结合庭园设置儿童户外活动场地也很受欢迎。

(四)各诊室的设计

1.门诊部各科诊室数量计算公式

诊室数等于全日门诊总人数与该科分科人次比与每医师半日接诊人次的比值的 2/3。

在计算时应注意以下几方面。

(1)大型综合医院门诊部宜适当增加专科诊室、主任诊室及教学诊室。

(2)在人次计算上,要注意上午门诊人次多于下午门诊人次,上午约占 2/3,下午占 1/3。

(3)医师每小时门诊工作量可查原卫生部于 1978 年制定的《综合医院组织编制原则试行档案》。

2.门诊部各科室设计原则

(1)内科诊室:内科科系,分有心血管内科、神经内科、血液内科、内分泌内科、呼吸道内科等。

内科患者一般在门诊患者中所占的比重最大,一般占 30% 左右,患者神疲行缓,诊室且置底层并靠近出入口,在设计时应自成一尽端,不被其他科穿行。内科除诊察室外,还应设治疗室,作简单的处置。一般诊室两个医师合用比较合适,以便进修医师和见习医师的带教。目前有些教学医院的诊室,后部开门相通,几间诊室串联,便于教学。在一般医院中,为避免干扰,诊室以不开通门为宜。

(2)外科诊室:外科系有普通外科、骨外科、泌尿外科、胸外科、神经外科、整形外科及烧伤外科等。外科的诊疗程序如下。

外科患者占全日门诊的 20%~25%,仅次于内科;外科患者一般行动不便,因而宜设在一层,并邻近放射科。

外科诊室的开间、进深、面积尺度与内科同。门诊换药治疗室,分有菌室与无菌室,前者为有菌换药,后者为术后拆线、切开、封闭、注射用。室内要考虑男女分开换药,并设置器械桌、器械药柜、水池、消毒器等。

换药室的位置宜靠近外科候诊室,因有不少复诊换药患者按预约而来。小型医院门诊部多将外科门诊手术室与诊室设在一起,大型医院外科门诊手术室应独立设置。

(3)妇产科诊室:妇产科包括妇科与产科两部分,人次比约为2∶1,妇科系病科,患者诊察后尚需治疗;产科就诊者不是患者,而是生理常态。产科应设独立出入口,有的医院与妇幼保健宣教站结合在一起。

妇产科合设时,妇、产患者的厕所宜分开,以保证产妇不受交叉感染。妇、产科诊室中诊察床位应三面临空布置,应设布帘或隔断遮挡。

(4)儿科诊室:儿科一般接诊15岁以下的儿童,通常以婴儿为多。由于儿童抵抗能力弱,故设计中应考虑病儿与成年患者隔开,一般病儿与传染病儿隔开。儿科诊室应设单独出入口,同时在入口处应设预诊处,以鉴别传染与非传染病儿,并将两者的就诊路线分开,保证必要的隔离。

由于隔离的要求,儿科应设单独挂号与小药房,独用厕所与治疗室等。儿科的门诊诊疗程序如下。

(5)五官科诊室:眼科、耳鼻喉科、口腔科合称五官科。

眼科诊室要求光线均匀柔和,标准视力表应挂于明亮处,视距为9 m,若有困难时,可用镜子反射,距离减半。用电脑验光的小隔间要求洁净。眼科的暗室要求有完善的遮光措施和良好的通风措施。

耳鼻喉科诊室布置分大统间、小隔断的布置及小隔间布置两种,要求器械与病流分开。耳鼻喉科的听力测定室应有良好的隔声条件,大型医院应配置专用的测听室。

口腔科分为口腔内科、口腔外科、口腔修复及儿童口腔科等。口腔科主要为门诊患者服务,住院患者较少。

(6)急诊科诊室:中小型医院一般均设有急诊科,其位置应置于底层,形成独立单元,有单独的出入口,明显易找,避免与其他流线交叉。其入口设计应便于急救车出入,室外有足够的回车、停车场地,入口应有防雨设施,并应设坡道,便于推车、轮椅出入。

急诊患者中一部分需入院治疗,因此急诊科要求与住院处联系方便。同时,急诊科与相关医技部门(如手术、化验、X线等)应有便捷联系,并要充分考虑24 h连续运营管理上的方便。急诊科应设一定数量的观察床位,以提高抢救成功率。

急诊科门厅人流、病种繁杂,易于交叉感染,设计时应合理组织流线,同时要设一定的休息空间,并要考虑备用担架、轮椅及公用电话的位置。急诊科应设独立的挂号室及药房,与门诊合用时应设单独窗口。

(五)急救中心的设计

急救中心分院前急救与院内急救两部分,院前急救以救护车为中心、负责患者的现场救护和安全运送,院内急救负责患者入院后的抢救、监护、康复等治疗。

急救中心应建在位置显著的区段内,要有便利的对外交通和通讯联系。急救中心应与中央手术部有便捷的联系。同时应专设急救手术室,位置与抢救室相邻,便于患者及时手术,提高抢救成功率,另一方面可减少对中央手术部的交叉感染。急救中心的急救区与急诊区应有所区别,以保证急救流线的迅速便利。

急救中心应设有有线或无线传呼系统,利于统一指挥调度,协调工作。急救中心还应设集中供氧、吸引装置,分布到患者涉及的各个部门。并应自备发电系统,以保证突然停电状态下急救、监护、手术部等部门的正常运作。

急救中心的入口应为急救专用,防止其他流线的干扰,入口及其附近应有足够的回车场地,入口处应有防雨措施。急救中心门厅急救流线与其他流线不宜交叉,门厅内应有充足的采光与通风,面积可适当突破规范,以满足大规模急救时扩展抢救室的需要。门厅内所有门、墙、柱应做防护处理,以防止担架、推车等碰撞。

二、手术部

(一)手术部的位置、规模与平面组合

(1)手术部对卫生的要求十分严格。手术部一般分为清洁区、污染区及中间区。进入手术部的人不能直接从污染区流入清洁区,并要避免人和物在流动中造成清污交叉。由于在进行手术时,随时需要输血,所以手术部宜靠近血库。遇有肿瘤切除手术时,随时要做病理检验,手术部要与病理科取得方便的联系。特别是外科患者做手术治疗的比重大,手术部宜靠近外科病区,最理想的设计是与外科病区同层,手术监护室或苏醒室宜与手术部同层。

手术部在设计中不宜置于顶层和首层,置于顶层者,屋盖的隔热、保温、防水等应采取严格措施。手术部应自成一区,不得有穿越交通,平面布置一般分为3个部分:清洁区、中间区、污染区。宜设计成单方向通过式。

手术部入口应设卫生通过区,换鞋处应有防止污染交叉的措施,宜有推床的洁污转换措施。手术部的窗应保证密闭性能良好,通往外部的门应采用弹簧门或自动启闭门。手术部的内部构造应减少突出物,所有阴阳交角宜做成圆角,地面与墙面应采用少积垢、耐洗刷的材料。手术部应设备用电源,保证手术能在停电状态下继续进行。

(2)手术部的规模以手术室的数量来衡量。医院的手术次数是确定手术室数量的依据,而目前我国的医院设计多以床位数来计算,一般每55～65床配备一间手术室,若按有关手术病床计,每20～30床一间,教学医院和以外科为重点的医院则每20～25床一间。另外,可根据手术患者总数(B),平均住院时间(T),手术室全年工作日(W),平均每个手术室每天手术次数(N),来计算所需手术室数量(L)。

(3)手术部平面组合中,必须配备的用房。手术室、无菌手术室、洗手室、护士室、换鞋处、男女更衣室、男女浴厕、消毒敷料和消毒器械储藏室、清洗室、污物室、库房。

根据需要配备的用房有:洁净手术室、手术准备室、内镜室、五官科手术室、石膏室、冰冻切片室、术后监护室或苏醒室、备用室、观察或教学室、担架车存放处、家属等候处。

(二)手术室的设计

1.医院手术室的面积

在具体设计中,应根据分科的需要选用手术室平面尺寸,无体外循环装备的手术部,不应设特大手术室,各种类型的手术室平面尺寸不应小于上表的规定。

2.手术室的分类

一般按有菌与无菌划分,国内外大致可分为五类。

(1)一类手术室:要求不得存在产生感染的因素。等级采用100级左右,属于无菌净化手术室组。

(2)二类手术室:此类手术室外部条件是无菌的,但手术过程中,因内部因素而可能发生感染,属于无菌手术室组。

(3)三类手术室:此类手术室一般做器官切除术,手术过程是无菌条件下进行的,但伤口本身已经感染,属于有菌手术室组。

(4)四类手术室：该类手术室做创口严重化脓或感染的手术，属于有菌手术室组。

(5)五类手术室：有毒手术室，手术对象自身带菌，感染力很强，散发大量传染病菌，对环境有严重污染。手术必须隔离。

有菌手术(三、四、五类)和无菌手术(一、二类)对无菌环境的要求是相同的，其区别仅在于手术部位和刀口的情况不同。有菌手术不但需要防止外界对手术本身的感染，同时也要防止手术本身对环境的污染，手术过后，对手术室需进行严格消毒和封闭，以防止波及相邻的手术室。因此在医院中，一般有菌手术室设在清洁区的外缘，无菌手术室应设在人流很少的端部，有毒手术室应设在有菌手术室的外缘。在急诊手术室中，有菌手术占一半急诊手术室的设立，可减少中央手术部的特殊有菌手术，有利于无菌手术区的无菌条件。

3.外科手术的进步扩大了手术范围

许多手术，如脏器移植、骨髓移植、断肢再植、大面积烧伤移植皮等手术，要求绝对无菌，术后不得有任何感染，尤其是要避免空气污染。同时手术过程中使用各种新的医疗器械和仪器，为防止外界电波干扰，有的还应增设电屏蔽手术室，有些仪器还应防静电感应。

由于手术室的设备增加，为不影响医护人员的手术操作，可在顶棚处设立集中的接线塔(包括氧气、吸引器、笑气、压缩空气等四种气管)。这些手术因无菌程度要求高，采用层流式空调，将送风口气流设在天棚内，无影灯也因此采用了新的形式，如长臂灯、满天星等。

在现代化大型医院中，无菌净化手术室组的平面入口设隔断门、闭锁前室、气闸室或空气吹淋室，在其四周设隔断廊。这类手术室在空调技术上，往往采取超净化装置，自动调节空气，并加设高效过滤器，以控制室内温度和尘埃含量。无菌净化手术室的墙面要求光滑平整，其室内装修材料。

(三)手术部附属用房设计

1.洗手室

洗手室宜分散设置，应贴近相关手术室。无菌、洁净手术室不能与有菌手术室合用洗手池。医师、护士在洗手、泡手后，从肘至手指部位不能再接触任何东西，以免感染上细菌，因此供医师进入手术室的门，不能用手开启。

洗手池的设计应照顾医师洗手时易污水溅身，其断面朝医师一面应适当加高、加宽。洗手池中洗手水嘴一般每一手术室不少于 2 只，并应采用非手动开关。

在手术室与洗手室之间，应设玻璃观察窗，其大小约为 $80\ cm \times 80\ cm$，窗距地 $130\ cm$ 左右，使医师在洗手时能观察室内患者动态，尤其是麻醉后的患者更需观察。

2.换鞋、更衣室

医护人员在进入手术室前，应经过卫生处理。换鞋、更衣室应设在手术部入口处，使其成为清洁区与污染区的分界线。进入手术部者在此脱去外来污鞋，换穿内用"净鞋"，换鞋时不能同踩一处，做到洁污不交叉。

3.洗涤消毒室

洗涤消毒室包括术后器械洗涤，一切器械器具、碗、钵等在手术前后都要在此消毒。大型医院因手术较多，一般采用集中洗涤消毒方式。病理检验用的标本也在此收集，然后送到实验室。在洗涤室内应设置高压湿消毒锅及洗涤池。

4.敷料工作室

在 250 床以下的医院中，该室不设在手术部，而放在中心消毒供应室。此室主要清洁外科用针及手套等,并准备洗涤剂,以及折叠清洁敷料等工作。

5.消毒室

凡手术部内用的绷带敷料,术后帽子口罩手套等都在此消毒,室内设有高压蒸汽灭菌箱。

6.麻醉室

欧洲某些大医院配有专用麻醉准备室,患者术前在此麻醉,同时也是麻醉医师办公或存放麻醉药品的所在。

7.污物室

储存污衣脏车;还为患者术中取下的脏器送病理科做病理标本,有的直接送焚毁炉烧毁。

除了以上诸室外,还应注意石膏室的建筑设计,室外应有调石膏水池,有冷热水龙头,墙上装把手,顶棚上装铁钩,便于患者骨骼整位。在推车的存放转运处,以及其他易被撞坏的地方,可用金属板或塑料、橡皮作饰面处理。

三、住院部

(一)住院部的规模及入院处设计

(1)住院部是提供患者监护治疗的部门,它的位置一般靠后,有时与急诊部在同一入口。住院部的规模按每天入院患者人数来确定,每天入院人数根据医院性质、规模大小、住院率以及住院时间等因素有所区别。一般综合医院平均出入院人数为总床位数的 7%～8%。

(2)入院处是为各科患者办理出入院手续,并负责入院时的接诊、更衣、淋浴等卫生处理,以及出院更衣等工作(儿科、产科为避免交叉感染,有时单独设立入院处)。入院处的位置要求在门诊、急诊与病房之间,一般与急诊靠近,其外部交通入口与急诊部分开,以避免对急诊部工作的干扰。入院处外部应设有明显的标志,入口应宽畅,便于汽车直达门口,门厅入口应便于担架通过。

入院处的主要用房组成如下。①出入院办公室:患者出入院时在此办理交费结账等手续,其位置应置于出院处与入院处之间,可以同时服务出院与入院的患者。一般应有 15～20 m²。②接诊室:患者入院前在此接诊检查、量体重、登记备案,一般需靠近更衣、浴室。③更衣浴室:室内设有浴缸(淋浴)、洗脸盆、污衣桶、休息床和座椅等。浴缸应三面临空,留出助浴空间,同时在室内应设便桶。

(二)护理单元的分类设计

1.医院中病层

按科室分布,在管理上实行护理单元组织。综合医院中病房护理单元设内科、外科、五官科、妇产科、小儿科等病房,在大型的医院中,分科较多。

2.专科分设

分科设护理单元给设计与管理带来一定的难度,因为一旦将专科分设,则会出现每一科室病房内,都有轻病、重病、缓病、急病等患者,医护人员对这些患者需要不同的护理工作量,而我国一些医院的护理单元,医护人员数一般是固定的,给护理带来一定的困难。在国外,已有将各科的重患者、轻患者分别集中,按病情的轻重缓急来区分所采取的护理方式。或者说,根据病情的不同,来决定护理等级,按病种适当分组。目前已有以下几种 PPC 护理方式。

(1)集中加强监护:对于重患者,需要特别护士来进行护理,甚至要昼夜三班陪护。将不同病情的危重患者集中起来,安置在一个单独的有特别设备的房间内,由受过特别训练的护士加强监护。经过长时间的实践证明,这种方式是合理的,现今国内外综合医院一般都设有加强监护护理单元。设计这种加强监护护理单元,其床位数一般占总床数的 2%～5%。

(2)中等监护:这一类患者刚出危险期,但仍不能自理,需要护士监护,还需要经常使用医院的各种医疗设备及各科医师的会诊监护诊察。

(3)自我监护:这类患者已到康复期,能够自我照顾,已经不需要经常护理监护,也不需要经常用医疗设备及医师监护。

(4)家庭监护:这类患者不适宜或不需要在医院治疗,只要定期到医院检查即可。

以上 4 类监护我国也在逐步推广,但还没有完全脱离分科护理的形式。我国一个护理单元的患者为 30～40 床,而国外发达国家则为 20 床左右,日本多设大单元,一般以 50 床者居多。

3.国内外护理单元在建筑设计上可以分为以下几种类型

(1)单走道条形护理单元:日照、采光、自然通风较好,建筑结构简单,节省建筑投资。

(2)双走道护理单元:双走道是三排房间夹着两条走廊,可缩短建筑长度,加大建筑深度,有利于结构抗震和采暖,也节约用地。这种布置有利于护士监护,缺点是建筑面积增多,中间房间缺少自然通风和采光,必须采用人工照明和空调。这种护理单元在我国还不多。

(3)风车式条形护理单元:将条形单元折成风车曲尺型,这种护理单元平面路线短,而且仍保留着单走道的自然通风、自然采光的优点。空调面积少,管理集中,视野开阔,但多数病房朝向不好。

(4)圆周方块形护理单元:这种形式以护士站及部分服务用房为核心,病房围绕四周布置,平面紧凑,护理服务距离短。平面布局和结构施工比较简单,抗震性能好,辅助设施与管线比较集中,便于管理,护理效率较高。

(5)三角形护理单元:为尽可能扩大外围面积,减少空调费用,节约投资,三角形护理单元应运而生。这种单元现已经成为国际上低层医院建筑设计中一种很流行的形式。

当前,我国的医院护理单元建设与国外先进的护理单元建设有很大差距,这主要与我国医院的在医疗技术,建筑设备的现代化、电子化方面尚存差距有关。近几十年来,国际上在医院护理单元的组织中有很多新的探索与设想,设计形式多样,外形也活泼起来,具有鲜明的时代感。在设计中注重护理半径简捷,护理工作方便,护理单元突出患者与护士间的联系,强调心理上的接近,使患者增强对治疗的信心,从而使病期与住院周期缩短。

(三)各科病房的设计

1.各科病房的设计在一般情况下应遵循以下原则

(1)病房门应直接开向走道,不应通过其他用房进入病房。门的净宽不得小于 1.10 m,门扇应设观察窗。

(2)在自然通风条件下,病房的净高一般在 2.80 m。窗洞面积与地面面积之比不得小于 1:7。

(3)病房内病床宜平行采光窗排布,单排布置的不能超过 4 张床,双排布置的不得超过 8 张床。重症护理病房不宜超过 2 张床。单排布置时,通道净宽应至少保证 1.10 m,双排布置时,通道净宽应至少保证 1.40 m;平行相邻两床间距不应小于 0.80 m,靠墙床与墙距不应小于 0.60 m。

2.各科病室的设计与布置遵守以上原则,还应考虑各科病室的特殊性。

(1)产科护理单元。①产科病室应与妇科分开,治疗室与浴厕也应分开设置。当妇产科床位大于 100 张时,妇科应与产科分设护理单元,其入口处应设缓车道,以便产妇及车辆行车。②产科护理单元一般包括产休区、分娩区、婴儿室组三部分。正常产妇、婴儿可母婴同室,产休病房以少于三床为宜,产休病室与内科普通病房相同,室内宜增设洗手盆。③分娩区应自成一区,入口处设卫生通过室,内设待产、产房、隔离待产、隔离产房、洗手消毒、产期监护病房、值班室、患者浴厕、污洗、探视及等候面积。④产房一般配置 2~3 张待产床,应注意隔声,其室内装修和设施同无菌手术室,剖宫产可利用手术部的无菌手术室。⑤婴儿室组应自成一区,内设有婴儿室、早产婴儿室、哺乳室、配乳室、奶瓶消毒室、洗婴室、隔离洗婴室、护士站、医师办公室,有时将早产婴儿室与护士站合并设计。婴儿室应有早期供暖系统,室内温度要求冬季不低于 20 ℃,夏季不高于 32 ℃,相对湿度控制在 65%。

(2)儿科护理单元。①儿科护理工作量较大,护理单元的床位数不宜过多,一般以 20~25 床为宜,不宜多于 35 床。一般设在四层以下楼层,宜设单独出入院及卫生处理室,至少应在单元入口处设一个检查口,以免与其他科患者交叉。②应设配奶室和奶具消毒设施,以及新生儿病房,儿童活动室,母亲陪住室。应设置放 1~2 张病床和专用浴厕的隔离病房数间,床位数占总床位的 5%左右,其位置应设于护理单元的尽端,并有单独的出入口。③护士站应设在病房之中间,病房、护士站、走道相互之间的分隔墙应采用玻璃隔断,使护士在任何位置都能看到病儿的动态。④室内装修和各种设施应考虑儿童的尺度、兴趣与安全。如加设窗栅;阳台栏杆应加防护措施;外露热水管,采暖器应加保护罩;地面宜采用木地板或软胶面层。电源开关和插座不应低于 1.50 m,离床沿不少于 0.60 m。

(3)烧伤病房护理单元。①烧伤医疗机构可分为 4 个主要部分:患者用房、患者辅助用房、医护用房和附属用房。患者用房有病房、浸浴室或称水疗室、接诊入院、治疗包扎、手术室、患者卫生间和下床患者休息室;其中,病房为便于隔离应分为监护病室、综合护理病室和康复护理病室。患者辅助用房有药剂室、患者用品库、消毒供应品和被服、污染杂用间、备餐间和收发室。医护用房有更衣室、卫生间、通讯联络室、医办兼值班室和杂品库。②烧伤患者易感染,隔离要求高,病床少的医院可附设外科单元的尽端,自成一区。单元入口处应设医护人员卫生通过室,应有换鞋、更衣、厕所、淋浴设施,宜设风淋。患者厕所附设于病房中。探视人员不能进入病区,宜在病房外侧设探视走廊。③室内宜有空调设施,并应采用直流式空调系统,排风须经初效过滤器处理后排放。

(4)传染病护理单元。①传染病护理单元主要由卫生通过室、患者入院处理、病房、患者浴厕、探视室及医护人员办公室等组成。②病床多的单元应单独建造病房,传染病房与普通病房最好有 40 m 以上的隔离距离。传染病房应严格按洁净度分区,一般分为清洁区(包括值班、更衣、配餐、库房等)、准清洁区(包括医护办公、治疗、消毒、医护走廊)、非清洁区(包括病室、患者浴厕、污洗、探视走廊等)。③病房应按病种分排,除甲类传染病(如鼠疫、霍乱、天花、炭疽等)应住单床病室外,其他如消化道、呼吸道传染病同病种患者可合住少床病室,以两床为宜。病室应自带卫生间,患者不能擅自离开病室,只能在指定范围内活动。病区应设消毒室,面积不宜小于 20 m²。④探视患者不能进入病区,只能在探视室或探视廊看患者。室内空调设施同烧伤科病房要求。⑤患者的分泌物、排泄物及污物、污水等必须经过严格消毒后才能排放或拿出室外。

(5)重症监护护理单元(ICU)。在大型现代化医院中,ICU 是一个单独的区域,它代表着医院在科研设施上的实力。一般 ICU 包括护理单元、手术区、恢复治疗区。手术区一般可与医院手术部合用,恢复治疗区是专供患者在恢复与观察治疗阶段使用,待病情稳定,可转送至其他普通病房或家庭监护,ICU 护理单元以护士站为中心,另设隔离室、电子仪器室、化验室、处理室、器材室、活动室、休息室、厕所等。20 世纪 60 年代有以心肌梗死、狭心症等心脏病为中心的内科系统护理单元(ICU),20 世纪 70 年代以后增设了以颅内疾病为中心的护理单元(SCU),还有肾脏监护病房(NCU)及新生儿监护病房(NICU)等。

ICU 在设计时,应考虑以下原则。①ICU 一般应布置在医院的中心位置,以利物资和病员的流动,也有利于医护人员快速集中。护理单元内部应设计最短的抢救治疗距离,并有清洁区的分别。ICU 的入口处要设工作人员更衣室、盥洗室,在工作区内应准备足够数量的洗手池,在2～4 张床之间应有一个备用浸手消毒液的洗手池。②ICU 的床位应根据医疗工作的重点来确定,最多可占全院总床位数的 5% 左右。③ICU 可根据需要设单间和大病房。大病房一般可放置4～12 张病床,病床之间宜用玻璃隔断,或隔成半封闭单间,患者之间的视线应予阻挡,仅使医护人员可以观察到每一位患者。在实际使用中,ICU 的病床以监护站为中心呈辐射状排列。④ICU所用的氧气、吸引、压缩空气等设施,需要机房、备用电源。空调系统应独立分区设置,进风口处设有净化和灭菌装置,室内要求温度 24 ℃～26℃,湿度 50%～60%,每小时换气 4 次,室内照度不应低于 500 LX。

四、辅助医疗用房

(一)放射科

医院的放射科包括 X 射线诊断和放射治疗两部分。X 射线已经不再是诊断、治疗的唯一射线源,除X 射线外还有放射性核素和^{226}镭、^{60}钴、^{137}铯,以及电子加速器等。在一般的综合医院中放射科仍指 X 射线的诊断与治疗,大型综合医院中的放射性核素室,已经单独设立。

医院的放射科一般设在辅助医疗中心的部位,为了患者的方便,避免交通干扰和减少交叉感染,往往除设有一个中心放射科外,在内科、急诊、小儿科,还有辅助的 X 线透视照相室。放射科的朝向最理想是朝南,在 X 线机下工作时可以将门窗敞开,使工作人员能在阳光条件下接受紫外线的照射,并使房间得到阳光紫外线消毒。

放射性科室的规模由医院的性质、床位数来决定,同时决定设备数。由于电子技术的飞跃,放射科的医技设备也得到了极大的改善,电子计算机断层机的产品已发展到第六代、第七代,我国许多医院由于已经购买了该产品的四、五代设备,故最新技术可能没有得到及时普及。

放射科在设计时应考虑以下几方面。

(1)位置适中,保证门诊、急诊、住院患者共同使用。放射科机器设备重量大,宜设在底层,同时也应考虑担架或推车的进入。

(2)有较强放射能量设备的放射室应放在放射科的尽端或自成一区,独立设置。诊断室或治疗机房应有足够的面积,以安置不同型号的机器,包括机器底层、试管、立柱、地轨、地沟、诊察床、操纵台、高压变压器等。还应考虑就诊者的更衣面积和担架的回转面积,一般不小于 25 m^2。

(3)暗室的入口应有遮光措施,其室内应有良好的通风设备,炎热地区应有空调制冷,暗室面积应不小于 12 m^2。

(4)有放射性防护要求的房间,应有足够的防护厚度,保证工作人员在房间内操作安全。放射科内应有稳定的电压和充足的电源。

(二)理疗科

利用天然或人工因素（如电、光、热、机械等）的物理作用来治疗的,称理疗,我国传统医学中的气功、按摩、针灸等也属此科。

理疗科一般包括电气疗法室、水疗法室、蜡疗室、泥疗室、机械运动疗法室、中医疗法室等。在具体设计各室时,应考虑以下几方面。

(1)电气疗法室应远离放射科,避免强电干扰。超高频电疗室应独立设置,避免高电压、电流引起事故。电疗室内应有良好的通风、采光和防潮;地面应绝缘,地面材料避免使用易起静电的材料,可使用木地板。

(2)光学疗法中紫外线室散发臭氧,有臭味,应独立设置房间。

(3)水治疗法中有各种浴洗、蒸汽治疗,因此要求有独立的热水系统,另应在治疗室设置更衣、浴后休息的空间及设备。浴洗室内的地面应有一定坡度排水,墙与顶棚要防渗漏,顶棚宜成斜坡顶,使凝水沿墙而下。

(4)蜡疗室与泥疗室都应注意室内通风,以防蜡味与泥土的气味刺激患者。

(三)检验科、血库及功能诊断室

检验科既为门诊患者服务,又为住院患者服务,因此,它的位置常常设在门诊与病房之间。血库是医院内进行采血、储血的部门,每天为手术室、急诊室、产房和病房供应大量的血液与血浆,它的位置应靠近手术部,并应使献血者方便,因此一般附设于检验科,而检验的血、尿、痰、粪便都是污染源,带有细菌,血库不应安置在检验科室内,可以靠近检验科。生理功能诊断室是协助诊断、确诊患者的各种内脏器官的组织病变,需要先进的医疗设备,如各种生理功能诊断仪器和各种内镜供各科使用。功能诊断室一般也附设于检验科,或邻近设置。

在具体设计时,应考虑以下几方面。

(1)临床检验室应设于近检验科入口处,防止送标本者进入其他教研室,形成交叉感染。标本采集室必须有足够大的等候空间,避免因患者拥挤而产生交叉感染。

(2)生化检验室应设仪器室,药品室和储藏贵重药物和剧毒药品的设施,通风柜出气管应伸出房顶,并要防止气流倒流。柜内要有水源、电源和排水设施。

(3)细菌检验室应设在检验科的尽端,在大型医院,可设无菌接种室和培养液室,中小型医院可用接种箱制作培养液和接种之用。接种室和细菌检验室、培养液室之间应设传递窗。接种室宜有前室,培养液室应右侧采光。

(4)血清、血液检查室应朝北,在中、小型医院中与生化或细菌检验合并一室,大型医院应独立设置。每间检验室至少应设一个非手动开关的洗涤池。细菌室应设专用洗涤设施,不能与其他洗涤设施混用,检验室内地面、墙裙、检验台台面、洗涤池及相关的设备管道应采用耐腐蚀、易冲洗的面层材料。

(5)血库不得设在产生放射线用房的上层和下层,亦不得与之邻贴。规模较大的血库,储血与配血宜分室设置,并应经前室进入配血室。采血设施应自成一区,献血者有单独出入口,以减少交叉感染。采血室为无菌操作室,一般用带有采血窗的隔断与献血者隔开。此窗的设计要求防止采血室受到献血者的污染,并能阻挡献血者视线看清采血的情况。

(四)药房

我国的综合医院药房,主要有调剂、制剂、供应补给库和检验、管理等部门组成。药房的布局形式,与医院的规模大小有关,一般小型医院采用一体型,即调剂、制剂、补给库三者连成一体,位置设在门诊部;中小型医院由于门诊和住院调剂、制剂工作量都很大,采用分离型,分离型在门诊部候诊或换药厅设置一部分。另外再根据医院组织形式的自然条件,分别布置在门诊部、住院部或其他部位。

在具体设计时,应考虑以下几方面。

(1)需隔离的病种(如传染病科、儿科等)应设置单独取药处,或设隔离取药窗口。中、西药房设在一起时,应将制剂部与调剂部分开设置。

(2)调剂室内应避免阳光直射,墙面、地面宜采用耐洗刷材料。

(3)普通制剂室配制常用内服、外用药水、药粉、药膏,可分成小间设计,将药水与药粉分开制作,以免相互影响。灭菌制剂室要求严格无菌,其隔离措施应较严格。

(4)药库内应避免阳光直射,保持室内干燥和良好的通风条件。

(五)中心供应部

中心供应部一般有收受、分类、清洗、敷料制作、消毒、储存、分发、更衣、浴厕、办公等组成。当医院规模不大时,可将收受与分类各用一室,储存与分发合用一室。

中心供应部的位置应方便医疗部门送来消毒物品和领用消毒物品,并要求适当靠近蒸汽源。应注意分清洁污路线,保证工作流程顺利。

在具体设计时,应考虑以下几方面。

(1)无菌洗涤室要求绝对无菌,它的位置不与敷料制作间相邻,以免棉絮飞扬而致污染。不能靠近供应出入口,也不邻近接收室,以免与污染器械敷料相接触,而应尽量靠近消毒室以缩短运送路线。

(2)为避免滑石粉尘落到敷料、已清洗的器械上,应专设橡皮手套洗涤室。敷料制作室要避免与洗涤室相通以防止棉花絮对器材的污染。

(3)储藏室要求防潮、防霉,尤其是防鼠。随着手术器材的日趋繁杂化、专门化,在大、中型医院应单独设置手术材料专用作业室及专用灭菌保管库。

(六)高压氧舱治疗室

高压氧舱将患者置身于一个密闭的舱体容器中,向舱内通入干燥、洁净的压缩氧气,让患者在高气压下接受治疗或施行某种手术。安全是高压氧舱设计的关键,首先要保证舱体各部分的设计,按照机械部、化工部颁布的金属压力容器设计、制造的有关标准进行。舱体内还应注意防火,因此,必须注意以下几方面。

(1)氧舱内应有舱内气体浓度监测仪,以监测舱内氧气与二氧化碳的气体浓度。当超过安全与卫生标准时,应及时开启排气阀和进气阀,进行稳定气压下的换气。阀门的操作应采用自动控制。

(2)舱内装修设计应避免使用易产生静电的材料,进入舱内不允许穿化纤服饰,舱内必须严禁烟火,电气设备的开关要求设在舱体外,舱体应做好接地。

(3)舱内应有空调,不仅为了舒适,还为维持舱内必需的相对湿度,防止空气太干燥,容易产生静电。

高压氧舱分为主、副两个部分,副室是过渡舱,主室是治疗舱。为向主室传递物品还应设有传递窗。不论传递窗上的门,还有密闭门,都应设有一个平衡阀,以保证门扇两侧压力差为零。

由于高压氧舱直径一般大于 4 m,而且有许多水、电、空调设备,因此其位置应独立设置,建筑空间要比氧舱的尺寸大,另应考虑设备基础;一般其位置考虑在首层或地下层平面,建筑装修要考虑减噪处理。

(七)新的医疗设备的引进及其用房

随着医疗技术的不断进步,新型医疗设备对建筑提出了新的要求。

首先在空间尺度上。许多设备突破了原有建筑空间的层高与长度,尤其是对大多数医院来讲,引进新型设备,意味着相应科室的位置调整,有时还不得不进行建筑空间的改建,使原有的空间符合要求。如有扩建余地,则可另择地而建,但使用上往往不尽便利,所以在医院建筑设计中,应考虑新型设备的引进。

其次,由于设备引进而带的水、暖、电等的改造,也要求建筑空间予以配合。许多设备需要无尘、无静电或无菌的环境,这时,建筑装修就必须选择相应的材料,以保证医疗设备的安全运作。如高压氧舱要求室内做隔噪声处理,以免影响其他科室的工作,舱内设计要求防静电;X线机室则要求室内的墙、顶、地面都能防止X线穿透,以免对人体造成伤害。

再次,某些设备的引进使用,会产生污水、污染或噪声等因素,需要在设计中加以考虑。医院中有许多设备排放的污水、污气是有毒的,在排放到外界前应先进行消毒处理,否则将产生不良后果。因此,此类新设备的引进不能在原楼内进行使用,必须另辟场地进行安置,便于各种辅助设备的埋放与运作。

从医院新型医疗设备的引进,可以看到医院建筑在场地规划布局上留有余地的意义所在。另外,新型设备的引进,陈旧设备必然淘汰,陈旧设备用房在改建时,也应注意以上原则。

五、行政、后勤用房的设计

(一)行政用房的设计

行政办公用房在医院中数量不多,使用要求并不特殊。主要包括院长办公室、接待室、统计室、病案室、计算机室、各行政办公室、讨论室及会议室等。一般在医院设计中,行政办公用房附设于某一部门,或临门诊部、或医技部门,或与住院部设在一起。也有些小型医院,行政用房分各部门,也有较好的使用效果。

行政办公的作用在医院中起管理、调整、统计等作用,它的协调作用是最关键的。因为医院的运作是以医护工作为中心,尤其是在经济体制转型到市场经济后,更应加强医院的业务水平,这对医院的管理层人员提出了更高的要求。因此,在设计中,应将行政办公用房设在较中心的位置,使之能够及时联系各部门的工作情报,并做出反应,以加强管理和辅助手段。

(二)营养厨房的设计

营养厨房是提供患者饮食的地方,卫生与工艺的要求都比较复杂,它关系到患者在住院期间的饮食卫生与康复。营养厨房的服务对象是住院患者,因此,其位置需要与护理单元保持最短距离,交通路线应力求便利简捷。营养厨房一般布置在病房的地下室或顶层,或单独设置。

在具体设计时,须注意以下几点。

(1)厨房平面布局必须严格遵守生产程序和工作间的相互关系。生熟食品要求严格分开,避免制作过程中的生原料与熟食品交叉。操作要合乎卫生要求,以保证患者的饮食卫生与健康,并便利工作人员操作。

(2)餐车应由营养厨房直接送至订餐的病房,途中不要经过其他病房、治疗室、药房、厕所以及其他具有传染性的房间,以免中途污染。

(3)工作人员进入营养厨房,应通过淋浴更衣。

(4)输送电梯应在营养室附近,各层病房的配餐间也应设在电梯附近,电梯应洁污分开。

(5)厨房的通风、排气设备应俱全,防止出现油烟、蒸汽倒灌现象以及冬季冷凝水的滴水现象。厨房应专设刷洗间。

(6)各种配餐房间要分开,如西餐、中餐、宗教餐种、民族餐种等,不要混在一起制作。鱼类不要和肉类混杂,荤和素不要在同一房间制作。

（三）洗衣房

洗衣房一般包括接受污衣间、洗衣间、烘干间、烫平间、缝纫室、洁衣库房分发间、休息室、更浴厕所。在传染病院中，还应加设消毒室。

洗衣房在我国医院中一般为单建平房，平面布局较灵活，对病房无干扰。在总体规划布局上，洗衣房靠近锅炉房蒸汽热源，可节约管线，减少热能损耗。在大型现代化医院中，一般设在病房主楼的地下室或底层，病房的污衣用垂直输送管道直接送到洗衣房，送取方便，节约人力、减少污染。有的医院设有专门的自动机械输送设施，洗衣房采用机械通风和人工照明，由于洗衣设备噪声的降低，对病房的干扰也趋于最低限度。

各房间在具体设计时，应考虑以下几点。

（1）接受污衣间需一定的面积，不宜过小，清点污衣间应设泡衣池，将有脓血衣物及脏敷料泡入。

（2）洗衣间中约每 100 张病床设一台洗衣机，每两台洗衣机可配合一台甩干机用。洗衣间室内净空要求较高，通风采光要好，地面应做 1% 坡度，安置洗衣机处应设低于地面 20 cm 的槽。

（3）烫平间内一般有烫平机、压平机和人工电熨斗，室内工作时有大量蒸雾，因此要求有较高的室内净化和完善的通风、照明设施。

（4）烘干室可有烘干机代替。室内装有蒸汽排管，湿度较高，室内的墙、顶应作保温处理。

（5）消毒室主要作用是杀灭污衣物上的细菌，位置与污衣清点间相邻。室内应配备高压蒸汽灭菌消毒箱和湿消毒器各一件。

（四）停尸房（太平间）

停尸房一般包括停尸间、解剖室、告别室、标本室。在教学医院或附属医院中，有时可设实习看台。

停尸房的设计要求如下。

（1）停尸房在总体规划布局时，应建于隐蔽之处，还应方便尸体搬运，停尸房的出入口应用绿篱与其他医疗用房隔开。

（2）停尸房内应设有冷藏尸体设施，冷藏尸体设施的数量一般按医院总床位数的 2%～3% 计算。在冷藏室内应有尸体推车的回转面积。停尸房内应有防蚊、蝇、鼠等的措施。室内应设水源，以便冲洗。

（3）停尸房应有良好的通风设施，地面及墙面应采用耐冲洗材料。

（4）解剖室应有门通向停尸房。解剖室内要求清洁，如设解剖台和看台，可将看台围绕解剖台设置，在大型医院中，邻近解剖室，还需设置若干间标本室，供脏器标本存放。在解剖室内还需设置脏器固定池。

（5）在大型或特殊的医院中，应设尸体告别间，有时兼作整容化妆室，供告别遗体使用。还应设值班室及厕所，供看守者使用。

（五）其他用房

医院的后勤、服务用房还有变配电房、锅炉房、职工食堂、车库、危险品库等。

1.变配电房

在医院总体规划布局，变配电室一般设在医院用地边角地带，或设在大楼的地下室。

变配电房在设计时要注意给设备留有足够的面积和层高，还应避免与其他用房的交通相互交叉。变配电房应有良好的通风设备，并宜与辅助发电机房毗邻。

2.锅炉房

锅炉房是医院中集中供热的建筑设施,分为热水锅炉和蒸汽锅炉两种,蒸汽锅炉应用更为普遍。在医院中高压蒸汽为消毒、蒸煮饭、洗衣、开水等的热源,如果使设计更为经济合理,还可以根据温度要求的条件,分别设置热水罐,热水罐中应设置温度自动调节器,以控制热水的出水温度。锅炉房一般烧煤,因此其位置应选在医院总体布局的下风口处,对周围住宅建筑的影响也应该加以考虑。现代化医院中热水应采用电热水形式,对环境污染较小,设备也化大为小,是锅炉房的设计趋势。

3.车库

医院中车库一般设在主要用房的后部或地下室。在设计时应注意进车、出车的路线,使流线畅通便捷。如设在地下室,应注意地下室的防火、防烟设计。

4.危险品库

应单独设立,专人看管。医院中有许多药品的取用须从危险品库提取,为保证安全使用,必须单独在院内设置,并注意保管,库内应保证良好通风和适宜的温、湿度。

5.职工食堂

全院职工的食堂应方便职工的使用,一般设在医院主体建筑的后部,靠近职工上下班的出入口。职工食堂的规模按医院的规模而定,一般按每人 2 m² 的规模设计。在实际设计使用中,往往小于这个指标,这与医院就餐职工人数小于实际人数有关。但职工食堂与营养厨房不宜设计在一处,尤其不能混同厨房部分,应保证患者的配餐路线与职工的配餐路线不重叠、不交叉。

(李克宏)

第十三章　医院环境和卫生保护管理

第一节　环境卫生管理

一、医院环境卫生管理的作用

(一)环境卫生管理是医院管理的重要组成部分

随着人们物质生活水平的提高,对公共医疗场所的室内环境设计也提出了新的要求,传统医院仅把患者当作"失灵的机器"施以手术和救治的观念已经落伍。患者就医除了考虑先进的医学装备和高超的医疗技术外,还要求环境舒适并得到心理上的关怀。医院环境卫生管理是医院管理的重要组成部分,同时又是对医院整体空间的开发利用,它还是贯穿于医院建筑的理念在微观层次的深化与延伸。医院环境卫生管理作为内在力量、在与医院整体环境的水乳交融中,通过人的管理行为和活动赋予医院各项硬件设施更大的价值。

(二)环境卫生管理是创造人性化就医环境的要求

环境卫生在患者的健康恢复过程中具有重要作用,亲和、舒适的环境可以克服患者的无助感和给人以自信;整洁干净、井井有条的环境可以减少患者、亲友和医务人员的不便,愉悦身处其中的人们,使医务人员和先进的设施为患者提供更多的服务。而现代医学研究表明,患者的心理活动对病情有相当大的辅助作用,提供一个舒适温馨的环境有利于患者舒缓紧张心理,增强信心,从而促进治疗的效果。

(三)环境卫生管理是医院设施可持续发展的需要

众所周知,随着医疗技术的不断进步,以及医疗器械的层出不穷,医院建筑设施必须具有可变性,也就是可持续发展的医疗空间。但是另一方面,医疗技术的发展是持续而难以预见的,医院建筑更不可能重新建造。一所医院的设计建设,都是在当时当地的医疗需求、医疗技术、医院管理、建筑技术的具体条件下完成的,在当时是适用的。随着时间的推移,相对于日新月异的医学科学的发展来说,医院建筑的滞后是无法避免的。由于医疗科学技术的进步与原有医院建筑不相适应所产生的矛盾,使得几乎所有的医院建成之后都会进入到一个不间断的改建扩建过程。而通过环境卫生管理能够延伸医疗建筑的功能,使医院设施实现可持续发展。

二、医院环境卫生管理的要点

(一)医院环境卫生管理要有机地结合

到医院经营管理之中,医院发展离不开对环境卫生的重视,倡导环境卫生建设,建立和完善衡量环境卫生业绩的统计指标、考核机制和奖惩制度,大力推进环境卫生的结构调整,促进环境卫生高新科技的应用和落实,提升医院环境卫生管理的质量、效益和水平。必须建立一个健全而有效的适合于医院环境管理的组织体系,医院领导要统一思想,加强组织领导力度,确保医院环境卫生管理工作的深入开展。同时各部门要密切配合,医务、院务、护理各部门要密切配合,紧密联系,落实到科室,加强对全院工作人员环境卫生意识的教育,使医院环境卫生工作人人参与,最大限度提升管理效果。

(二)健全医院环境卫生工作的各项管理制度

做好医院卫生管理工作,要依据国家颁布的有关法规,结合医院内具体情况制定医院环境卫生学的各项标准,并落实到科室。组织、加强医院环境卫生知识的宣传和医院环境卫生管理规划的实施,不断提高医院环境卫生质量,为患者创造良好的就医环境,不断提高医疗、护理、康复质量。医院有关部门要认真制定防止有害物质对医院环境污染的各项措施,减少医院感染的发生,从而保证患者、工作人员及社会人群的健康。要对全院工作人员的卫生防护及环境进行定期的监测,制定措施,并详细登记。应该做到规章制度上墙、职责条款人人熟记、定期组织学习考核。同时,建立环境卫生保护反馈机制,应用局域网等信息化手段,形成快速反应机制,加强环境卫生保护效率。

(三)掌握好医院环境卫生工作的规律和特点

应该认识到,医院的服务对象主要是患者,所有管理行为都要致力于构建"以人为本、以患者为中心"的医疗环境。为了保持医院内环境卫生,重点部位一定要由专人负责,每天定时清扫,定期对医院环境中易受病原微生物污染的地段进行消毒处理。对于室内环境来说,要保持室内环境的清洁,建立医院的微小气候。良好的微小气候可使人体中枢神经系统处于正常状态,以提高机体各系统的生理功能,增强机体抵抗力,防止医院感染的发生和流行。定期对病房、门诊、治疗室、换药室、处置室等室内的空气、环境、器械物品等进行致病微生物检测,并对消毒后效果进行检查。工作人员都必须有工作前后洗手的良好卫生习惯。

(四)加强环境卫生监测

加强对医院重点科室及重点部门的室内空气,物体表面,使用中的消毒液、无菌器械保存液、无菌物品、灭菌器、透析液及透析用水、紫外线灯照射强度等的监测。加大对消毒药物器械的管理及审核力度,定期监测检查。提高医务人员对消毒剂的认识,准确配制,使用前或配制后用试纸法检测浓度,并严格规定使用期限,做到现配现用、按时更换。由于化学消毒剂多不稳定,对皮肤黏膜有刺激性,浸泡后器械需用无菌蒸馏水冲洗,使用过程中要求对其浓度进行检测。鉴于化学消毒剂对环境可造成污染、费用高等原因,建议尽量减少使用,可以改用效果最可靠的热力灭菌法。制定医院手卫生制度,取消固体肥皂,改为液体肥皂,在医院感染重点部门推广使用快速手消毒剂,加大手卫生培训力度,提高医务人员操作前后洗手和手消毒的依从性。

(陈倩莹)

第二节 绿化美化管理

一、医院绿化美化原则

(一)合理布局、系统结合

医院的绿化规划要纳入医院总平面布局中,做到全面规划、合理布局,形成点、线、面相结合,自成系统的绿化布局,使其充分发挥绿地的卫生防护和美化环境的作用。所谓"点"主要是门诊大楼前绿化;"线"则是医院内道路;"面"即医院中治疗区和生活区。三者有机地结合,才能更好地起到绿化、美化和净化的作用。

(二)把握特点进行布局

根据各个医院的特点进行布局。医院绿化应根据各院的规模、所处的环境、布置风格来进行合理布局,一般医院的建筑密度都较大,绿化用地有限。因此可想方设法地发展垂直绿化、多布置藤本植物,立体地扩大覆盖率,并丰富绿化层次和景观。

(三)设置必须与建筑相协调

在医院中设置景观、景点时,必须要考虑到医院的建筑规模以及建筑特征,使所设置的景观能同医院建筑融为一体,起到点缀、陪衬作用,如设置花坛、喷泉以及体现本院特点的雕塑等,都必须认真考虑与医院建筑的协调统一。

二、医院绿化美化规划管理

医院绿化需要系统规划,合理配置才能真正达到效果。在一些医院的外环境场地设计中对于绿化美化规划做得不细致,对树种的选择和具体位置很少做仔细的斟酌,使得绿化规划在外环境景观布置中起的重要作用微乎其微。

绿化规划在整体环境中起着举足轻重的作用。在配置植物时,要对医院整体外环境进行综合分析,绿化的季节变化、结构层次、花草配置、植物习性特点等都要做充分的考虑。一般植被主要分为乔木、灌木、草等几类,乔木形体高大,有较明显的主干,分支点较高,枝叶茂密。在设置时不要将乔木随意栽植,要远离建筑物,使室内光照充足,视线通透,不影响患者的视野,反之,就有可能造成患者心理压抑,并且使外环境的整体绿化不和谐。

设置时可以作为单一的景观树,也可成排成列作为行道树,整齐而有韵律。给人以一种气势宏大、壮美的感觉。灌木比较矮小丛生,无明显的主干,分支点较低,枝叶繁茂,适合小空间的绿化配置,在建筑群或建筑物的前庭小空间可以与其他花草树木搭配栽植。例如:小灌木与色彩斑斓的花卉搭配栽植,使空间比例适度、尺度宜人、整齐有序,既丰富空间又美化了环境。在道路两边做矮墙或绿篱组织限定各种流线,引导人流行进,而不会阻碍人的视觉通透。园区内可设置一些高度适宜、连续栽植的小灌木丛作为树墙分割空间、划分区域,在空间上起到一定的围合作用,动静分离,增加了私密性,柔化了实体墙围合的封闭感、僵硬感。身在其中,视线通透、心情舒畅,缓解了患者烦躁的心理,对患者的身体康复带来一定的帮助。

医院外环境中的绿化布置主要分为自然式、规则式和混合式三大类。

(一)自然式

强调从植物配置到绿化空间组织、地形的处理都以自然的手法来组织,形成一种连续的自然景观组合。植物配置,一方面讲究树木花卉的四季生态,讲究植物的自然形象与建筑、山水的配合关系;另一方面则追求大的空间内容与色彩变化,强调地块的景观效果。布局手法,注重植物层次、地形和色彩的运用,形成变化较多的景观轮廓与层次,表现不同的个性,整体景观表现"柔"性。

(二)规则式

注重装饰性的景观效果,注重连续性,对景观的组织强调动态和秩序的变化,植物配置成规则的布局方式,常绿植物、乔木、灌木与花卉的交替作用,形成段落式、层次式、色彩式的组合,气氛显得典雅宏大。植物的高低层次组合,使规则的绿化景观效果对比鲜明,色彩的搭配更为醒目,追求整体的呼应关系,景观表现出"刚"性的秩序感。这种绿化环境给人以井然有序、整洁、明晰的感觉。

(三)混合式

注重绿化景观点的秩序组成,在点的变化中寻求多样的统一,在变化中把各种构成要素充分展现出来,在绿化的平面布局和空间层次上不强调景观的连续性,而更注重个性的变化。

绿化设计中植被的选择,植物的生长是一个动态的过程,为了使绿化环境四季常青,应将常绿树与落叶树、生长期长的树和生长期短的树配合设置,以使外环境的绿化效果有连续性。同时要考虑植物的生长特点和以后的发展状况,例如:在建筑的南面和西面可以种植一些落叶阔叶树,在冬季树叶落了,不影响室内的采光和视线,在夏季枝叶繁茂可以遮阳,减少阳光辐射。另外,对于需要封闭、隔离的用房(如实验动物用房、太平间等),除了距离上给予保证外,也常以茂密的树木加以遮挡。在医院建筑外环境设计中特别要注意的是有一些特殊的树种和花卉的选择,尽量不要选择对患者的呼吸产生变态反应的花卉和树种,以免对患者的康复产生不利影响,例如,每年春季随风飘舞的法国梧桐的花絮,对哮喘患者的影响较大。

(陈倩莹)

第三节 污水污物管理

一、医院污水管理

做好医院污水管理,首先一定要认识到医院污水处理对于一个医院的重要性,更需要对医院污水有一个深刻的了解。

(一)医院污水的性质

医院污水中含有大量的病原细菌、病毒和化学药剂,具有空间污染、急性传染和潜伏性传染的特征。如果含有病原微生物的医院污水,不经过消毒处理排放进入城市下水管道或环境,往往会造成水的污染,引发各种疾病及传染病,严重危害人们的身体健康。"SARS"的暴发流行曾暴露出我国现行医院污水处理方面的诸多问题,是对现有医院污水处理的技术水平及其设施的一种严重考验,同时也对医院污水的无害化处理技术及设施提出了更高的、更迫切的要求。

(二)医院污水处理的原则

1.全过程控制原则

对医院污水的产生、处理、排放的全过程进行控制。

2.减量化原则

严格医院内部卫生安全管理体系,在污水和污染物发生源处进行严格控制和分离,医院内生活污水与病区污水分别收集,即源头控制、清污分流。严禁将医院的污水和污物随意弃置排入下水道。

3.就地处理原则

为防止医院污水输送过程中的污染与危害,在医院必须就地处理。

4.分类指导原则

根据医院的规模、污水排放去向和地区差异对医院污水处理进行分类指导。

5.达标与风险控制相结合原则

全面考虑传染病医院污水达标排放的基本要求,同时加强风险控制意识,从工艺技术、工程建设和监督管理等方面提高应对突发事件的能力。

6.生态安全原则

有效去除污水中的有毒有害物质,减少处理过程中消毒副产物的产生和控制出水中过高余氯,保护生态环境安全。

(三)医院污水处理标准

我国医院污水现执行《污水综合排放标准(GB 8978-1996)》,根据这一标准我国现有医院的污水处理设施建设普遍遵循原有的《医院污水处理设计规范》,根据排入水体的不同基本沿用以下两种方式:①在有城市下水道的区域范围内,投加液氯次氯酸钠、臭氧等进行消毒后直接排入市政下水道;②经过适当的生化处理和消毒符合排放标准后排入自然水体。现行标准将医院污水按其受纳水体不同的使用功能等规定了相应的粪大肠埃希菌群数和余氯标准,但是对COD、SS等理化指标无特别要求,只需达到要求相对较低的其他排污单位标准即可。

现有医院污水处理工艺存在的主要问题是:①悬浮物浓度高、影响消毒效果;②水质波动大,消毒剂投加量难以控制;③消毒副产物产生量大,影响生态环境安全;④余氯标准无上限,过多余氯危害生态安全。

(四)医院污水管理对策

首先,医用废弃物的收集、分类和消毒较难严格执行,医院从功能上虽然分为传染病医院和非传染病医院,但传染病的初期诊断大都是在普通医院进行的。据统计,传染病医院收容的患者中70%以上是经综合医院确诊后转来的,并且大多数综合医院设有肠道、肝炎门诊及传染病房,其污水中致病菌、病毒的危害性远大于生活污水。所以,必须严格对医院污水进行单独处理。

其次,我国的城市排水系统普及率和城市污水集中处理率低,直接或间接排入人们生活环境的医院污水比例高,且大部分污水处理厂没有对污泥进行厌氧消化处理,存在巨大的污染环境的风险。

另外,现有的医院污水处理设计规范,将传染病医院(包括带传染病房的综合医院)污水处理与一般普通医院同等对待,没有进行特别的区分,并且提出的控制要求不高,特别是对于出水排入城市下水道的传染病医院(包括带传染病房的综合医院),风险控制意识不强,单纯消毒对传染病医院污水的生物学指标的达标保障率较低。

因此,应该按照以下原则考虑医院污水的处理问题:①根据医院性质和污水排放去向,对医院污水的处理进行分类指导;②强化对传染病医院(包括带传染病房的综合医院)的含病原体污水污物的控制;③在保证对含传染病病原体污水消毒效果的同时,兼顾生态环境安全,加强污水中悬浮物、有机物和氨氮的去除效果,减少消毒剂的过量投加;④防止医院污水处理过程中病原体在不同介质中转移,避免造成二次污染。在处理污水的同时应对其产生的废气、污泥进行控制和做无害化处理。

二、医院污物管理

由于在普通污物处理上,医院与市政并无多大区别,故在以下内容描述的对象主要为医疗污物。

据国务院令(380)号指出:医疗废物是指医疗卫生机构在医疗、预防、保健以及其他相关活动中产生的具有直接或者间接的感染性、毒性以及其他危害性的废物。国家卫健委、生态环境部,将医疗废物分为感染性、病理性、损伤性、药物性和化学性废物五类。医护工作中不可回收的医疗垃圾包括污染的纱布、敷料、绷带、棉签、体液和血液污染的一次性器具、各种标本等,这类废物要直接装入黄色垃圾袋中,在装满 3/4 时用扎口绳扎封后登记及时清运处理。回收性医疗垃圾主要指未被体液污染的一次性注射器、输液管等,这类废物经毁形消毒处置后,由当地卫生防疫部门指定工厂回收消纳。医护工作中涉及的各种用具的包装等不属于医疗废物,如软袋液体和输液器等的塑料外包装以及药品的包装盒/袋、药品说明书等。

医院感染已成为一个重要的公共卫生问题,是当代临床医学、预防医学和医院管理学的一大重要课题。由于医院污物的特殊性决定了医院污物管理必然成为医疗质量管理的重要组成部分,如能妥善处理,不但改善医院卫生和防止病原微生物的传播,而且降低医院感染的发生和产生的社会公害,减少医疗纠纷隐患,降低医院内感染发病例数,确保广大人民群众的健康。

(一)医院污物的分类

医院污物成分比较复杂,大致可分为无机垃圾和有机垃圾两大类。

无机垃圾是指医院在基建、供暖和生活活动等过程中所产生的垃圾,如碎砖瓦、建筑残渣、燃料灰烬、街道尘土以及医疗、生活废物等。

有机垃圾按产生污物区域的不同可分为医务垃圾:手术、治疗、实验、化验、制药等一切医务活动所产生的垃圾;病房垃圾:护理及患者生活所产生的垃圾;厨房垃圾:肉类、蔬菜等的下脚料、剩饭菜等;生活区垃圾:瓜果皮核、包装纸、塑料及植物的枝、叶、茎等。废弃物的种类大体可分为纸张类、玻璃类、塑料橡胶类、纤维类、生活垃圾、动物尸体、病理组织及其他。

(二)医院污物的处理原则

(1)医院污物处理的最根本原则就是防止医院污物污染医院环境,防止造成交叉感染,防止污物处理不当引起社会公害。

(2)医院污物应分类收集、分别处理,对可以回收利用的应消毒后再回收。

(3)加强医院污物处理的管理工作,各级人员都要重视废弃物无害化处理。

(4)由于医院规模大小和专业分工的不同,各单位所产生的垃圾的性质和数量差别较大,对污物处理时应区别对待。①各种传染病医院,由于其垃圾受各种微生物的污染严重,一切有机垃圾均需焚烧处理;②妇产医院垃圾湿度大,产前产后用品及病理组织较多,也应及时焚烧处理;③大型综合性医院,除医务垃圾、生活垃圾和厨房垃圾较多外,难燃且湿度大的实验动物尸体、病理标本、病理组织也较多,必须用焚烧炉及时进行焚烧处理,以免病原微生物污染环境,以及医院污物产生恶臭影响医院环境;④小型医院及诊疗所(防治所),由于床位少和无住院条件,一般垃圾量较少,垃圾成分多以敷料垃圾和生活垃圾为主,可以采取收集后集中处理;⑤兽医院、动物养殖和检疫部门,其垃圾主要为动物尸体,对这些垃圾应及时焚烧处理;⑥在对医院污物处理设备选型时,要选择环保部门认定的产品;⑦在选择医院污物处理设备的操作人员时,要选择责任心强、具有一定文化水平的人员,并在上岗前进行严格培训。

(三)医院污物的收集办法

对医院污物分类,是有效处理医院污物的前提。医用垃圾、生活垃圾均分别存放、专人不同时间段收集运送,医用垃圾全部送焚烧炉焚烧,生活垃圾送室外垃圾站。并由焚烧工人与废物产生单位共同填写危险废物转移五联单。每月焚烧工将五联单与焚烧记录上交医院感染监控室。要建立严格的污物分类收集制度对所有废弃物都必须放入相应颜色的污物袋中。生活垃圾使用黑袋,医用垃圾使用黄袋,放射性垃圾使用红袋,根据产生数量选择污物袋规格。将袋固定于带盖污物车架上,由保洁员每天按时清运,污物满3/4袋时,及时封袋运送,确保运送途中不泄露。

收集垃圾的容器必须结构严密坚固、防蝇、防止液体渗漏,而且轻便、内壁光滑,便于搬运。

一般要求在病房设纸篓或垃圾袋,同时要求进行分类收集,一袋收集剩余食物、果皮果核、废纸等易燃性垃圾;一袋收集饮料、罐头瓶等不易燃性废物,垃圾袋应以颜色或标志加以区别。

此外,治疗室、换药室等应设置污物桶,并套以塑料袋。医院还应设垃圾箱、果壳箱,应设专人负责垃圾收集、清除、处理。

(四)做好医院污物管理的要点

1.健全组织和制度

(1)根据《中华人民共和国固体废物污染环境的防治法》有关要求,依据我国《传染病防治法》《消毒管理办法》及国家卫健委下发的《医院消毒技术规范》《医院感染管理规范》等有关文件精神,每个医院都应成立"控制院内感染委员会""院内感染监控小组",设立控制院内感染专科(院内感染控制办公室),设定专职人员负责污物管理。

(2)建立制度:随着医疗市场的激烈竞争和医疗改革的发展,医院污物管理是当今医院质量管理的一部分。感染控制办公室应根据有关文件精神和上级的有关规定,针对医院现有条件和环境,紧密结合医院工作实际,完善污物管理措施,制定"院内感染控制方案""院内感染控制具体措施""消毒管理制度""清洁消毒制度""一次性医疗用品用后管理制度""标准预防措施""医院废物管理规定"等,同时应经常组织督促检查各科各项规章制度落实情况,发现问题,及时当面指出,必要时向主管院长汇报,在院周会上反馈给科主任、护士长,同时提出建议及改进措施。

2.加强院内感染知识宣传教育

制定医院各级各类人员预防、控制医院感染知识技能的培训和考核计划,定期组织学习,采用随机提问和理论测试,使大家认识到医院污物管理是预防和控制医院感染发生的关系,同时认识到自我防范的重要性。

(1)做好医护人员培训:一线医疗、护理、医技人员的主动参与是做好医疗废物管理的关键。我们采取讲座、讲课等不同形式,对相关人员进行相关知识的培训,使大家明确自己在医疗废物管理中的责任、义务和权力。明确自己应该怎样做,把对医疗废物的规范化管理变成自觉行动。

(2)做好保洁人员培训:根据大多数物业公司现状,保洁员大部分文化水平不高、人员更换频繁、不懂得医院感染知识、缺乏对医疗废物危害性的认识。日常工作中各类垃圾混放、垃圾袋密封不严、垃圾桶不及时保洁等问题时有发生。为保证制度的落实,应与物业公司的管理人员配合,定期组织保洁人员学习相关的法律法规,提高他们的环保及自我保护意识,教育并严格规定不得私捡垃圾,讲明危害和制定惩罚条例,要求熟练掌握医疗废物的收集、封扎、运送和处置流程,按规定履行职责,公司管理人员加强流动监察和评比,使医疗废物的管理工作做到规定明确、监督到位。

(3)做好患者与陪护人员教育:在对新入院患者及陪护人员的宣传教育中重点强化对医疗废物管理的内容,要详细介绍医院对垃圾分类的要求,本病区医疗废物放置点,医疗废物容器的颜色标识等。教他们正确分放生活垃圾、医疗废物的方法,通过宣传教育提高他们对医疗废物危害性的认识,主动配合医护人员做好对医疗废物的管理。

3.加强环节控制和监督

要做到每月对全院各部门,尤其是口腔科、重症监护室、感染病房、母婴同室、手术室、产房、检验科、血库等重点部门污物处理的运行情况进行认真检查,以防止污染物扩散,避免交叉污染,并与目标管理考核相挂钩。重点检查消毒隔离执行情况,如查看医用垃圾桶内有无未毁型的一次性用品、感染性垃圾是否就地存放消毒、生活垃圾内有无医用垃圾、对污物处理的消毒液浓度是否达标等。另外,在污物运送时间段内,应不定期对污物运送路线,即是否走污物电梯、是否泄漏、是否封袋等进行专项检查,通过持续性的检查,不断规范各级人员的行为,明确责任人。

4.污物无害化处理

医疗污物对于环境危害极大,如医疗垃圾大多含有感染性废弃物、病理性废弃物、锋利物、药物性废弃物、遗传性废弃物、化学性废弃物、放射性废弃物等组成。医疗污物包括可燃性污物和不可燃性污物两大类。由于医疗污物组成不同、成分复杂,为便于区分和操作,要根据医疗污物性质不同分别对待。

病理性废物,血液、体液污染的废物及锐器废物,直接送入再燃式焚烧炉内焚烧;实验废物则先由检验科采用压力蒸气灭菌,再送入焚烧炉内焚烧;用过的一次性使用医疗用品,先用含有效氯 500 mg/L 的消毒液浸泡,再以压力蒸气灭菌毁形后,由环卫部门定点回收。

污染区的生活废弃污物处理,固体废物装于塑料污物袋内,由各科室卫生员向袋内废物上喷洒 10 mL 浓度为 16% 的过氧乙酸原液,扎紧袋口,待过氧乙酸自然挥发熏蒸消毒后,再由医院垃圾站进行分类处理。可燃性废物进行焚烧,体积较大的药物包装箱(盒)和非可燃性废物,用 0.5%～1.0% 的过氧乙酸溶液喷洒处理,或倒入桶内用 1.5% 熟石灰碱化消毒。液体废物(患者排泄物、呕吐物、引流液)加 2 倍量 10%～20% 漂白粉乳液(对较稠液体废物)或 1∶5 量漂白粉干粉(对较稀液体废物),充分搅匀,加盖后作用 2～3 h 由下水道流送医院污水处理站,再做第二次消毒处理。

(陈倩莹)

第十四章 医院安全保卫、膳食管理

第一节 医院安全保卫管理

随着医疗卫生体制改革出现的新形势、新变化和新要求,医院安全工作面临巨大挑战。如果说医疗安全是医院的立身之本,那么非医疗安全则是医院的护航之翼。医院是开放性的公共场所,具有人流量大、贵重物资多、危险化学品多、治安刑事案发率高、医患纠纷频发以及安全生产事故发生可能性大等特点。近年来,媒体针对医疗机构发生的不良事件报道层出不穷,如医患纠纷引发的涉医暴力事件、号贩子霸占号源、医托欺骗患者扰乱就医秩序、安全重视不足引发火灾等安全生产责任事故等恶性事件,引起了社会各界的广泛关注。现代医院安全保卫工作已经不局限于传统意义上的治安保卫,被赋予更多的重要职责,这种变化在大型综合性医院尤其明显。

2013年国家卫计委、公安部印发了《关于加强医院安全防范系统建设指导意见》明确提出了安防体系建设的主要内容包括三方面。一是组织制度建设,包括健全组织领导,完善安全防范制度,建立应急处置机制,实现警医联动,确保恶性突发事件的及时有效处置。二是"三防"体系建设,即人防、物防和技防建设。人防主要是医院安保人力配置,包括专职、兼职安全管理员、义务消防员等。物防主要是安全防护物资保障,如安保人员配备的必要的通信设备和防护器械,院区内重点区域和部位的安全防护设施等。技防包括必要的监控、消防、入侵系统等技防设备,以及一键报警系统、门禁系统、人面识别系统等高科技技防设备。三是医患纠纷调处机制建设,包括做好投诉管理工作、定期梳理医患纠纷、建立涉医案事件防范联动机制。

现代医院安全保卫工作总体上包括三个方面:常规治安秩序类、突发事件应急处置类和安全生产监督检查类。常规治安秩序类包括院区内所有人员秩序、物资秩序和环境秩序。突发事件应急处置类主要以常见的医患纠纷处置为主,还包括其他不常见的突发性事件,如反恐防暴、火灾火险、群体性事件等。安全生产监督检查包括消防安全、设备安全、运行安全、食品安全、环境安全等内容。通常来讲医院的保卫部门担负起了上述绝大部分的管理职能。下面就对上述三类安全保卫工作内容结合实际情况进行阐述。

一、医院安全秩序管理

医院秩序分为常规秩序和非常规秩序两类。常规秩序是指公共场所内医务人员的医疗服务行为和患者的就诊行为等,此类秩序根本要靠社会公众的文明自觉性,关键要靠管理者的正确引导和行之有效的维护,需要医务人员、安保人员和患者的共同参与。非常规秩序包括管控院区内的医托、号贩子、乞丐、商贩等闲散人员,违法犯罪分子以及医疗纠纷风险人群。这类秩序的维护除了需要加强对公众的宣传教育,营造和谐文明的社会环境,还需要通过管理者制订相关制度、规范,加强日常工作职责和业务技能的全面培训,进行科学有效的现场管控。

在具体的管理过程中,采取何种措施做好医院秩序管控,特别是非常规秩序的管控呢?针对众多大型三甲医院普遍存在的"号贩子"乱象,一些医院探索出一些标本兼治、行之有效的举措。在号源管控方面,以门诊部牵头严格执行实名制挂号制度,全面取消医师加号,设置了电话预约、官网预约、微信预约、APP预约、自助挂号机预约等多种渠道,方便患者挂号就诊。特别是针对"号贩子"退号后马上用患者信息抢号的情况,门诊部将所有退号暂时锁定并通过信息系统定时放号,堵上了这一漏洞。在打击"号贩子"方面,医院保卫部门做到"三严",即严密部署、严格落实片区管辖责任制以及严厉打击。建立"号贩子"信息登记库,加强与辖区警方的联动,对贩号嫌疑人严加盘查和管控,形成了常态化的高压打击态势。

打击"号贩子"是一场竞速战,要始终走在"号贩子"前面,不断发现问题,及时堵上漏洞;这是一场持久战,要建立打击"号贩子"的长效机制,始终保持高压态势;这是一场攻坚战,只有始终坚持标本兼治的工作方向,集结各方力量的通力配合,对内部倒号行为零容忍,对外部贩号行为严打击,才能最终赢得这场战役。

二、医院应急处置管理

据 2016 年 11 月"第二届中国医疗法治论坛"数据显示,2016 年全国发生典型暴力伤医案例 42 起,共导致 60 余名医务人员受伤或死亡,涉及的医闹人员达 230 人,医患纠纷形势依旧严峻。据统计,医患冲突事件所涉科室排名前 3 位的分别是急诊科、外科、内科。因为其医疗难度较大,病情变化快,疾病本身和医疗过程所引发的不良后果概率较高。研究显示,恶性伤医事件大都不是由医疗纠纷造成的,诊疗结构和期待落差大成为暴力伤医的导火索,对治疗方案、治疗效果、检查结果等不满意迁怒医师的占八成以上。

医患纠纷的处置涉及的部门很多,如涉事科室、安全保卫部门、专业医疗纠纷处置机构、第三方调解机构以及警方,医院应建立切合实际的医患纠纷处置流程,以确保涉医暴力事件得到有效处置。

三、医院安全生产管理

近年来,安全生产形势越来越严峻,医院安全生产管理越来越受到重视。医院安全生产管理是为了实现医院安全生产管理的目标,运用现代安全生产管理的理念、原理、方法和手段,采取有效的管理措施,来解决和消除医院各种不安全因素,防止各种事故的发生,保护医院职工和患者的生命、财产安全。

医院安全生产管理体系包括组织管理、教育培训、监督检查、隐患整改、事故处理与责任追究等内容。非医疗安全生产工作涉及的管理内容包括治安保卫、消防安全、危险化学品管理和后勤综合保障 4 个方面。

(一)消防安全管理

医院是消防安全重点保护单位,一旦发生火灾,造成的社会影响和后果将非常严重。随着医疗服务需求的加大,大型医院住院楼高层化已成为迫不得已的选择,但高层建筑发生火灾,扑救和疏散逃生都非常困难。医院人流密集、流动量大,这其中又有很多门诊患者和住院患者行动困难或无行动能力,增加了灾后逃生难度。医院内大型医疗和电气设备众多,在诊断、治疗过程中使用多种易燃化学品,一旦失火,很容易造成群死群伤的恶性事故。

医院内部消防安全管理基本模式:单位法人为第一责任人(按安全生产法"党政同责,一岗双责"的要求,书记也应是第一责任人),要对本单位的消防安全工作全面负责。消防安全分管院领导为主要负责人,分管其他工作的领导和各业务部门,要对分管业务范围内的消防安全工作负责;科室或部门领导,要对本科室、部门的消防安全工作负责,形成纵横交错的消防安全管理网络。

消防管理必须加强对消防安全重点部位的管理,采取有针对性的保护措施,才能有效避免火灾的发生,限制火灾蔓延的范围,避免重大伤亡事故的发生。消防安全重点部位包括以下部位:容易发生火灾的部位(施工作业场所、危化品和易燃易爆品存储处等),发生火灾后对消防安全有重大影响的部位(变配电站、消防控制室、消防水泵房等),性质重要、发生事故影响全局的部位(电子计算机房、锅炉房等),贵重医疗设备集中的部位,人员集中部位(门诊、病房等)。

医院消防重点部位确定以后,应从管理的民主性、系统性、科学性着手做好制度管理、立牌管理、教育培训管理、档案管理、日常管理、应急管理等六个方面,严格落实消防片区责任制,切实完成消防安全教育培训,严格执行日巡月检、隐患排查、消防控制中心管理、消防设施器材维护管理、用火用电安全管理、易燃易爆危险物品和场所防火防爆管理、煤气电气设备管理等制度,组建志愿消防队,建立微型消防站,定期组织开展灭火和应急疏散演练,完善消防奖惩机制,以保障医院的消防安全。

(二)安全生产监督管理

除去安全保卫部门直管的治安保卫和消防安全外,还需对医院的设备安全(特种设备、防雷设备、公务用车等)、运行控制安全(医用气体、用电管理、空调系统、二次供水、食品安全等)、危险化学品安全等进行安全生产监管。危险化学品和特种设备是近年来安全生产重点监管内容,污水处理系统属于环境保护的重点监管内容,下面对这3部分内容进行重点介绍。

1.危险化学品

危险化学品是指具有毒害、腐蚀、爆炸、燃烧、助燃等性质,对人体、设施、环境具有危害的剧毒化学品和其他化学品。依据国家质量技术监督局发布的国家标准将危险化学品分为8类21项。

医院涉及的危险化学品百余种,临床主要使用乙醇、气瓶、液状石蜡等,教学主要使用甲醛、乙醇、甲醇等,科研主要使用乙醚、正己烷、乙酸乙酯等,后勤主要使用盐酸、油漆等。

医院需对危险化学品从采购、存储、使用、废弃物暂存处置等方面进行管理。采购需满足证照齐全,具有《安全技术说明书》,实行采购与监管双审机制,临床科室按需申报。存储需满足双人双锁、卡账物相符、双人双签、分类存放等。使用需满足岗前培训,穿戴防护用具按规程操作,未使用完的要及时入库等。废弃物暂存要满足分类存放,明确张贴标识标牌,加强对存放空间的管理等,统一交由有资质的机构处置。

2.特种设备

特种设备是指涉及生命安全、危险性较大的承压类特种设备和机电类特种设备。医院涉及的特种设备一般有锅炉、压力容器(气瓶、液氧罐、消毒灭菌设备、医用氧舱)、压力管道、电梯(直梯、扶梯、消防电梯)、机械式停车设备等。

基本要求。①使用取得许可生产并经检验合格的特种设备,禁止使用国家明令淘汰和已经报废的特种设备。②特种设备使用单位应当在特种设备投入使用前或者投入使用后 30 日内,向负责特种设备安全监督管理部门办理使用登记,取得使用登记证书;在检验合格有效期届满前 1 个月向特种设备检验机构提出定期检验要求。登记标志和定期检验标志应当置于该特种设备的显著位置。③应当设置特种设备安全管理机构,或者配备专职的、取得相应资质的特种设备安全管理人员和作业人员。④建立岗位责任制、隐患治理、应急救援、维护保养等的安全管理制度,操作流程和应急预案,建立特种设备安全技术档案、安全检查台账,保证特种设备安全运行。

3.污水处理系统

医院污水属于生活污水的范畴,除具有生活污水的基本特征外,最大的特点是生物性污染严重,水中含有大量的病毒、病菌、寄生虫卵等,直接排入水体将对人类健康带来严重后果。

医院污水处理方法很多,可用物理方法去除污水中漂浮物或悬浮物(一级处理)。然后,利用好气性微生物群自身的新陈代谢,使有机物分解、氧化(二级处理)。要求高的地区除了一级、二级处理外,还需经过混凝、过滤、活性炭吸附、离子交换法等进一步去除水中的溶解性、悬浮性胶状物质,最后还须进行消毒处理以杀死病原微生物。

基本要求:①建立污水处理管理组织机构及岗位职责,制订安全管理、运行台账、水质检测、维护保养制度等,并完善相关记录;②污水处理设备运行应按照生产厂家提供的技术资料和技术参数编制操作规程;③作业人员严格按照地方、行业排放标准及操作规程进行处理,严禁违规作业、违规排放。

(陈倩莹)

第二节　医院营养和膳食管理

为顺应医院管理的改革和现代化医院的发展,医院膳食管理已成为现代化医院建设中不可缺少的组成部分,而医院膳食管理水平的高低,对医院的医疗质量有不可估量的后台促进作用,因此,提高医院膳食管理水平尤为重要。医院膳食管理是一项任重而道远的长期工作,需要每一位员工的共同参与支持,而各层面的管理者的细节管理将使管理更加有效。这就需要转变传统经验型、非专业化的医院膳食管理模式,有效解决医院膳食管理中出现的问题,提升医院膳食管理成效,提供更优质高效的服务。

一、概念与内涵

膳食是为满足营养需要而经胃肠道摄取的饮食及其营养制剂。而根据人体的基本营养需要和各种疾病的治疗需要而制订的、为住院患者提供的各种膳食统称为医院膳食。医院膳食是存在于医院中为患者及其家属提供饮食的团体膳食,它首先是团体膳食中的一部分,它具有普通食堂的特点——为普通人(消化功能正常、无饮食禁忌的患者)提供普通膳食,但它有别于普通单位食堂、学校食堂,也有别于普通的餐饮企业,具有其独特的特点——为患者提供可辅助其疾病治疗的治疗膳食。医院的膳食种类很多,通常可分基本膳食(普通、软食、半流质、流质),治疗膳食(高热量、高蛋白质、低蛋白、低脂肪、低胆固醇、低盐、无盐低钠、少渣、高膳食纤维、要素膳),特殊治疗膳食(糖尿病、低嘌呤、麦淀粉、低铜、免乳糖、急性肾衰竭、肾透析、肝功能衰竭膳食等),试验膳食(潜血、甲状腺摄^{131}I、内生肌酐清除率、胆囊造影膳食等)以及儿科膳食(婴儿膳食、儿科基本膳食、儿科治疗膳食)等。

医院膳食管理是根据医院膳食的设计、制作生产的规律和要求,制订可行的规章制度和计划,提高科学合理的工作措施和方法,把相关的人力、物力和财力有机结合,发挥最大作用,获得最高效率,实现最大效益的活动。医院膳食管理从饮食医嘱下达、设计营养治疗方案、编制食谱、采购食品原料、加工烹饪,直至分发到病房的患者,是一项十分复杂而又细致的工作,整个过程衔接紧密,环环相扣,一环有问题,全局受影响。只有通过严密而有效的科学管理,才能使工作有条不紊,效率高,实现临床营养治疗的目的。做好医院膳食管理是医院营养膳食科的重要职责,也是现代医院管理的必然要求。随着现代化社会中医院的先进技术和现金的管理应用以及人民生活水平的提高,要求多元化服务的需求也越来越多,医院膳食的管理水平在不断提高。

二、模式与现状

医院膳食的服务对象不同于普通的团体膳食系统,它的服务对象主要是院内就餐的患者、家属和职工。高质量的医院膳食供应保障首先需要保证医院就餐人员在食用医院膳食时是卫生安全的,不会引起食源性疾病;其次就餐人员所摄入的膳食能满足其自身的营养需求。既安全又营养的医院膳食是医院膳食管理所追求的食品质量。然而,在实际工作中发现要真正做好这两方面的工作有相当难度,纵观国内医院膳食管理,二者完美结合的模式并不多见。国内营养膳食科的工作方式一直没有固定的模式,各地区、各级医院差别很大。大部分医院自行管理患者食堂,为患者进行营养配餐。为完成一系列工作,医院需要配备大量相关工作人员,由管理员、会计、采购员等组成管理组,由营养师组成的营养治疗组,由厨师、厨工组成的烹调组,由配餐员组成的配餐组。该工作接触面广,任务复杂,患者流动性大,治疗饮食种类繁多,对于医院管理者及营养科实施人员都是一个巨大的挑战。也有部分医院将管理膳食工作逐渐社会化,医院将膳食管理承包给社会单位,承包单位以赚钱为目的,减少操作步骤,降低饮食质量,使得患者的利益受到侵害,影响临床营养治疗效果。还有部分医院使用一种以基于IC卡的膳食管理软件,但IC卡重复使用交叉感染的问题、信息不对称和不及时等,易导致医嘱更新滞后,收费不及时,核算出错等,引起医疗差错。因此作为现代医院后勤管理重要组成部分,如何加强医院膳食管理,提高其对临床工作的辅助作用,已被提到议事日程上来。

近年来,随着经济的迅猛发展和医疗需求的急剧变化,许多发达国家的医院已建立健全医院现代化评价指标。国外医院医疗管理的目标是:降低医疗成本,提高医疗服务水平,降低住院日。为达到这一系列目标,医院对于辅助患者治疗的营养膳食科均做了重大调整。首先是强化了医院营养膳食科在医院整体医疗中的作用。其次是高度发展医院信息化建设。通过信息化整合膳食管理流程,将医院膳食管理工作做到细致、规范和全面。

近年来,虽然医院膳食管理有所发展,但发展水平不高,在卫生行政和医院管理者中尚未全方位普及,还有很多制约医院膳食管理发展的困难亟待解决。如何建立和实践科学的医院膳食管理模式是一个巨大的挑战。而做好现代医院膳食管理不能局限于传统经验的总结、改进,而是应当广泛地交流、学习先进的膳食管理理念。而通过学习发达国家的医院管理经验,结合国内具体情况,引入现代化的医院膳食管理方法,则是一条有效的途径。使医院营养膳食科步入有责任、有激励、有约束、有竞争、有活力的管理轨道。

三、医院膳食供应保障要点

作为后勤保障部门,所有工作都是围绕如何为一线部门及时提供所需为核心,所以膳食供应是最基本也是必不可少常态性保障部门。医院越大,医疗技术要求越高,所包含的部门也越多,如何保障所有部门人员不同形式的进餐需求,是医院膳食供应工作的重点和难点。而中央厨房的出现解决了供餐的一系列难题,整合资源,以点概面,保障医院膳食供应。中央厨房实行计算机网络化管理,从库房管理、菜品制作、营养分析、财务报告等各个部分严格把关,不但很大程度上提高工作效率,使各个环节工作流程清晰明朗,而且节省人力、物力,增加了经济效益。中央厨房的建成使医院膳食供应逐步走向集约化、规模化、标准化、智能化的发展模式,为院内病员以及职工提供良好的就餐条件,高品质安全的和科学营养的食物,同时科室服务范围也从单纯的医院供膳拓展到社会化服务的全方位领域,是实践医院膳食管理信息化的基本保障。

医院营养膳食科从原材料采购、食谱制订、烹调制作到饮食发放等环节均应给予重视。而膳食供应流程环环相扣,需仔细严密地把握每一个环节保障医院膳食供应。

(一)食品原料

原材料的安全、新鲜是医院膳食质量保证的基础。首先,要加强对食品原料采购的监督控制,建立完整的从采购到消耗使用的监控制度;其次,加强食品原料的溯源和索证工作,保证购进原料有明确的质量标准,符合国家或企业标准;再次,加强对食品原料的检验,感官检验是简单有效的方法,包括看色泽、现状、嗅气味、触硬度和弹性,鉴别新鲜程度和是否变质,以及有毒有害物质。采购员做好采购工作,并将进货交予保管员验收入库。保管员做好各类食材的分类存放和保管,定期清点盘库,并完成会计工作。

1.采购

首先,原材料通过医院招标比选后的协议商家和设备部提供。设备部主要供应非食品类的常用、非常用物资,而科室协议商家主要负责供应生鲜、粮油、干杂等与食品有直接关联的物资。其次,计划部门根据大数据分析并结合医院内部人员变动情况规划原料的供应和依据合理计划原料;库房根据科室使用需求定期对物资进行申购并储存。

2.验收

根据验收制度对原材料进行检验,并规范商家按照制度进行供货,所有验收数据每天记录并上交质控存档;验收人员参与原料加工工作,便于二次验收。

3.储存

根据食品属性,即自身质地和保鲜要求等,按照干藏、湿藏、冻藏等方式有计划、有目的地储存。

(二)食谱设计

食谱设计是保证膳食质量的关键,制订符合患者需要,又易于被患者接受的食谱一直是营养科的工作重点之一。具体包括如下要点。

(1)营养师在设计食谱时,了解患者的病情和治疗要求、营养状况、饮食习惯等特点,使提供的膳食既符合营养支持和治疗要求,又可以满足患者的喜好,真正体现个性、多样的人性化服务。

(2)密切关注餐饮价格和市场原料供应价格,使供应膳食符合成本核算要求。

(3)了解厨房的人力、物力,减少膳食制备要求与人力配备之间的矛盾,保证厨房工作有序进行。

（4）食品注意色、香、味、形和多样性，以及刀功、烹饪方法的多样性，使就餐者产生食欲，乐于进食。

（5）要考虑不同疾病对于饮食的影响，制订的食谱要有利于消化吸收，既使食物能使患者有饱足感，又要考虑胃肠道的耐受能力，油腻或刺激性食品应尽量少用，宜与清淡食品配合。

（6）对胃纳小、食欲差的患者，采用加餐增加营养素和能量的摄入。

（三）操作规范

保证各类膳食合理，科学配制与烹饪；严格遵守执行饮食医嘱，不随意改动；保证各种膳食质量符合成本核算，以及食物的色香味形和营养标准；严格执行食品卫生法规，保证食品卫生制度的落实；要求营养治疗膳食制作间的称重、配制设备齐全；厨房各灶位有专人负责检查，设立记录日志；财务制度手续健全，对患者膳食收费合理。其操作主要包括主、副食的加工和灶台烹调制作。主食的操作常规主要包括粥、米饭、花样面食及成品的制作鉴定和生产。副食品的操作常规包括预处理、清洗、切碎、称重、凉拌菜和水果消毒、荤菜清洗处理切割。烹饪操作必须按食谱制作，不准随意更改。

操作规范一旦制订，需定期对食堂工作人员进行培训考核，不定期抽查，确保饮食安全。

（四）供餐服务

配餐员根据饮食医嘱按时、准确、热情地将饮食送到病房。此外，科室值班人员需在规定时间到岗，监管饭菜质量，检查营养食堂卫生情况，监管配餐员着装及送餐情况，抽检餐盘数量及卫生，处理开饭过程中遇到的突发情况，记录当天食材（蔬菜、肉类、豆类、水果）送达的种类及时间等，以确保饮食质量和服务质量。

四、医院膳食安全

医院膳食安全的定义很广，主要分为卫生安全和营养安全。具体包括了工作人员健康、操作行为规范、原料安全、生产环境安全、生产设备安全、食品存放安全、售卖过程安全、就餐人员健康、送餐人员安全、餐品回收安全等。而这一系列的过程中若有一项存在隐患，就会在下一个环节中被放大，甚至会造成食品中毒或一系列的严重后果。同时，医院膳食安全并不是掌握在某一个部门或某一个人手中，而是掌握在所有参与工作的人员手中，如果不树立正确的安全观念，是无法将安全落到实处的。所以，医院膳食安全是一项具有普遍性、长期性的工作。

（一）卫生安全

医院膳食安全首先是要保证医院就餐者在食用医院膳食时是卫生安全的，不会引起食源性疾病。要做到医院膳食卫生安全，医院营养膳食科必须要制订严格的、符合实际的医院膳食卫生规章管理制度，包括对营养专业人员制订食品卫生监督检查制度及食品尝检留样制度，切实保证食谱制订的安全。对食材采购员和食品保管员制订食品采购保管制度，从源头保证原料采购的安全。对厨师和配餐员制订厨具、餐具及整个工作环境的卫生清洁消毒制度，保证厨房的操作规范安全。要严格要求个人卫生及各个环节的卫生状况，确保医院的膳食安全。

在食品卫生危害中，食物中毒是最普遍、最主要的危害，其中由细菌造成的中毒事故占绝大多数。可见食品的卫生管理，重点是对微生物污染的控制。管理者引入世界上最科学的食品卫生安全控制系统——危险分析与关键控制点理论，根据医院膳食的特性，分析在整个管理过程中可能危险的环节，并找出关键控制点进行控制。

在关键控制点具体控制过程中，要真正做到医院膳食卫生安全，重点应放在一线职工方面，教育他们危险因素是什么,如何防止交叉污染,如何从合格的供应商处进货等。为此管理者应该花费较多时间和精力研究如何有效地对员工进行培训,有效地纠正员工的不良行为习惯,更好地通过主动的预防机制达到食品安全控制的目的。然而在从业人员流动率较高、员工文化程度较低的情况下进行人员培训,是实施医院膳食安全质量管理的最大挑战。因为在医院膳食加工过程中,涉及的食品安全方面因素较多,对员工知识面要求是比较高的。为此管理者通过对不同岗位进行有针对性的培训和管理,对重点岗位采取资质认定,制订入岗的职业标准等措施来提高培训的质量。

(二)营养安全

近年来我国居民膳食结构发生的重大变化,人们有目共睹。粮食消费量逐年下降,而动物性食物逐年上升,正在向西方膳食模式靠拢。这种由社会发展、经济、生活方式等转变为基础的营养转变及其所带来的一些健康问题,目前在我国正以迅猛的速度发展。在我国经济快速发展的20年间,超重、肥胖、糖尿病、癌症等的发生成倍增加,但整个人群贫血的发病率、微量营养素缺乏以及儿童、青少年营养不良的发生率等问题并没有成倍降低,反而有所增加。

医院膳食是根据疾病的病理特点,按不同的疾病制订符合其特征的饮食治疗方案和由特定的饮食配方而制作的饮食。医院患者在住院期间所摄入的膳食必须配合住院患者的临床治疗要求,满足患者的疾病和健康需求。而膳食中的化学物质是营养素还是毒素,往往和它的含量有关。这个概念对抵抗力普遍低下的住院患者更是重要。比如,40 g蛋白质可能对正常健康人是一个不足的量,但是对于肾衰竭的患者将可能会导致病情加重,甚至死亡。这就要求给患者的营养配方一方面必须符合病情,另一方面必须随着病情的变化做相应的调整以满足患者不同阶段的需要。

（陈倩莹）

第十五章 健康管理

第一节 健康教育与健康促进的基本概念

一、健康教育

健康教育是通过有计划、有组织、有系统的社会和教育活动,促使人们自愿地改变不健康的行为和影响健康行为的相关因素,消除或减轻影响健康的危险因素,预防疾病,促进健康和提高生活质量。

健康教育的核心问题是促使目标人群改变不健康的行为和生活方式,采纳健康行为;健康教育的对象是人群;健康教育的干预活动应建立在调查研究基础之上;健康教育的干预措施主要是健康信息的传播。

行为和生活方式是人类健康和疾病的主要决定因素之一。许多不健康的行为和生活方式因受生活条件、社会习俗、文化背景、经济条件、卫生服务等的影响,导致改变行为和生活方式是一个艰巨的、复杂的过程。为此,要采取各种方法帮助群众了解他们自己的健康状况并做出自己的选择,以改善他们的健康。同时还必须增进健康行为的相关因素,如获得充足的资源、有效的社区开发和社会的支持及自我帮助的技能等。因此,健康教育必须是有计划、有组织、有系统的教育过程,才能最终达到预期的目的。

健康教育可分为专业性健康教育和普及性健康教育。专业性健康教育是由健康教育专业机构的公共卫生医师承担,普及性健康教育主要是由医疗卫生机构中的医务人员、担负基本公共卫生服务任务的基层卫生工作者和社会工作者等承担。

迄今为止,仍有不少人把健康教育与卫生宣传等同起来。无疑,通过健康信息的传播和教育提供基本知识与技能来武装个体、家庭和社区,使其做出更健康的选择是十分必要的,但当个体和群体做出健康选择时,更需要得到物质的、社会的和经济环境的支持,如积极的政策,可获得的卫生服务,没有这些条件要改变行为是困难的。因此,卫生宣传仅是健康教育的重要手段,如果不能有效地促使群众积极参与并自觉采纳健康行为,这种健康教育是不完善的。健康教育应是包含多方面要素的系统活动,例如,仅仅告诉群众什么是健康行为,这不是健康教育,健康教育应提供改变行为所必需的条件以促使个体、群体和社会的行为改变。

二、健康促进

健康促进是健康教育的发展和延伸。关于健康促进,世界卫生组织的定义是,"促使人们维护和提高他们自身健康的过程,是协调人类和环境的战略,它规定个人与社会各自所负的责任"。这一定义表达了健康促进的目的和哲理,也强调了其范围和方法。劳伦斯·格林教授等则认为:"健康促进是指一切能促使行为和生活条件向有益于健康改变的教育与生态学支持的综合体。"在这一定义中,健康教育在健康促进中起主导作用,这不仅是因为健康教育在促进行为改变中起重要作用,而且它对激发领导者拓展健康教育的政治意愿、促进群众的积极参与以及寻求社会的全面支持、促成健康促进氛围的形成都起到极其重要的作用。政府的承诺、政策、法规、组织和环境的支持以及群众的参与是对健康教育强有力的支持。如果没有后者,健康教育尽管能在帮助个体和群体改变行为上做出努力,但显得软弱无力。1995年世界卫生组织西太区办事处发表的《健康新视野》提出,"健康促进指个人与家庭、社区和国家一起采取措施,鼓励健康的行为,增强人们改进和处理自身健康问题的能力"。在这个定义中,健康促进是指改进健康相关行为的活动。

(一)健康促进的行动领域

首届国际健康促进大会上通过的《渥太华宪章》将5个方面的活动列为优先领域。

1.制定健康的公共政策

政策是一项健康投资和确保人类和社会可持续发展的机制,也是确保平等获得健康条件的机制。它包括政策、法规、财政、税收和组织改变等。第八届全球健康促进大会提出要"将健康融入所有的社会政策之中",就是要求要全面考虑社会政策对健康的影响,避免有损于健康的政策,以促进人们的健康及社会公平。

2.创造支持性环境

环境与健康休戚相关。政府应帮助创造安全、舒适、满意、愉悦的工作、生活和休闲条件,为人们提供免受疾病威胁的保护,促使人们提高增进健康的能力。

3.强化社区行动

健康促进工作要立足于社区,发动社区的力量,利用社区的资源,其中社区群众的参与是社区行动的核心,要让群众参与社区健康问题的诊断、确定优先项目、做出决策、设计策略及其执行,以提升群众的积极性和责任感。

4.发展个人技能

通过提供健康信息、健康教育和提高生活技能以支持个人和社会的发展,这样做的目的是使群众能更有效地维护自身的健康和他们的生存环境,并做出有利于健康的选择。

5.调整卫生服务方向

世界卫生组织提出:"卫健委的作用不仅仅提供临床和治疗服务,而必须坚持健康促进的方向。卫生系统的发展必须由初级卫生保健原则和有关政策推动,使其朝着改善人们健康的目标前进。"同时指出,卫健委要"立足于把完整的人的总体需求作为服务内容"。此外,健康促进也明确卫生服务中的责任要求个人、社区组织、卫生专业人员、卫生服务机构和政府共同承担。

(二)健康促进的三项基本策略

《渥太华宪章》指明了健康促进的基本策略。

1.倡导

倡导政策支持,卫健委门和非卫健委门对健康负有责任,要努力满足群众的需求和愿望,积极提供支持环境和方便,将促进卫生资源的合理分配并保证健康作为政治和经济的一部分;社会各界要强化对健康措施的认同;卫健委门要积极调整服务方向;激发社会和群众对健康的关注,并做出健康选择,从而创造有利于健康的社会经济、文化与环境条件。

2.赋权

帮助群众具备正确的观念、科学的知识和可行的技能,激发其朝向完全健康的潜力,促使他们获得能够明智地、有效地预防疾病和解决个人和群体的健康问题的能力,从而有助于保障人人享有卫生保健及资源的平等机会。

3.协调

协调不同个人、社区、卫生机构、其他社会经济部门、地区行政机构、非政府与志愿者组织等在健康促进中的利益和行动,发展强大的联盟和社会支持体系,以保证更广泛、更平等地实现健康目标。

综上所述,健康促进的概念要比健康教育更为完整,因为健康促进涵盖了健康教育和生态学因素。健康促进是健康教育发展的结果。健康促进是新的公共卫生方法的精髓,是"健康为人人"全球战略的关键要素。当然,实现这个意义上的健康促进不可能是某一组织、某一部门的专业活动能够得以实现的,还需要全社会的共同努力。

(陈倩莹)

第二节　健康教育的模式

健康教育模式是健康教育活动的指南,是评估健康需求、实施健康教育计划、评价健康教育结构的理论框架,可帮助理解和分析行为变化的过程。当前,健康教育模式有以下 3 种。

一、健康信念模式

健康信念模式是迄今用来解释个人信念如何影响健康行为改变的最常用的模式。此模式是1958 年由霍克巴姆提出,后又经贝克等社会心理学家修改完善。贝克认为信念是产生行为的最重要的成分。

(一)健康信念模式的组成

健康信念模式(图 15-1)主要由 3 部分组成:个体对疾病的认知;行为的影响及制约因素;提示因素。

1.健康信念

健康信念即个体对疾病威胁的认知,是运用社会心理方法解释健康相关行为的理论模式。健康信念模式认为,人们要采取某种促进健康的行为或戒除某种危害健康的行为,必须具备以下方面的认知。

(1)对疾病严重程度的认识:指个体对罹患某种疾病严重性的看法,包括人们对疾病引起的临床后果的判断,如死亡、伤残、疼痛等。

(2)对疾病易感性的认识:指个体罹患某种疾病可能性的认识,包括对医师判断的接受程度和对自身疾病发生、复发可能性的判断等。

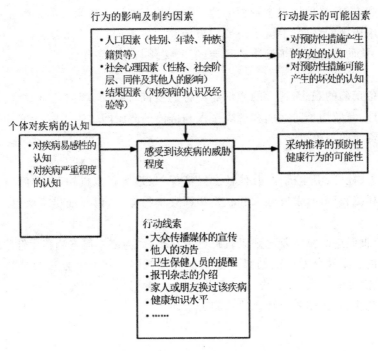

图 15-1　健康信念模式

（3）对行为有效性的认识：指人们对采取或放弃某种行为之后，能否有效降低患病危险性或减轻疾病后果的判断，包括减缓病痛、减少疾病产生的社会影响等。只有当人们认识到自己的行为有效时，人们才能自觉采取行为。

（4）对采取或放弃某种行为障碍的认识：指人们对采取或放弃某种行为所遇困难的认识，如费用的高低、方便与否等。只有当人们对这些困难有足够的认识之后，才能巩固和维持行为。

人们对某一疾病的易感性及严重性认识越深，对健康行为的益处信念越强，采纳健康行为的障碍越少，越容易采取医护人员所建议的预防性措施。

2.行为的影响和制约因素

行为的影响和制约因素包括人口学特征（如年龄、性别、种族、籍贯等）、社会心理学因素（如个性、社会阶层、职业、教育程度等）及知识结果因素（如关于疾病的知识、以前患此病的经验等）。

3.提示因素

提示因素即诱发健康行为发生的因素，包括自身躯体症状、他人的提醒、周围同事或朋友患病、医师的建议等。提示因素越多，人们采纳健康行为的可能性越大。

（二）健康信念模式在健康教育中的应用

健康信念模式最初用来解释为何有些人拒绝采取某些有利于健康的行为，如戒烟、参加肺结核早期筛查等。现被广泛应用于各种短期、长期健康危险行为的预测和行为改变上。如指导护士从影响公众的健康信念入手，利用手册、电视、报纸杂志等媒体宣传预防疾病的知识与方法，以帮助其形成正确的健康知识，增强其健康信念，使其积极主动的采取预防性措施，从而达到预防疾病的目的。

二、健康促进模式

20世纪80年代,美国护理学者娜勒·潘德提出了健康促进模式(health promotion model, HPM)。此模式主要用于全面预测个体及家庭护理中的健康促进行为及相关研究,强调认知因素在调节健康行为中的作用。

(一)健康促进模式的组成

健康促进模式(图15-2)主要由3部分组成,包括认知因素、修正因素及提示因素。

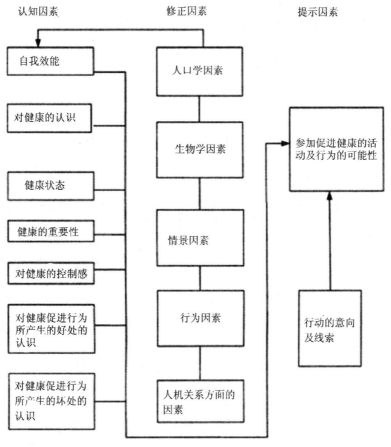

图 15-2 健康促进模式

1.认知因素

认知因素是指能否激励人们采取某种健康行为的因素,包括感知健康的重要性、感知对健康的控制、感知自我有效性、感知健康的定义、感知健康状态、感知健康促进行为的好处及感知健康促进行为的障碍等七个方面。

2.修正因素

修正因素包括人口统计学因素、生物学因素、人际关系的影响、情景因素、行为因素等。

3.提示因素

提示因素是指身体内在的征兆或环境信息,如自身躯体症状、报纸杂志的宣传、卫生保健人员的提醒等。

(二)健康促进模式在健康教育中的作用

了解当地居民的认知因素、修正因素及提示因素,采取有针对性的措施是健康促进活动成功的关键。促进健康模式可以应用于测试不同人群的健康行为,以指导个体及家庭采取促进健康的活动。

三、保健教育过程模式

保健教育过程模式也称格林模式,主要用于指导卫生保健人员鉴别影响人们决策和行为的因素,帮助制定适宜的规划、计划和行为干预措施,由美国学者劳伦斯·格林提出。

(一)保健教育过程模式的组成

保健教育过程模式(图 15-3)主要由 3 个阶段、7 个步骤组成。

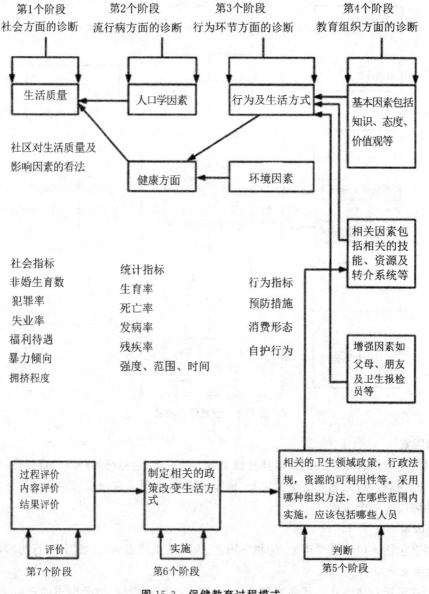

图 15-3　保健教育过程模式

1.评估阶段

评估阶段又称诊断阶段,包括社会方面的评估、流行病学方面的评估、行为及环境方面的评估、教育及组织方面的评估、行政管理及政策方面的评估。

(1)社会方面的评估:即了解和确定社区人群的健康需求和生活质量。通过调查、收集社区居民的经济水平、人口学特征、生活状况(如住房、供水、燃料、人均收入)等,了解个人、家庭或社区的生活质量及其影响因素。

(2)流行病学方面的评估:即通过流行病学的调查,找出人群特定的健康问题的过程,如发病率、病死率、伤残率等流行病学资料。

(3)健康相关行为及环境方面的评估:即对健康相关的行为与环境进行评估,包括生活方式、疾病的预防行为及物理、社会等环境因素。环境因素主要是指那些来自外部,超出个人能力之外,但是能影响或促进某些行为,并对人们健康产生影响的社会和自然因素。

(4)教育及组织方面的评估:保健教育模式将其分为3类,包括倾向、促成及强化因素。倾向因素指有助于或阻碍动机改变的因素,包括知识、态度、信仰、对健康行为或生活习惯的看法等;促成因素指支持或阻碍行为改变的因素,如技能、资源等;强化因素指对于健康行为改变后各方面正性和负性的反馈,如朋友、同事的鼓励等。

(5)行政管理及政策方面的评估:即判断、分析实施健康教育或保健计划过程中行政管理方面的能力、相关资源、政策方面的优势与劣势等。

2.执行阶段

执行阶段指执行教育/环境干预中应用政策、法规和组织的手段。该模式强调在项目计划实施中要充分发挥政策、法规和组织的作用。具体实施工作包括5个环节,即制定时间表、控制实施质量、建立实施的组织机构、配备和培训实施工作人员、配备和购置所需的设备物品。

3.评价阶段

评价阶段包括3个时期的评价,即近期评价、中期评价和远期评价。近期评价着重于近期影响,包括知识、态度、资源等的评价;中期评价主要着重于行为目标能否达到,环境是否得到改善;远期评价主要注重于成本-效益评价,着重于能否达到相应指标,如病死率、发病率的变化等。

一项健康教育活动要取得成功,必须经过多层次、多方位的评估,才能根据服务对象的实际需要制定具有针对性、实用性的教育计划。

(二)保健教育过程模式在健康教育中的作用

保健教育过程模式常用于指导健康教育和健康促进计划或规划的制定、实施及评估。该模式的特点是从结果入手。因此在制定计划或规划前,要明确为什么要制定该计划,并对影响健康的因素做出诊断,从而帮助确立干预手段和目标。

(陈倩莹)

第三节　健康教育的基本程序

健康教育是一项系统的教育活动,必须遵循一定的规律、原则和科学的程序才能达到健康教育目的,促使个体和群体改变其不健康的行为和生活方式。

健康教育是一项复杂的、连续不断的过程,其包括 5 个步骤,即评估学习者的学习需要、设立教育目标、制定适宜的教育计划、实施教育计划和评价教育效果。

一、评估学习者的学习需要

评估是制定健康教育目标和计划的先决条件,同时也是健康教育的准备阶段,其目的是为了了解健康教育对象的学习需要、学习准备状态、学习能力及学习资源。

(1)评估学习者的需要及能力:在健康教育前,应了解学习者的基本情况,如学习者的年龄、性别、教育程度、学习能力及健康知识和健康技能的缺乏程度等,然后根据不同的学习需要及特点来安排健康教育活动。

(2)评估学习资源:健康教育前需要评估达到健康教育所需要的时间、参与的人员,有关教学资料及设备(如健康教育小册子、幻灯片)等。

(3)评估准备情况:进行健康教育前,教育者应对自己的准备情况进行评估,为自己做好充分的准备。包括计划是否周全、教具是否齐全、备课是否充分等。

二、设立教育目标

教育目标的设立是健康教育中的一项重要内容,明确教育的具体目标有助于教育计划的实施,也是评价教育效果的依据。健康教育目标也是评价健康教育效果的标准。

(1)目标必须有针对性和可行性:制定目标时应了解学习者对学习的兴趣与态度、学习者的能力及相关的支持系统等,以便制定切实可行的目标。

(2)目标必须具体、可测、可观察:目标越是具体、可测、可观察,则越具有指导意义设立的教育目标应具体表明需要改变的行为,以及要达到的目标的程度等。例如,以进行戒烟教育为例,可写成每周减少 2 支烟。

(3)目标必须以学习者为中心,健康教育目标的制定必须尊重学习者的意愿,学习者和亲属必须参与目标的制定。

三、制定适宜的教育计划

完善的教育计划是实现目标的行动纲领。一个好的教育计划可以使工作变得有序,减少不必要的重复性工作。

(1)明确实施计划的前提条件:根据设立的目标制定计划,列出实现计划所需的各种资源,可能遇到的问题和障碍,找出相应的解决方法,从而确定计划完成的日期。

(2)将计划书面化、具体化:健康教育计划应有具体、详细的安排。实施教育活动前,应对教育所需的设备和教育资料等都有详细的计划,包括教育活动的时间、地点、方法,教育活动的内容及参与人员等。

(3)完善和修订计划:计划初步完成后,应进一步调查研究,提出各种可供选择的方案,使计划更加切实可行。

四、实施教育计划

实施健康教育计划是整个教育活动中最重要的一个环节。在实施计划前,应对实施健康教育的人员做相应的培训,使之详细了解目标、计划和具体的任务。实施计划过程中,教育者要及时了解教育效果,定期进行阶段性的小结和评价,以保证计划的顺利实施,讨论计划完成后,应及时进行总结。

五、评价教育效果

教育活动中进行评价的目的是为了了解教育效果,完善和改善教育计划以满足公众的健康需要,它贯穿于教育活动的过程,是整个活动中不可或缺的一个环节。

健康教育的评价方法主要有阶段性评价、过程性评价和结果性评价。其评价内存包括:教学目标是否切合实际、是否能到教学目标、计划执行的效率和效果、教育计划是否需要修订等。

（陈倩莹）

第四节　健康教育的方法

健康教育的方法有多种,根据教育的目的,可选择适当的教育方法。不同的教育方法具有不同的效果,教育者可通过应用讨论、讲授、个别会谈、提供试听教材和阅读资料等方式来增加学习者的知识;为改变学习者的态度,教育者可应用小组讨论、角色扮演等方式;如要帮助学习者获得某种技能则可采取实践练习等方式,具体如下。

一、讲授法

讲授法是最常用的健康教育方法。这种方法主要是通过课堂讲授的形式向学习者传授知识,为改变学习者的观念、态度及行为打下基础。

(一)特点与适用范围

讲授法是一种正式、传统,最为常用的健康教育方法。此法容易组织,能在有限的时间内,较系统、完整地传授知识,从而有利于健康教育活动的开展,适用于各种大小团体需要了解某种知识时。但需注意,此法不利于学习者主动学习,且学习者的个人语言素养等对教学效果有较大的影响。

(二)实施方法与注意事项

(1)做好充分准备:在举办讲座前应了解学习者的人数、教育程度、执业等基本资料,以便有针对性地进行备课。

(2)完善讲授环境:举办讲座时应提供安静、光线充足、温度适宜和教学音响设备良好的学习环境,尽量避免噪音等。

(3)讲究语言艺术:讲授者必须具备良好的专业知识及讲授能力,讲授时注意调动学习者的兴趣,讲授内容要简明扼要、易于理解,讲授时间不宜过长,一般以 30~60 min 为宜。

(4)注重双向沟通:讲授时应注意以提问等方式及时了解学习者对知识的掌握情况,讲授结束后鼓励学习者提问,形成双向沟通。

二、小组讨论法

小组讨论法是一种比较重要的集体教学方法,是由 3 个以上的人员组成的小组,所有成员根据自己的经验及判断对某一健康问题或主题提出自己的意见或看法的讨论。

(一)特点与适用范围

小组讨论可使学习由被动变为主动,有利于提高学习兴趣,加深对问题的认识及了解。同时组员之间可以相互影响,因此有利于小组成员态度或行为的改变。此法适用于 5 人以上 20 人以下的多种内容的讨论。其不足是小组的组织及讨论比较花费时间,且讨论时有人过于主导,有人较为被动,可能出现不均衡现象,或有时可能出现讨论离题的现象。

(二)实施方法与注意事项

(1)选择适当的人数:参加小组讨论的人员以 8~15 人为宜,最多不要超过 20 人。

(2)选择背景相似的人员:尽量选择年龄、健康状况、教育程度等背景相似的人作为小组成员。

(3)事先确定讨论的主题:讨论前必须确定讨论的主题与基本内容,并制定相关的讨论规则以保证讨论的顺利进行。

(4)选择适当的场地:讨论场地应成圆形或半圆形就座,便于沟通交流;环境宜安静,以免过于嘈杂影响讨论效果。

(5)适时归纳总结:小组成员中最好有医护人员参加,以便在讨论过程中适时给予引导,调节气氛,讨论结束时应对讨论结果进行简短的归纳与总结。

三、角色扮演法

角色扮演法是一种模拟的方法,指通过模拟或制造一定的现实生活短片,使学习内容剧情化,由学习者扮演其中的角色,通过行为替代的方式使其在观察、体验、分析及讨论中理解知识,从而受到教育。

(一)特点与适用范围

角色扮演法为学习者提供了具体而有趣的学习环境,较多成员都有兴趣参与学习过程。此法可以用两种方式来进行,一种是预先准备角色扮演,另一种是自发式的角色扮演,主要适用于儿童和年轻人。但是,由于此法往往需要较多的时间进行组织安排,而且由于是一种当众表演的形式,有些性格内向、害羞的成员进行角色扮演时可能显得困难,导致预期效果不易显示出来。

(二)实施方法与注意事项

(1)扮演前:进行角色扮演前,应注意整个扮演主题的选择与编排、角色的分配与排练等。

(2)扮演时:进行角色扮演时,主持者应首先报告此次教育活动的意义,并对剧情及角色扮演者进行简单的介绍。

(3)扮演后:角色扮演后应进行讨论,可先由角色扮演者谈自己的感受,然后再让其他参与人员积极参加讨论。讨论时主持人可以适当给予引导,以使其了解相关知识及原理。

四、参观法

参观法是配合教学内容,组织学习者参观某一场景或技能,以获得感性知识或验证已经学习过的知识的教学方法,是健康教育方法中较为有说服力的教学法。

(一)特点与适用范围

参观法可以刺激学习者寻找更多的学习经验,有利于提高学习者的观察技巧。例如,实地参观结核病防治所,以帮助学习者了解结核病的防治情况。但此法容易受条件限制,常由于所需时间较多,不易找到合适的参观场所等无法实施。

参观法可分为以下3种。

(1)准备性参观:在学习某种知识或技能前进行参观。

(2)并行性参观:在学习某种知识或技能的过程中进行参观。

(3)总结性参观:在学习某种知识或技能后进行参观。

(二)实施方法与注意事项

(1)选择参观地点:参观前应选择合适的参观地点,并到参观地进行实地考察,全面了解各种需要注意的问题,并据此做好参观计划。

(2)进行参观指导:参观前告知学习者参观的目的、重点及注意事项;注意参观时间要充分,以便于学习者有时间提问;参观后应进行相关讨论,以减少学习者的疑惑。

五、个别会谈法

个别会谈法是一种有针对性的教学方法,指健康教育工作者根据自己已有的经验,通过口头谈话的方式,引导学习者获取知识。

(一)特点及适用范围

个别会谈法常用于家庭访视、卫生所诊治的前后,是一种简单易行的教育方法。在会谈时应注意与学习对象建立良好的关系,及时了解其存在的困难及问题,以便实施正确的健康教育。

(二)实施方法与注意事项

(1)了解学习者:教育者事先应了解学习者的基本背景资料,如姓名、年龄、受教育程度、职业、家庭状态等,以便会谈时相互信任。

(2)熟悉教育内容:教育者谈话时要熟悉教育内容,事先做好准备,并鼓励学习者积极参与会谈。

(3)会谈时勿偏离主题:注意谈话内容必须紧扣主题,及时了解学习者对教育内容的反应,一次教育内容不可过多,以免学习者发生思维混乱或疲劳。

(4)适时归纳总结:会谈结束时,应总结本次的教育内容,并了解学习者对教育内容的掌握情况,如有必要可预约下次会谈时间。

六、示教法

示教法是一种使学习者有机会将理论知识应用于实际,指教学者通过具体动作范例,使学习者直接感知到学习的动作、顺序、要领和结果的一种教学方法,是健康教育方法中的技能的教学法。

(一)特点与适用范围

示教法主要用于教授某项技术或技巧时使用,通过具体的动作范例,学习者能够直接感知并获得某项技巧及能力。此法有时候易受教学条件的限制,如场地受限或教具不足等。

(二)实施方法与注意事项

(1)清晰示教:示教时应选择适宜的位置和方向,因示教的位置和方向会影响示教的效果。示教时动作不宜过快,可将动作分解,同时应配合口头说明。

(2)正确使用教具:示教的内容较复杂时,可先利用视听教具,如录像带等,说明操作的步骤和原理。

(3)适当练习:适时安排一定的时间让参与者有机会练习,并有示范者在旁边指导,同时鼓励所有参与者参加练习。

七、展示与视听教学法

视听教材的应用可以使学习者在最短的时间内了解某一教学,经常采用的视听教材方法,包括书面资料、挂图、模型、幻灯片、VCD 及电影等。

(一)特点与适用范围

视听教学法直观、生动,能激发学习者的学习兴趣,使学习者在没有压力、轻松的气氛中获得知识。此法既可针对个体,也可针对群体,但是成本较高,需要一定的设备和经费保障。

(二)实施方法与注意事项

(1)保证资料的质量:保证播放视听教学片,如光碟、录像带等的质量,选择安静、场地大小适宜的播放环境,教学内容一次以 20~30 min 为宜。

(2)教学内容清晰、生动:展示的内容应通俗易懂,简明扼要,内容尽可能生动醒目,有利于吸引学习者的注意力,且便于记忆。

八、其他健康教育方法

健康教育除了上述教育方法外,还可以采用其他多种方法,如计算机辅助教学(CAI),不仅可以进行知识讲解,还可以做题、解答,实现人-机互动;利用广播、电视、报纸、书刊、杂志、小册子等各种传播媒体介绍预防保健的知识;还可以利用各种社会团体及民间组织活动的机会进行健康教育和健康促进活动。

健康教育对于提高人们身体素质、预防疾病、促进康复等有着重要的意义,也是初级卫生保健的重要措施之一。护理人员可以在医院、社区、学校等不同的场所开展不同形式的健康教育,以提高人们的健康水平。

(陈倩莹)

第五节　健康相关行为及理论

一、健康相关行为

人的行为是指具有认知、思维能力并有情感、意志等心理活动的人,对内外环境因素刺激所做出的能动反应,是有机体在外界环境刺激下所产生的生理、心理变化的反应。美国心理学家 Woodworth 提出了著名的 S-O-R 模式来体现行为的基本含义。其中 S 代表内外环境的刺激,

O代表有机体,即行为主体——人,R代表人的行为反应。

人类的行为既具有生物性,又具有社会性。人类的生物性决定了人类行为的生物性,主要表现在人类的行为尽管起主要决定因素的是环境和后天的学习,但是与遗传也密切相关。同时,人类的生物性也决定了人类的各种本能行为,如摄食行为、性行为、睡眠行为、自我防御行为、好奇和追求刺激的行为等。人类的社会属性决定了人类行为的社会性。人类的社会属性全部是通过社会化而获得的,其主要内容包括习得社会生活技能、社会生活行为规范,形成价值观、世界观和人生生活目标,获得社会角色和社会地位等。要使健康教育实现自己的根本任务,促进人们行为向有利健康的方向变化,就要注重社会化,使得每一个社会成员通过社会化养成有益于自身、他人和社会的健康行为和生活方式。

(一)行为的影响因素

行为的发生发展受到自身因素和环境因素的影响。

1.自身因素

人自身有很多因素可以影响其行为,如遗传因素、生理因素等,其中最为重要的是心理因素。人的心理因素可以从不同的方面,以不同的机制来影响人的行为。其中需求和需要是人类行为的根本动因,人在需要的基础上产生动机,驱动人类采取行为,进而满足需求。人在同一时间常常是多种需要并存,在这种情况下不同动机可能相互矛盾和竞争,形成动机冲突。冲突的结果是产生出优势动机,决定着相应的行为。动机冲突中哪种动机会成为优势动机,受各种主客观因素的影响,如认知因素、态度、情绪和情感、意志等。

2.环境因素

自然环境、经济、法规、社会制度、社会思想意识、社会道德、风俗习惯、宗教、教育、家庭、工作、人文地理、医疗卫生服务等,都是人类行为发生发展的外在环境。有的对人的行为的影响是间接性的,有的是潜在性的。

(二)健康相关行为与行为干预

个体或群体与健康或疾病有关的行为称为健康相关行为,包括促进健康行为和危害健康行为。

1.促进健康行为

个体或群体在客观上有利于自身和他人健康的行为,可分为5类:①日常健康行为,如合理营养、积极锻炼、充足的睡眠、饭前便后洗手等;②避开环境危害行为,如不接触疫水、积极应对紧张生活事件等;③戒除不良嗜好,如戒烟、限酒等;④预警行为,如驾车时使用安全带等;⑤合理利用卫生服务,如定期体检、预防接种等。

2.危害健康行为

不利于自身和他人健康的一组行为,可分为4类:①不良生活方式,如吸烟、酗酒、缺乏体育锻炼等;②致病性行为模式,如与冠心病密切相关的A型行为模式等;③不良疾病行为,如疑病、讳疾忌医、不遵从医嘱等;④违规行为,如吸毒等。

3.健康教育行为干预(或行为矫正)

运用传播、教育、指导、说服、鼓励、限制等方法和手段来帮助个体或群体改变危害健康的行为,采纳促进健康的行为以及强化已有的健康行为的健康教育活动。

二、健康相关行为理论

人类的健康相关行为与其他行为一样是一种复杂的活动,受到遗传、心理、自然与社会环境等众多因素的影响。因此,健康相关行为的转变也是一个相当复杂的过程。各国学者、专家提出多种健康相关行为理论,以期改变人们的健康相关行为,促进人类健康。目前国内外应用于健康教育和健康促进的健康相关行为理论可分为 3 个层次:①应用于个体水平的理论,包括知信行模式、健康信念模式、行为转变阶段模式、理性行为和计划行为理论;②用于人际水平的理论,如社会认知理论、社会网络与社会支持、紧张和应对互动模式;③应用于社区和群体水平的理论,如创新扩散理论、社区组织和社区建设模式等。这里主要介绍比较常用的、应用于个体水平的几种健康相关行为理论。

(一)知信行模式

知信行(knowledge,attitude,belief,practice,KABP 或 KAP)是知识、信念和行为的简称。这一模式认为:卫生保健知识和健康信息是建立积极、正确的信念和态度,进而改变健康相关行为的基础,而信念和态度则是行为改变的动力。只有当人们了解有关的健康知识,建立起积极、正确的信念和态度,才有可能主动地形成促进健康的行为,摒弃危害健康的行为。这一模式简洁、直观、明了,多年来广泛应用于我国健康教育工作。然而该模式也有其局限性,常常会出现知识与行为之间的不一致。

(二)健康信念模式

健康信念模式(health belief model,HBM)在产生促进健康的行为、摒弃危害健康的行为的实践中大致有以下过程:首先,充分让人们对他们目前的不良行为方式感到害怕(知觉到威胁);其次,让人能坚信,一旦他们改变不良行为会得到非常有价值的后果(知觉到益处),同时清醒地认识到行为改变中可能出现的困难(知觉到障碍);最后,使人们感到有信心、有能力通过长期努力改变不良行为(自我效能)。健康信念模式对于解释和预测健康相关行为、帮助设计健康教育调查研究和问题分析、指导健康教育干预有很高的价值,但因涉及的因素较多,信度和效果检验比较困难。

(三)行为改变阶段模式

行为改变阶段模式(stages of change model)认为,人的行为变化不是一次性的事件,而是一个渐进的和连续的过程,在行为变化的不同阶段需要综合应用不同的心理学理论加以干预。行为改变阶段模式将这种变化解释为一个连续的、动态的、由 5 个不同的阶段构成的过程。

1.无意识阶段

处于这一阶段的人没有在未来 6 个月内改变自己行为的意向。他们不知道或没有意识到自己存在不健康的行为的危害性,对于行为转变没有兴趣。如"我不可能有问题""吸烟不可能引起冠心病"。转变策略:帮助其提高认识,推荐有关读物和提供建议。

2.意图阶段

处于该阶段的人们打算在未来 6 个月内采取行动,改变危害健康的行为,但却一直无任何行动和准备行动的迹象。这时候他们会意识到改变行为的益处,同时也会意识到改变行为的代价。利益和代价的均衡常使人们处于极度的矛盾之中,导致他们停留在这一阶段不再前进。转变策略:可以帮助他们拟定行为转变计划,提供专题文章或邀请参加专题报告会;提供转变行为的技能,指导行为转变的方法和步骤。

3.准备阶段

进入该阶段的人们将于未来 1 个月内改变行为。他们开始做出行为转变的承诺并有所行动，如向朋友和亲属宣布行为转变的决定。事实上他们在过去的 1 年中已经有所行动,如向他人咨询有关转变某行为的事宜、购买需要的书籍、制定行为转变时间表等。转变策略:提供规范性行为转变指南,确定切实可行的目标;采取逐步转变行为的步骤;寻求社会支持,包括同事、朋友和家属的支持,确定哪些倾向因素、促成因素和强化因素;克服在行为转变过程中可能出现的困难。

4.改变行为阶段

处于该阶段的人们在过去的 6 个月内已做出了行为改变。转变策略:争取社会的支持和环境的支持、邀请行为转变成功者做现身说法、寻求同伴的帮助等。

5.维持阶段

人们已经取得行为转变的成果并加以巩固。许多人取得了行为转变成功之后,往往放松警戒而造成复发。复发的常见原因是过分自信、经不起引诱、精神或情绪困扰、自暴自弃等。转变策略:这一阶段需要做取得行为转变成功的一切工作,创造支持性环境和建立互助组等。

（陈倩莹）

第六节　健康教育计划的设计、实施与评价

任何一项健康教育计划都由设计、实施和评价三部分组成。三者之间相互制约、密不可分。健康教育计划设计是基于研究目标人群有关健康问题及其特征,形成该健康问题的理论假设,提出解决该健康问题的目标以及为实现这些目标所采取的一系列具体的方法、步骤和策略,为项目的实施奠定基础,同时又为科学的评价提供量化指标。实施是按照计划设计所规定的方法和步骤来组织具体活动,并在实施过程中修正和完善计划。评价是评估计划所规定的目标是否达到以及达到的程度。

一、健康教育计划设计

（一）制订健康教育计划的原则

1.目标指向原则

计划设计必须有明确的总体目标,即宏观的、计划理想的最终结果和切实可行的具体目标或具体的、量化的、可测量到的目标,从而确保以最少的投入产出最大的效益。

2.参与性原则

社区政府和居民共同参与社区健康教育决策、参与健康教育计划和行动、评估和管理,是保证社区健康教育项目成功的重要原则。

3.整体发展原则

健康教育计划要体现出整体性和全局性,目标要体现出长远性和先进性。

4.可行性原则

制订计划时要一切从实际出发,因地制宜地进行计划设计,要符合实际,易为目标人群所接受,切实可行。

5.灵活性原则

计划设计要留有余地,并制定相应的应变对策,以确保计划的顺利实施。

(二)健康教育计划设计思路

健康教育计划设计模式有多种,其中应用最广泛、最具生命力的是美国学者劳伦斯·格林提出的 PRECEDE-PROCEED 模式。PRECEDE 是 predisposing, reinforcing and enabling constructs in educational/environmental diagnosis and evaluation 的缩写,意为"教育/环境诊断与评价中的倾向因素、促进因素和强化因素";PROCEED 是 policy, regulatory and organizational constructs in educational and environmental development 的缩写,意为"教育和环境发展中的政策、法规和组织结构"。此模式前后相互呼应,为计划设计提供一个连续的步骤或阶段。

虽然在不同的场所开展健康教育时的计划内容各不相同,但在计划制订的程序上都是基本相同的。参照 PRECEDE-PROCEED 模式的思维方法,一般有以下几个程序:健康教育诊断(又称为健康教育需求评估);确定优先项目;确定计划目标;制定教育策略(干预)。

1.健康教育诊断

在设计健康教育计划时,首先要通过系统的调查、测量来收集各种有关资料,并对这些资料进行分析、归纳、推理、判断,确定或推测人群的健康问题有关的行为和行为影响因素,以及健康教育资源可得情况,从而为确定健康教育干预目标、策略和方法提供依据。如了解某社区目前应优先解决的健康问题是什么? 影响这个健康问题的因素有哪些? 哪些因素能够通过健康教育干预得到解决? 健康教育诊断也往往为健康教育计划实施的效果评价准备了基线资料。

(1)社会诊断。社会诊断是通过估测目标人群的生活质量为起点,评估他们的需求和影响其生活质量的主要问题。社会诊断的目的和任务主要有 3 项:评估目标社区或目标人群的生活质量并明确影响其生活质量的健康问题;了解目标社区或目标人群的社会环境;动员社区或目标人群参与健康教育项目。测量生活质量的指标包括主观和客观两方面。客观指标用以反映目标社区和人群生活环境的物理、经济、文化和疾病等状况;主观指标用以反映目标人群对生活质量满意程度的主观感受。社会环境包括经济、文化、社会服务、社会政策和社区资源等方面。收集社会环境信息可以帮助确定影响生活质量的健康问题,并帮助分析健康问题和健康相关行为问题的发生发展的原因,而最为重要的是可以了解社区可供健康教育项目利用的资源。

社会诊断通常采用召开座谈会,邀请有关卫生专家、社区工作者、卫生行政领导、各有关组织和群众代表提供社区需求的信息;与知情人交谈了解群众关心的问题;利用常规资料,如卫健委门提供的发病率、患病率、死亡率、入院率、出院率等资料,以及从既往文献中获取数据;现场观察。当用上述方法仍有不足时,可组织现场调查。

(2)流行病学诊断。流行病学诊断的主要目的是确认目标人群特定的健康问题和目标。健康问题可能有多个,因此需要确定主要的健康问题。流行病学诊断应回答:威胁目标人群的主要健康问题是什么,或哪个健康问题是目标人群最为关切的;目标人群中因该健康问题而受累的是哪些人,其性别、年龄、种族、职业特征如何;该健康问题在空间、时间上有什么规律;影响该健康问题发生发展的因素有哪些,其中什么因素影响最大,这些因素中哪些是可能改变的;等等。流行病学诊断可以通过现场调查的方式获得信息,也可以用现有的政府和卫生机构统计资料如疾病统计资料、健康调查资料、医学管理记录等整理出二手数据资料供分析。

(3)行为和环境诊断。通过现场调查、文献复习、专家咨询等方式进行行为诊断。其目的是:区分引起健康问题的行为和非行为因素、区别重要行为和不重要行为以及区别高可变性行为和低可变性行为。行为诊断通常分为5个步骤。①区别引起健康问题的行为和非行为原因。②拟出行为目录,以确定与目标健康问题有关的行为,并按顺序确定处理问题的步骤。③依据重要性将行为分级。最重要的行为应该是调查资料清楚表明,行为与健康问题密切相关;经常发生的行为。最不重要的行为是行为与健康问题的联系不是很密切或仅仅间接地与健康问题有关或与预期结果有关;行为很少出现。④依据可变性将行为分级。可变性高的行为是:行为正处发展时期或刚刚形成;行为仅表面上与文化传统或生活方式有关;该行为在其他计划中得到了成功改变。可变性低的行为是:行为形成已久;行为深深根植于文化传统或生活方式中;该行为在以前的尝试中未得到成功的改变。⑤选择目标行为。在将行为以重要性和可变性分级后,健康教育工作者就可着手选择作为教育干预重点的行为。每一个行为改变目标都应当能回答这些问题:何人——期望其行为发生变化的人;何种行为——要求改变的是什么行为;多少程度——要达到改变的程度;何时——预期改变所需的时间。

(4)教育和生态诊断:在确定了目标行为以后,要调查、分析导致该行为发生发展的因素,从而为制定健康教育干预策略提供依据。影响行为发生发展的因素有很多,在 PRECEDE-PROCEED 模式中将这些因素分为倾向因素、促成因素和强化因素。倾向因素是目标行为发生发展的主要内在基础,是产生某种行为的动机或愿望,包括个人的知识、态度、信念、自我效能认识以及行为动机和意向。促成因素是指使行为动机和愿望得以实现的因素,即实现或形成某行为所必需的技能、资源和社会条件。这些资源包括医疗卫生服务、健康信息和促使健康相关行为变化所需的新技术及行政部门的支持、立法等,还包括一些影响行为实现的物理条件,如医疗费用、诊所距离、交通工具等。强化因素是那些在行为发生之后提供持续回报或为行为的维持和重复提供的激励。包括父母、同伴、保健人员或领导的赞扬劝告等的社会支持、影响,也包括自己对行为后果的感受,如社会效益、生理效益、经济效益、心理效益等。教育和生态诊断可以采用针对目标人群的定量和定性调查的方法获取资料。

(5)管理和政策诊断:管理诊断的核心是组织评估和资源评估,包括有无健康教育专业机构、政府对健康教育的重视程度和资源投入情况、社区群众的可接受度、是否存在志愿者队伍等。政策诊断主要是审视社区现有的政策状况。管理和政策诊断主要通过定性调查的方式进行。

2.确定优先项目

通过健康教育诊断,可以发现社区的需求和健康问题是多方面、多层次的。必须从中找出选择涉及面广、发生频率高、对目标人群健康威胁严重,对社会经济发展、社区稳定影响较大、发病频率或致残致死率高、后果严重、群众最关心的健康问题作为首先要解决的对象,以最小的投入寻求最佳的效果。确定优先项目,就是确定优先干预的健康问题和行为问题。

健康教育着眼于行为干预,因此在确定优先项目时还应该考虑干预效果的问题,即应当选择通过健康干预,能有效地促使其发生可预期的、改变的健康问题。有些健康问题虽然也普遍存在,但若目前没有有效的干预方法,就不应该作为优先,如妇女的乳腺增生、中老年男性的前列腺肥大等;而心血管疾病、代谢性疾病和生活习惯行为有比较明确的关系,也有比较成熟的干预方法,常常是社区健康教育项目的优先选择。

3.确定计划目标

一个健康教育计划必定要有明确的目标,并且是可以测量的,这是计划实施和效果评价的根据。

(1)总体目标:又称远期目标,是指在执行某项健康教育计划后预期应达到理想的影响和效果,它是宏观的、笼统的、长远的。

(2)具体目标:是为实现总体目标所要达到的具体结果,是明确的、具体的、可测量的。其要求可归纳为 SMART 5 个英文字母(special 具体的、measurable 可测量的、achievable 可完成的、reliable 可信的,以及 time bound 有时间性的)。具体地说,健康教育计划的具体目标必须回答3个W和 2 个H,即:Who——对谁? What——实现什么变化? When——在多长限期内实现这种变化? How much——变化程度多大? How to measure it——如何测量这种变化(指标或标准)?

4.确定健康教育干预策略和干预框架

(1)确定目标人群(干预对象):是健康教育计划中干预(intervention)的对象或特定群体。那些受疾病或健康问题影响最大、问题最严重、处在最危险状态的人群可确定为目标人群。目标人群可分为三类。

一级目标人群:希望这些人群实施所建议的健康行为。

二级目标人群:对一级目标人群有重要影响的人,或能激发、教育和加强一级目标人群行为和信念的人,如行政领导、亲属、朋友等。

三级目标人群:社区行政领导、该地区卫生政策的决策者、经济资助者和其他对计划的成功有重要影响的人。

(2)确定干预内容:要根据不同目标人群的特点来确定三类行为影响因素,即倾向因素、促成因素和强化因素中的重要因素和计划的目标。

(3)确定干预策略:干预策略的制定要紧紧围绕目标人群的特征和健康教育计划目标,理想的干预策略应该包括教育策略、社会策略、环境策略 3 个方面。①教育策略:常用的教育策略包括健康信息的传播、健康技能培训和行为干预等。实践表明,任何一种方法并不一定适合于所有的教育场合和教育对象,各种方法都有自己的特点和局限性。因此要根据特定的场合、人群和环境的变化而不断调整策略,同时要注意运用易于为目标人群所接受、简便易行、可操作性强、经济的干预技术。②社会策略:通过政策、法规、制度、规定等,在学校、工作场所鼓励健康的行为和生活方式,远离不健康的行为。③环境策略:改善有关社会文化环境和物质环境,促进目标人群健康行为的建立。

(4)确定干预场所:一个健康教育计划是否能得到有效的实施,一定程度上取决于干预场所的确定是否合理。以下是五类干预策略实施的主要场所:教育机构、卫生机构、工作场所、公共场所和居民家庭。实施健康教育计划时,可以上述五类场所同时并举,但更多的是根据主客观条件和需要选择其中几类。

二、健康教育计划实施

实施是按照健康教育计划去开展健康教育活动、实现计划中拟订的目标和获取实际效果的过程。这是所有健康教育计划的主体工作部分,也是健康教育活动的重点部分和关键。

健康教育计划实施工作可归纳成五大环节:制定实施工作时间表、控制实施质量、建立实施的组织机构、配备和培训实施工作人员、配备所需设备物件与健康教育材料。

PRECEDE-PROCEED 模式特别强调在健康教育计划实施中应充分发挥政策、法规和组织的作用。由于健康教育活动涉及多部门、多学科、多手段,因此健康教育计划实施的首要任务是做好社会动员,在当地政府的组织领导下,动员社区资源,规划社区行动,提高群众参与社区工作的积极性以及发展社区成员间的相互支持,并进一步发展与改善社区经济、社会、文化状况,依靠自己的力量去实现健康教育计划目标。其次是开展项目培训,重视人才的开发,提高项目管理水平和实施人员的技术水平,提高卫健委门设计和实施健康教育项目的能力。第三,要重视以社区为基础的干预策略。领导机构的建立、政策的支持、多部门的参与、干预管理人员的培训都是干预的重要因素,也是社区干预成功的前提。干预场所包括学校、工作场所、医院和社区。在干预人群上,应把高危人群、重点人群与一般人群分别对待。第四,要重视项目执行的监测与质量控制。实行监测与质量控制是十分复杂的过程,包含的内容也非常广泛,即正确评估健康教育计划执行者的技能、建立专家小组审查制,保证规划执行质量、加强内部审计、系统化的资料收集与保存、及时收集社会各界及目标人群对计划执行情况的意见、组织有关人员对项目活动进行实地考察和评估等。

三、健康教育计划评价

评价是客观实际与预期目标进行的比较,是一个系统地收集、分析、表达资料的过程。计划评价不仅能使我们了解健康教育计划的效果如何,还能全面监测、控制,最大限度地保障计划的先进性和实施的质量,从而也成为计划取得预期效果的关键措施。评价工作是健康教育计划设计的重要组成部分,贯穿于整个项目设计、实施、评价的始终。

(一)形成评价

形成评价又称为诊断评价,是在计划执行前或执行早期对计划内容所做的评价。包括为制定干预策略所做的健康教育诊断及为计划设计和执行提供所需的基础资料,其目的在于使计划符合目标人群的实际情况,使计划更科学、更完善。形成评价主要内容包括:根据目标人群特征和需求,健康教育计划的目标是否准确?干预策略是否清晰?策略、措施和方法是否可行?健康教育计划所涉及的人力、组织、工作机制、资源分配是否合理?目标人群能否参与项目工作?信息反馈渠道是否通畅?形成评价的基本方法有预试验、专家咨询、专题小组讨论、现场调查等。

(二)过程评价

过程评价是计划实施过程中监测计划各项工作的进展,了解并保证计划的各项活动能按规划的程序发展,即对各项活动的跟踪过程。过程评价起始于健康促进项目开始实施之际,贯穿于计划执行的全过程,包括对计划的设计、组成、实施过程、管理、工作人员工作情况等进行评价。过程评价是评估健康教育计划活动的质量与效率,目的在于控制健康教育计划实施的质量,有效地监督和保障计划的顺利实施,从而确保计划目标的真正实现。因此,又被称为质量控制或计划质量保证审查。

过程评价内容包括以下几个层面。

1.针对个体的评价

哪些个体参与了健康教育项目?健康教育活动是否按计划执行?计划是否做过调整?为什么调整?是如何调整的?目标人群对各项干预活动的参与情况如何?他们对干预活动的反应如何?是否满意并接受这些活动?项目资源的消耗情况是否与预计相一致?不一致的原因是什么?

2.针对组织的评价

项目涉及哪些组织?各组织间是如何沟通的?它们参与项目的程度和决策力量如何?是否需要对参与的组织进行调整,该如何调整?是否建立完整的信息反馈机制?项目执行档案、资料的完整性、准确性如何?

3.针对政策和环境的评价

项目涉及哪一层的政府？具体与政府的哪些部门有关？在项目执行过程中有无政策环境方面的变化？这些变化对项目有什么样的影响？在项目进展方面是否与决策者保持良好沟通？

过程评价的指标主要包括项目活动执行率、健康教育活动覆盖率、有效指数、目标人群的满意度、资源使用进展。主要评价方法有查阅档案资料、目标人群调查和现场观察。

(三)效应评价

效应评价是评价健康教育计划导致的目标人群健康相关行为及其影响因素的变化，又称为近中期效果评价。评价的重点在于计划或计划的某方面对参与者的知识、态度、行为的直接影响。包括那些影响有关健康行为的倾向因素(包括知识、态度、信念等)、促成因素(资源、技术)及强化因素改变的程度;行为改变情况，如促进健康的行为有无增加或危害健康的行为是否得到控制;政策、法规制定情况，如领导及关键人物的思想观念是否得到转变或是否制定有利于健康的政策、法律？常用的评价指标包括卫生知识知晓率,信念持有率,行为流行率,行为改变率,环境、服务、条件、公众舆论等方面的改变等。

(四)结局评价

结局评价着眼于健康教育计划实施后导致的目标人群的健康状况乃至生活质量的变化,又称为远期效果评价。结局评价可分为健康指标和经济指标两个方面。

1.健康指标

即计划对目标人群健康状况的影响,包括心理和生理变化的指标、疾病与死亡和生活质量。心理和生理变化的评价指标包括身高、体重、血压等生理指标和人格、抑郁等心理健康指标在干预后的变化。疾病和死亡指标包括疾病发病率、患病率、死亡率、平均期望寿命等的变化,了解健康教育计划是否影响某病的发病和流行情况,患者存活率及存活时间有无改变等。生活质量指标可用生活质量指数、美国社会健康协会指数、日常活动量表以及生活满意度指数来进行评价。

2.经济指标

主要指成本-效益分析和成本-效果分析,指计划改变人群健康状况所带来的远期社会效益和经济效益。我们在制定健康教育计划、选择某一方案、评价效果时,必须要将实施健康教育计划所费资源(费用或成本)与健康收益进行分析比较,目的在于确定以最少的投入产生最大的效果的计划;比较不同计划的成本-效益(效果)以及某决定计划是否有继续实施的必要性。

(五)总结评价

总结评价是综合形成评价、过程评价、效应评价和结局评价及对各方面资料做出总结性的概括,能全面反映健康教育项目的成功之处与不足,为今后的计划制订和项目决策提供依据。

(陈倩莹)

第七节 冠状动脉粥样硬化性心脏病的健康管理

一、概述

冠状动脉粥样硬化性心脏病简称冠心病,是指由于冠状动脉粥样硬化使管腔狭窄或阻塞导致心肌缺血、缺氧而引起的心脏病,为动脉粥样硬化导致器官病变的最常见类型,也是危害中老年人健康的常见病。本病的发生与冠状动脉粥样硬化狭窄的程度和支数有密切关系,但少数年轻患者冠状动脉粥样硬化虽不严重,甚至没有发生粥样硬化,也可以发病。

冠心病的主要表现如下。

(一)心绞痛

心绞痛是冠状动脉供血不足,心肌急剧的、暂时的缺血与缺氧引起的临床综合征。其发作特点为阵发性前胸压榨性疼痛感觉,主要位于胸骨后部,可放射到心前区与左上肢,持续数分钟,常发生于劳动或情绪激动时,休息或含化硝酸酯类药物(如硝酸甘油)后症状消失。本病多见于男性,多数患者在 40 岁以上。

(二)心肌梗死

心肌梗死为冠心病的严重表现,胸痛症状持久而严重,休息或含服硝酸甘油无效。心肌梗死时冠状动脉完全阻塞,该部分心肌为没有血液供氧而坏死。多数由于粥样斑块破裂、血栓形成(凝血块阻塞)或血管痉挛等因素引起。疼痛是最先出现的症状,疼痛部位和性质与心绞痛相同,但多无明显诱因,且常发生于安静时,程度较重,持续时间较长,可达数小时或数天,休息和含化硝酸甘油片多不能缓解。患者常烦躁不安、出冷汗、恐惧,或有濒死感。有少数患者无疼痛,一开始即表现为休克或急性心力衰竭。部分患者疼痛部位在上腹部。

二、冠心病的危险因素

(一)冠心病危险因素的分类

(1)根据是否可干预分为可干预危险因素和不可干预危险因素,可干预危险因素包括行为因素、社会心理因素、生物因素等;不可干预危险因素包括遗传因素、年龄、家族史等。

(2)根据临床实用性分为主要因素和次要因素,主要因素包括年龄、性别、血脂异常、高血压、吸烟、糖尿病及糖耐量异常;次要因素有肥胖、缺乏体力活动、遗传、社会心理因素等。新近发现的危险因素还有:①血中同型半胱氨酸增高;②胰岛素抵抗和空腹血糖增高;③C-反应蛋白升高;④血中纤维蛋白原及一些凝血因素增高;⑤病毒、衣原体感染等。

(3)从人群防治的紧迫性出发,将冠心病的危险因素分为 5 类。①致病性危险因素:包括总胆固醇和低密度脂蛋白升高、高密度脂蛋白胆固醇低下、高血压、高血糖、吸烟,这些危险因素常见且作用强,也称为主要的危险因素。现已有大量证据证明这些危险因素可直接导致动脉粥样硬化,同时这些因素的作用是相互独立的。②条件性危险因素:这些因素致动脉粥样硬化作用相对小些,包括甘油三酯、脂蛋白(a)、同型半胱氨酸血症、低密度脂蛋白、PAI-1、纤维蛋白原和C-反应蛋白升高。同型半胱氨酸是体内蛋氨酸脱甲基形成的中间代谢产物,20 世纪 90 年代以来,临床和流行病学研究发现高同型半胱氨酸血症与动脉粥样硬化血栓形成、早发心血管病、周围血管病危险性升高有关,其致动脉粥样硬化的危险性比高脂血症、吸烟、高血压更独立。③促发性危险因素:即通过增强致病性危险因素的作用或影响条件性危险因素而发挥其加速动脉粥样硬化发展的作用,其包括肥胖、长期静坐、男性、种族、行为、有早发冠心病家族史、社会经济状态、胰岛素抵抗。④易感性危险因素:这种因素的存在与冠心病的发生和发展在生物学的机制并无关联,但是,当其存在时,则提示个体有易发生冠心病的可能,如左心室肥厚等。⑤斑块负荷:斑块负荷作为冠心病的危险因素,当斑块发展到一定的阶段,其本身就变成了主要冠脉条件的危险因素,如不稳定的粥样斑块伴发继发性病理改变,如斑块内出血、斑块纤维帽破裂等,而导致急性冠脉事件。现用年龄和心电图心肌缺血改变作为间接指标。

(二)冠心病危险因素的分析与控制

冠心病预防重要的是从源头上控制其发病率,一级预防即病因预防主要在于危险因素的控制。现在除了遗传因素、年龄、性别、家族史等不可改变外,其他行为因素和生物因素是可以干预,可以防治的。

1.年龄与性别

年龄 40 岁以上者男性发病率高于女性,但女性在更年期后冠心病发病率增高。此两阶段的人群应注意定期体检和防治,注意改变不良生活方式,避免诱发因素等。

2.血脂异常

除年龄外,脂质代谢紊乱是冠心病最重要预测因素。大量临床和流行病研究证明,脂质代谢紊乱,血脂异常尤其总胆固醇、甘油三酯、低密度脂蛋白升高和高密度脂蛋白降低是冠心病和其他动脉粥样硬化性疾病的重要危险因素。甘油三酯是冠心病的独立预测因子;总胆固醇(或低密度脂蛋白)水平与缺血性心脏病呈正相关,高密度脂蛋白水平与缺血性心血管病呈负相关。低密度脂蛋白的升高是动脉粥样硬化发生的必备条件,低密度脂蛋白水平每升高 1%,则患冠心病的危险性增加 2%～3%。当血浆低密度脂蛋白达到一定的"允许值",其他致病性危险因素则起作用或独立加速动脉粥样硬化的进展。

还有研究证实,高脂蛋白血症可致动脉粥样硬化,也是心血管发病的主要危险因素,其中脂蛋白(a)被认为是一种具有很强致动脉粥样硬化的脂蛋白,目前已公认为脂蛋白(a)是冠心病的一个独立危险因素。

许多临床试验的结果表明,血浆胆固醇降低 1%,冠心病发生的危险性即可降低 2%;积极降低低密度脂蛋白,可阻断或逆转动脉粥样硬化斑块的进展,是防治冠心病的重要措施。其具体方法包括:①适当降脂药物(在医师指导下),如他汀类、贝特类、胭酸、依折麦布等。现多用他汀类药物降脂,又可明显降低冠心病的发病率。②坚持运动锻炼:坚持每天运动 30 min,如散步、游泳、瑜伽、太极或快走。有研究指出,每天步行半小时,可减少心脏病 50% 发作概率。③饮食治疗:限制热量和脂肪摄入,每天脂肪摄入量<总热量 30%,饱和脂肪酸占 8%～10%,胆固醇摄入量<300 mg/d;尽量少食动物内脏和动物油、棕榈油等;控制碳水化合物的摄入量。

3.高血压

血压增高与冠心病密切相关,60%～70% 的冠心病患者有血压增高,而高血压病患者患冠心病较血压正常者高 3～4 倍。收缩期血压比舒张期血压更能预测冠心病事件,18.7～20.0 kPa(140～150 mmHg)的收缩期血压比 12.0～12.5 kPa(90～94 mmHg)的舒张期血压更能增加冠心病死亡的危险。原发性高血压是一独立疾病也是许多心脑血管病的重要危险因素,血压升高是脑卒中、心肌梗死、心力衰竭、肾功能不全等严重致死致残性疾病的主要危险因素之一。高血压的防治主要在于早期预防、早期发现和坚持治疗。

4.吸烟

吸烟是冠心病的重要危险因素,是最可避免的死亡原因。吸烟的危害是低剂量、长期持续的慢性化学物质累积中毒的过程,吸烟可造成动脉壁含氧量不足,促进动脉粥样硬化的形成。冠心病与吸烟之间存在明显的用量-反应关系。吸烟者与不吸烟者相比较,冠心病的发病率和病死率增高 2～6 倍,且与每天吸烟的支数成正比。被动吸烟者也是冠心病的危险因素,原因是烟草燃烧时产生的烟雾中有致心血管病的两种主要化学物质,即尼古丁和一氧化碳。研究还发现,吸烟者戒烟后,烟对身体的毒性作用也会慢慢地消失,因此,早日戒烟对减少心血管病的风险是有益的。

5.糖尿病和糖耐量异常

糖尿病是冠心病的独立危险因素,心血管病并发症是糖尿病患者的主要死亡原因。糖尿病患者中冠心病的发病率较非糖尿病者高 2 倍,糖耐量减低者心血管病的发病和死亡率是糖耐量正常者的 2~4 倍。近年来研究发现,糖尿病患者发生心血管事件的概率与非糖尿病的冠心病患者相同,故将糖尿病由冠心病的危险因素提升为冠心病的"等危症"。这与糖尿病的糖代谢异常和脂质代谢紊乱,使低密度脂蛋白升高、高密度脂蛋白水平下降、甘油三酯/高密度脂蛋白比值异常升高导致动脉粥样硬化有关,并认为甘油三酯/高密度脂蛋白比值异常升高是筛选 2 型糖尿病伴冠心病的敏感指标。2 型糖尿病患者合并血脂、脂蛋白代谢异常是引起糖尿病心血管病变的一个重要危险因素,尤其是脂蛋白(a)升高。当糖尿病患者年龄＞45 岁、糖化血红蛋白＞7.0％、低密度脂蛋白-C＞3.12 mmol/L 是糖尿病冠心病的独立危险因素。

糖尿病危险因素的控制,关键是控制血糖,防止和减少并发症的发生,具体措施包括:糖尿病健康教育、饮食治疗、运动锻炼、药物治疗、自我监测和改变不良生活习惯。

6.肥胖和超重

肥胖症已明确为冠心病的首要危险因素,并可增加冠心病死亡率。其原因为:①肥胖者血容量、心排量增加而加重心脏负担,引起左室心肌肥厚、左心室扩大;②心肌脂质沉积导致心肌劳损,易发生心力衰竭;③超重者内分泌与代谢的紊乱,常导致胰岛素抵抗,发生高胰岛素血症和糖尿病。胰岛素抵抗和高胰岛素(或高胰岛素原)血症可引起脂类代谢紊乱,使高密度脂蛋白水平降低、总胆固醇、低密度脂蛋白水平升高。已有研究表明,三者均加速动脉粥样硬化进程,成为动脉粥样硬化性心脏病的基础。高胰岛素血症和胰岛素抵抗可促进血管平滑肌细胞增殖、DNA 合成,导致动脉粥样硬化发生。

肥胖和超重者高血压患病率比非超重者高 3 倍,明显肥胖者高血压发生率比正常体重者高 10 倍,而高血压者 60％～70％ 可致冠心病。

衡量超重和肥胖最常用的生理测量指标是体重指数和腰围,前者通常反应全身肥胖程度,后者主要反应腹部脂肪蓄积,两个指标均可较好地预测心血管病的危险。体重指数与总胆固醇、甘油三酯增高和高密度脂蛋白下降呈正相关。

减重能明显降低超重和肥胖患者心血管疾病危险因素水平,使罹患心血管病的危险降低。

7.不平衡膳食

引发心血管病的不平衡膳食因素主要有以下几种。

(1)饱和脂肪酸摄入比例过度。

(2)总热量摄入过多。

(3)胆固醇摄入过多。

(4)钠摄入过多和钾摄入过少。

(5)蔬菜豆类食品和水果摄入过少。

饱和脂肪多来源于肉类食物,与动脉粥样硬化形成呈正相关;而单不饱和脂肪与多不饱和脂肪(多来源于植物性食物)没有致动脉粥样硬化的危险,相反它们有降低心血管病并发症危险的作用。

营养学研究表明,调整和控制膳食是预防和治疗心血管病的危险因素,降低冠心病发病的重要措施之一。一般人群健康膳食的基本特点是:①总热量的不超标,以维持正常体重为度,体重指数以 20～24 为正常范围;②膳食中总脂肪量应＜总热量的 30％,饱和脂肪酸应＜总热量的 10％;③盐摄人量＜6 g/d;④足量的蔬菜和水果;⑤其他保护性的膳食因素:年龄过 40 岁者即使血脂无异常,也应避免食用过多的动物脂肪和高胆固醇的食物,如肥肉、脑、肝、肾等内脏,蛋黄、鱼子、奶油等;食用低胆固醇、低动物性脂肪食物如鱼、瘦肉、蛋白、豆制品;不吸烟,不饮烈性酒,不暴饮暴食。

8.缺乏体力活动

缺乏体力活动是心血管病的确定危险因素,约 1/3 缺血性心脏病死亡与缺乏体力活动有关。参加一定的体力劳动和体育活动,有保护心血管的效应,对锻炼循环系统功能和调整血脂代谢有裨益,并可预防肥胖,是预防冠心病的一项积极措施。

体力活动量应以原来的身体状况、运动习惯和心脏功能状态而定,以不增加心脏负担和不引起不适为原则。体育活动要循序渐进,不勉强作剧烈运动,提倡有氧运动,如散步、保健操、打太极拳等。

9.社会心理因素

负性的心理反应是心血管病的危险因素,可增加心血管病的发病率。研究发现,性情急躁、好胜、竞争性强、不善于劳逸结合的 A 型性格者、抑郁症、焦虑症、社会孤立者易患冠心病。因心理压力大,易引起心理应激反应如血压升高、心率加快、激素分泌增加等。心理压力增加心血管病的危险的主要机制是:①引起神经内分泌失调,压力导致肾上腺素大量分泌,使得血液更容易凝聚,增加冠心病发作机会;②诱发血压升高和心律失常;③引起血小板反应性升高等;这些都是促进动脉粥样硬化的因素。另外,长期的负性情绪或过度的情绪波动会诱发冠状动脉收缩,粥样斑块破裂而引发急性冠脉事件,还易导致心脑血管病的复发。

因此,学会如何减轻心理压力,降低心理应激反应很重要:①合理安排好工作和生活,减少工作生活压力,生活要有规律,保证充足的睡眠;②保持开朗乐观、愉快的情绪,和谐人际关系,保持平和的心态;③劳逸结合,避免过度劳累和情绪激动,学会放松自己。

现在随着动脉粥样硬化性疾病发病呈年轻化趋势,不少学者认为,本病的危险因素和控制应从儿童时期就开始进行早期干预,即儿童也不宜进食高胆固醇、高动物性脂肪的饮食,勿摄食过量,积极参加体育运动,防止发胖;还应注意减轻孩子的心理压力,减轻学习任务,培养开朗乐观的性格等。

预防冠心病就是在没有冠心病证据的人群中减少发生冠心病的危险。主要是针对易患人群,控制易患因素,防止动脉粥样硬化的形成。我国著名心血管病专家胡大一教授曾经说过,冠心病有 5 道防线:首先是防发病,健康人要"防患于未然";第二要防事件,冠心病患者要预防发生心肌梗死、脑卒中(俗称中风)等严重事件;第三要防后果,发生心肌梗死或脑卒中要及时送医院抢救,防止往更坏的方向发展;第四是防复发,防止心肌梗死、脑卒中等复发;最后是防心力衰竭,因为反复发作心肌梗死,心脏扩大最终容易发生心力衰竭。守好这 5 道防线,会有更多的人拥有一颗充满活力的心。胡大一教授这段话实际上是说了冠心病三级预防。

三、冠心病的危害

自 20 世纪 80 年代以来,在多数西方发达国家人群冠心病及脑卒中发病率呈下降趋势时,我国人群冠心病及脑卒中发病率却呈增加趋势。我国近期流行病学资料显示,无论城市、农村,男性或女性,急性心肌梗死死亡率均随年龄的增加而增加,40 岁开始显著上升,其递增趋势近似于指数关系。2008年我国卫生事业发展统计公报显示,我国城市人口因心脏病死亡(主要是冠心病)121万人,占19.7%,仅次于恶性肿瘤。心血管病也是造成劳动力损失、生活质量下降、疾病负担增加的主要原因。心血管疾病以其高发病率、高致残率、高病死率及高治疗费用,严重制约了我国经济发展和人民生活水平及生存质量进一步提高。

四、冠心病健康管理的目标

一级预防:指导健康人群养成良好的健康生活方式,预防冠心病危险因素的产生;指导冠心病高危人群,早期改善不健康生活方式,及早控制危险因素,使高危人群能够形成一种健康的生活方式并维持下去,积极预防冠状动脉粥样硬化的发生。

二级预防:即对已发生冠心病者应积极治疗,防止病变发展,争取其逆转,可减少心肌梗死的发生率。配合治疗,针对筛查出的危险因素进行健康管理,以达到更佳的治疗、保健效果。

三级预防:即对已发生并发症者及时治疗,防止其恶化,延长寿命。配合治疗,针对筛查出的危险因素进行健康管理,以达到更佳的治疗效果。

五、冠心病健康管理的内容

(一)冠心病的一级预防

1.健康教育与咨询

(1)建立健康合理的生活方式:规律的生活有助于心血管功能的稳定,良好而充足的休息睡眠,可改善心肌状况,减少心肌耗氧量。不良嗜好,如过度吸烟、酗酒、长期睡眠不足或对药物的依赖,则是心血管系统的大敌,会严重损害冠状动脉及心脏健康,进而损害心肌,对心血管健康极为不利。

(2)精神愉快:尽量不生气,尤其是不生闷气,不焦急,不烦恼,不悲伤,不忧郁,努力保持心境清静,情绪稳定,并常处于乐观之中,这样可以保持较强的机体免疫能力,心血管功能亦多协调和稳定。有利于患者的康复。

(3)合理饮食,避免肥胖和超重:每天进食的总热量不能过高,以蔬菜类、粗粮、水果为主,少量吃干果。宜常食富含钙、钾、碘、铬的食物,因它们具有降血压、保护心脏、减少冠心病发病率的作用。所食油类应选用花生油、棉籽油、豆油、菜籽油、玉米油等植物性油类。饮食宜清淡,避免过咸食物的摄入,也应少吃甜食,还应选择低脂肪、低胆固醇的食物。适量吃鱼肉,不吃或少吃含胆固醇高的食物,如肥肉、动物油、动物内脏、软体动物及贝壳类动物、奶油等。还要注意晚餐不能吃得太饱。

(4)劳逸结合:应保证足够的休息时间,避免工作过度紧张,必要时工作量可做适当调整。包括家务活儿在内的一切体力劳动和脑力劳动,都必须适当节制,一切日常活动以不感到疲劳为好。

(5)适度锻炼:适度的体育锻炼可以增强心脏功能,增强心肌的储备力,帮助冠状动脉建立侧支循环,从而达到预防冠心病的目的。可选择步行、游泳、健身操或太极拳等安全、有效的体育锻炼活动,但不宜参加竞技性、大运动量活动。切忌久坐不动或卧床不起。

2.对有慢性病危险因素者进行有针对性干预

(1)保持血压正常,若出现高血压,应积极采取措施,包括药物及非药物措施,使血压降至正常范围。

(2)降低血清胆固醇。实验表明,只有维持较长时间的理想胆固醇水平,才能达到预防冠心病的发病或不加重冠心病的目的。宜主要通过非药物途径预防血脂升高。

(3)糖尿病患者应积极控制血糖,努力争取在正常标准值内。

(二)冠心病的二级预防

在积极配合治疗的基础上,进行健康教育与指导。

1.心理指导

护理人员要关心体贴患者,多与患者交谈、对症施护,要有计划地使患者了解疾病的易患因素,耐心细致地讲明情绪的波动可诱发或加重冠心病的发生,良好的情绪能促进早期恢复,以增强患者战胜疾病的信心。保持乐观愉快的情绪,要避免情绪波动,情绪波动会增加交感神经兴奋,儿茶酚胺增加,会引起血压升高,冠状动脉痉挛,至心肌缺血,诱发心绞痛或心肌梗死。通过做好健康教育工作,使患者和家属对冠心病有所认识,在防治该病时给予积极的配合。

2.膳食指导

(1)膳食总热量勿过高,以维持正常体重为宜。

(2)低脂饮食,脂肪摄入量不超过总热量的30%,避免过多食用动物内脏、脂肪、蛋黄等,应食用低胆固醇、低动物脂肪食物,如鱼、鸡、各种瘦肉、蛋白及豆制品等。

(3)少量多餐,严禁暴饮暴食以免诱发心绞痛或心肌梗死。

(4)提倡饮食清淡,多食富含维生素和植物蛋白、豆类及制品,多吃植物油。

(5)要避免晚餐过饱,晚餐过饱过于油腻,可使血脂增加,胃肠道负担加重,从而增加心脏负荷。

3.运动指导

适度合理、循序渐进地运动,可以增进身心健康,提高心肌和运动肌肉的效率,减少心肌耗氧量,促进冠状动脉侧支循环形成,护理人员应根据病情不同进行个体化指导,不强求一致,运动量以不引起心脏不适或气短为指标。如果运动后脉搏大于休息时20次/分钟,运动应减量,如果脉搏增加不大,运动量可适当增加。

4.生活起居要有规律

(1)合理安排工作和生活,避免过度劳累和情绪激动,注意劳逸结合,保证充分睡眠。

(2)一定要戒烟戒酒。吸烟可能诱发冠状动脉痉挛、血小板聚集,减低冠状动脉及侧支循环的储备能力,这些可使冠状动脉病变加重,易诱发再梗死。

(3)要避免晚餐后滴水不沾,人熟睡后体内水分会丢失,血液中水分会减少,血液浓缩会引起黏稠度增加,容易形成血栓。

(4)醒后起床时要慢起。右侧卧,两膝之间放个枕头,适当垫高下肢,与心脏保持水平位,手臂不要放在心脏位置,枕头不过高都对心血管疾病患者有益;早上起床后,不要急于起床,可适当活动一下四肢,再起床,避免体位改变对血压的影响。

(5)不要急忙走路、赶公共汽车、急上楼梯、顶风骑车、搬重物等,因这些动作易使心率加快、血压增高,导致心肌缺氧而发生心绞痛。

5.用药指导

冠心病患者除特殊治疗外,均需药物治疗,正确服用药物是有效治疗的重要保证。向患者介绍常用药物的主要作用、服用方式及可能出现的不良反应,如服用抗凝药物要定期复查出凝血时间并观察皮肤黏膜有无出血点,有无呕血黑便等。常备急救药物,放到随手能拿到的地方,如硝酸甘油、速效救心丸等。坚持药物治疗,定期复查。

(三)冠心病的三级预防

就是预防或延缓冠心病慢性并发症的发生和发展,抢救严重并发症。冠心病患者如果不注意保健和做好三级预防,很容易并发心肌梗死和心力衰竭而危及生命。

因此,早期诊断、及时治疗和按时服药常可预防冠心病并发症的发生,使患者能长期过上接近正常人的生活。

(陈倩莹)

第八节　癌症的健康管理

一、概述

癌症是对一类恶性肿瘤的统称,其特征是癌细胞无限制、无止境地异常增殖。癌细胞源于基因突变,变异的基因传递错误的信息,一个细胞开始迅速生长,一次又一次地倍增后,形成一种称作恶性肿瘤的肿块。然而在临床上,并非所有的肿块都是恶性。良性肿瘤可以出现在身体的任何部位。比如许多人皮肤上长的痣及脂肪瘤,他们都属于良性肿瘤,与周围组织界限清楚,除了生长在特殊部位(如颅内),对人体并没有实质性危害。良性肿瘤很容易清除干净,一般不转移、不复发,对器官、组织只有挤压和阻塞作用。而恶性肿瘤则截然不同,它们生根并直接侵入周围组织内,因此,它们没有清晰的边界。同时它们还会扩散、转移到身体的其他部位,从而破坏组织、器官的结构和功能。癌症的转移会给人体带来更为严重的危害,事实上癌症的转移灶所引起的并发症正是导致很多癌症患者死亡的直接原因。

二、癌症的危险因素

(一)烟草

世界卫生组织世界癌症研究中心已明确指出,吸烟是癌症最重要的危险因素。在发达国家,据认为约30%的癌症归因于烟草的使用。肺癌发病率与吸烟呈正相关,每天吸烟半包到1包,1包到2包及2包以上者患肺癌死亡率比不吸烟者分别增高8.4、18和21倍。吸烟年龄越早,数量越多,发生肺癌的机会越大。戒烟后患癌危险度渐趋下降,5年后就可以降低到比一般人略高的水平。吸烟除导致肺癌外还可导致口腔、咽、喉、食管、胰腺、膀胱癌等多种癌症。

烟草的致癌作用在于烟草烟雾吸入人体所产生的3个方面的作用:主动的、协同的和被动的。由吸烟者本人主动吸入的烟草与肺癌的联系取决于吸烟量、吸烟的时间长度和吸入的程度(深度)。协同作用指吸烟者同时与其他行为或因素的交互作用,例如,吸烟同时饮酒或同时暴露于石棉、电离辐射等危险因素。被动吸烟同样增加患癌的风险,但较吸烟者为低,比不吸烟者为高。

(二)乙醇

有确凿的证据表明乙醇可引起若干种癌症。重度饮酒可引起口腔、咽、喉、食管、肝脏的癌症,还可引起乳腺癌和结直肠癌。长期饮酒可导致肝硬化继而可能与肝癌的发生密切相关。饮酒又吸烟者可增加某些恶性肿瘤的危险性。

(三)病毒与感染

全球 1/5 的癌症是由慢性感染造成。感染主要来自乙型肝炎病毒(HBV,导致肝癌)、人类乳头状瘤病毒(HPV,导致宫颈癌)、幽门螺杆菌(HP,导致胃癌)等。在一定条件下病毒基因组可部分或全部整合到宿主细胞染色体中,从而导致细胞恶变。目前证实,至少有 7 种病毒、3 种寄生虫和 1 种细菌有致癌作用。

(四)放射与辐射

暴露于自然界,或是暴露于工业、医疗源性的电离辐射可以引起白血病、乳腺癌、甲状腺癌等肿瘤。阳光中的紫外线照射,可引起皮肤癌。

(五)膳食与营养

膳食与营养因素有关的癌症占 30%。腌渍食品与胃癌、结直肠癌和鼻咽癌有关。红肉类(牛羊猪肉)的消费、高脂摄入可能与结直肠癌、乳腺癌的发生有关。食物添加剂可能增加膀胱癌的危险性。由黄曲霉毒素造成的食品污染可引起肝癌等。蔬菜、水果对癌症有保护作用:蔬菜能降低结直肠癌的危险;低胡萝卜素的摄入可能与肺、食管、胃、乳腺、宫颈等的癌症发生有关;维生素类缺乏可能增加胃癌、口腔癌、食管癌、肺癌、胰腺癌和宫颈癌的危险。叶酸可能有降低癌症和结直肠腺瘤样息肉危险的作用。

(六)环境暴露

不同气体与颗粒物质的混合气体污染如苯并芘等金属颗粒物、臭氧、汽车尾气等,可能与部分肺癌的发生有关。家用空调发出的氯氟烃(氟利昂)类化学物如溴原子、四氯化碳、甲基氯仿等可能与皮肤癌的危险有关。烹饪油烟,特别是"中式"烹饪的室内油烟,与女性肺癌有关。石棉是 20 世纪 50 年代开始得到充分认识的环境致癌物,可导致肺癌和恶性间皮瘤。

(七)心理因素

癌症的发生与心理因素密不可分。一些负性心理会损害人的免疫系统,诱发癌症,并在病情发展中起到"催化剂"作用。因此,应当保持良好的情绪,心胸要开阔豁达,对于不良精神刺激要善于解脱,这样才能使人尽快从不良情绪的阴影中走出,增强抵御癌魔侵袭的能力。独特的感情生活史可导致癌症的发生。国内外研究都发现,儿童时期父母早亡、离异、长期分居,成年后丧偶、事业失败和持续紧张压力导致绝望等,都是导致癌症的重要社会心理因素。巨大的精神冲击发生在癌症发病前 1 年左右。据 1902—1957 年 55 年间 75 篇有关肿瘤病因及发病率研究报告发现,影响癌症发病的重大生活事件一般都先于癌症起病前6～8 个月。另据乳腺癌患者的大量观察也证实了生离死别的忧郁、悲伤和焦虑多出现在发生癌症前 1 年左右。

(八)遗传易感性

遗传易感性或胚系基因突变的研究得到了广泛重视。例如,乳腺癌 BRCAI 基因患者的家庭成员发生乳腺癌的终身危险性可以达到 70%。遗传性癌或由遗传突变引起的癌症其发生年龄比由环境等因素引起的癌症要来得早。家族性癌症包括视网膜母细胞瘤、乳腺癌、肝癌、结肠癌等。某些具有遗传倾向的癌基因可能更容易受到环境因素的影响。目前已经明确肿瘤的发生是环境因素和遗传因素共同作用的结果。遗传因素是内因,环境因素是通过遗传因素起的致癌作用。所谓癌症遗传易感性,是指在相同生活条件下的人群,有的个体更易发生癌症的倾向。在一定的遗传特征的基础上,癌症是否形成,还取决于精神因素、环境因素及生活方式等诸多后天因素及外界致癌因素的综合作用。从预防角度看,早期发现这些具有遗传因素的易患者,并及时采取预防措施,有助于降低癌症的发病率。

(九)肥胖

肥胖已经被证实可增加多种癌症发生的风险。流行病学调查表明肥胖与消化道肿瘤、乳腺癌的发生存在相关性;机制可能与高胰岛素血症、瘦素等相关。

三、癌症健康管理的目标

WHO 顾问委员会曾明确指出:1/3 癌症是可以预防的;1/3 癌症如能早期诊断是可以治愈的;1/3 癌症是可以减轻痛苦,延长寿命的。这为癌症的三级预防奠定了基础。

一级预防:积极开展癌症预防与控制的健康教育和咨询,指导健康人群养成良好的健康生活方式,预防癌症危险因素的产生;指导有高危因素的人群,改善不健康生活方式,及早控制危险因素,预防癌症的发生。

二级预防:在积极开展健康教育和咨询基础上,鼓励定期开展预防性检查,做到早期发现、早期诊断、早期治疗,提高早期发现率和治愈率,降低死亡率。

三级预防:在积极配合治疗的基础上,进行适宜的健康管理,促进肿瘤患者康复,改善、提高生活及生存质量。

四、癌症健康管理的内容

(一)癌症的一级预防

重点掌握健康的四大基石,在此基础上进行咨询指导。

1.合理膳食指导

(1)多吃富含膳食纤维的食物,并选用一些粗加工的主食,应该使植物性食物占整个膳食的 2/3 以上。

(2)每天吃多种蔬菜和水果,总量达到每天 400~800 g,种类最好达到 10 种以上。

(3)每天红肉(猪肉、牛肉、羊肉)的摄入量应少于 80 g,最好选择白肉代替红肉,烹调时间不能过长。

(4)应限制脂肪含量较多,特别是动物性脂肪较多的食物摄入。

(5)成人从各种食物来源摄入的盐应少于 6 g。

(6)避免食用易被霉菌污染、室温长期储藏的食物。

(7)不要吃烧焦的食物,少吃烤和熏制的食品。

2.控制体重指导

平均体重指数在整个成年阶段保持在 21~23。整个成人期体重增加在 5 kg 之内。对超重肥胖者指导减重。

3.运动量指导

脑力劳动者应每天进行半小时至 1 h 的快步行走或类似的运动。

4.戒烟限酒

对吸烟者进行戒烟督导,对饮酒者进行饮酒量评估和适量饮酒指导。

5.健康知识宣教

(1)母乳喂养:可降低女性绝经期前患乳腺癌和卵巢癌的概率,同时还能预防儿童超重,降低患癌症风险。

(2)合理防晒:避免过度暴露于阳光,对于阳光过敏的人群则需要采取防护措施。

(3)预防职业危害、环境污染、感染、致癌药物的影响。

(4)警惕癌症信号:由于癌症早期症状不明显,很容易被忽视,一旦发现可能已经到了中晚期,就错过了最佳治疗时机。因此要随时关注身体发生的变化信号,如发现自己有如下不适或相关症状应及时就诊:身体任何部位有可触及的肿块;疣或黑痣明显变化,如颜色加深、迅速增长、瘙痒、脱毛、渗液、溃烂、出血;持续性消化不良、食欲减退、上腹闷胀;吞咽食物时有哽噎、疼痛感受、胸骨后闷胀不适、食管内有异物感;耳鸣、听力减退、鼻塞、咳出的鼻咽分泌物带血;月经期不正常的大出血,有经期外或绝经后不规律阴道出血,接触性出血;持续性声音嘶哑、干咳、痰中带血;原因不明的大便带血及黏液或腹泻、便秘交替,原因不明的血尿;久治不愈的伤口、溃疡;原因不明较长时间的体重下降。

(二)癌症的二级预防

1.广泛宣传

癌症早期发现、早期诊断及早期治疗的知识,使服务对象对癌症有警惕性和相应的知识。相当一部分癌症有警示症状和/或体征,应引起服务对象的足够重视,这是癌症早期发现的重要途径之一。

2.鼓励高危人群进行筛查

如年龄超过 60 岁,有多年吸烟史、生活不规律、工作压力大的人群;绝经期女性出现阴道不规则出血症状等。

3.鼓励积极治疗癌前病变

如食管上皮重度增生,胃黏膜的不典型增生、化生和萎缩性胃炎,慢性肝炎和肝硬化,结肠息肉,支气管上皮的增生和化生等。

4.加强对易感人群的监测

有癌症遗传易感性和癌症家族史的人群是易感人群,动员其定期健康体检。

5.学会肿瘤自检

对于体表可触及可看到的部位,也可定期进行自检,如妇女的自我乳腺检查。

(三)癌症的三级预防

1.癌症患者的饮食

营养障碍是癌症患者最主要的问题,改善饮食营养的供给可以增强癌症患者的抵抗能力,有助于癌症患者的治疗与康复。因此,饮食调整在癌症患者的日常保健中至关重要。

(1)首选易消化吸收的蛋白质食物,如牛奶、鸡蛋、鱼类、豆制品等,可提高机体抗癌能力。

(2)适量进食糖类,补充热量:接受大剂量放射治疗的患者,其体内的糖代谢会遭到破坏,导致血液中乳酸增多,同时还会出现胰岛素功能不足,所以补充葡萄糖的效果较好。另外,宜多吃蜂蜜、米、面、马铃薯等含糖丰富的食物以补充热量。

(3)适量食用具有抗癌功效的食物,如黑木耳、大蒜、海藻、甲鱼、蘑菇及蜂王浆等食物。

(4)新鲜蔬菜、水果中含有丰富的维生素 A 和维生素 C,特别是十字花科类蔬菜富含许多生物活性物质,在一定程度上可以帮助阻止细胞恶变和扩散,起到增加上皮细胞稳定性的作用;维生素 C 还可防止放射损伤的一般症状,并可使白细胞水平上升;动物内脏中的维生素 E 能促进细胞分裂,延迟细胞衰老;豆类、瘦肉、牛奶等食物中富含的维生素 B_1 可促进患者食欲,减轻放射治疗引起的症状。

（5）注意饮食多样化，促进患者食欲；烹调食物多采用蒸、煮、炖的方法，忌食油炸食物或其他难消化的食品，禁饮酒。

（6）肿瘤手术后引起咀嚼、吞咽、消化吸收困难及特殊营养素缺乏者，可根据情况给予不同饮食及补充所缺乏的营养素，必要时给予医用食品，如均衡营养制剂或要素饮食，以增加患者抵抗力。

2.癌症患者的运动

康复体育锻炼必须由简到繁，由易到难，由轻微运动逐渐加大运动量，根据自己的承受能力逐步增加，使自己能适应日常生活需求。适当的体力活动能够增进食欲，而且对恢复体力及睡眠均有好处。

3.癌症患者的心理护理

研究表明，癌症患者家属的恐惧和顾虑非常容易传播给患者，患者对家属的表情、态度以及举止都非常敏感。因此，作为患者家属的第一个要求便是要在患者面前镇静自若，努力给患者创造一个良好的养病环境及有力的精神支持。

其次，患者家属要了解一些癌症的基本知识，如癌症不是传染病，也不是不治之症，只要坚持正规治疗，疗效往往是很好的。当癌症患者出现痛苦、心情抑郁时，要在心理上安慰、体贴，在生活上给予细心照料。当患者在放、化疗期间出现食欲减退、恶心、呕吐时，家属应尽量做些他们平时喜欢吃而又富于营养的食物，以增强体质。家属还应协助医护人员观察患者的病情变化，如出现白细胞减少、抵抗力下降时，家属要劝阻患者少去公共场所，避免交叉感染，加重病情。

（陈倩莹）

第十六章　医院人力资源管理

第一节　医院人力资源管理的概念和理论

一、医院人力资源管理基本概念

（一）医院人力资源

1.人力资源的概念

人力资源最早是由美国当代著名管理学家彼得·德鲁克（Peter F.Drucker）于 1954 年在其《管理的实践》一书中提出的。彼得·德鲁克认为，相比于其他资源，人力资源具有特殊性，包括生物性、能动性、时效性、智力性、再生性和社会性等。对于人力资源的概念，我们可以从广义和狭义两方面去理解：广义上讲，人力资源是一定范围内的、人口中具有劳动能力的、人的总和，是能够推动社会进步和经济发展的、具有智力和体力劳动能力的、人的总称；狭义上讲，从组织层面看，人力资源是有助于实现组织目标的、组织内外所有可配置的、人力生产要素的总和。

人力资源是所有资源中最宝贵的资源。作为一种特殊的资源，人力资源具有极大的可塑性和无限的潜力。人力资源的最大特点是能动性，这是人力资源与其他一切资源最根本的区别。人力资源的活动总是处于经济或事务活动的中心位置，决定其他资源的活动。因此，人力资源在经济活动中是唯一起创造性作用的因素，它影响着一个组织的发展、进取和创新。IBM 公司创办人毕生说："就算你没收我的工厂，烧毁我的建筑物，但留给我员工，我将重建我的王国。"在现代西方的管理中，随着管理理论和模式的变革，人力资源成为最重要的战略资源，"以人为本"的管理思想得到了越来越多的认同。

2.医院人力资源的概念及其特点

医院人力资源是指为完成医院各项任务，在医疗、护理等各种活动中所投入的人员总和。医院开展的各项医疗活动，离不开人力、物力、财力、信息等这些基本要素的投入，这些要素的相互结合、相互作用，共同影响甚至决定医院的发展。其中人力是最重要、最核心的资源，人的主动性、创造性及技术水平的发挥，是医院活力的源泉和发展的基础。

相比于其他行业的人力资源，医院人力资源具有社会责任重大、知识技能高度密集、团队协作性强等特点。

(1)社会责任重大:医院人力资源直接面对人群和病患,提供诊疗保健服务,涉及人们的生老病死,其服务水平和服务质量的优劣关系亿万人民的健康,关系千家万户的幸福。承担着对社会、对公众救死扶伤的责任和义务。与人民群众切身利益密切相关,社会关注度高,是重大的民生问题,关系到人民群众对社会事业的满意度,关系到社会公平正义的维护和稳定。

(2)工作具有高风险性:医院人力资源工作过程中会面对很多已知和未知的风险,很多工作带有救急性质,不可拖延。面对重大传染病疫情、危害严重的中毒事件、自然灾害或灾难事故引发的险情、恐怖袭击、放射性物质泄漏事件等突发卫生事件,危急时刻医务人员需要挺身而出,工作强度和压力超乎寻常。所面对的每个患者,病情变化、身体素质、恢复程度等不确定因素较多,医务人员在对病情的判断上难免会发生偏差。同时,社会上有些人对这种高风险性缺乏足够的认识,有些医务人员还会受到患者及家属的辱骂、殴打,甚至受到行政处分和法律追究。

(3)从事知识技能高度密集型的劳动:医院人力资源成长过程较长,需要接受扎实的基础理论学习和临床实践训练。一名医学生要成长为一名合格的医师,一般需要接受5～10年的院校学习和1～5年的实践培训。在从事临床工作之后,还需要接受各种继续医学教育和培训。经过长期培养出来的医务工作者,其专业知识、技术必定具有较高的专业性。医院人力资源所提供的服务种类繁多,因为人类所面临的疾病危害的种类多,诊断和治疗的方法相对更多。医务人员的劳动以付出技术为主要特点,在为患者服务中,每个环节都渗透着技术,患者的康复凝聚着技术和知识的结晶。这些技术和知识正是上述理论学习和实践积累的成果。

(4)医务劳动的团队协作性强:医院人力资源一方面必须对种类繁多的服务提供完善的技术规范,另一方面又必须针对每一个不同的个体辨证施治。诊疗工作的完成需要不同专业群体的高度协调,同时不允许有任何模糊或者错误。例如,在开展手术时,需要有外科医师、麻醉师、手术室护士及病房护士等组成工作组,团结协作、密切配合。没有团队协作精神,手术无法顺利开展。因此,医院工作中更强调临床、护理、医技,以及医院管理等各类人员之间的相互支撑和密切配合。

(5)医务人员具有实现自我价值的强烈愿望:医务人员作为知识型人才,通常具有较高的需求层次,更注重自身价值的实现。为此,他们很难满足于一般事务性工作,更渴望看到其工作的成果。医师通常会认为患者的康复结果才是工作效率和能力的证明。医师在其工作中愿意发现问题和寻找解决问题的方法,并尽力追求完美的结果。也期待自己的工作更有意义并对医院工作和社会健康有所贡献,渴望通过这一过程充分展现个人才智,实现自我价值。

(6)道德潜质要求高:由于医疗市场的复杂性及医务人员技术垄断性,医患双方存在严重的信息不对称,发生道德风险的现象很普遍,主要表现为:为追求最大化的经济利益,提供超过患者需求的医疗服务;为最大程度减少责任和医疗纠纷,对患者采取"保护性医疗";对患者知情权尊重不够,缺乏足够的、耐心的解释和沟通等情况。患者存在的上述风险,可以通过提高医务人员的道德品质来规避。医务工作的宗旨是"救死扶伤,实行人道主义",对医务人员的道德潜质提出了更高的要求。

(二)医院人力资源管理

1.医院人力资源管理的概念和内涵

人力资源管理是指运用现代科学方法,对与一定物力相结合的人力进行合理的培训、组织和调配,使人力、物力经常保持最佳比例,同时对人的思想、心理和行为进行恰当的指导、控制和协调,充分发挥人的主观能动性,使人尽其才、事得其人、人事相宜,以提高绩效,实现组织目标。通常一个组织的人力资源管理工作主要涉及以下几个方面:制订人力资源战略计划,岗位分析和工作描述,员工的招聘与选拔,雇佣管理与劳资关系,员工培训,员工工作绩效评估,促进员工发展、薪酬与福利设计、员工档案保管等。

医院人力资源管理就是为了更好地完成医院的各项任务而充分发挥人力作用的管理活动,是人力资源有效开发、合理配置、充分利用和科学管理的制度、法令、程序和方法的总和。医院人力资源管理贯穿于医院人力资源活动的全过程,包括人力资源的预测与规划、工作分析与设计、人力资源的维护与成本核算、人员的甄选录用、合理配置和使用,还包括对人员的能力开发、教育培训、调动人的工作积极性、提高人的科学文化素质和思想道德觉悟等。

2.医院现代人力资源管理的特点

长期以来,医院人事管理沿袭计划经济体制下的集中统一管理制度,参照管理行政机关人员的管理模式。这种传统的人事管理忽视员工的主观能动性和自我实现的需求,是一种操作性很强的具体事务管理。随着社会经济发展,影响健康的因素越来越复杂,广大人民群众医疗卫生服务需求日益增强,传统的医院人事管理制度存在的弊端逐渐暴露,已不能适应医药卫生体制改革和医疗卫生事业发展的需求,建立适应现代医院建设和管理要求的现代医院人力资源管理模式势在必行。作为管理学一个崭新和重要的领域,现代医院人力资源管理具有以下特点。

(1)强调"以人为本",坚持医院内部成员参与管理的原则:现代医院人力资源管理强调对"人"的管理,以人力资源为核心,使"人"与"工作"和谐有效地融合,寻找人、事相互适应的契合点,旨在人适其所、人尽其才。医院管理者坚持"以人为本"的思想,主动开发人力资源、挖掘潜能,"用事业凝聚人才、用精神激励人才",最大限度地激发员工的工作积极性和创造性。同时,树立医院内部成员的主体意识,明确他们的主体地位,吸纳员工代表参与医院管理,努力促进管理者与被管理者之间和谐的合作关系,使人力资源与医院发展呈现一种双向互动的关系,实现员工成长与医院发展的"双赢"。

(2)注重战略性,建立战略性人力资源管理体系:现代医院注重战略性、适应性的管理,从战略层面对医院的人力资源活动进行设计、开发和管理,建立一整套战略性人力资源管理体系。医院人力资源管理者应着眼于未来个人和医院的发展,关注如何开发人的潜在能力,采用战略眼光和方法进行组织、实施和控制;充分分析内部人力资源的需求情况、供给状况,医院外部机遇和挑战等信息,制定出科学合理的人才发展规划;建设和完善人才梯队,有目的、有计划、有步骤地引进和培养满足医院发展需要的各类人才;完善管理,设计不同的职业生涯模式,满足医务人员的职业追求;通过尽早的职业生涯规划管理和组织设计,使医务人员对医院和社会的贡献达到最大。

(3)树立人力资源是"资源"而非"成本"的观念:传统人事管理将人视为一种成本,而现代人力资源管理把人看作一种充满生机与活力、决定医院发展和提升医院水平的重要资源。因此,医院在开展管理时,要摈弃人力投入是成本的旧观念,以人员保护、开发和增值作为工作重点,以投资的眼光看待在培养人才、吸引人才,以及使用人才方面的投入,不断提升医务人员的价值,促进他们积累医疗经验、扩充医疗知识、提高医疗技术。在开展培训时,要由传统的外部安排的课堂培训方式,向注重个人内在需要的灵活学习方式转变,使人才的知识转化为医疗服务能力,提高他们解决实际问题的能力。由于人力资源具有能动性和可创造性的特性,人力资源"投资"将成为医院发展最有前途的"投资"。

(4)倡导"主动式管理":医院传统的人事管理主要是按照国家卫生、劳动人事政策和上级主管部门发布的劳动人事规定、制度对职工进行管理,仅在"需要"时被动地发挥作用,而在对医院发展和职工的需求等方面,缺乏主动性和灵活性,对医务人员的管理缺乏长远规划。现代人力资源管理强调要发现人才、培养人才、使用人才,使每个人都工作在最适合自己的岗位上,做到"人-岗"匹配,同时创造一种积极向上、团结敬业的医疗卫生工作环境,提高医院工作效率。现代人力资源管理,通过实施医院的人才培养,把握医院人才信息并及时进行反思和修正,来达到确认和发掘每一位职工的潜力,促进医院发展的目的。

(5)开展"动态管理":医院传统人事管理多为行政性工作,是以执行、落实各项规定和控制人员编制为目标的计划性静态管理。医院职工的职业基本上从一而终,管理模式单一,管理方法陈旧。现代人力资源管理更强调参与制定策略、进行人力资源规划、讲究生涯管理等创造性动态管理工作,逐步建立起包括招聘机制、培训机制、考核机制、激励机制、奖惩机制等动态管理体系,在保持医疗队伍相对稳定的同时,建立起真正的激励与约束机制。打破干部终身制,竞争上岗、择优聘用;畅通人员进出渠道,一方面减员增效,一方面积极引进人才,形成优胜劣汰的竞争局面。创造出一种"人员能进能出、职务能上能下、待遇能高能低"的动态管理模式,促进医务人员潜能的发挥和自身素质的提高。

二、医院人力资源管理现状

改革开放 30 年以来,事业单位人事制度改革不断深化。同样,医院人事制度也在不断改革与创新,医院人力资源的招聘选拔、评价使用、培训开发等方面取得了明显成效;医院领导干部的选拔任用和岗位规范、医务人员综合评价制度、岗位绩效工资制度,以及人才流动与稳定等制度在各地的不断探索中,积累了很好的实践经验。

(一)我国医院人力资源数量与结构

我国医院人力资源包括卫生技术人员、其他技术人员、管理人员及工勤技能人员四大类,其中,卫生技术人员包括执业医师、执业助理医师、注册护士、药师(士)、检验技师(士)、影像技师(士)等,其他技术人员是指从事医疗器械修配、宣传等技术工作的非卫生专业技术人员,管理人员是指担任医院领导职责或医院管理任务的人员,工勤技能人员是指承担技能操作和维护等职责的工作人员。

改革开放以来,我国医院人力资源总量稳步增长。至 2009 年,全国医院人员总数为 3 957 727 人,其中卫生技术人员 3 199 904 人,占总量的 80.85%;其他技术人员 153 335 人,占总量的 3.87%;管理人员 237 488 人,占总量的 6.00%;工勤技能人员 367 000 人,占总量的 9.27%。若按不同类型医院划分,综合医院共有 2 958 150 人,占 74.7%;中医医院 518 460 人,占 13.1%;中西医结合医院 42 901 人,占 1.08%;民族医院 11 316 人,占 0.29%;专科医院 424 229 人,占 10.72%;护理院 2 671 人,占 0.07%。

随着数量的增长,医院人力资源的整体素质也在不断提高。2009 年,医院各类卫生技术人员中,66.2%的人员处于 25~44 岁年龄段,51.3%的人员拥有 10~29 年的工作经验,大学本科及以上学历者占 31.8%,中级及以上专业技术职称的卫生技术人员占 39.4%。体现了医院卫生技术队伍"年轻化、知识化、专业化"特点。

(二)医院人力资源管理现状

医院人力资源管理是为了更好地完成医院的各项任务而充分发挥人力作用的管理活动,是人力资源规划开发、合理配置、充分利用和科学管理的制度、法令、程序和方法的总和。概括而言,医院人力资源管理活动主要包括如下几个环节:招聘与选拔、培训与开发、评价与使用、绩效管理、薪酬管理及人才流动与稳定机制建设等。

医院人力资源的招聘与选拔是指根据医院人力资源规划和工作分析的数量和质量要求,通过一定渠道获取并甄选医院所需的合格人才,并安排他们到所需岗位工作的过程。目前,80%以上的医院均实行了聘用制管理,医院补充新员工的最主要途径也是公开招聘,并且选拔的主要方式是面试和知识技能测试。随着现代医院人力资源管理理念的进步,医院在人员的招聘与选拔中也不断探索引入一些新的方法和技术,测评手段日益多样化。

医院人力资源的培训与开发是指在医院发展目标与员工发展目标相结合的基础上,有目的、有组织、有计划、有系统地对员工进行教育和训练,达到提高人力资源整体素质、开发人力资源潜能、提高人力资源效率、加强医院服务水平的目的。随着社会经济的发展、人民生活水平不断提高,人们的文化素质和法律意识都有了很大的提高,这从客观上对医院的技术和服务提出更高的要求。只有顺应环境的变化,在培训内容上除了提升医院员工的知识、技能外,还要有针对性地开发、注重员工的潜能,才能使员工及医院更好地适应环境的变化。

人力资源评价是指通过各种量表、观察评定、业绩考核、面试等多种手段测评人才素质的活动。医院人力资源评价将人力资源评价活动限定于特定的组织——医院之中,因此,医院人力资源评价既包括人力资源评价一般的特性和内容,也包括在医院中组织人力资源评价所包含的特殊要求和性质。目前我国医院对人员的评价主要集中在工作质量、工作数量、服务对象的满意度和出勤情况等。另外,"胜任力"评价是近几年在医院人力资源评价中研究较多的课题之一。胜任力的内涵包括五个层次,由低到高、由表及里,主要包含知识、技术、自我认知、特质、动机。"胜任力"评价最大的优势在于不仅可以从与绩效相关的知识、技术、人格、态度、能力等特征全面地评价人力资源,还可以从人力资源深层次的动机、特质、自我认知、态度或价值观、某领域知识、认知或行为技能等可以被测量或计数的素质上,区分优秀与一般绩效的医院员工。

绩效管理是人员任用和奖惩的依据,具有激励、导向、沟通、协调等方面的作用。随着疾病谱和医学模式的转变,社会对医疗卫生服务需求不断增长,医疗卫生服务的工作模式、服务提供内容和方式等不断变化,医务人员的工作过程往往难以直接监控,公共卫生、医疗卫生等个体工作成果难以精确衡量等特征都使得价值评价体系变得复杂而不确定。完整的绩效管理包括绩效计划制订、过程监督、绩效评价、绩效反馈等环节,并形成一个循环过程。从组织层面来说,绩效管理就是通过计划、实施、监督、检查、奖惩等来引导员工实现组织绩效目标和提升组织绩效水平;从个人层面来说,则表现为通过共同努力实现员工能力的综合发展和绩效的不断提升。因此,绩效管理是管理者和员工双方就目标及如何实现目标而达成共识,并协助员工成功实现目标的管理方法。绩效管理不是简单的任务管理,也绝不能将绩效管理等同于绩效评价。可喜的是,越来越多的医院管理者正在关注这些问题,一些医院已经在开展绩效管理的尝试和探索。随着医院内外环境的变化,管理实践的不断深入,对医院绩效管理的理解会越来越深刻,这无疑会推动医院绩效管理的实施与完善。

薪酬是(医院)人力资源开发和管理中至关重要的内容,对医院来说,薪酬是医院吸引和留住员工的基本手段;对员工来说,薪酬与员工的切身利益密切相关,直接影响员工的工作态度和绩效,进而影响医院的整体效益。随着事业单位人事制度改革的不断推进,医院也经历了多次薪酬制度改革。目前,事业单位正积极推进收入分配岗位绩效工资制,总体目标是建立符合事业单位特点、体现岗位绩效和分级分类管理的收入分配制度。

(三)医院人力资源管理存在的问题

一是"人才本位"意识需进一步加强,医院人力资源管理队伍总体素质不高。德鲁克认为,在当今世界,管理者的素质能力决定着企业的成败。医院管理者的素质、能力同样决定着医院的发展。目前,我国医院管理队伍大多是临床专业技术人员,缺乏系统的管理学知识训练和实践,传统的人事管理模式缺乏科学性、开创性。人文关怀不足,不注重医院与员工的共同发展。人的主观能动性、归属感、成就感和自我实现的需要往往被忽视。

二是人力资源管理职能落后。人力资源管理中只见"事"、未见"人",以"事"为中心,强调"事"的单一方面、静态的控制和管理,将人作为管理的对象,注重人对事的适应性,极少关心人的内在需求变化,忽视人的可激励性和能动性,抑制了其内在潜能的发挥。首先,医院对于人才的需求与计划控编存在矛盾,医院用人自主权受到一定的限制;在人力资源招聘工作中缺乏规划和岗位分析等前期准备工作;招聘考核方法、人才测评手段等显得比较单一、落后,亟待更新改进。对人力资源的培训大多仍停留在对员工知识、技能层面的培训,对于员工潜能的开发尚需要进一步加强。尤其是如何加强医院管理者的培训与开发,打造一支"职业化"的医院管理队伍,成为当前的重要课题。受传统经济体制的影响,目前我国大多数医院对职工采取的都是同样的评价方法,绩效考核非常明确,只是为了分配而进行,绩效管理制度往往被定位为分配制度。评价的方法多是工作结果为导向的绩效评价,即为医务人员设定一个最低的工作成绩标准,然后将考核对象的工作结果与这一标准相比较。不利于针对性地进行培训发展。所以,这种以工作结果为导向的绩效评价越来越显露出不足。第一,在多数情况下,医务人员最终的工作结果除了取决于个人的努力,同时也取决于医疗卫生环境等多种因素。第二,结果导向的绩效评价容易加剧个人之间的不良竞争,甚至可能导致员工不择手段的倾向,不利于彼此之间的协作及医院的长期绩效提升。第三,结果导向的绩效评价方法在为员工提供绩效反馈方面的作用不大,尽管这种方法可以告诉员工其工作成绩低于可以接受的"标准",但是它却无法提供如何改进工作绩效的明确信息。目前的薪酬制度以职务、职称定薪维度单一,薪酬结构不合理等。

三、医院人力资源管理改革与发展

(一)医院领导体制改革

医院领导体制是医院内部领导和管理系统诸要素相互关系的协调运作及其工作制度、工程程序和工作规范。原人事部、卫生部等《关于深化卫生事业单位人事制度改革的实施意见》明确规定,"卫生事业单位实行并完善院(所、站)长负责制。要建立和完善任期目标责任制,明确院(所、站)长的责、权、利。要充分发挥党组织的政治核心和监督保证作用,依靠职代会实行民主管理和民主监督,建立有效的监督保障机制。实行产权制度改革的试点单位,经批准可探索试行理事会(董事会)决策制、监事会监管制等新型管理制度。"

20世纪80年代以来,我国医院普遍推行了院长负责制,对促进医院改革和发展发挥了重要作用,也得到了广大干部职工的普遍认可。改革开放以来的实践已充分证明,实行院长负责制有利于医院的管理和发展,应当坚持和完善院长负责制。但在实行院长负责制中也存在一些问题,需要进一步明确党政领导干部的责权,研究明确党委会和行政会议研究问题的内容和分工,形成权力与责任相统一的机制,建立健全有效的监督和问责机制,发挥职代会的监督作用,建立科学的领导干部任职标准,并加强考核制度,促进院长负责制的健康发展。通过制定院长任期目标责任制等方式,确保其管理的主动性、积极性和创造性的发挥。同时完善监督机制,保证院长在其职责范围内,有效行使权力,合理配置资源。

同时,根据医药卫生体制改革需要,探索完善医院法人治理结构,探索理事会或董事会决策制、监事会监管制等新型管理体制,形成有责任、有激励、有约束、有竞争、有活力的医院管理体制。

(二)医院人事制度改革

2002年中组部、人事部、卫生部《关于深化卫生事业单位人事制度改革的实施意见》明确了卫生事业单位人事制度改革的指导思想、目标原则和主要任务。

实行聘用制。按照公开招聘、择优聘用、平等自愿、协商一致的原则,医院与职工通过签订聘用合同,明确医院与被聘人员的责、权、利,保证双方的合法权益。根据各类不同人员的特点实行相应的聘用办法,打破行政职务、专业技术职务终身制,实行由身份管理向岗位管理的转变。在聘用人员中,对优秀人才和技术骨干可采用不同的聘用办法,实行不同的聘期,给予较高的聘用待遇,相对稳定一批技术骨干。还可根据工作需要采取专职与兼职相结合的方式,聘用部分兼职技术骨干。根据医疗工作的特点,制定兼职管理规定,加强对兼职人员的管理。

进行科学合理的岗位设置。岗位设置要坚持按需设岗、精简高效的原则,充分考虑社会的需求、医院的发展、人才结构和人才培养等多种因素。可根据工作需要,确定一部分关键岗位。要明确岗位责任、任职条件、聘用期限,做到职责明确,权限清晰,条件合理。根据主管部门制定的岗位设置原则及专业技术职务结构比例要求,依据自身承担的任务,自主决定高、中、初级专业技术岗位的设置。岗位设置要有利于学科的发展及社会对医疗服务的需求。

医院管理人员实行职员聘任制,逐步建立符合医疗机构行政管理特点的岗位序列和体现管理人员能力、业绩、资历、岗位需要的工资待遇。医院中层以上管理干部实行任期目标责任制,可以采用直接聘任、招标聘任、推选聘任、委任等多种任用形式,推行任前"公示制"。

卫生专业技术人员实行专业技术职务聘任制。要以深化职称改革、推行执业资格制度为切入点,实行从业准入制,逐步建立和完善与社会主义市场经济体制相适应的科学的卫生专业技术人才管理机制。按照评聘分开、强化聘任的原则,实行专业技术职务聘任制,逐步建立符合行业特点的社会化人才评价体系。

医院中的工勤人员实行合同制。对于工勤人员要在加强职业技能培训,规范工人技术等级考核,提高素质的基础上,根据其职业工种、技能等级、实际能力等条件,可采用竞争上岗、择优聘用、定期考核等办法,规范工勤人员进、管、出环节。

建立和完善岗位考核制度。对聘用人员进行全面考核,并把考核结果作为续聘、晋级、分配、奖惩和解聘的主要依据。根据医疗卫生专业技术人员的工作特点,制定以业绩为基础,由品德、知识、能力、服务等构成的考核指标,建立健全适合各类不同人员的简便、易操作的考核评价体系。

建立解聘、辞聘制度。通过建立解聘、辞聘制度,使医院能按照规定的程序解聘职工,职工也可以按照聘用合同辞聘,畅通人员出口,增加用人制度的灵活性。对服务质量、服务态度较差,但又不够解聘条件的人员,可实行诫勉制度,限期改正,到期不改的,予以解聘。

对新进人员实行公开招聘制度。医院需要补充人员时,要公布缺员岗位的用人条件和职责,实行公开招聘。招聘采取考试与考核相结合的方式,择优聘用。应聘卫生技术岗位必须具备相应的专业学历或规定的资格条件,非卫生专业技术人员不得参加应聘进入卫生技术岗位工作,已在卫生技术岗位的必须转岗。在实行聘用制中,对新进人员采取新人新办法,实行人事代理制。

(三)医院分配制度改革

医院工资分配制度的改革要按照按劳分配和生产要素参与分配的原则,结合卫生工作知识密集、脑力与体力结合、高风险等特点,在逐步推进管理体制改革的条件下,进一步搞活内部分配,扩大各医院的分配自主权,根据按岗定酬、按任务定酬、按业绩定酬的精神,建立起重业绩、重贡献,向优秀人才和关键岗位倾斜,自主灵活的分配激励机制。

探索新的分配机制。积极开展按生产要素参与分配的改革试点,研究探索技术、管理等生产要素参与分配的方法和途径。根据不同岗位的责任、技术劳动的复杂和承担风险的程度、工作量的大小等不同情况,将管理要素、技术要素、责任要素一并纳入分配因素确定岗位工资,按岗定酬。拉开分配档次,对于少数能力、水平、贡献均十分突出的技术和管理骨干,可以通过一定形式的评议,确定较高的内部分配标准。

(四)医院人力资源流动配置改革

运用市场机制,调整医疗卫生人力资源结构,促进人员合理流动。有条件的地区可根据实际情况,按规定申请建立卫生人才交流服务中心,积极配合医院等卫生事业单位人事制度改革,为卫生专业人员和其他卫生工作人员在行业内或行业间流动提供服务。

医院可将未聘人员向卫生人才交流服务中心申请托管,由人才交流中心、医院和托管人员签订协议,明确三方责任及有关事项,对未聘人员集中管理,以减轻医院的冗员负担。

(于　飞)

第二节　医院人力资源管理的主要内容

一、医院人力资源规划

(一)人力资源管理战略体系

美国人力资源管理学者舒乐和沃克认为,人力资源战略是一种程序和活动的集合,它通过人力资源部门和直线管理部门的努力来实现组织的战略目标,并以此来提高组织的绩效、维持竞争优势。

人力资源战略也是人力资源管理战略。人力资源管理战略的践行能够调动、指引并确保所有的人力资源活动都能够围绕直接影响组织的问题实施。人力资源战略将组织管理思想与行动联系起来,确定了如何能够以战略为核心去进行人力资源管理,研究如何更加有效地实施人才强化战略、人员配置、薪酬管理、绩效管理,以吸引核心人才,保持竞争精神。

人力资源战略是为管理中可能产生的变化而制订的行动计划,它提供一种思路——通过人力资源管理使得组织获得和保持竞争优势。作为整个组织战略的一部分,人力资源问题事实上是组织战略实施的核心问题。在竞争日渐激烈的环境里,组织的目标就是要赢得胜利,而在此过程中,人力资源战略对组织来说无疑是越来越重要了,它能够确定组织如何对人进行管理,并以此实现组织目标。

同样,医院需要根据内外环境的变化来建立完善的人力资源管理的方法,正面影响医院绩效,为医院成功做出贡献。人力资源战略不但能提高医院绩效,还能够保证有效的成本控制。

(二)医院人力资源管理战略的实施

医院实施人力资源管理战略,一般有 3 个阶段。

1.制订阶段

制订人力资源管理战略虽然重要,但只有综合分析医院内外部那些影响人力资源的要素,确认所面临的境况,才能确定人力资源战略的方向。而要确定人力资源战略的方向,首先就要确定人力资源战略目标,随后制订实施计划,最后协调人力资源战略与医院整体战略间的平衡,合理配置医院内的资源,从整体的角度出发,调整人力资源战略使之符合医院整体战略的需要。

2.实施阶段

实施人力资源战略前,需先分解人力资源战略计划,化整为零,各部门明确自身的任务与作用,推动医院进入良性循环,实现医院目标。

3.评估与调整阶段

在人力资源战略计划实施以后,对该战略的有效性进行评估,保证战略计划的正确实施,也及时校验优化战略计划。当发现现行的人力资源战略已不符合医院的内外部环境时,最好的措施就是当机立断找出差距、分析原因并进行整改。

因此,人力资源战略需要不断地进行调整和修改,以随时适应环境,为医院航向掌好舵。

(三)医院人力成本核算与人力资源开发

人力成本包括以下几种。

1.取得成本

取得成本指医院在招募和录取职工的过程中发生的成本。如广告宣传费用、各种安置新职工的行政管理费用;为新职工提供工作所需装备的费用等。

2.开发成本

开发成本指医院为提高职工的技术能力、增加人力资源的价值而发生的费用。如上岗前教育成本、岗位培训成本、脱产培训成本等。

3.使用成本

使用成本指医院在使用职工的过程中而发生的成本。如工资、奖金、津贴、福利等。

4.保险成本

保险成本指按规定缴纳的各类社会保险费用。

5.离职成本

离职成本指由于职工离开组织而产生的成本。如离职补偿成本、离职前低效成本、空职成本等。

人力资源开发就是为了提高员工绩效,对人力资源进行投资,增强员工与工作绩效相关的技能水平。人力资源开发对于员工来说主要有三个主要方面:一是知识,二是技能,三是能力。

当然,人力资源开发不仅要着眼于员工知识、技能和能力,更要考虑到人岗匹配、知识共享、团结协作等方面。人力资源是所有资源中最本质、最重要、最有价值的资源,科学合理地加以管理开发,势必对医院整体绩效提升与目标实现有着至关重要的作用。

二、招聘与配置

(一)员工招聘

1.招聘的原则及途径

雷蒙德·A·诺伊在《人力资源管理:赢得竞争优势》中指出,招聘包括招募与选拔。招募是为现有的或预期的空缺职位吸引尽可能多的合格应聘者,这是个搜寻人才的过程,为空缺职位找到最优秀的应聘者群体;选拔是不断地减少应聘清单的人数,直到剩下那些最有可能达成期望产出或结果的人。

医院招聘的目的是通过寻找并获得合适的员工,确立医院的竞争优势,完成医院的战略,与此同时帮助员工实现个人价值。招聘是获取人力资源的第一环节,也是人力资源管理中的重要环节。做好招聘需要遵守一些基本的原则。

(1)公平原则:公平是要将医院在招聘时空缺的职位种类、数量和任职要求等信息对外告知,扩大招募人员的范围,并为应聘者提供一个竞争的机会,体现信息公平。

(2)双向原则:即医院根据自身战略发展和现实运作需要自主选择合适的人员,而应聘者也会根据自身的能力和愿望自主地选择岗位。

(3)科学原则:人员招聘不是传统意义上的分配,而是需要对应聘者进行选拔,需要通过一些科学的操作程序、评价标准和测评方法(如笔试、技能操作考核、小讲课等方式),有效地甄别应聘者的实际水平和具有的发展潜力,从而保证招聘最终效果的实现。

(4)动态原则:无论是医院的发展还是岗位人员的状态都处于不断变化的动态过程中,人力资源在不断地流动中寻求适合自己的位置,医院则在流动中寻找适合自身要求和发展的人才。

(5)经济原则:应重视招聘的效率和效益。招聘成本不仅仅包括招聘时所花费的费用,还包括因招聘不慎而重新招聘所花费的费用,以及人员离职时带给医院的损失。因此,在招聘过程中要注重招聘的经济性,以较低费用获得最合适的人才。

(6)合法原则:招聘必须依据国家的相关政策法规,不违背法律和社会公共利益,坚持公平公正,不搞各类招聘歧视,符合相关法律法规要求医院所承担的责任。

招聘途径可以分为内部和外部两种。内部招聘是指通过内部晋升、岗位轮换、内部竞聘、员工推荐和临时人员转正等方法面向现有员工进行招聘,将合适人选调剂在合适的岗位。外部招聘是根据一定的标准和程序,通过广告招募、校园招募、人才市场招募、专业机构招募、网络招募等途径,从外来应聘者中选拔获取所需人选的方法。

为了确保招聘工作的有效性,在招聘开始之前就要根据需补充人员的业务类型、职位复杂度、招募方法的实用性、招募方法与渠道情况做出正确的策略选择。没有尽善尽美而只有最合适的方法和渠道。

2.招聘工作流程

一般人才招聘工作由人力资源处负责拟定招聘计划并组织实施,人员需求部门参与招聘测评的技术设计和部分实施工作。具体工作流程:①制订计划和任职条件;②发布招聘信息;③资格审核与考核录用。

3.招聘理念与发展趋势

人员招聘有两个前提和一个必要。一个前提是人力资源规划,医院从人力资源规划中得到人力资源需求预测,决定预计要招聘的职位、部门、数量、类型等,它包括医院的人力资源计划和各部门人员需求的申请;另一个前提是工作描述和工作说明书,它们为录用提供了主要的参考依据,也为招聘执行提供了有关工作的详细信息。

一个必要则是胜任素质模型的构建。胜任素质模型是指驱动员工产生优秀工作绩效的各种个性特征的集合,包括动机、特质、自我概念、态度、价值、技能等要素。它是人力资源的高端管理方式,是人力资源管理的重要延伸方向。胜任素质模型的建立一般采用工作胜任能力评估法,先对既定职位进行全面分析,确定高绩效模范员工的绩效标准,再对高绩效员工进行分析和比较,建立起初步的胜任素质模型并对其进行验证,保证它的有效性。基于胜任素质的招聘能够吸引那些具备了很难或无法通过培训与开发获取的个体特征的招聘者,使甄选过程更加有效,有助于提高组织的绩效水平。

(二)岗位配置

1.岗位设置原则

(1)按需设岗、因事设岗、因岗设人:岗位设置则是根据工作设置的,这就是按需设岗、因事设岗原则。医院内的岗位设置既要着眼于现实,又要着眼于未来发展,按照医院各部门的职责范围来划定岗位,然后根据工作岗位的需要配置相应人员,尽量做到人岗匹配,人尽其才。

(2)合理结构:岗位设置需要动静结合,对基础性的工作岗位宜采用静态分析,对变化较频繁的岗位,宜采用动态分析。

岗位设置的一项基本任务就是保证每个岗位工作量的饱满和有效劳动时间的充分利用。尽可能使工作定额和岗位定量科学合理化。

2.岗位设置流程

任何医院在运行过程中总会出现各种问题,这些问题可能是由于组织结构设计不合理造成的,也可能是由于部门或岗位设置不完善。为了解决运行中的这些问题,管理人员就需要对组织架构、部门岗位及互相关系进行调整或重新设置,首先需要对医院任务进行确定,包括内外环境分析、医院定位分析和任务分析;其次是确定任务部门,分析并改进业务流程,设计组织架构,确定部门工作任务;最后是岗位工作任务的确定阶段,设计部门内的岗位,界定岗位工作。

编制工作说明书是岗位设置的基础,而工作说明书建立在工作分析的基础上。工作说明书包括工作描述和工作规范,工作描述主要涉及工作执行者实际在做什么、如何做,以及在什么条件下做的,而工作规范说明工作执行人员为了圆满完成工作所必须具备的知识、技术、能力等要求。

工作描述主要包括工作名称、工作身份、工作目的、工作关系、工作职责、工作权限、绩效标准、工作环境等,其中,工作职责是在工作名称、身份、目的的基础上对职位内容加以细化,是工作描述的主体。

工作规范则是指任职者要胜任该项工作必须具备的资格和条件,它关注的是完成工作任务所需要的人的特质,一般包括身体素质、教育程度、知识、工作技能、心理品质、经历和道德等要求。

明确的工作描述与合理的工作规范所组成的工作说明书才能做好岗位设置。

(三)人才激励政策

1.人才引进的标准和待遇

引进的人才必须满足以下基本条件。

(1)坚持四项基本原则,热爱卫生事业,具有良好的思想品质和职业道德。

(2)掌握国内外本学科的最新发展动态,对学科建设和学术研究有创新性构思。

(3)具有严谨的学术作风和团结协作、敬业奉献精神。

(4)身体健康,具有与岗位需求所对应的学历和职称。

由于各医院所处地域、专业类别、人才需求的不同,很难有统一的人才引进标准。各医院应该根据自身的实际情况、业务特点,制订符合自身发展需求的人才引进要求和待遇标准,并为引进人才做好服务和管理工作。

2.引进人才的管理及追踪考核评估

(1)人才引进工作由人力资源处牵头,相关职能管理部门参加。定期分析医院各科梯队建设情况,制订人才引进规划,加强横向联系,拓宽引进高级卫生人才的渠道。

(2)对引进人才制订跟踪、评估体系,由人力资源处等职能管理部门分头负责考核。具体职责分工如下。①科研、教学管理部门:侧重考核引进人才的科研教育能力,包括其课题、论文的数量、质量、级别,外语水平,学术地位等;重点考核其基础知识广度、专业知识深度、知识更新程度及信息掌握能力;②医疗、护理部门:侧重考核引进人才的临床业务能力,包括其解决疑难杂症能力、较复杂的手术技能,重点考核其在本专业领域中专业技术的竞争力、影响力、创造力,能否站在该学科发展的前沿;③党办、监察审计等部门:侧重考核引进人才的医德医风,精神文明,包括其事业心、团队精神、廉洁行医、服务意识;④人力资源处:侧重对引进人才考核的综合归纳分析,具体组织引进人才考核工作,包括计划、督办、总结等。

(3)引进人员入院工作满半年后,由人力资源处会同相关部门对其个人条件及入院后工作表现和业绩进行审核;并将审核情况报党政联席会议,由会议讨论决定是否发放引进费用及具体发放额度。

(4)由院领导和引进人才谈话,告知党政联席会议讨论结果。医院与引进的人才签订引进人才聘用合同补充协议书,约定一定年限的服务期。

(5)原则上医院每年召开一次学术委员会专题会议,对引进的人才进行追踪考评。考评主要侧重综合素质、团队协作、学术水平等方面,评估结果报党政联席会议审核。如达不到岗位职责要求或是有违纪违规行为,医院有权解除聘用合同,并按协议约定要求本人退赔相关费用。

3.PI 管理

为加快推进医学科研国际化的步伐,可以根据医院学科专业建设与师资队伍发展规划,依托院内特色学科,有计划、有重点地引进与聘请海外高水平、有较大影响力的学科带头人,实施海外特聘人才系列项目,以提高医院学科建设水平和人才培养质量。

"海外特聘人才系列"项目需坚持公开、公正、公平、择优录用的原则和坚持扶特、扶需、扶强,重点支持优先发展的原则。

根据入选标准和工作要求的不同,可分为特聘教授、顾问教授、兼聘 PI 等类别。原则上医院全部专业学科均可申请本项目的资助,但医院依托并鼓励重中之重学科、重点学科、新兴学科、交叉学科等领域积极申报。申报学科应满足以下条件。

(1)应掌握相关学科或专业领域的世界发展状况和趋势。

(2)应与拟聘请的专家或学者已有一定的合作关系或交流基础。

(3)应对拟聘请的专家或学者来华工作有明确的学术目标,并有详细的科研工作安排。

(4)学科、专业本身应具有较强的软、硬件优势,能够获取相关的配套经费支持。

三、培训与规划

(一)员工培训

为了鼓励员工保持或提高当前或未来的工作绩效,对与之相关的员工的知识、技能、行为、态度做出系统性的计划活动,称之为员工培训开发。

1999 年底世界银行《21 世纪中国教育战略目标》归纳了 21 世纪的基本特征——科技的迅速

变化、经济开放与竞争,以及以知识为基础的产业发展。在这样的时代背景下,人员培训开发在组织发展中无疑越来越有举足轻重的作用。

培训和开发虽然经常作为一个概念使用,但二者依然有着一些区别。培训更侧重于教授员工为了完成当前的工作而需要的知识技能,而开发着眼于更长远的目标,希望员工将来能胜任工作或能长期保持合格绩效。

1.培训计划的制订

培训工作的起点是培训需求分析,培训需求分析就是员工培训开发的主体部门,在组织内部各方配合的情况下,确定目标绩效与现有绩效水平之间的差距,收集和分析与之相关的信息,寻找产生这些差距的原因,从源头中找到那些能够通过培训开发解决的员工问题,为进一步开展培训活动提供依据。

在完成了所有需要的培训需求分析后,就能够制订培训计划了,而培训计划制订的第一步就是确定培训目标,培训目标是确定培训内容和评估培训效果的依据。培训计划是针对培训目标,对培训过程中所涉及的时间、地点、培训者、受培训者、培训内容、培训方式等进行预先的设想并按照一定的顺序排列后的设计方案。

2.培训指导与实施

在培训计划的制订与实施过程中,培训的深度与广度都是受到培训预算的约束的,在确定培训预算时,要考虑培训的实际需求和经费支持的可能性。

在大多数情况下,培训经费的使用都不采取绝对平均的分配方式,依据员工任务、工作的重要度与紧急度,或是员工自身质素等考量因素,组织一般将70%左右的培训经费用于30%的员工身上,更有甚者会将80%左右的培训经费用于20%的员工身上。事实上,很多组织的培训预算费用是偏向组织的高层和骨干的,因为这些核心人才更能影响组织的未来发展。为了保证培训效果,培训场所的选择需要满足一些基本的物质条件,首先是排除干扰,使受训者能集中精力完成培训;其次是场地设备的有效功能需要确保。

3.培训质量与效果评估

培训效果评估是培训工作的重要环节,对于培训项目的发起者、组织者、培训者、受训者都有实践意义,因此培训效果评估环节不该被忽略。

(二)职业生涯开发

1.职称晋升与聘任

职业生涯是个人生命周期中的与职业或工作有关的经历,是个体生命质量和价值的重要体现。医院应该根据国家人力资源和社会保障部及各省市相关文件精神,结合医院实际情况,制订职称聘任实施方案,帮助员工规划其职业生涯。

(1)总则:医院对卫生专业技术人员实行专业技术职称聘任制。根据《事业单位岗位设置管理实施办法》的要求,确立高、中、初级专业技术职务的岗位和结构比例,明确不同的岗位责任、权限、任职条件和任职期限。

聘任原则:①以人员编制、岗位职数为依据;②与日常表现与考核结果相结合,坚持标准,择优聘任,宁缺毋滥;③注重医、教、研综合能力和学历结构合理;④逐级聘任。

(2)组织机构及职责:①医院成立考核聘任领导小组,由医院党政领导组成,主要职责为审定岗位设置、聘任工作实施办法及考核聘任情况;②考核聘任工作主要由院、科两级考核小组组成,高级专业技术岗位的聘任由院级考核小组负责;中级职称及以下人员由科室组织考核。护理中级职称及以下人员由护理部组织考核。

院级考核小组由医院党政领导、学术委员会委员、相关职能处室负责人组成,主要职责为:①负责全院高级岗位的考核评议;②审议各级人员岗位考核评分标准;③审议中级及以下人员的考核结果;④受理岗位考核聘任中出现的意见、争议等问题。

科级考核小组由各科室行政正、副主任、支部书记、分工会主席组成,可以有护士长及科室职工代表参加,主要职责为:①负责所在科室中级及以下人员的岗位考核评议工作;②将考核结果及拟聘任情况报院级考核小组审定。

(3)受聘人员基本条件及聘任形式。受聘人员应符合以下基本条件:①遵守医院规章制度;②具有良好的医德医风和行为规范;③具有履行岗位职责的业务技术水平和解决实际问题的能力;④受聘担任卫生专业技术职务,应具有相应的卫生专业技术职务任职资格。

聘任的形式。分为新聘、续聘、高职低聘、低职高聘(内聘)、特聘等。①新聘:取得相应的任职资格而未经聘任者;②续聘:原已聘任在相应任职资格的岗位,经考核合格,继续聘任在该岗位者;③高职低聘:因科室岗位编制数所限而低聘的;经考核不能胜任原岗位职责而低聘的;因违反医院规章制度给医院造成一定损失而低聘的;④低职高聘(内聘):仅限在医疗一线岗位工作的卫生系列专业技术职称聘任中实施,必须是医疗、教学、科研及学科建设发展急需补充的专业技术人员;⑤特聘:因科室岗位编制数所限,但聘任考核为优秀者,由院部予以特聘。

(4)聘任程序。①信息公布:医院公布各部门的岗位、职数、岗位职责、聘任条件、聘任年限;②个人申报:应聘者根据自身的条件、任职资格,提出岗位申请,并填写岗位申请表,提供相关申报材料;③考核评议:职能处室汇总日常考核材料,由院、科级考核小组参照《岗位考核评分标准》,对被考核者的医、教、研、精神文明进行考核并综合评出 A、B、C、D 4 个档次,按科室派出同级人员名次顺序及是否聘任意见;④考核结果审议:院级考核小组负责审议各级人员考核结果,由考核聘任领导小组集体讨论确定拟聘人员;⑤聘前公示:对拟聘人员在院内进行聘前公示7 d;⑥签订岗位聘用合同书:由人力资源处统一与拟聘人员签订正式岗位聘用合同书。

(5)聘任管理。①聘任权限:正高级职称由院长聘任;副高级职称由院长与科行政主任共同聘任;中级职称及以下人员由科行政主任聘任;聘任后名单汇总人力资源处备案;院长对上述聘任有行政否决权;②聘任考核:聘任考核分为日常考核、年度考核和任期考核,年度考核为每年一次,任期考核一般为两年一次;考核结果分为优秀、合格、基本合格、不合格 4 个档次,考核结果记入专业技术人员考绩档案,作为晋升、续聘、低聘、解聘的重要依据;日常考核分为医疗质量、科研教育、医德医风、精神文明等,由所在科、部门和相关职能处室负责;③聘后待遇:受聘人员按所聘任职务,享受相应待遇;受聘人员"高职低聘"后,其岗位工资按实际聘任的岗位重新核定;因岗位职数所限而低聘的人员(据法定退休年龄不足 2 年),考核合格,原执行的工资标准不变;内聘人员待遇根据医院相关文件规定执行。

2.内部聘任

为加强医院人才队伍建设,充分调动专业技术人员的积极性和创造性,对于一些在医疗、教学、科研及学科建设发展急需补充的专业技术人员,由于年限等原因没有达到一定职称的聘任标准,但是确有真才实学、业绩突出,医院应该创造条件帮助他们提前聘任到相应的岗位,鼓励他们为医院发展做贡献。

(1)聘任标准:各医院可根据本院人才队伍实际情况和特点自行制订内部聘任标准,其中医教研工作业绩标准一般应该高于常规的聘任标准。

（2）申报及聘任程序。①个人申请：对照申报条件，填写个人报名表；②科室考核推荐：科室根据申报者工作实绩，提出考核推荐意见；③相关职能部门审核申报者资质、条件；④院学术委员会评议：申报者进行述职，院学术委员会成员以无记名投票方式表决，出席成员应不低于院学术委员会成员总数的 2/3，申报者获得实际到会人数 2/3 赞成票者为评议通过；⑤聘前公示：对拟聘人员名单在院内公示 5 个工作日；⑥医院发文正式聘任。

（3）聘期及待遇：聘期原则上一个聘期两年。内聘人员在聘期内，可对外使用内聘职称从事医疗、教学、科研及学科建设工作，同时应自觉履行岗位职责，接受岗位考核。聘期内按照内聘职称兑现工资，并可正常申报高一级职称。

3.聘后考核及分流

为了激励专业技术人员不断学习、提高业务能力，医院可以定期开展聘后考核工作，做到优胜劣汰，避免一聘定终身的现象。考核可以设定临床、科研、教学等多维度指标，根据最后考评分数确定 A、B、C、D 4 档。前 3 档人员可以在原岗位继续聘任，D 档人员可能难以胜任目前的岗位要求，根据其实际情况给予低聘或分流安置。

分流可以在医院内部科室间安排，也可以在集团医院之间流动。分流的目的不是弃之不顾，而是希望他客观看待自身能力，帮助他找到合适的岗位，做到人岗匹配。

（三）各类人才培养项目申报

为了加快人才培养，从国家到各省市及相关行政部门，都设立了多样的人才培养项目。人才培养项目获得的数量和等级体现了医院的综合竞争力。

除了国家、省市级项目，医院还可为业绩突出的工作人员设置"特殊贡献特殊津贴"项目，依据"多劳多得、优劳优得"的原则，评选指标包括医、教、研、社会影响等各方面，一年评选一次。由人力资源处会同医务、教学、科研等部门共同打分，结果提交学术委员会审议决定。

（四）干部管理

1.中层干部届满考核与换届工作方案

（1）指导思想：根据《党政领导干部选拔任用工作条例》等相关文件精神为依据，围绕医院转型发展、和谐发展的目标，深化干部人事制度改革，按照公开、公平、公正、择优和任人唯贤、德才兼备、群众公认、注重实绩的原则，通过民主测评、民主推荐、个人自荐、竞争上岗、组织考察和公示任命有机结合的程序，建立有效的干部管理、监督、竞聘、激励和保障机制，努力建设一支团结进取、求真务实、开拓创新、勤政廉洁的中层干部队伍，为医院建设和发展提供坚强的组织保证。

（2）基本原则和有关规定。

基本原则：①坚持党管干部原则和民主集中制原则。认真贯彻干部队伍德才兼备的标准，严格执行《党政领导干部选拔任用工作条例》，增加工作的透明度，做到公开、公正、公平，把政治坚定、实绩突出、群众公认的干部选拔到中层干部队伍中来。②坚持中层干部全面换届与岗位交流相结合的原则。注重干部轮岗交流工作，尤其在职能部门之间进行适当轮岗交流，逐步形成干部多岗位锻炼的管理机制。③换届工作与业绩考核相结合的原则。在换届中，要注重干部的工作业绩。对工作实绩突出，群众满意度高的干部作为提拔、任用的重要依据；对工作实绩不突出、群众评价不高者，不仅不能提拔任用，且应进行诫勉谈话，查找问题，限期整改；经核实确实存在问题的，经院党政联席会研究确认，根据实际情况降职使用或免除现任职务；在考核换届过程中发现有违法违纪问题的，交由纪检监察部门查处。

有关规定：①换届涉及的中层干部是医院各职能部门、临床医技部门正副职干部。医院各党支部书记、工会和共青团等部门的负责人任期届满后,按照各自的章程进行换届选举,不列入考核竞聘范围。②在同一岗位任满2届的职能部门中层干部可考虑轮岗交流。③中层干部每届任期为2~3年。④换届调整范围内的中层干部进行统一述职考核,述职考核成绩为优秀或称职的,且本人符合继续任职条件并有继续任现职意愿的,予以续聘;述职考核为基本称职或不称职者,将通过公开选拔产生新的继任者;机构或干部职数有调整的岗位均采用公开选拔,竞聘上岗方式产生。⑤在讨论干部任免、调动或在考察干部工作中涉及本人及其亲属的,本人必须回避。

(3)职位和职数:坚持科学合理、精简高效的原则,严格控制机构和职数。①根据形势发展要求和医院实际,医院内设临床医技科室、职能部门、教研室、党支部、工青妇群团组织五类机构;②结合各部门工作职责、科室规模等因素,科学、合理设置职能部门、临床医技科室干部职数。

(4)干部选拔条件。

基本条件:①具有履行职责所应具备的政策和理论水平,认真贯彻执行党的路线、方针,在政治上、思想上、行动上与党中央保持一致;②坚持和维护党的民主集中制,有民主作风和全局观念,服从医院党政统一领导,善于集中正确意见,善于团结同志;③坚持解放思想、实事求是、开拓创新,认真调查研究,讲实话、办实事、求实效;④有事业心和责任感,具有胜任岗位工作的组织管理能力、文化水平和专业知识,有较强的沟通和协调能力;⑤清正廉洁、遵纪守法、作风正派,自觉接受群众的批评和监督;⑥身体健康,精力充沛。临床专业人员从事行政管理工作,必须保证80%以上的工作时间从事管理工作。

资格要求:①新提拔的职能部门中层干部应具有一定学历(学位)要求、职称要求和年龄要求;②临床医技科室中层干部应具有本科及以上学历、相应职称,新提拔的临床医技科室中层干部原则上应具有更高的学历(学位)要求、职称要求,二级以上医院正职原则上应具有正高级职称;③职能部门正职干部应具有副职岗位工作经历,副职干部应具有一定的工作经历;④岗位需要,且工作业绩特别突出者,可根据实际情况,酌情放宽有关资质要求;⑤年龄要求能任满一届(2年)。

(5)工作程序和步骤:成立中层干部届满考核与换届工作领导小组及工作小组,负责制订实施方案并组织实施。通过公告栏、院周会等途径公布工作启动的通知,并就此次调整的工作程序和时间节点进行说明。

届满考核和换届工作共分两个阶段进行。第一阶段是述职考核阶段;第二阶段是选拔竞聘阶段。

(6)工作要求:①中层干部届满考核与换届工作是一件重要而严肃的工作,各部门要树立大局意识和全局观念,严格遵守组织纪律、严禁违规用人,确保换届工作风清气正;②中层干部换届调整工作,必须在核定的中层干部职数内进行,对无人报名或虽有人报名但无合适人选的岗位,可根据工作需要进行统筹调配,无合适人选的岗位可暂时空缺;③凡在外出差、学习或因其他原因不在院内的人员,由其所在科室负责将换届工作的精神及时传达到本人;④在竞聘工作进行期间,所有干部必须坚守岗位、履行职责,竞聘上岗的新任干部和交流(或离任)的干部,应在聘任文件发布后一周内完成交接工作;⑤按照上级规定,重要部门的中层干部离岗实行经济审计,由监察审计部门根据有关规定负责组织实施;⑥医院实行中层干部任期目标管理。受聘的中层干部须在任职决定宣布后的一个月内,提出新的任期目标。医院将编制并签署中层干部任期目标责任书和廉政责任书,并接受公开监督。

2.医院中层干部年度绩效考核

为进一步加强干部队伍建设,激发中层干部的积极性、主动性和创造性,提高执行力,提升医院管理水平,对中层干部实行年度绩效考核。

四、薪酬福利管理

(一)薪酬管理

1.薪酬体系

事业单位的工资制度,根据事业单位特点和经费来源的不同,对全额拨款、差额拨款、自收自支3种不同类型的事业单位实行不同的管理办法。

(1)事业单位实行分类管理:对全额拨款单位,执行国家统一的工资制度和工资标准。在工资构成中,固定部分为70%、浮动部分为30%。对差额拨款单位,按照国家制订的工资制度和工资标准执行。在工资构成中,固定部分为60%、浮动部分为40%。对自收自支单位,有条件的可实行企业化管理或企业工资制度,做到自主经营、自负盈亏。

(2)工资制度的分类和工资构成:依据事业单位工作人员分类,分别实行不同的工资制度。①医院事业单位专业技术人员实行职务等级工资制的居多,专业技术职务等级工资制在工资构成上,主要分为专业技术职务工资和津贴两部分;②事业单位管理人员实行职员职务等级工资制,职员职务等级工资制在工资构成上,主要分为职员职务工资和岗位目标管理津贴两部分;③事业单位技术工人实行技术等级工资制,在工资构成上,主要分为技术等级工资和岗位津贴两部分;④事业单位普通工人实行等级工资制,在工资构成上,主要分为等级工资和津贴两部分。

(3)工资制度的内容:专业技术人员的专业技术职务工资是工资构成中的固定部分,也是体现按劳分配的主要内容。专业技术职务工资标准,是按照专业技术职务序列设置的,每一职务分别设立若干工资档次。津贴是工资构成中活的部分,与专业技术人员的实际工作数量和质量挂钩,多劳多得。

职员职务工资主要体现管理人员的工作能力高低和所负责任大小,是工资构成中的固定部分。职员职务工资标准,是按照职员职务序列设置的。一至六级职员职务,分别设立若干工资档次。岗位目标管理津贴,主要体现管理人员的工作责任大小和岗位目标任务完成情况,是工资构成中活的部分。

技术工人的技术等级工资是工资构成中的固定部分,主要体现技术工人的技术水平高低和工作能力的大小。技术等级工资标准是按照高级工、中级工、低级工3个技术等级设置的,每个技术等级分别设立若干工资档次。高级技师、技师,按照现行技术职务分别设立若干工资档次。岗位津贴主要体现技术工人实际工作量的大小和岗位的差别,是工资构成中活的部分。

普通工人的等级工资是工资构成中的固定部分。津贴是工资构成中获得部分,主要体现普通工人师级工作量的大小和工作表现的差异。

(4)岗位工资的实施:国家制订事业单位岗位设置管理规定,对岗位总量、结构比例和最高岗位等级设置进行管理。

(5)薪级工资的实施:工作人员按照本人套改年限、任职年限和所聘岗位,结合工作表现,套改相应的薪级工资。

套改年限,是指工作年限与不计算工龄的在校学习时间合并计算的年限。不计算工龄的在校学习时间,是指在国家承认学历的全日制大专以上院校未计算为工龄的学习时间。在校学习的时间以国家规定的学制为依据,如短于国家学制规定,按实际学习年限计算;如长于国家学制规定,按国家规定学制计算。

任职年限,是指从聘用到现岗位当年起计算的年限。

工作人员按现聘岗位套改的薪级工资,如低于按本人低一级岗位套改的薪级工资,可按低一级岗位进行套改,并将现聘岗位的任职年限与低一级岗位的任职年限合并计算。

工作人员高等级的岗位聘用到较低等级的岗位,这次套改可将原聘岗位与现聘岗位的任职年限合并计算。

工作人员按套改办法确定的薪级工资,低于相同学历新参加工作人员转正定级薪级工资的,执行相同学历新参加工作人员转正定级的薪级工资标准。

(6)绩效工资的实施:国家对事业单位绩效工资分配实行总量调控和政策指导。

各地区、各部门根据国家有关政策和规定,结合本地区、本部门实际,制订绩效工资分配的实施办法。

事业单位在上级主管部门核定的绩效工资总量内,按照规范的分配程序和要求,采取灵活多样的分配形式和办法,自主决定本单位绩效工资的分配。绩效工资分配应以工作人员的实绩和贡献为依据,合理拉开差距。

(7)津贴补贴的实施:规范特殊岗位津贴补贴管理。对在事业单位苦、脏、累、险及其他特殊岗位工作的人员,实行特殊岗位津贴补贴。国家统一制订特殊岗位津贴补贴政策和规范管理办法,规定特殊岗位津贴补贴的项目、标准和实施范围,明确调整和新建特殊岗位津贴补贴的条件,建立动态管理机制。除国务院和国务院授权的人事部、财政部外,任何地区、部门和单位不得自行建立特殊岗位津贴补贴项目、扩大实施范围和提高标准。

2.特殊人员的薪酬策略

(1)中国科学院院士、中国工程院院士,以及为国家做出重大贡献的一流人才,经批准,执行专业技术一级岗位工资标准。

(2)对有突出贡献的专家、学者和技术人员,继续实行政府特殊津贴。

(3)对承担国家重大科研项目和工程建设项目等为我国经济建设和社会发展做出重要贡献的优秀人才,给予不同程度的一次性奖励。具体办法另行制订。

(4)对基础研究、战略高技术研究和重要公益领域的事业单位高层次人才,逐步建立特殊津贴制度。对重要人才建立国家投保制度。具体办法另行制订。

(5)对部分紧缺或者急需引进的高层人才,经批准可实行协议工资、项目工资等灵活多样的分配办法。具体办法另行制订。

(二)福利管理

1.福利体系

(1)员工福利的内涵:员工福利主要是指组织为员工提供的除金钱以外的一切物质待遇。员工福利本质上是一种补充性报酬,一般不以货币形式直接支付,而经常以实物或服务的形式兑现,如带薪休假、子女教育津贴等。员工福利和员工的工资、奖金不同,它与员工的绩效无关,它是基于员工的组织身份而决定的。

(2)员工福利的重要性。近年来,员工福利在人力资源管理中的地位日益重要,主要表现在以下5个方面:①可以为员工提供安全保障;②可以招募和吸引优秀的人才;③有利于降低员工流动率;④有利于提高员工的绩效;⑤有利于节约成本。在劳动力价格不断上升的今天,充分利用员工福利,既可以使员工获得更多的实惠,也可以使企业在员工身上的投入获得更多的回报。

2.具体内容

（1）员工福利的种类：福利作为培育员工对企业归属感和忠诚度的独特手段，历来为企业家和管理者所重视。在我国，福利与工资分配所依据的原则是不同的。工资分配依据的是"按劳分配"的原则，其水平是根据员工劳动的数量和质量来确定的；而福利则是根据整个社会的生活和消费水平、企业的实际支付能力，有条件、有限度地满足员工的物质文化需要，并利用各种休假和休养制度来保证员工的身心健康。

（2）员工福利种类概述：①福利设施；②补贴福利；③教育培训福利；④健康福利；⑤假日福利；⑥社会保险。

（于　飞）

第三节　医院人力资源分级分类管理

一、概述

随着社会的进步和科学技术的不断发展，人们对卫生服务方面的需求也在逐步提高，医院的医疗活动与医院管理的内容和范围也日益丰富和拓展，对医院人员发展与管理提出更高的要求。

（一）法制化管理

随着社会的发展，我国政府在大力加强医疗卫生机构建设的同时，卫生人员的管理也逐渐走上法制化管理的轨道。1994年，国务院正式颁行了《医疗机构管理条例》，对医疗机构的管理进入以国家法律强制保障实施其管理权的法制管理新阶段。1998年《中华人民共和国执业医师法》和2008年《护士条例》的颁布明确了医师、护士执业注册的条件，规定了其享有的权利和应履行的义务，强化了医疗卫生机构的职责，以及发生违法行为时应承担的法律责任，从而达到保证医疗质量和医疗安全的目的。此外，《医疗事故处理条例》《侵权责任法》等一系列文件相继出台。

（二）专业化发展

现代医学的发展，临床科室的专业分化越来越细，不断形成新分支，并具有各自的特色，同时高科技成果和医疗技术的不断涌现，引入到医院的诊疗过程中，尤其以基因、干细胞技术为代表的生命科学技术，这些都促进了新学科、新专业的形成，卫生技术人员的专业化日趋明显。此外，随着计算机技术的飞速发展，信息技术的运用，医用设备的引进，医院管理人员的职业化，后勤人员的社会化，体现了医院对其他技术人员、管理人员、工勤技能人员更加专业的要求。

（三）整体观与协作化发展

医院人员在专业化分工基础上更趋向整体观、协作化的发展。一方面，人体是有机整体，疾病的发生、发展、转归受生物、社会、心理等因素影响。在疾病的诊治过程中，要求我们不能孤立地仅针对某一症状或机体某部位的疾病去考虑，必须整体综合各种致病因素等机体自身相互作用产生的结果去考虑，才能正确地认识疾病，做出准确的诊断，进行全面有效的治疗。另一方面，主要提供医疗服务的卫生技术人员与提供支持的非卫生技术人员，各支队伍之间必须紧密协作，才能保证医院的良好运转，提高医疗服务质量。

(四)关注健康促进

随着医学模式的转变,医院将由单纯医疗型向综合保健型发展。在对患者进行技术服务的同时,通过健康教育、健康咨询等健康促进手段,提高人们的自我保健能力,从而促进患者康复。因此,对于医院应首先转换医务人员观念,让其重视健康促进工作,在提供医疗技术服务的同时,通过健康教育、行为干预等综合措施,提高广大群众的健康水平。其次,增加诸如健康教育、日常保健、心理咨询等与健康相关专业人员的设置与培养。此外,通过培训等手段,提高医院人员的健康促进服务能力。以此提高医院医疗质量和服务质量,促进医院核心竞争力的提高。

(五)强调职业道德建设

医德规范是医务人员进行医疗活动的思想和行为准则,职业道德的好坏,直接反映医疗卫生单位的道德风貌,也反映出整个社会的文明程度。职业道德下降,会导致医疗质量下降,医患矛盾加剧。为此,原卫生部《关于建立医务人员医德考核制度的指导意见(试行)》对医务工作者应树立良好的医德医风,严格遵守医德规范,想患者之所想、急患者之所急、帮患者之所需,细心诊治、热情服务、为患者解除病痛等方面提出了规范性要求。各医疗机构要建立医德考核制度和医师医德档案,加强医务人员医疗作风和职业道德建设与管理。

二、医院人力资源构成类别及等级

(一)医院人力资源岗位类别

《中共中央国务院关于进一步加强人才工作的决定》和《国务院办公厅转发人事部关于在事业单位试行人员聘用制度意见的通知》要求,在事业单位推行聘用制度和岗位管理制度。试行事业单位岗位设置管理制度,是推进事业单位分类改革的需要,是深化事业单位人事制度改革的需要,也是改革事业单位工作人员收入分配制度的紧迫要求,对于事业单位转换用人机制,实现由身份管理向岗位管理的转变,调动事业单位各类人员的积极性、创造性,促进社会公益事业的发展,具有十分重要的意义。

卫生事业单位岗位分为管理岗位、专业技术岗位、工勤技能岗位3种类别。3种类别的岗位结构比例,根据其社会功能、职责任务、工作需要和人员结构特点等因素综合确定。专业技术岗位为主体岗位,主体岗位之外的其他两类岗位,应保持相对合理的结构比例。具体结构比例为:管理岗位占单位岗位总量的10%左右;专业技术岗位一般不低于单位岗位总量的80%;工勤技能岗位一般不超过单位岗位总量的10%。医院人力资源构成相应分为3类:管理人员、专业技术人员、工勤人员。

1.管理人员

管理岗位指担负领导职责或管理任务的工作岗位。管理岗位的设置要适应医院管理体制、运行机制、增强单位运转效能、提高工作效率、提升管理水平的需要。

管理人员指担负领导职务或主要从事管理工作的人员,包括医院党政领导班子成员和职能部门、处室工作人员。党群管理包括党委办公室、总支、支部、工会、共青团、妇女工作、宣传、统战、纪检、监察等部门专职工作人员。行政管理包括院长办公室、人力资源处(科)、医务处(科)、护理部、科教处(科)、门诊办公室、规划财务处(科)、信息统计、安全保卫、总务后勤、医学工程等方面的管理人员。

2.专业技术人员

专业技术岗位指从事专业技术工作,具有相应专业技术水平和能力要求的工作岗位。专业技术岗位的设置要符合专业技术工作的规律和特点,适应发展社会公益事业与提高专业水平的需要。医院专业技术岗位按工作性质和岗位数量分为卫生专业技术岗位和辅助系列(其他)专业技术岗位。

(1)卫生专业技术岗位:卫生专业技术人员是医院的主体,是实现医院功能、完成医疗任务的基本力量。根据专业性质,卫生专业技术人员分为医、护、药、技4类。医,是指依法取得执业医师资格或者执业助理医师资格,经注册在医院执业的各级医师,包括临床科室和其他相关科室有执业资格的医师;护,是指经执业注册取得护士执业证书,依法从事护理活动的各级护理人员。药,是指医院的药剂人员,包括各级中药、西药师。技,包括临床检验、理疗、影像、营养、病理等科室以技能操作为主的卫生技术人员。

(2)辅助系列(其他)专业技术人员:辅助系列(其他)专业技术人员是指医院内以从事其他非卫生专业技术工作的工程技术、医疗器械修配、科研、教学、财会统计、审计、图书及档案等工作的专业技术人员。

3.工勤技能人员

工勤技能岗位指承担技能操作和维护、后勤保障、服务等职责的工作岗位。工勤技能岗位的设置要适应提高操作维护技能,提升服务水平的要求,满足单位业务工作的实际需要。

按照事业单位改革方向,后勤服务等工作应逐步实现社会化,已经实现社会化服务的一般性劳务工作,不再设置相应的工勤岗位。

(二)医院人力资源岗位等级设置

根据岗位性质、职责任务和履职条件,对医院管理岗位、专业技术岗位、工勤技能岗位分别划分通用的岗位等级。管理岗位分为10个等级,即一至十级职员岗位。专业技术岗位分为13个等级,包括高级岗位、中级岗位和初级岗位。高级岗位分7个等级,即一至七级;中级岗位分3个等级,即八至十级;初级岗位分3个等级,即十一至十三级。工勤技能岗位包括技术工岗位和普通工岗位,其中技术工岗位分为5个等级,即一至五级。普通工岗位不分等级。另外,根据医院实际需要,按照规定的程序和管理权限可以确定特设岗位的等级。

1.管理人员

卫生事业单位管理岗位名称使用干部人事管理部门聘用(聘任、任命)的职务名称。管理岗位的最高等级和结构比例根据事业单位的规格、规模、人员编制和隶属关系,按照干部人事管理有关规定和权限确定。管理岗位实行职员制,分为10个等级。省以下卫生事业单位管理岗位分为8个等级,按现有厅级正职、厅级副职、处级正职、处级副职、科级正职、科级副职、科员、办事员依次分别对应管理岗位三至十级职员岗位。不同职级的职员根据不同工作年限获得相应的职务等级工资。

2.专业技术人员

专业技术岗位的最高等级和结构比例按照事业单位的功能、规格、隶属关系和专业技术水平等因素,根据现行专业技术职务管理有关规定和行业岗位结构比例指导标准确定。专业技术岗位分为13个等级。其中高级岗位分为一至七级。正高级专业技术岗位包括一至四级,副高级岗位包括五至七级;中级岗位八至十级;初级岗位十一至十三级,十三级是员级岗位。卫生专业技术岗位设置数量一般不低于专业技术岗位设置总量的80%。

(1)卫生专业技术人员:正高级卫生专业技术岗位名称为特级主任医(药、护、技)师岗位、一级主任医(药、护、技)师岗位、二级主任医(药、护、技)师岗位、三级主任医(药、护、技)师岗位,分别对应一至四级专业技术岗位。

副高级卫生专业技术岗位名称为一级副主任医(药、护、技)师岗位、二级副主任医(药、护、技)师岗位、三级副主任医(药、护、技)师岗位,分别对应五至七级专业技术岗位。

中级卫生专业技术岗位名称为一级主治(主管)医(药、护、技)师岗位、二级主治(主管)医(药、护、技)师岗位、三级主治(主管)医(药、护、技)师岗位,分别对应八至十级专业技术岗位。

初级卫生专业技术岗位名称为一级医(药、护、技)师岗位、二级医(药、护、技)师岗位和医(药、护、技)士岗位,分别对应十一至十三级专业技术岗位。

(2)辅助系列专业技术人员:辅助系列专业技术岗位名称已在印发的事业单位岗位设置结构比例行业指导标准中明确的,按照相应规定确定;没有明确的,岗位名称参照卫生系列岗位名称格式确定。

3.工勤技能人员

工勤技能岗位的最高等级和结构比例按照岗位等级规范、技能水平和工作需要确定。工勤技能岗位包括技术工岗位和普通工岗位,其中技术工岗位分为 5 个等级,即一至五级,依次分别对应高级技师、技师、高级工、中级工、初级工。普通工岗位不分等级。

三、专业技术人员管理

医院专业技术人员包括卫生专业技术人员和其他专业技术人员。医院的人员构成中,卫生专业技术人员包括医、药、护、技 4 类,是完成医疗、预防、保健任务的主要力量,占医院人员的80％以上,这支队伍建设的好坏直接关系医院医疗服务质量、核心竞争力形成及医院发展的成败。医院管理者应结合医院实际情况,加强医院卫生专业技术人员的管理,提高队伍的整体素质和竞争力。

(一)医院专业技术人员任职条件

医院专业技术岗位的基本任职条件按照现行专业技术职务评聘有关规定执行。其中高、中、初各级内部不同等级岗位的条件,由单位主管部门和事业单位按照有关规定和本行业、本单位岗位需要、职责任务和任职条件等因素综合确定。实行职业资格准入控制的专业技术岗位,还应包括准入控制的要求。

1.政治条件

热爱祖国,拥护中国共产党的领导和社会主义制度,遵守宪法和法律,贯彻执行党的路线、方针、政策和卫生工作方针,恪守职业道德,认真履行岗位职责,积极承担并完成本职工作任务,全心全意为人民服务,为社会主义卫生事业做出积极贡献。

2.卫生专业技术人员业务条件

(1)医(药、护、技)士。①具备规定学历、资历,中专毕业见习一年期满;②了解本专业基础理论和基本知识,具有一定的基本技能;③在上级卫生技术人员指导下,能胜任本专业一般技术工作;④经考核,能完成本职工作任务并通过全国中初级卫生专业技术资格考试。

(2)医(药、护、技)师。①具备规定学历和任职年限:中专毕业,从事医(药、护、技)士工作5年以上,经考核能胜任医(药、护、技)师职务;大学专科毕业,见习一年期满后,从事专业技术工作 2 年以上;大学本科毕业,见习一年期满,研究生班结业或取得硕士学位者。②熟悉本专业基础理论和基本知识,具有一定的基本技能。③能独立处理本专业常见病或有关的专业技术问题。④借助工具书,能阅读一种外文或医古文的专业书刊。⑤经考核能胜任医(药、护、技)师职务并通过全国中初级卫生专业技术资格考试。

(3)主治(管)医(药、护、技)师。①具备规定学历和任职年限:取得相应专业中专学历,受聘担任医(药、护、技)师职务满7年;取得相应专业大专学历,从事医(药、护、技)师工作满6年;取得相应专业本科学历,从事医(药、护、技)师工作满4年;取得相应专业硕士学位,从事医(药、护、技)师工作满2年;取得相应专业博士学位。②具有本专业基础理论和较系统的专业知识,熟悉国内本专业先进技术并能在实际工作中应用。③具有较丰富的临床和技术工作经验,以熟练地掌握本专业技术操作,处理较复杂的专业技术问题,能对下级卫生技术人员进行业务指导。④在临床或技术工作中取得较好成绩,从事医(药、护、技)师工作以来,发表具有一定水平的科学论文或经验总结等。⑤能比较顺利地阅读一种外文或医古文的专业书刊,经考试合格。⑥通过全国中初级卫生专业技术资格考试。

(4)副主任医(药、护、技)师。①具备规定学历和任职年限:具有大学本科以上(含大学本科)学历,从事主治(主管)医(药、护、技)师工作5年以上;取得博士学位,从事主治(主管)医(药、护、技)师工作2年以上。②具有本专业较系统的基础理论和专业知识,熟悉本专业国内外现状和发展趋势,能吸取最新科研成就并应用于实际工作。③工作成绩突出,具有较丰富的临床或技术工作经验,能解决本专业复杂疑难问题,从事主治(管)医(药、护、技)师工作以来,在省级以上刊物上发表过有较高水平的科学论文或经验总结等。④具有指导和组织本专业技术工作和科学研究的能力,并做出重要成绩。⑤能指导中级卫生技术人员的工作和学习。⑥能顺利地阅读一种外文或医古文专业书刊,经考试合格。

(5)主任医(药、护、技)师。①具备规定学历和任职年限:具有大学本科以上(含大学本科)学历,从事副主任医(药、护、技)师工作5年以上。②精通本专业基础理论和专业知识,掌握本专业国内外发展趋势,能根据国家需要和专业发展确定本专业工作和科学研究方向。③工作成绩突出,具有丰富的临床或技术工作经验,能解决复杂疑难的重大技术问题,从事副主任医(药、护、技)师工作以来,出版过医学专著,或在省级以上刊物上发表过有较高水平的论文或经验总结等。④为本专业的学术、技术带头人,能指导和组织本专业的全面业务技术工作。⑤具有培养专门人才的能力,在指导中级技术人员工作中做出突出成绩。⑥经考核,能熟练地阅读一种外文或医古文的专业书刊。

对虽不具备规定学历和任职年限,但确有真才实学、业务水平高、工作能力强、成绩突出、贡献卓著的卫生技术人员,可破格推荐晋升或聘任相应的卫生技术职务。

主任医(药、护、技)师中专业技术一级岗位是国家专设的特级岗位,其人员的确定按国家有关规定执行,任职应具有下列条件之一:①中国科学院院士、中国工程院院士;②在自然科学、工程技术、社会科学领域做出系统的、创造性的成就和重大贡献的专家、学者;③其他为国家做出重大贡献、享有盛誉、业内公认的一流人才。

主任医(药、护、技)师中专业技术二级岗位是省重点设置的专任岗位,不实行兼职。其任职应具有下列条件之一:①入选国家"百千万人才工程"国家级人选、享受国务院政府特殊津贴人员、国家和省有突出贡献的中青年专家;②省内自然科学、工程技术、社会科学等领域或行业的学术技术领军人物;③省级以上重点学科、研究室、实验室的学术技术带头人;④其他为全省经济和社会发展做出重大贡献、省内同行业公认的高层次专业技术人才。

3.辅助系列(其他)专业技术人员业务条件

辅助系列专业技术人员业务任职条件按照相应行业指导标准中规定确定,参见国家相应专业技术人员任职条件。

(二)医院卫生技术人员职务评聘管理

加强卫生专业技术职务评聘工作是卫生事业单位人事制度改革顺利实施的重要保障,是调整优化卫生专业技术人才结构的重要措施。

1.专业技术职务评聘分开制度

为进一步推进职称制度改革,加大卫生专业人才资源开发力度、努力营造鼓励优秀人才脱颖而出的良好氛围,建立健全竞争激励的用人机制。按照"个人申请、社会评价、单位使用、政府指导"的职称改革方向,在卫生行业实行专业技术资格评定(考试)与专业技术职务聘任分开的制度。卫生事业单位专业技术职务实行"评聘分开"是指专业技术职务任职资格的评定与专业技术职务聘任相分离,专业技术人员工资福利待遇按聘任的岗位(职位)确定。实行按岗聘任,在什么岗位便享受相应的待遇。

实行评聘分开制度后,专业技术人员可根据相应专业技术资格的条件,经过一定的程序、途径向相应评价、考试机构申报专业技术资格;单位根据专业技术职务岗位的需要,自主聘任具备相应资格的专业技术人员担任专业技术职务。专业技术人员获得的专业技术资格不与工资待遇挂钩,但可作为竞聘专业技术职务的依据之一;专业技术人员聘任专业技术职务后,可享受相应的工资待遇。

2.专业技术职务资格的获得

专业技术人员可通过以下途径获得专业技术资格。

(1)初定:未开展专业技术资格考试的系列,符合国家有关文件规定、并具有国家教育部门承认的正规全日制院校毕业学历且见习期满的人员,经所在单位考核合格后,初定相应级别的专业技术资格。

(2)评审:未开展专业技术资格考试的系列,符合国家及省有关文件规定条件的人员,经相应级别的专业技术资格评审委员会评审,获得相应级别的专业技术资格,并领取专业技术资格证书。

(3)考试:符合国家专业技术资格考试或卫生执业资格考试报考条件,参加考试并取得合格证书,获得相应级别的专业技术资格。

2000年人事部、卫生部联合下发了《关于加强卫生专业技术职务评聘工作的通知》,逐步推行卫生专业技术资格考试制度,卫生系列医、药、护、技各专业的初、中级专业技术资格逐步实行以考代评和与执业准入制度并轨的考试制度。高级专业技术资格采取考试和评审结合的办法取得。

2001年,卫生部、人事部印发了《临床医学专业技术资格考试暂行规定》《预防医学、全科医学、药学、护理、其他卫生技术等专业技术资格考试暂行规定》及《临床医学、预防医学、全科医学、药学、护理、其他卫生技术等专业技术资格考试实施办法》等文件,建立了初、中级卫生专业技术资格考试制度,初、中级卫生专业技术资格实行以考代评,通过参加全国统一考试取得。全国卫生专业技术资格考试于2001年正式实施,考试实行"五统一":全国统一组织、统一考试时间、统一考试大纲、统一考试命题、统一合格标准。考试科目分基础知识、相关专业知识、专业知识、专业实践能力4个科目进行。考试合格者颁发人事部和卫生部用印的卫生专业技术资格证书。

3.专业技术职务聘任

医院实行评聘分开应在科学、合理的岗位设置,制定专业技术职务岗位说明书、专业技术人员聘后管理及考核细则,建立专业技术职务聘任委员会的基础上进行。专业技术职务聘任委员会负责单位的专业技术职务聘任工作。

医院应在政府卫生、人事部门规定的专业技术职务岗位限额内,按照德才兼备、公平竞争的原则进行专业技术职务聘任工作,单位与受聘人员要签订聘任合同。对聘任上岗的专业技术人员,要按照岗位职责和合同规定的内容,定期进行考核。考核结果应及时归入专业技术人员档案,作为专业技术人员续聘专业技术职务的重要依据。

当前,卫生技术人员按技术职务可分为:高级技术职务,包括主任医(药、护、技)师、副主任医(药、护、技)师;中级技术职务,包括主治(管)医(药、护、技)师;初级技术职务,包括医(药、护、技)师、医(药、护、技)士。

(1)初级技术职务。

1)医师(士):临床医学专业初级资格的考试按照《中华人民共和国执业医师法》的有关规定执行。参加国家医师资格考试,取得执业助理医师资格,可聘任医士职务;取得执业医师资格,可聘任医师职务。

2)护师(士):2010年5月10日,卫生部、人力资源社会保障部联合出台《护士执业资格考试办法》,规定"具有护理、助产专业中专和大专学历的人员,参加护士执业资格考试并成绩合格,可取得护理初级(士)专业技术资格证书;护理初级(师)专业技术资格按照有关规定通过参加全国卫生专业技术资格考试取得。具有护理、助产专业本科以上学历的人员,参加护士执业资格考试并成绩合格,可以取得护理初级(士)专业技术资格证书;在达到《卫生技术人员职务试行条例》规定的护师专业技术职务任职资格年限后,可直接聘任护师专业技术职务"。

3)药师(士)、技师(士):根据《预防医学、全科医学、药学、护理、其他卫生技术等专业技术资格考试暂行规定》要求,参加药学、技术专业初级技术资格考试的人员,应具备下列基本条件:①遵守中华人民共和国的宪法和法律;②具备良好的医德医风和敬业精神;③必须具备相应专业中专以上学历。

取得初级资格,符合下列条件之一的可聘任为药、技师职务,不符合只可聘任药、技士职务:①中专学历,担任药、技士职务满5年;②取得大专学历,从事本专业工作满3年;③取得本科学历,从事本专业工作满1年。

(2)中级技术职务:根据《临床医学专业技术资格考试暂行规定》和《预防医学、全科医学、药学、护理、其他卫生技术等专业技术资格考试暂行规定》要求,取得中级资格,并符合有关规定,可聘任主治医师,主管药、护、技师职务。

参加临床医学专业中级资格考试的人员,应具备下列基本条件:①遵守中华人民共和国的宪法和法律;②具备良好的医德医风和敬业精神;③遵守《中华人民共和国执业医师法》,并取得执业医师资格(只针对医师);④已实施住院医师规范化培训的医疗机构的医师须取得该培训合格证书(只针对医师)。

除具备上述四项规定条件外,还必须具备下列条件之一:①取得相应专业中专学历,受聘担任医(药、护、技)师职务满7年;②取得相应专业大专学历,从事医(药、护、技)师工作满6年;③取得相应专业本科学历,从事医(药、护、技)师工作满4年;④取得相应专业硕士学位,从事医(药、护、技)师工作满2年;⑤取得相应专业博士学位。

(3)高级技术职务:高级资格的取得实行考评结合的方式,具体办法由各省(市)卫生、人事部门制定。申报高级资格学历和资历基本要求如下。

1)副主任医(药、护、技)师:①具有相应专业大学专科学历,取得中级资格后,从事本专业工作满7年;②具有相应专业大学本科学历,取得中级资格后,从事本专业工作满5年;③具有相应专业硕士学位,认定中级资格后,从事本专业工作满4年;④具有相应专业博士学位,认定中级资格后,从事本专业工作满2年。

2)主任医(药、护、技)师:具有相应专业大学本科及以上学历或学士及以上学位,取得副主任医(药、护、技)师资格后,从事本专业工作满5年。

符合下列条件之一的,在申报高级专业技术资格时可不受从事本专业工作年限的限制:①获国家自然科学奖、国家技术发明奖、国家科技进步奖的主要完成人;②获省部级科技进步二等奖及以上奖项的主要完成人。

(三)医院医护专业技术人员执业注册管理

1998年6月26日,第九届全国人大常委会第三次会议通过了《中华人民共和国执业医师法》(以下简称《执业医师法》)。2008年1月23日,国务院第517号令颁布了《护士条例》。《执业医师法》《护士条例》对医师、护士的执业注册、权利义务、医疗卫生机构的职责及相关法律责任等内容给予了明确规定。

1.医师执业管理

自1999年5月1日《执业医师法》正式施行以来,医师必须依法取得执业医师资格或者执业助理医师资格经执业注册,才可以在医疗、预防、保健机构中按照注册的执业地点、执业类别、执业范围执业,从事相应的医疗、预防、保健业务。

(1)医师资格的取得:国家实行医师资格考试制度。医师资格考试制度是评价申请医师资格者是否具备执业所必备的专业知识与技能的一种考试制度,分为执业医师资格考试和执业助理医师资格考试,每年举行一次,考试的内容和方法由卫生部医师资格考试委员会制定,国家统一命题。医师资格考试由省级人民政府卫生行政部门组织实施,考试类别分为临床、中医(包括中医、民族医、中西医结合)、口腔、公共卫生4类。考试方式分为实践技能考试和医学综合笔试。医师资格考试成绩合格,取得执业医师资格或执业助理医师资格。

(2)医师执业注册:国家实行医师执业注册制度。医师经注册后,可以在医疗、预防、保健机构中按照注册的执业地点、执业类别、执业范围,从事相应的医疗、预防、保健业务。未经医师注册取得执业证书,不得从事医师执业活动。《执业医师法》和《医师执业注册暂行办法》对医师执业注册的条件、程序、注销与变更等均做出了明确规定。

全国医师执业注册监督管理工作由卫生部负责,县级以上地方人民政府卫生行政部门是医师执业注册的主管部门,负责本行政区域内的医师执业注册监督管理工作。取得执业医师资格或者执业助理医师资格是申请医师执业注册的首要和最基本的条件。

《执业医师法》还规定:执业助理医师应当在执业医师的指导下,在医疗、预防、保健机构中按照其执业类别执业;在乡、民族乡、镇的医疗、预防、保健机构中工作的执业助理医师,可以根据医疗诊治的情况和需要,独立从事一般的执业活动。

(3)医师定期考核:《医师定期考核管理办法》和《关于建立医务人员医德考评制度的指导意见(试行)》要求对依法取得医师资格,经注册在医疗、预防、保健机构中执业的医师进行2年为一周期的考核,考核合格方可继续执业。

2.护士执业管理

护士执业应当经执业注册取得护士执业证书。护士经执业注册取得《护士执业证书》后,方可按照注册的执业地点从事护理工作。

(1)护士执业资格考试:护士必须通过"护士执业资格考试"才可以进行护士执业注册。2010年5月卫生部、人力资源社会保障部联合下发了《护士执业资格考试办法》,护士执业资格考试实行国家统一考试制度。统一考试大纲,统一命题,统一合格标准。护士执业资格考试原则上每年举行一次,包括专业实务和实践能力两个科目。一次考试通过两个科目为考试成绩合格。为加强对考生实践能力的考核,原则上采用"人机对话"考试方式进行。

(2)护士执业注册:申请护士执业注册,应当具备下列条件。①具有完全民事行为能力;②在中等职业学校、高等学校完成国务院教育主管部门和国务院卫生主管部门规定的普通全日制3年以上的护理、助产专业课程学习,包括在教学、综合医院完成8个月以上护理临床实习,并取得相应学历证书;③通过国务院卫生主管部门组织的护士执业资格考试;④符合国务院卫生主管部门规定的健康标准,具体要求为:无精神病史,无色盲、色弱、双耳听力障碍,无影响履行护理职责的疾病、残疾或者功能障碍。

护士执业注册有效期为5年。护士执业注册有效期届满需要继续执业的,应当在有效期届满前30 d,向原注册部门申请延续注册。

(四)医师护士的权利与义务

《执业医师法》对执业医师在医疗过程中的权利、义务及执业规则做出了明确规定,是医师从事医疗活动的基本行为规范。

1.医师权利

医师在执业活动中享有下列权利。

(1)在注册的执业范围内,进行医学诊查、疾病调查、医学处置、出具相应的医学证明文件,选择合理的医疗、预防、保健方案。这是医师为履行其职责而必须具备的基本权利。医师有权根据自己的诊断,针对不同的疾病、患者采取不同的治疗方案,任何个人和组织都不得干涉或非法剥夺其权利。同时,我们也必须明确,不具备医师资格或超出其注册范围的不得享有此项权利,虽取得医师资格,但未被核准注册的也不得享有此项权利。

(2)按照国务院卫生行政部门规定的标准,获得与本人执业活动相当的医疗设备基本条件。这是医师从事其执业活动的基础和必备条件。

(3)从事医学研究、学术交流,参加专业学术团体,即医师有科学研究权。医师在完成规定的任务的前提下,有权进行科学研究、技术开发、技术咨询等创造性劳动;有权将工作中的成功经验,或其研究成果等,撰写成学术论文,著书立说;有权参加有关的学术交流活动,以及参加依法成立的学术团体并在其中兼任工作;有权在学术研究中发表自己的学术观点,开展学术争鸣。

(4)参加专业培训,接受继续医学教育。医师有权参加进修和接受其他多种形式的培训,有关部门应当采取多种形式,开辟各种渠道,保证医师进修培训权的行使。同时,医师培训权的行使,应在完成本职工作前提下,有组织有计划地进行,不得影响正常的工作。

(5)在执业活动中,人格尊严、人身安全不受侵犯。医师在执业活动中,如遇有侮辱、诽谤、威胁、殴打或以其他方式侵犯其人身自由,干扰正常工作、生活的行为,有权要求依照《治安管理处罚法》等规定进行处罚。

(6)获取工资报酬和津贴,享受国家规定的福利待遇。医师有权要求其工作单位及主管部门根据法律或合同的规定,按时、足额地支付工资报酬;有权享受国家规定的福利待遇,如医疗、住房、退休等各方面的待遇和优惠,以及带薪休假。

(7)对所在机构的医疗、预防、保健工作和卫生行政部门的工作提出意见和建议,依法参与所在机构的民主管理。医师对其工作单位有批评和建议权;有权通过职工代表大会、工会等组织形式及其他适当方式,参与民主管理。

2.医师义务

根据《执业医师法》第22条的规定,医师在执业活动中应当履行下列义务。

(1)遵守法律、法规,遵守技术操作规范。

(2)树立敬业精神,遵守职业道德,履行医师职责,尽职尽责为患者服务。

(3)关心、爱护、尊重患者,保护患者的隐私。

(4)努力钻研业务,更新知识,提高专业技术水平。

(5)宣传卫生保健知识,对患者进行健康教育。

3.护士的权利

根据《护士条例》的规定,护士享有以下权利。

(1)护士执业,有按照国家规定获取工资报酬、享受福利待遇、参加社会保险的权利。任何单位或个人不得克扣护士工资,降低或取消护士福利等待遇。

(2)护士执业,有获得与其所从事的护理工作相适应的卫生防护、医疗保健服务的权利。从事直接接触有毒有害物质、有感染传染病危险工作的护士,有依照有关法律、行政法规的规定接受职业健康监护的权利;患职业病的,有依照有关法律、行政法规的规定获得赔偿的权利。

(3)护士有按照国家有关规定获得与本人业务能力和学术水平相应的专业技术职务、职称的权利;有参加专业培训、从事学术研究和交流、参加行业协会和专业学术团体的权利。

(4)护士有获得疾病诊疗、护理相关信息的权利和其他与履行护理职责相关的权利,可以对医疗卫生机构和卫生主管部门的工作提出意见和建议。

4.护士的义务

根据《护士条例》的规定,护士应履行以下义务。

(1)护士执业,应当遵守法律、法规、规章和诊疗技术规范的规定。

(2)护士在执业活动中,发现患者病情危急,应当立即通知医师;在紧急情况下为抢救垂危患者生命,应当先行实施必要的紧急救护。护士发现医嘱违反法律、法规、规章或者诊疗技术规范规定的,应当及时向开具医嘱的医师提出;必要时,应当向该医师所在科室的负责人或者医疗卫生机构负责医疗服务管理的人员报告。

(3)护士应当尊重、关心、爱护患者,保护患者的隐私。

(4)护士有义务参与公共卫生和疾病预防控制工作。发生自然灾害、公共卫生事件等严重威胁公众生命健康的突发事件,护士应当服从县级以上人民政府卫生主管部门或者所在医疗卫生机构的安排,参加医疗救护。

(五)其他专业技术人员管理

1.医院其他专业技术人员现状

随着社会的进步和科学技术的不断发展,医院的功能在不断地扩展,医院内其他技术人员在医院中所起到的保障性和创造性的地位日益重要。医院内其他专业技术人员的门类较多,各医院的配备也有较大差异,其重要性往往与他们的岗位特点又密切相关。近年来,医院其他专业技术人员数量呈现递增趋势,每年平均以4.7%的速度递增。截至2008年,全国医院共有其他技术人员 14.5 万人,约占医院人员数的3.9%。相对于医师、护士等卫生专业技术人员,其他技术人员在医院内所占的比例相对较少,但在医院总体工作中却占有不容忽视的位置和作用。

2.其他专业技术人员

(1)工程技术人员。医学工程技术人员在医院中的主要任务包括对医院设施、建筑、装备等进行规划、选择、维护、管理等工作,以保证医院各种现代化装备与设施的正常运行。

随着现代医学与工程技术的相互结合、相互渗透,大量高新科技已在许多医用电子仪器设备上得以广泛应用,诊疗过程对医疗设备的依赖使医疗设备正成为疾病诊疗的重要因素,甚至是必要条件,同时先进的医疗设备也已成为医院现代化的重要标志之一。医院的医学工程技术人员已不再是传统意义上的设备维修者,而是成为诊疗过程的保障者,医学工程技术人员在诊疗过程中的作用日益重要。这就要求医院医学工程技术人员一方面要掌握医疗设备的性能和使用,另一方面还要掌握一定的医学知识,这样才能积极配合医师的诊疗,进一步提高医疗水平。所以,医学工程技术人员不仅要具有扎实的工程知识和技术,还要了解医疗设备的新进展,以及与医学诊疗方法的关系。因此配备一支精干、基础知识扎实、技术全面的医学工程技术队伍,对于医疗设备的维护和保障对于医院的运转和医疗水平的提高至关重要。

(2)信息技术人员。目前,我国医院信息化建设已经经历 20 年的历程,医院信息化已成为医疗活动必不可少的支撑和手段。信息管理系统涉及医院的"患者出入转管理""收费管理""电子病例管理""电子处方"等数十个业务管理系统,很难想象,没有计算机和网络,医院的门诊和住院业务该如何处理。信息技术人员对于医院信息化起着关键作用,但相对于医师、护士,其还是一支新兴的队伍,如何去选拔、配备,技术水平要求如何等一系列问题仍需医院去面对。因此,医院管理者应关注这支队伍,完善相应标准和管理办法,建设一支满足医院信息化需求的信息技术队伍。

(3)医院财务人员。随着改革的深入,尤其是医药卫生体制改革的逐步实施,医院经济运行环境发生着巨大变化。医院财务人员作为医院管理队伍的重要组成部分,除承担日常财务管理工作之外,还承担着为医院的经济决策提供科学、可行的参考意见的职责,这不仅关系到医院财务的正常运转,更关系到医院的生存和可持续发展。而传统的财务人员已难以满足当前医院发展的需要。2009 年 4 月出台的《中共中央、国务院关于深化医药卫生体制改革的意见》(以下简称医改意见),对于建立规范的公立医院运行机制方面明确提出"进一步完善财务、会计管理制度,严格预算管理,加强财务监管和运行监督"。在医院管理人员职业化发展的背景下,总会计师岗位的设立变得更加紧迫与现实:①由总会计师主抓医院的财务管理,可发挥专才管理的优势,强化医院财务管理工作,完善医院财务监督机制,提高财务人员的整体素质;②建立总会计师制度可进一步健全和完善医院内部管理控制制度,也便于统一协调与财务管理相关的多部门的工作,提高管理效率,明确管理责任;③总会计师的加入有利于优化医院领导班子的素质结构,使医院经营管理决策更加科学合理;④设置总会计师制度是医院职业化管理的要求,也是医院由"专家管理"向"管理专家"过渡的有效途径。

(4)医院图书、档案管理人员。图书、档案管理各自独立而关系又十分密切,均是对医学情报信息进行搜集、加工、整理、存储、检索、提供利用的过程。在这个过程中,它们所采取的方法和手段有不少比较相似:档案信息资源加工、输入输出的过程就是将档案转化为一次、二次、三次文献,满足读者阅读需要的过程,这与图书馆的文献信息资源的收集、整理和提供过程大同小异。在现代化科学管理方面,如电子计算机、现代化通信技术、文献缩微技术、光学技术、数字化技术,以及防灾系统等的应用,医学图书馆实现网络化,医学文献信息资源共建共享,医学档案馆也在向这方面努力。

医院图书馆属专业图书馆,它是医院文献信息交流的中心,是为医疗、科研、教学和管理等各项工作收集、储存、提供知识信息的学术性机构。它的服务对象是医院的医、教、研人员。其藏书及文献资料均以医学专业为主,兼顾相关学科、前沿学科及综合学科。医院图书馆在推动医学科学发展和医院现代化建设中起着重要作用。在"信息"爆炸的当今社会,要对浩如烟海的医学文献进行有效的开发、交流和利用,特别需要一支业务水平高、思想素质好的图书馆现代化专业队伍。

21世纪是信息和网络科技时代。医院管理信息化、规范化已成为医院发展的必然趋势。随着医院管理向科学化、现代化和标准化发展,档案工作已成为医院管理的重要组成部分。在科技进步日新月异、知识创新空前加快的时代,对档案人员的综合素质提出了越来越高的要求,造就一支具有坚定理想信念、掌握现代科技知识和专业技能、胜任本职工作、富有创新能力的档案干部队伍,已经成为医院管理工作的当务之急。

在信息时代,医院档案管理机构的社会角色将发生重大改变,其功能将由传统的以档案实体管理为中心转变为以档案信息管理为中心,借助互联网实现档案信息资源共享。因此,档案人员不仅要有较强的档案管理业务知识,同时,在未来的一段时期,正确地运用和管理电子文件、电子归档系统的开发和应用、网上发布档案资料信息,为社会提供方便快捷的档案信息服务,将成为档案人员的主要学习内容。

随着医疗卫生体制和社会医疗保险制度改革的不断深入,对医院档案管理工作提出了新的要求。医院档案管理工作如何去适应新的挑战和机遇,更好地服务于医疗、教学、科研等工作,是新时期面对的新任务、新课题。

四、医院管理人员管理

(一)医院管理人员概述

医院管理人员从事着医院的党政、人事、财务等管理工作,在整个医院的运转中发挥着举足轻重的作用。我国现有23.4万名医院管理人员,占医院职工数的6.3%。但人员结构方面中存在着"五多五少"特征,即低层次学历的多,高层次学历的少;医学专业的多,管理专业的少;愿意从事医疗工作的多,愿意从事管理工作的少;领导层兼职的多,专职的少;靠经验管理的多,靠科学管理的少。医院管理人员的现状已经成为制约我国医院发展的瓶颈之一。

医院管理人员按照医院的管理层级分类,医院管理人员可分为三个层次:第一层次为决策层,主要指由医院行政和医院党委组成的医院领导班子;第二层次为管理层,主要指医院办公室、党委办公室、人力资源部、医务部、科教部、规划财务部、护理部、门诊部、总务部、党支部、工会、团委等中层管理部门人员;第三层次为操作层,主要指医院各业务科室的科主任、护士长、党支部、工会分会、团支部等组织。

(二)任职条件

医院管理人员应遵守宪法和法律,具有良好的品行、岗位所需的专业能力或技能条件,适应岗位要求的身体条件。管理岗位一般应具有中专以上文化程度,其中六级以上管理岗位一般应具有大学专科以上文化程度,四级以上管理岗位一般应具有大学本科以上文化程度。各等级岗位还应具备以下基本任职条件。

(1)三级、五级管理岗位,须分别在四级、六级管理岗位上工作 2 年以上。

(2)四级、六级管理岗位,须分别在五级、七级管理岗位上工作 3 年以上。

(3)七级、八级管理岗位,须分别在八级、九级管理岗位上工作 3 年以上。

(三)管理人员职能

医院领导层是医院管理的核心,是医院的决策者、行动的指挥者、行为结果的责任者。中层职能部门是决策层与执行层的传动结合部,是决策层与主要业务子系统信息集散、整合的枢纽,是领导层的参谋和助手,是领导联系基层群众的纽带,各职能部门负责人及其下属的管理人员既为领导当好参谋,执行管理决策,承担从事具体的管理任务,又为业务部门和员工提供具体的服务。

医院领导者根据国家卫生工作方针、卫生事业发展规划和国家有关政策承担领导职责。同时通过授权与分权,组织中层职能部门负责人和一般管理人员参与,履行以下职能。

1.规划与计划

规划和计划是管理过程的初始环节,是引导机构发展战略思考的结果,是对发展前景的科学预测与设计。领导者通过规划确定机构的发展目标,以及实现目标的途径和方法,并围绕发展目标全面运筹所在卫生机构的人、财、物、信息等资源。

2.组织与授权

组织职能包含对有形要素和无形要素的组织。其中有形要素包括建立相适宜的内设机构及其职责、任务,选拔适宜的人员担任相应的职务并授予相应的职权;确定业务技术工作的架构;配置仪器、设备、设施;建立各项规章与工作制度等。无形要素包括明确的工作职责划分和合理的分权与授权;建立追求共同目标、理想的内部关系;建立相互间的默契配合,思想与意志的沟通渠道,以及协调一致的、有效运行的发展机制。无形要素是机构生存和发展的灵魂所在。

3.决策与指挥

领导者必须对机构发展的目标、策略和对重大事件的处理做出决定,对如何行动提出主张,指导具体计划的实施,调动各内设机构的力量,为实现规划目标而共同努力。指挥的重点是实现对人员和公共关系的最佳整合,使机构达到高效有序运行,在提供良好卫生服务的同时,做到服务与发展互相促进,实现机构的持续发展。

4.统筹与协调

统筹与协调包括内部协调和外部协调两个方面,内部协调是指机构的各内设部门、人员和任务在不同管理层次、不同管理环节上的协同和配合,以实现计划目标和确保各项服务活动的良性运转。在部门协调中,强调团结合作、各尽其职、顾全大局的原则;在进行人员活动协调时,强调服从大局、公平公正、人尽其才的原则;在任务协调时,讲求分清主次、突出重点、统筹兼顾的原则。外部协调系指对机构外在环境的协调,包括对上级、相关部门和单位的沟通联络,争取对本机构发展的支持与合作,求得本机构良好的发展环境。外部协调的原则是抓住机遇、积极主动、求同存异、利益共享。

5.控制与激励

控制与激励主要是指对机构计划执行情况的检查、评估与调整的过程。控制是管理者主动进行的、目的明确并与绩效考量密切相关的一种重要的管理行为。内容包括标准的制订、执行情况的监督评价、计划的调整等。

（四）医院管理人员的职业化发展

随着市场经济的发展和医药卫生体制改革的不断深化,以及经济全球化和我国"入世"后面临的新形势,科学化管理显得越来越重要。医院在日趋激烈的竞争中能否求得生存,其关键在于是否拥有一批职业化的具备现代管理素质的领导者。2009年3月17日《中共中央、国务院关于卫生改革与发展的决定》中明确提出"规范医院管理者的任职条件,逐步形成一支职业化、专业化的医疗机构管理队伍"。专业管理人才将逐渐走向医院的管理岗位,医疗机构管理者职业化将成为必然。

1.转变观念、提高认识,加快医院职业化管理队伍建设

对医院职业化管理队伍的培养是当务之急,因此,首先应得到各级卫生行政主管部门的高度重视,要在政策上予以扶持,在舆论上广泛宣传。要将之提高到战略的高度,特别需要与政府人事部门共同设计和贯彻,将选拔医院管理干部的标准提高到管理专家的标准上来,这是加快医院管理队伍职业化进程的前提。

2.完善制度,规范医院管理人员的管理

(1)建立管理岗位职员制度,在待遇方面作相应的提高,达到稳定医院管理队伍,提高医院管理者素质的目的。在申报和晋升过程中充分考虑已在岗的管理工作者在医院管理上已做出的成绩和达到的水平。同时将管理意识渗透到医院管理者和业务员工的思想中,鼓励有识之士和有志青年加入管理队伍中来。为加快管理队伍职业化的进程营造良好的环境。

(2)探索适应现代医院要求的职业管理者选聘制度。综合运用资格认证、资产所有者推荐、董事会聘用、民主选举和公开招聘等方式、方法来选择经营者。引入竞争机制,实行优胜劣汰。医院要根据管理职能合理进行岗位设置,实行聘任制,改革目前管理人员由上级行政机关和主管部门任命委派的选任方式,建立公平、公开、公正的竞争机制,打破行政职务、专业技术职务的终身制;对一般管理人员实行职员制,制定职务条例,规范职员的聘用和管理。

(3)建立完善医院管理岗位任职条件,按岗位任职条件选聘管理岗位人员。采取一系列的措施,选拔优秀的卫生管理专业毕业生充实管理干部队伍,也可以从临床医学专业人员中选拔政治素质好,办事公正,组织管理能力强的干部队伍,强化培训,提高自身素质,增强管理能力,促进优秀管理人才的形成。医院管理层人员的聘任,应严格按照有关法律、法规和章程的规定进行,管理岗位应设立严格的准入标准:一方面对于在岗人员,必须要求其参加管理培训,经考核合格获得任职资格后才能继续上岗;另一方面对于新招聘的管理人员,应以受过管理专业学历教育的人员为主,逐步改善管理队伍的专业结构,推进职业化医院管理队伍的建设。

(4)建立职员岗位工资等级制度。通过调整工资福利制度,允许和鼓励管理作为生产要素参与收益分配,提倡管理创新,鼓励卓有成效的管理人才。构建有效的激励机制,主要包括:建立与技术职称相对应的医院管理职称系列,细化管理人员职称晋升标准;实现多种形式的分配制度,如借鉴国际通行做法,实行医院管理者年薪制、绩效激励;确认管理者相应的学术和社会地位,满足管理者对荣誉感、成就感的精神需求。

(5)建立管理岗位职员考核制度。完善公正的考核机制,对管理人员的考核评价将对决策者起到直接导向的作用,公正科学的考核机制是筛选、调控机制的基础,科学的评价标准是既要看有无让群众满意的政绩,又要看是否干实事,还要看是否廉洁。对管理人才重要的是看主流、看潜力、看本质和发展,客观的评价方法 是着力改进业绩考核方法,即健全定期考核制度,建立考核指标体系,坚持定性和定量相结合,推行三维式立体型考核办法。

建立科学的评价体系。医院传统的绩效考核方式是从德、能、勤、绩四个角度出发来对管理人员进行评估,与对专业技术人员的考核相类似,这种考核方式存在一定的缺陷。管理人员的考核应当注重其管理能力而不是专业技术能力,对管理人员"重临床、轻管理"的错误行为要加以引导,使医院管理人员能够从医院的根本利益出发来做好管理工作。医院管理人员职业化的评估考核标准体系构架应遵循求是、务实、简便、易行的原则;以职业管理、规划培训、报酬分配提供依据为目的;采用制订计划、选择专家、实施方案、分析结果、考评结论、建立档案的流程方法,实施对医院管理人员职业道德考评、业绩评估和分级、分等、分类职业能力考核等。在考核中要保证考核主体的多元化、规范科学的考核程序、改进考核方法、制定科学的考核指标体系和评价标准,力求全面准确全方位地考核干部。

3.加强培训,规范上岗

凡是从事医院管理工作的人员,必须具有卫生专业管理学历或经过系统的医院管理专业培训,掌握医院管理的知识和技能,达到管理人员职业化的需求。否则,不能从事管理工作。根据原卫生部文件要求,逐步建立医疗卫生机构管理人员持证上岗制度。卫生管理岗位培训证书应当作为医疗卫生机构管理人员竞聘上岗的重要依据。规范医院管理者的任职条件,逐步形成一支职业化、专业化的医疗机构管理队伍。

五、工勤技能人员管理

(一)医院工勤技能人员概述

在医院所有组成人员中,医护人员是直接与患者接触的第一线医疗和医技人员,他们直接负责患者的诊断、治疗和康复的所有医疗过程,医护人员的直接服务对象是患者。工勤人员通过非医疗的方法为医疗一线人员和患者提供服务,如餐饮、电梯、通信、搬运、供暖、供水、供电、安全保卫、维修、保洁、建筑等。目前,我国医院有35万名工勤技能人员,占医院人员总数的9.4%。医院管理者在提高医护人员技术水平的同时,还应重视医院工勤技能人员的业务素质和思想素质的提高,注重对这支队伍的管理与建设。

(二)任职条件

(1)一级、二级工勤技能岗位,须在本工种下一级岗位工作满5年,并分别通过高级技师、技师技术等级考评。

(2)三级、四级工勤技能岗位,须在本工种下一级岗位工作满5年,并分别通过高级工、中级工技术等级考核。

(3)五级工勤技能岗位,须相应技术岗位职业技术院校毕业,见习、试用期满,并通过初级工技术等级考核。

卫生事业单位主管部门和医院要在各类各级岗位基本条件的基础上,根据国家和省有关规定,结合实际,研究制定相应各个岗位的具体条件要求。

(三)工勤技能人员的发展

1.医院后勤工作社会化外包

在医院的改革与发展中,医院后勤保障系统成为影响医院快速发展的重要因素之一。卫生主管部门也将后勤保障系统的社会化改革作为医院改革的重要任务之一。

医院人力资源的主体是临床第一线的医、教、护、技术人员。除此之外,其他人员工作性质是辅助和服务性的。实施后勤社会化外包可以有效实现后勤人员独立经济核算,使后勤人员在市场机制作用下充分发挥自己工作的积极性和创造性,提高劳动生产率。通过全方位后勤服务社会化,可以使医院管理者摆脱"大而全、小而全"的后勤工作日常烦琐杂乱的事务性干扰,潜心研究医疗质量的管理,集中精力于医教研等核心业务工作,不断提升医疗技术水平和医疗服务质量。医院后勤社会化改革必须遵循市场经济规律,对医院后勤管理模式、运行成本进行经济学的测算分析和科学评估,通过推行医院后勤社会化服务改革,减轻医院自身压力,节约医院有限资源,提高医院综合运营效益。

现代医院的发展,由传统的生物医学模式转为生理-心理-社会医学模式。医院后勤服务也从重点开展物质服务,走向以医院医疗服务活动需求为目标,创造方便、及时、优质、高效的,以人为本的全方位服务。从一般简单的劳动服务,发展到复杂的技术性服务等。这就使医院后勤服务逐渐从"自身型"发展到"社会型",实行后勤服务社会化已成为当今国内外医院的共同选择。医院实行后勤服务社会化工作已取得明显实效,后勤工作也逐渐由单纯行政管理型向经营管理型转变。

2.医院技能人员的规范化管理

随着社会的进步和医疗卫生事业的发展,患者对医疗服务的要求越来越高,除传统的医师、护士等卫生专业技术人员外,在医院中从事健康服务工作的人员也逐渐增多,如护理员(工)、药剂员(工)、检验员等,已成为医院人力资源的重要组成部分。这些人员的素质和服务技能的高低直接影响着医院的医疗服务质量。以护理员为例,良好的言行、优质的服务,将会增强患者对医院的信任度,提高医院的社会效益;良好的服务可以降低医院的陪住率,促进患者的康复。专业的护理员可以协助护士工作,把护士从烦琐的生活护理中解脱出来,更多地做好技术服务,同时也为患者和家属提供了便利,解决了后顾之忧。他们已经成为医院不可或缺的特殊群体。

为加强卫生行业工人技术资格管理,1996年卫生部、劳动部联合颁发了《中华人民共和国工人技术等级标准——卫生行业》,制订了14个工种工人技术等级标准,具体包括病案员、医院收费员、卫生检验员、西药药剂员、中药药剂员、消毒员、防疫员、护理员、妇幼保健员、配膳员、医用气体工、口腔修复工、医院污水处理工、医学实验动物饲养工。

2009年12月卫生部六部委联合发布的《关于加强卫生人才队伍建设的意见》中明确提出"对卫生行业工勤技能岗位的人员,实行职业资格证书制度,加快卫生行业技能人才培养"。鉴于其工作的重要性和对医院发展的影响,医院管理者应加强管理,采用科学的手段评价、培训医院技术工人,实现队伍的标准化、规范化发展。

(于 飞)

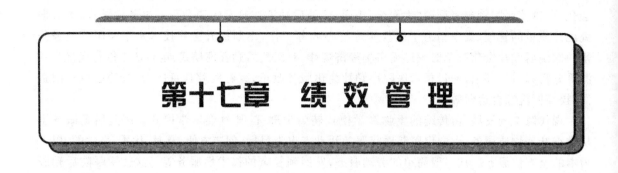

第十七章 绩效管理

第一节 医院绩效管理的内容

医院要想进行有效的绩效管理,就必须做好两项重要的基础工作:目标管理和工作分析(图 17-1)。目标管理的最佳结果,就是让所有的员工自愿地将组织战略和实际行动结合起来。"以岗位为核心的人力资源管理整体解决方案"就是指企业人力资源管理的一切职能都是以工作分析为基础的,以战略为核心的组织多采用关键指标法和平衡计分卡来将战略放在其变化和管理过程的核心地位,并推动新的以绩效为基础的文化形成。绩效管理既重视行为,也重视结果,绩效考核结果的合理转化和利用是发挥绩效管理推进器的作用,提高人力资源管理水平的关键。绩效的激励机制建设已经逐渐成为企业赢得竞争优势、形成核心竞争力的关键。

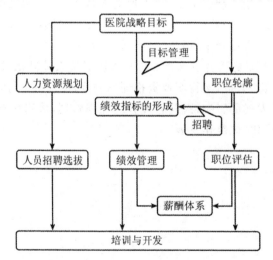

图 17-1 绩效管理在医院人力资源管理系统中的核心地位

一、目标管理

(一)目标管理的基本含义

目标管理(management by objectives,MBO)的概念最早是由管理大师彼得·德鲁克

(P.Drucker)于1954年在其著作《管理实践》中提出的。他认为,并不是有了工作才有了目标,而是相反,有了目标才有了工作。目标管理的具体形式多种多样,但其基本内容是一致的。它的主要内容为:组织的最高领导层根据组织面临的形势和社会需要,制定出一定时期内组织经营活动所要达到的总目标,然后层层落实;要求下属各部门主管人员以至每个员工根据上级制定的目标和保证措施,形成一个目标体系,并把目标完成的情况作为各部门或个人考评的依据。简言之,目标管理就是让组织的主管人员和员工亲自参与目标的制定,在工作中实行"自我控制"并努力完成工作目标的一种管理制度或方法。

根据德鲁克的观点,目标管理应遵循的一个原则是每一项工作都必须为达到总目标而展开。衡量一个管理者或员工是否称职,就要看其对总目标的贡献如何。目标管理是一种管理哲学,把员工是否达到由员工和管理者共同制定的目标作为评估依据。

目标管理的精髓是需要有共同的责任感,依靠团队合作。主要是因为医院作为一个组织,只有具备了明确的同一目标,并在组织内部形成紧密合作的团队才能取得成功,但在实践过程中,不同因素妨碍了团队合作。如不同部门之间缺乏协调,目标不明确等。

1.目标管理的特征

从本质上说,目标管理是一种科学管理方法,它是参与管理的一种形式。他强调自我控制、促使权力下放、注重成果第一。目标管理是面向未来的管理,是系统的整体管理,是重视成果的管理,同时也是一种自主的管理。

2.目标管理的威力

通过人人制定目标,迫使每个人为未来做准备,防止短期行为,有利于个人和企业的稳定与长期发展;通过上下级共同制定评价标准和目标,能够客观、公平地考评绩效和实施相应的奖罚,便于对目标进行调整及对目标的实施进行控制。总之,目标管理在提高效率的同时,也提高了员工的胜任力,增进了企业的内部团结。

3.目标管理的新理念

设置目标的方法不同,目标管理强调个人目标、团体目标和企业目标的统一;目标管理采用员工自我管理的方式,上级通过分权和授权来实施例外控制;成果评价方法不同,目标管理根据上下级结合制定的评价标准由员工自己评价工作成果并做出相应的改进。

(二)目标管理在医院绩效管理中的应用

绩效管理是运用绩效管理体系以绩效考核为主体的管理过程,是管理者和团队或员工双方对等的承诺,就目标及如何达到目标而达成的共识。医院绩效管理体系是一套有机整合的流程和系统,专注于建立、搜集、处理和监控绩效数据,它既能增强医院的决策能力,又能通过一系列综合、平衡的测量指标,帮助医院实现策略目标和经营计划。绩效管理是建立在综合目标管理的基础上,注重公平、目标管理、绩效考核、效率和质量。目标管理法的实施具体可以分为5个步骤(图17-2)。

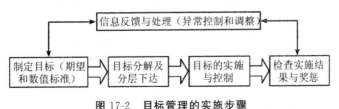

图17-2 目标管理的实施步骤

1.医院综合目标的建立

医院综合目标的建立是目标管理程序的第一步,是指上下级共同确定各个层次所要达到的绩效目标。医院综合目标的建立应紧紧围绕医院愿景与目标来进行。愿景是医院未来发展的战略展望,将医院的战略目标按照实现的期限分解成逐级目标。医院的目标包括长期目标与短期目标;年度目标与月度目标;预期目标与期望目标。其中,预期目标是必须完成的,期望目标是证明团队或个人的潜力。

建立综合目标需要兼顾以下几个原则:围绕总体目标的原则、符合相应的法律法规的原则、突出重点的原则、实现和适度的原则、定性和定量相结合的原则和指标动态变化的原则。

院级管理层在综合目标管理中的作用决定了医院的发展方向及目标实现的可能。具体表现为医院宗旨、理念、战略目标的确定,医院组织管理结构的构建,高层次管理人才的培养与调配,以及提供物质保障和营造良好的公共关系。医院职能部门的作用包括:医院战略目标的执行、本系统目标及实施计划的制订、为高层决策提供信息支持、为业务科室提供服务保障。临床科室的作用是根据医院战略制定科室目标,并组织实施;考核员工,落实奖惩与激励;创新技术、促进科室发展。

2.目标的分解及分层下达

综合目标的确定,要紧紧围绕医院的战略目标。综合目标明确后,必须要有相应的措施和办法加以保证落实。因此,医院的综合目标必须层层展开,逐步分解,使各部门、各环节及每个员工都有自己的分目标,把任务变成员工的具体行动,把责任落实到具体人身上。

在确定目标时,上下级之间,各部门、各环节及相关责任人之间必须有效沟通,充分协商,实行有效的分权管理,充分发挥个人能动性和积极性。可以把综合目标分解为医疗效率指标、医疗质量指标、科研指标、教学指标、医保指标、服务指标、科室管理指标、成本控制指标、安全管理指标几部分。比如制定患者平均住院日,要根据全院总的年度目标,结合科室的具体情况、病种特点、既往相关指标的实际完成情况,历年来的增长幅度等因素分解到各临床科室。最后还要充分考虑科室将会发生的各种变动情况对分解后的目标进行调整。此外,床位的变动、人员的调整、新学科人才的引进、新设备的购置、新技术新业务的开展等,都是需要考虑的因素。

使指标具有明确的导向性对于制定目标十分重要,可以让全体员工通过指标了解哪些工作是医院当前重点要抓的事情。具体做法是将所有指标分为一般指标、核心指标和单项否决指标,突出同一类指标中不同指标的不同权重。比如,医疗指标中包含有门诊诊次、出院患者数、平均住院日、床位周转率、床位使用率、手术例数等。其中把出院患者平均住院日和手术例数定为核心指标,而把其余的指标定为一般指标,员工由此就可以看出医院今年的重点工作就是要缩短平均住院日和提高手术例数,从而使科室在制定自己的工作计划时能够符合医院的工作要求。同样,完成不同类别的指标,绩效奖励的力度也是不同的。

3.目标实施的控制

要经常检查和控制目标的执行和完成情况,查看在实施过程中有没有出偏差。目标管理的检查考评不是为了考评行为,而是为了考评绩效。指标的预期值和期望值指标没有压力就会失去考核的意义,不用努力就能完成的目标等于没有目标,就无法通过绩效达到提升医院工作的目的。但是,指标定得高不可及同样也会失去考核的意义,而且可能导致员工失去希望,挫伤员工的积极性。针对这个问题可以用分层次制定指标的方式来解决,将一个指标分为预期值和期望值两个层次。预期值是根据科室的能力及以往科室指标完成的情况等制定的,在科室正常运转下经过努力完全可以完成的指标。而期望值则是需要科室做出一番努力,充分发挥自身潜力才能达到的目标。完成不同层次的目标会有相应不同的绩效奖励方式。这样既能使科室感到努力有希望,同时为了获得更好的绩效奖励而去想方设法完成高一层次的指标。

制定与目标相匹配的目标管理考核体系。制定目标管理考核体系时,既要明确各项指标的制定部门,同时也要明确指标的考核部门、考核要求、考核方式及考核结果的落实方案,重视过程管理,定期评估并按照指标对应的时限落实奖惩与激励。针对不同的指标提出不同的实现时限,有的是月考核指标,有的是年考核指标,有些指标的考核时限还可以从整体完成的时限进行考核。有的指标既要有月考核指标,同时还要有年考核指标。比如,医疗效率指标中的出院患者数,既要有月度指标还要有年度指标,而科研指标中的论文数就要按照年度进行考核,至于科研课题就要按照课题计划书要求完成的时限进行考核。

上下级之间要进行及时的沟通和定期的反馈,当实际进展与目标出现偏差时采取纠正措施。这一步骤有利于分析对培训的需求,同时也能提醒上级考评者注意组织环境,对下属工作表现可能产生的影响,而这些客观环境是被考评者本人无法控制的。

4.检查实施结果及奖惩

当目标管理周期结束时,管理者要对下属目标完成情况进行总体评价,并根据评价结果给以相应的物质和精神鼓励,进一步激发下属的组织目标认同感和工作自豪感。需要注意的是,我们要根据目标结果而不是根据过程来进行评价,即考评评价依据只能是目标实施结果而不是努力程度。经过评价,使得目标管理进入下一轮循环过程。

5.信息反馈及处理

在考评之前,还有一个很重要的问题,即在目标实现的过程中,会出现一些不可预测的问题。要根据工作反馈及时对目标进行调整和反馈。使整个运行系统与实现目标的要求相匹配,促进目标的实现。因医院总体目标变更,科室设置调整等原因造成科室的工作性质、工作场所、工作范围、工作能力等发生变更的,医院将根据具体情况对目标进行合理的调整。

二、工作分析

(一)工作分析及其意义

工作分析,在人力资源管理中又称职位分析、岗位分析,是整理、分析、总结和描述一个系统化的技术操作(图 17-3)。通过工作分析得到的关于工作的任务、内容、必要的工作条件、环境、能力素质要求和任职资格等信息,即以"工作说明"的形式明确岗位工作职责的定位和角色分工,优化组织结构和职位设置,强化组织职能,对人员的考核录用、培训开发、晋升、调整、工资等提供可靠的信息和依据。

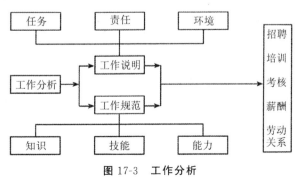

图 17-3 工作分析

它是现代人力资源管理所有职能工作的基础和前提,是建立在对企业一切问题进行深刻了解的基础上,工作分析的结果可以在企业人力资源管理的规划、招聘配置、员工培训、绩效管理、薪酬福利等领域应用,只有做好了工作分析,企业的人力资源管理工作才能有的放矢,有章可循,更加规范,工作分析是现代人力资源管理所有职能工作的基础和前提,它在人力资源规划、招聘配置、员工培训、绩效管理、薪酬福利等领域得到广泛应用,在节省人力,提高工作效率,推动企业生产发展等方面具有不容忽视的重要意义。

1.工作分析是人力资源规划的基础

人力资源规划是根据企业内外环境和条件的变化。运用科学的方法对企业人力资源的需求和供给进行预测,并制定相应的政策和措施,使企业人力资源达到供需平衡,实现最佳配置。人力资源规划者在动态的环境中分析企业的人力需求和供给,所以必须要获得广泛的信息。在企业内工作任务的分配状况,工作岗位人员的配备情况,现岗位员工的工作效率等可从工作分析中得到较详细的资料,根据这些资料能够制定出组织人事规划、制度建设规划、员工开发规划等制度。另外在组织的不断发展中,工作分析可作为预测工作变更的基本资料,并且可让员工或其主管对将来的工作预先做好准备。

2.工作分析是人员甄选录用的需要

人员的招聘工作主要包括准备、实施、评估3个阶段。工作分析是准备、评估两个阶段的重要前提。在准备阶段,必须根据工作分析确认是否一定需要进行招聘活动,所招聘的岗位具有什么特征、有什么要求、明确岗位应聘者的知识、技能、身体素质等方面的具体要求和所能给予的待遇条件。只有这样,才能制定出具体的、可行性高的招聘计划和策略,招聘工作的实施才能做到有的放矢。招聘结束后,需对招聘工作进行评估,分析时间效率和经济效益,以及应聘者在工作岗位上的表现,以便及时发现问题、分析原因,寻找解决的对策,调整有关招聘计划。

人员的配置是指人与事的配置关系,通过人与事的配合及人与人的协调,充分开发利用员工,实现组织目标。通过工作分析,可以掌握工作任务的特点,对岗位的用人标准作出具体而详尽的规定。为企业人事部门在选人用人方面提供客观的依据。要使企业员工得到合理的配置,需做好人与事总量分析、人与事结构分析、人与事质量配置分析、人与工作负荷分析、人员使用效果分析。

3.工作分析是员工培训的必要条件

培训工作开展之前,培训者就要有意识地收集工作说明书、岗位规范、岗位评价等相关材料,以便随时掌握现有员工知识、技能情况。岗位对员工的基本要求。从而了解岗位培训需求及变动情况,并制定企业的相应培训制度。企业生存的内外环境是不断变化的,为适应企业的发展,岗位培训显得更加重要。

4.工作分析是绩效管理的依据

工作分析为企业员工的绩效管理提供了依据。员工的考核、晋级、提升如果缺乏科学的依据,将会挫伤员工的积极性,使企业的生产及各项工作受到严重影响。根据工作分析结果,企业劳动人事部门可制定出各类人员的考核指标和标准,以及晋级、提升的具体条件,从而使员工考核、晋升的科学性得到加强,提高员工的工作积极性。

5.工作分析是薪酬福利的重要步骤

岗位评价是工作分析结果的一种编写形式,它是对企业所设岗位的难易程度、责任大小、相对价值的多少进行分析,从而对岗位的价值进行判断,纳入薪酬等级。岗位评价能够确认哪些岗位在企业战略目标实现中具有更加重要的地位,哪些岗位需要、更高业务和技术水平的人员,现有岗位上人员是否符合岗位的任务要求从而实现薪酬的改进及合理确定工作。它是建立、健全企业工资制度的重要步骤。

(二)工作分析在医院绩效管理中的具体应用

1.工作分析的前期准备

在工作分析过程中,大量的收集、分析、记录工作相关信息等工作既耗费时间、金钱,又耗费人力和物力。因此,在正式启动该工作之前,应首要考虑以下几方面的问题。

(1)确定工作分析的内容。工作分析,顾名思义是对具体工作信息的系统化描述过程。因此,我们首先应获得以下几方面的信息。

工作关系:包括工作的内部关系和外部关系。内部关系涉及上下级关系,即该岗位的直接上级和直接下级是谁,与医院内部哪些部门或岗位有合作关系。外部关系是指该岗位与哪些政府部门(如原卫生部、市/区卫生局、疾病控制中心、税务局)、企业机构(银行、药厂、医疗器械供应商)或其他组织(如医药卫生学术团体)有联系。

工作职责:包括员工的主要工作内容是什么,每项内容在整体工作中的重要性是怎样的,任务的负责程度等。

岗位发展路线:分为员工发展和自我发展两种。自我发展针对每一位员工,他们为了做好本职工作及本身的发展需要接受哪些培训(如去其他医院进修、继续教育),员工发展针对管理人员岗位,管理人员岗位需要对其下属做出什么样的培训安排。

工作条件与环境:工作条件包括该岗位完成工作任务需要哪些工具、机器和设备等,如医疗诊断所用的心电图机、呼吸机、计算机设备等。医务人员工作环境根据其特殊性包括:工作的地点、有无传染源、放射源、有毒药品试剂及有害气体、室内温度。工作对任职人员的要求包括受教育程度、工作经验、岗前培训种类、相关上岗资格证、身体条件、心理素质、性格和特殊技能。

(2)确定参与分析的角色。为保证工作分析的顺利进行,对参与分析的角色定位至关重要,医疗行业的特殊性决定了其成员应包括:医院主管人事的院长、院中层干部、咨询公司的专业咨询师。

2.工作分析的实践过程

(1)信息搜集。即主要根据医院目前的岗位和工作流程搜集现有资料(各部门的部门职责、工作总结、工作目标、工作流程图、原有的职位说明书、医疗行业的相关政策法规等),并辅以访谈和调查问卷。为了使我们的访谈进行更有效,应当灵活地运用访谈、问卷、观察和典型事件法等工作分析方法,广泛深入收集有关职务特征和工作人员所要求的数据资料。

访谈法:工作分析访谈是指工作分析者与一个或者多个有关专家之间的有结构的谈话。访谈一般与员工及其科室主任们一道进行。与员工的面谈大多集中在工作内容和工作背景的信息上。

观察法:直接观察,顾名思义,就是由人力资源管理人员直接观察员工完成操作的过程、所用仪器设备、工作环境和工作有关的其他内容,并采取规范的格式记录观察结果。

工作日记法:以岗位员工填写日记表的方式记录其每天的工作活动,作为工作分析的资料。一般记录以一周为宜,由人力资源部对其日记按工作内容分类、整理、抽查,然后根据工作范围定岗位职责。

重要事件法:是指对员工工作中重要事件的完成过程进行详细记录并分析的一种方法。通过对实际工作中特别有效或者无效的工作行为进行描述来确定工作要求和特点。

工作体验法:指人力资源管理人员亲自体验工作,熟悉和掌握工作要求的第一手资料。

问卷调查法:一般采用较为成熟的问卷,工作小组首先对问卷进行讨论,选出符合本次任务的问卷,然后对问卷进行修改。

各工作方法优缺点的比较(表 17-1)。

表 17-1　工作分析常用方法优缺点比较一览表

工作方法	优点	缺点
访谈法	1.可以获得完全的工作资料,已免去员工填写工作说明书的麻烦	1.信息可能受到扭曲,因受访者怀疑分析者的动机,无意误解,或分析者访谈技巧不佳等造成信息的扭曲
	2.可以加强员工与管理者的沟通,以获取谅解和信任	2.分析项目费时,费成本
	3.可以不拘于形式,问句内容有弹性,又可以随时补充和反问,这是填表法所不能办到的	3.占用员工工作时间,妨碍生产
观察法	根据工作者自己陈述的内容进行分析,再直接到工作现场深入了解状况	1.干扰正常工作行为或工作者心智活动
		2.无法感受或观察到特殊事故
		3.如果工作在本质上偏重心理活动,则成效有限
工作日记法	1.可充分了解工作,有助于主管和员工面谈	1.员工可能会夸大或隐瞒某些活动,同时掩盖其他行为
	2.逐日或在工作活动后及时记录,可以避免遗漏	2.费时,费成本且干扰员工工作
	3.可以收集到最详尽的资料	
重要时间法	1.主要针对员工在工作上的行为,故能深入了解工作的动态性	1.需花大量时间收集、整合、分类资料
	2.行为是可以观察可以衡量的,故记录的信息容易应用	2.不适于描述日常工作
工作体验法	可在短时间内从生理、环境、社会层面充分了解工作。如果工作能够在短期内学会,则不失为一种好方法	不适于长期训练者及高危险工作者
问卷调查法	1.最便宜、最迅速	1.很难设计出一个能够收集完整资料的问卷表
	2.容易进行,且可同时分析大量员工的资料	2.一般员工不愿花时间正确填写问卷表
	3.员工有参与感,有助于双方对计划的了解	

(2)分析确认。初步整理搜集到的职位信息,经工作分析小组共同汇总,并对所搜集的信息进行适当的调整。

(3)汇总反馈。工作分析小组成员整理形成工作说明书初稿,并向上级反馈,经确认和补充最终完成工作说明书。

(4)应用和维护。将工作分析的成果运用到医院的岗位管理、绩效考核、招聘培训等人力资源管理与开发过程中。并在职位发生变化、医院组织发生变动时及时更新工作分析。

(三)工作分析在医院管理应用中的难点与对策分析

1.必须在明确的医院岗位说明书前提下开展

如前所述,工作分析又称职位分析、岗位分析,也正因如此,它一定要在医院的工作岗位已经明确的前提下才能开展。在医院组织结构混乱或工作岗位尚未完全确定的情况下,通过工作分析所获得的信息对医院是毫无价值的。因此,明确工作岗位是进行工作分析的首要前提。

2.工作说明书编制的不完善

在工作分析过程中也有一个较为普遍的问题,即在工作说明书中没有将岗位的职责与绩效考核挂钩。负责考核的医院领导感到最困难的一件事往往是选取考核指标,即对一个岗位应该考核哪些指标才是最合理的,领导往往不得而知。事实上,发生这样问题的关键,是在做工作分析时没有充分考虑到工作说明书中工作职责与绩效考核的对应关系,因而导致岗位的职责与绩效考核不能有机结合。

3.避免工作分析过程中隐性因素的流失

所谓隐性因素是指隐藏在岗位说明书背后,无法用语言完全表达的,却能被医院内部人员理解的因素。在岗位价值实现中,这些因素往往发挥着重要的作用,却极易被忽视。由于岗位之间有许多关联因素,而这些因素极易造成岗位职责交叉,导致岗位职责难以截然分开的局面。岗位说明书的特点在于它的概括性,这是岗位说明书作为正式规范性文件的基础。但是,岗位说明书的缺点也就在于无法完全表达工作中的细节和隐藏的东西。为避免这种情况,我们应高度重视工作分析的过程,充分理解岗位,产生相对科学的工作说明书,在岗位评价时用以参考但不能依赖。

4.人员的搭配也是不容忽视的方面

我们应注意人员的合理搭配,实行360度评价:咨询人员、领导、部门主管、在岗者、同事共同参与,然后就各自的记分结果进行适当的加权而得出来岗位总分。这样分析的结果即包括了岗位价值中那些显性的、细节的部分,因而可能会更加全面、公正。

5.在工作分析实践过程中员工存在恐惧心理

由于员工害怕工作分析会对其已熟悉的工作环境带来变化或者会引起自身利益的损失,因而会对工作分析小组成员及其工作采取不合作,甚至敌视的态度,从而会影响到员工所提供的信息资料的准确性,这对工作分析的实施过程、工作分析结果的可靠性及工作结果的应用等方面会产生较大的影响。因此,要想成功地实施工作分析,就必须克服员工对工作分析的恐惧,从而使其提供真实的信息。鉴于此,我们首先应就工作分析的原因、工作分析小组成员组成、工作分析不会对员工的就业和薪水福利等产生任何负面影响、为什么员工提供的信息资料对工作分析十分重要等问题向员工进行详细的解释,并将员工及其代表纳入工作分析过程之中。

(王　萍)

第二节 医院绩效管理的实施

一、医院绩效管理的基本流程步骤

绩效管理内部系统是一个循环的过程,包括绩效计划、绩效管理的实施与管理、绩效评估、绩效反馈和绩效改进5个基本环节,是一个持续不断的沟通、控制、调整、反馈和改进的环节(图17-4)。

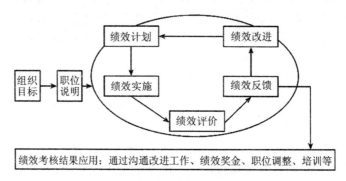

图17-4 绩效管理流程

(一)绩效计划

绩效管理的第一个环节是绩效计划,它是绩效管理系统的起点。组织战略要付诸实施,必须先将战略分解为具体的目标或任务,落实到各个岗位上。然后对各个岗位进行相应的工作分析、人员资格条件及职位说明。这些步骤完成后,管理就该与员工一起根据本岗位的工作目标和工作职责进行讨论,明确在绩效计划周期内员工应该做什么工作、做到什么程度、何时应做完,以及员工权力大小和决策权限等。在这个阶段,管理者和员工的共同投入与参与是绩效管理的基础,如果是管理者单方面布置任务、员工单纯接受要求,就变成了传统的管理活动,失去了协作性意义,绩效管理也就不名副其实了。

1.明确组织战略

组织战略是组织对未来发展方向及资源进行部署的总纲,它是基于组织对未来发展的预测及对本组织各方面条件的认识而规划的。社会中任何一个成功的组织都具有明确的组织战略,它是引导组织前进的指南针。绩效管理的目的是实现组织战略,如果组织战略不清晰或不正确,组织目标就无法确定,组织发展就失去了方向。因此,组织战略的清晰性是我们实施绩效管理的首要因素。不同的医疗卫生机构所面临的问题也不同,而战略规划又具有前瞻性的特点,未来对于我们来说不确定性因素又有很多,因此,不同的医院在确定自己的发展战略时都应该尽可能地全面考虑各种因素的影响,把不确定因素降低到最低的限度,以保证战略规划的正确性。一般来说,医院在制定发展战略时应该重点考虑以下几个方面。

(1)社会环境:包括国家、政府有关医疗卫生发展的方针、政策,未来医疗卫生工作的重点,区域文化特点,风俗习惯等。

（2）经济环境：包括宏观经济环境和微观经济环境。经济发展水平直接关系到卫生服务的利用水平。

（3）技术环境：医学技术发展状况，新的医疗技术及手段的应用情况。

（4）资源环境：包括医院各种资源的数量、质量，也包括资源的配置情况。

（5）需求特点：包括卫生服务人群的人口构成、城乡人口比重、职业特点、收入情况、重点疾病等。

（6）竞争环境：包括对竞争对手的医疗技术、服务质量、价格、医院文化等方面的研究。

医院通过对各种影响发展因素的研究，明确自己的优势、劣势、机会和威胁，通过对医疗卫生服务市场的调查及对未来卫生服务需求的预测等，寻求医院的发展机会，明确医院的定位。即医院未来向何处发展、怎样发展、通过什么途径去发展等问题都要有明确的答案。也就是说医院要具有明确一致且令人鼓舞的发展战略。在制定发展战略时，应注意发挥专家、咨询公司的作用。

2.确定组织目标

医院发展战略确定之后，就要确定组织发展的总目标。总目标是医院根据其任务和目的确定在未来一定时期内要达到的具体成果或结果。对医院绩效成绩的衡量标准最重要的就是看其实现目标的程度。目标是协调人们行动的依据，它既是管理活动的出发点，同时也是管理活动追求的结果。目标确定的依据，一是内涵清晰，二是具有挑战性，三是具有可衡量性。目标定得低，可导致卫生资源的浪费，使卫生资源不能发挥出最大的效率；目标定得高，员工会因为缺乏信心而丧失努力的动力。因此，目标确定的适宜性是组织完成战略使命的关键。医院可根据内部、外部等具体情况来制定适宜目标，并根据任务的多寡程度来确定完成目标的期限，即遵循管理学上的许诺原理。医院的总目标确定之后，不同的管理层次和部门就要根据总目标来确定自己的分目标，而组织内各个岗位上的具体人员也要根据所在部门的分目标来确定自己的工作目标。在目标系统中，上级目标为下级目标的确定提供了依据，下级目标为上级目标的实现提供了保证。根据目标对医院战略达成的贡献程度和影响程度，我们又将目标分为关键业绩指标和普通业绩指标。承担关键业绩指标的岗位——关键岗位，是对整个医院绩效贡献最大的岗位，因此，关键业绩指标的确定是我们工作的重中之重，在制定关键业绩指标时应该反复论证，以保证它的准确性。确定的目标必须具体、可测量，否则将无法实施，更无法考核。无法考核的目标是没有意义的目标。对于定量目标来说，可以用数字来描述其实现的程度，可测量性强。但是对于定性目标来说，则很难用具体的数字来描述，即便是这样，我们管理者在制定定性目标的测量方法时也应该尽可能地去寻求恰当和比较客观的方式。如在进行测评时，所设计的问题应该具体、清晰、特异性强，使其能够真正反映出每个人对组织的贡献程度，使接受测评者感觉到客观、公正，真正起到绩效评价的作用。进取性强且可衡量的目标是我们所共同期望的结果。组织通过目标来引导人们的行动并考核其行为结果，监督、检查目标实现的程度，是检验、衡量我们工作绩效的最直接、最有效的手段。

3.建立保证目标实现的高效组织结构

目标是实现组织战略的具体步骤，对于整个医院来说，目标系统具有层次性、网络性及多样性的特点。如果说目标是组织的灵魂，那么，适宜的、富有效率的组织结构就是实现组织目标的保障。因此，我们要根据实现组织目标的要求来设计、调整、激活医院的组织结构，以保证组织绩效的持续提高与组织目标的实现。组织结构是全面反映组织内各要素及其相互关系的一种模式，是围绕着组织目标，结合组织内外环境，将组织内各部分结合起来的一个框架。构成组织结构的要素有目标、协同、人群、职位、职责、关系、信息等。组织结构设计应该遵循精简、统一、效能的原则。组织结构的类型有很多,如有直线型、职能型、直线－职能参谋型、矩阵型、多维立体型等,不同的医院可根据自己的发展战略及目标来设计组织结构的类型。无论是何种类型的组织结构都包括纵向设计、横向设计和职权设计。纵向设计即管理层次的设计,根据目标的要求来确定管理层次和管理宽度;横向设计即为组织部门的设计,根据医院专业化分工的特点及工作重点来划分部门;职权设计即根据各个管理层次与各个部门相交叉的每一个节点来确定组织中的各个岗位及每个岗位的职权。一般来说,组织中存在 3 种形式的职权:直线职权、职能职权和参谋职权,对于不同的组织结构,存在的职权类型也不同。关键部门、关键岗位是实现组织目标的关键,也是我们绩效管理的重点,因此,在进行组织结构设计时,应该重点考虑这一点。

为了保证所设计出来的组织结构能够高效能地运转,我们必须处理好几种关系,如集权与分权的关系,个人管理与集体管理的关系,稳定性与灵活性的关系等。值得注意的是,设计出来的组织结构不是一成不变的,它应该随着组织内外环境的变化而适时地进行调整、修正,使我们所设立的每一个层次、部门、岗位、人员都与目标的实现相匹配。医院组织结构欠佳的表现:①医院决策者无法预知医院问题的发生,要事后才能做出补救;②医院本身对医疗卫生服务市场的变化缺乏反应;③医院内信息流通不畅;④医院管理人员对自己所扮演的角色认识越来越模糊,职责不明确;⑤各部门人员相互埋怨或投诉;⑥出了问题不知道该由谁来负责。

(二)绩效实施

在绩效周期开始时根据组织的经营目标、战略方向,对部门的经营和个人提出要求,分解出员工的具体绩效目标、工作职责,一般由上级和员工共同探讨并达成一致。制定绩效计划后,员工就按照计划开始工作。绩效计划不是在制定之后就一成不变的,随着工作的开展会不断调整。在工作过程中,管理者要对员工工作进行指导和监督,对其发现的问题及时予以解决,并随时根据实际情况对绩效计划进行调整。在整个绩效期间内,需要管理者不断对员工的工作进行指导和反馈,即进行持续的绩效沟通。这种沟通是一个双方追踪进展情况,找到影响绩效的障碍,以及得到使双方成功所需信息的过程。绩效沟通起着绩效监控、指导的作用,在整个绩效期间通过上级和员工持续不断的沟通,解决员工实现绩效过程中可能发生的各种问题,在调整方法后最大限度地保证实现绩效目标。持续的沟通能够保证管理者与员工共同努力,及时处理出现的问题,修订工作职责。

绩效沟通是实现绩效管理的重要手段,它贯穿于整个绩效管理的全过程,沟通的价值在于它能够打通组织内的信息屏障、情感屏障和交流屏障。绩效沟通包括 3 个部分,即纵向沟通、横向沟通与内外沟通。纵向沟通是指医院内不同管理层次之间的沟通,如院长(上层管理者)与各科室主任(中层管理者)之间的沟通,医师(基层管理者)与科主任(中层管理者)之间的沟通。纵向沟通能让管理者将最明确的指令和责任传递给员工,也能让员工将工作中遇到的问题和最直接的工作效果反映给管理者。通过沟通,使上下级共同明确每一个人必须达到的各项工作目标,明确个人的主要责任领域,最终根据目标的实现程度来考核每个成员的贡献。横向沟通是指同一管理层人员之间所进行的沟通,它是不同部门之间、同一部门内部进行交流的纽带与桥梁,通过横向沟通可以促进人员之间的相互了解,进而在组织中创造出工作上相互支持、相互依赖、相互配合的和谐的工作氛围。内外沟通是指与医院以外的其他部门及人员之间的沟通,如医院与政府、医院与药品供应商、医院与医疗器械公司、医院与服务人群之间的沟通。内外沟通在市场经济的今天,其地位越来越重要。内外沟通是医院与社会之间相互交流的通道,它既可以使医院了解医疗卫生服务市场的各种信息,为制定管理决策提供第一手资料;还可以使医院通过与各种新闻媒体的交流来传播自己的经营理念。

(三)绩效评价

绩效评价是绩效管理系统的核心,通过各种绩效评价方法对评价对象的绩效进行综合评议,它是一个按照事先确定的工作目标及其衡量标准,通过评价员工完成绩效目标的实际情况,分析和总结对人力资源决策提供各种有效信息。绩效评价可以根据实际情况和实际需要进行月度、季度、半年度和年度考核评价。考核期开始时签订的绩效合同或协议一般都规定了绩效的目标和绩效衡量标准。

绩效合同是进行评价的依据,一般包括工作目的的描述、员工认可的工作目标及衡量标准等。在绩效实施过程中,收集到的、能够说明员工绩效表现的数据和事实,可以作为判断员工是否达到绩效指标要求的证据。绩效评价的目的,一方面是为了监督、检查目标实现的程度,另一方面是为了激励优秀员工、惩罚问题员工,以促进卫生服务绩效的不断持续改进。

应该注意的是,在绩效评价过程中要做到"用事实和数据说话",对被考核者的任何评价都应该有明确的评价标准和客观事实依据。一个具有良好评价功能的绩效管理系统,能让管理者在最短的时间内获得各层级员工的工作绩效,能发现实际工作与期望目标之间的差距,能给员工最准确和客观真实的工作业绩反馈。

(四)绩效反馈

绩效的管理过程不是为员工打出一个绩效考核的分数就结束了,管理人员还需要与员工进行一次甚至多次面对面的交谈,以达到反馈与沟通的目的。通过绩效反馈与面谈,使员工了解自己的绩效、了解上级对自己的期望,认识自己有待改进的方面;与此同时,员工也可以提出自己在完成绩效目标中遇到的困难,请求上级指导和理解。

绩效反馈是指考核者将绩效考核的结果真实、及时地反馈给被考核者本人,以达到员工工作绩效持续改进的目的。在绩效反馈中,应允许被考核者提出异议,如果确实存在有失公正的地方,应该及时纠正。及时、准确的绩效反馈,能够激发优秀员工的工作激情,同时也能够使问题员工得到及时的训导与警示。由绩效反馈提供的各种信息推进绩效管理工作,总结绩效管理工作的得失。绩效管理是一个周而复始、循环上升的过程,是一个以绩效评价为核心的绩效改进的过程。

(五)绩效改进

绩效改进是绩效管理过程的一个重要环节。传统绩效考核的目的是通过对员工工作业绩进行评估,将评估结果作为确定员工薪酬、奖惩、晋升或降级的依据,而现代绩效管理的目的不限于此,员工能力的不断提高,以及绩效的持续改进和发展才是其根本目的。所以绩效改进工作的成功与否,是绩效管理过程是否发挥效果的关键。

(六)考核结果应用

当绩效考核完成后,评估结果并不该束之高阁,而是要与相应的其他人力资源管理环节相衔接。其结果主要可以用于以下方面。

1.招聘和甄选

根据绩效考核结果分析,可以确认采用何种评价指标和标准作为招聘和甄选员工的工具,以便提高绩效的预测浓度,同时提高招聘的质量并降低招聘成本。

2.薪酬及奖金的分配

员工绩效中变动薪酬部分是体现薪酬激励和约束的主要方式,员工绩效则是确定和发放变动薪酬的主要依据之一。一般来说,绩效评价结果越好,所得工资越多,这也是对员工努力付出的鼓励和肯定。

3.职务调整、职务晋升、轮换、降职或解聘的决定

很大程度上是以绩效考核结果为依据的。一名经过多次考核业绩始终不见改善的员工,如果确实是能力不足,不能胜任,则管理者应考虑为其调整岗位;业绩保持优良且拥有一定发展潜力的员工,则可以通过晋升的方式更加充分地发挥其能力并激励其继续努力。

4.培训与开发

绩效考核的结果可以用于指导员工工作业绩和工作技能的提高,通过发现员工在完成工作过程中遇到的困难和工作技能上的差距,制定有针对性的员工培训和发展计划。发现员工缺乏的技能和知识后,企业应该有针对性地安排一些培训项目,及时弥补员工能力的不足。这样既满足了工作需要,又可以使员工自我提升的目标得以实现,对企业和员工都有利。

二、医院绩效管理的过程控制

(一)绩效管理基本流程步骤的整合

绩效管理是一个循环的动态系统,各环节紧密联系,环环相扣,任何一环的脱节都将导致绩效管理的失败。所以在绩效管理过程中应该重视每个环节的工作,并将各环节有效地整合在一起。

绩效计划是管理人员与员工合作,对员工下一绩效周期应该履行的工作职责、各项任务的重要性等级和授权水平、绩效衡量、可获得的帮助、可能遇到的障碍及解决办法等一系列问题进行探讨并达成共识的过程。因此,绩效计划在帮助员工找准路线、认清目标方面具有前瞻性,是整个绩效管理流程中最基本也是首要的环节步骤。

绩效实施的过程与核心,就是持续的绩效沟通,也就是管理者与员工共同工作以分享信息的过程。这些信息包括工作进展情况、问题和困难、可能的解决措施,以及管理员对员工的指导和帮助等。这种双向的交互式沟通必须贯穿于整个绩效管理过程,通过沟通让员工清楚考核制度的内容、目标的制定、工作中的问题、绩效与奖酬关系等重要问题,同时聆听员工对绩效管理的期望和建议,从而确保绩效管理最终目的的实现。

绩效评价本身也是一个动态持续的过程,所以不能孤立地进行考核,而应将绩效考核放在绩效管理流程中考虑,重视考核前期和后期的相关工作。绩效计划和实施过程中的沟通是绩效考核的基础,因为只要计划合理,执行认真并做好了沟通工作,考核结果就不会让考核双方大跌眼镜,最终产生分歧的可能性就会比较小。而考核最终结果也要通过与员工沟通反馈得到对方的认可,并提供工作改进的方案,再将结果应用到其他管理环节中。

绩效诊断和改进作为一种有效的管理手段,其意义就在于为企业提供促进工作改进和业绩提高的信号。正确地进行绩效管理,关键不在于考核本身,而在于如何综合分析考核资料并将之作为绩效改进的切入点,而这正是绩效诊断和改进的内容。通过绩效诊断发现绩效低下或可以进一步提升的问题,然后找出原因。分析和解决的过程也是管理人员和员工沟通的过程,双方齐心协力将绩效水平推上一个新的平台。

一个循环过后,绩效管理活动又回到起点:再计划阶段。此时绩效管理的前一轮工作基本完成,应在本轮工作的基础上进行总结,制定下一轮的绩效计划,使得医院的绩效管理活动在一个更高的平台上运行。这些环节的整合,使绩效管理流程成为一个完整的、封闭的循环,从而保障了绩效能够不断得以提升和改善。

(二)医院绩效管理的监督与控制

医院人力资源管理的核心任务,就是形成医院的动力系统,建立一个高效的工作体系,所以,上至对医院战略的支撑,下至每个员工的个人利益,在很多重要管理环节,绩效管理都发挥着至关重要的作用。但是有些医院虽然建立起符合自身特点的绩效管理体系,但在实施过程中缺失问题摆出,归结起来,就是绩效管理体系的实施环节出了问题,而其中一个重要的原因,就是没有对绩效体系的实施进行有效的监督和控制。

在绩效管理的实施过程当中,需要进行多个层次的监控。对于最基础的层次,可以通过程序上的监督和及时的检查实施有效地控制。例如,如果我们希望医院的员工能够将填好的表格及时返回到人力资源部门,我们应该对实施的程序和实际的执行情况进行监督。程序上,我们检查这些表格是不是真正被返还了。如果没有,那么很明显肯定存在着某种问题,比如由于某种原因使得该系统没有被员工接受等。实际执行情况方面,我们可以根据返还的表格进行随机或全面的调查,看看各项指标的落实情况,如果表格的数据和实际情况之间存在差距,就会暴露出问题,其原因需要深入分析,可能是员工对指标的认识方面的原因,也可能是道德方面的原因,而这正是我们需要加以监督控制的环节。如果这类问题的产生没有被有效预防,那么,再好的绩效管理体系都不能发挥出任何作用。

绩效管理的监督与控制是一项非常复杂的工程,因为要对绩效实施过程中出现的问题进行评价,要对表格所提供的书面资料进行分析,而其中所反映问题的原因则可能是涉及医院内外很大的范围。例如,可能需要对某些指标的变动情况进行随时的跟踪,以确保能够发现其中的原因,并能针对这些原因提出建议或采取必要的措施;可能需要对培训和开发的有关环节提出建议;还可能需要对所提出的建议和措施的实施采取某种监督;对于绩效管理系统和薪酬支付,则需要对所提出的建议和措施进行监督,以确保公平、公正、确保绩效考评结果的应用有助于提高绩效水平,有助于发挥动力机制的作用,而不是降低绩效水平,使绩效管理系统的最终效果大打折扣。

在管理实践中,医院要实行绩效的有效监督和维护,就需要了解医院的管理人员和员工对医院绩效管理活动的看法。一方面,实施上述外部控制手段,通过充分的沟通和协调,建立起各类各级员工对实际工作行为的自我诊断和检查,发现各自工作中存在哪些影响个人绩效、部门绩效和医院绩效的认识和行为上的因素,有必要的话,可以把这种自我诊断和检查建立在调查问卷的基础上,该调查问卷的设计,要围绕绩效指标体系,尤其要有针对性,通过调查使各级管理人员与员工更加深入地认识到各自的工作绩效在整个医院战略目标所处的位置和所发挥的重要作用。

(王 萍)

第十八章 医院财务管理

第一节 医院财务概述

财务是有关财产所发生的经济业务。财产的货币表现形式是资金,财产的经济业务是资金的流动。资金流动的过程和结果产生了一系列的经济关系,体现在资金的筹集、调拨、分配、运用等环节与有关方面所发生的货币关系。财务的表现形式是指本单位与各方面的经济关系。

一、医院财务的定义

医院财务的定义可归纳为,医院财务是医院在经营活动中资金流动的过程和结果,它的表现形式是医院与各方面的经济关系。医院财务活动是医院会计核算的对象。

二、医院经营活动的财务关系

医院的经营活动与政府、债权人、债务人、患者和医院员工等各方面发生经济关系,这种关系又称财务关系。医院必须严格执行国家法规和制度,处理好财务关系。做到既要符合政府和医院的利益,又要保护服务对象和医院员工等有利益关系人的合法权益,以调动各方积极因素,支持医院发展。医院有以下几种财务关系。

(一)医院与政府的缴拨款关系

公立医院享受政府财政的事业或专项补贴,体现了政府对医院的拨款关系。根据《医院财务制度》规定,医院超标准的药品收入要上缴财政,体现了医院对政府财政的缴款关系。

(二)医院与债权人、债务人与患者的结算关系

医院同医疗保险机构的记账关系;医院同患者之间的结算关系;医院同供应商之间的购销关系;医院与银行之间的存贷关系等。各类结算关系非常复杂。

(三)医院内部财务关系

医院同院内各部门、各科室之间存在内部结算关系,明确经济责任,便于目标管理。

(四)医院与员工的支付关系

医院根据工资分配原则支付职工的劳动报酬和其他福利津贴,体现了按劳分配的关系。

三、医院财务管理

医院财务管理是组织和处理财务活动中所发生的经济关系,利用货币形式对财务收支进行综合管理,即"现金簿记"。财务管理实质是理财,理顺资金流转的程序,确保经营活动畅通。理顺医院同各方面的经济关系,确保各方利益得到合理满足的一系列管理活动。具体内容包括医院预算管理、医院基金管理、医院负债管理、医院资产管理、医院收支管理、医院对外投资管理等。

(一)医院预算管理

医院预算一般是由财务部门和业务部门共同编制。预算编制是依据政府财政的事业计划指标和本单位的事业计划而编制,医院的全部收支均要纳入预算管理。根据政府或主管部门下达的预算指标,结合本年度的事业计划编制年度预算,在编制预算时遵循以收定支、收支平衡、统筹兼顾、保证重点的原则。预算上报财政部门审批,预算一经审核确定,具有较强的约束性和严肃性,不得随意改变。

(二)医院基金管理

医院基金管理应遵循基金专款专用的原则。医院基金一般意义是指医院的净资产,主要包括固定基金、事业基金、专用基金、财政专项基金、留本基金和待分配结余等,通过上级拨款、内部形成和捐款等渠道积累而成。不得将不同基金混用,留本基金在指定期间不得参与医院运行,只能用于投资,但投资收益可投入运营。按基金不同性质采用不同的管理方法。

(三)医院负债管理

医院负债按偿还期分为长期负债和短期负债,保持长期负债与短期负债的机构,避免因集中偿还负债而引起医院流动资金周转失灵。

(四)医院资产管理

医院资产包括流动资产、固定资产、无形资产等。流动资产包括货币资金、药品、库存物品;严格资金管理制度;经常抽查库存记录;对药品做到"全额管理、数量统计、实耗实销"的管理,医院用品收入实行"核定收入,超收上缴"的管理办法。

固定资产包括房屋及建筑物、专业设备、一般设备、图书和其他固定资产。固定资产做到专人保管,文档齐全,定期清点,落实责任。大额固定资产购置应量力而行、反复论证,并上报主管部门审批。按照规定计提折旧,大额修理费用事先预提。

(五)医院收支管理

严格执行物价政策,药品与医疗收支实行分开管理,分别核算的原则,医院支出按照规定渠道开支,严格支出审批,根据预算控制支出。

(六)对外投资管理

对外投资根据回收期分为长期投资与短期投资。对外投资必须进行可行性论证,报主管部门批准。以实物或无形资产对外投资,应评估其价值。

(冯鲁俊)

第二节 医院财务管理的原则和任务

一、医院财务管理的原则

医院财务管理原则就是组织财务活动,处理财务关系的准则。它是由医院的性质和组织管理的要求所决定的。医院财务管理应遵循以下原则。

(一)系统原则

系统是由若干个相互作用、相互依存的部分有机结合而成的整体。财务管理从筹资开始,到资金收回为止,经历了资金筹措、投放、收回、分配等几个阶段,这几个阶段相互联系、相互作用,组成一个整体,具有系统的性质。为此,做好医院财务管理工作,必须从财务管理系统的内部和外部入手,从各个科室、各个部门的协调和统一出发,这就是财务管理的系统原则。

(二)平衡原则

1.量力而行和尽力而为相结合

医院要处理好事业发展和资金供需矛盾的关系就要坚持量力而行和尽力而为相结合的原则。医院各项事业发展都需要资金,在国家补贴相对不足的情况下,资金缺口较大。医院要提供质优价廉的医疗服务,必须坚持不多收、不乱收,把节约资金、降低医疗成本贯穿始终。量力而行,就是要尊重客观经济规律,从医院的实际出发,充分考虑财力可能,坚持把有限的资金投入到急需的地方,节约、勤俭办事。尽力而为,就是在财力许可的范围内,充分发挥人的主观能动性,分清轻重缓急,统筹安排资金,合理使用各项资金,努力挖掘各方面的潜力,大力提高资金使用效率,反对花钱大手大脚和铺张浪费的现象。要使有限的资金得到合理的使用,就不能盲目投资,要进行科学论证,效益跟踪,认真总结经验,改进工作,切实提高资金的使用效益。

2.国家、单位和个人三者利益的平衡兼顾

医院在财务管理中,要坚持国家、单位和个人三者利益兼顾的原则。医院作为相对独立的财务核算单位,要获取单位经济利益,讲求经济效益,但更要自觉维护国家的利益,顾全大局;在处理单位与职工之间的财务关系时,要坚持社会主义按劳分配制度,多劳多得,优劳优得,效率优先,兼顾公平。既要防止出现片面强调单位和个人的利益,忽视国家利益的现象,又要防止出现单纯强调国家利益,忽视单位和个人利益的现象。当三者利益发生冲突时,单位利益和个人利益必须服从国家利益。

3.社会效益和经济效益的平衡

非营利性医院是承担一定政府福利职能的公益性组织,是非营利性经济组织,担负着救死扶伤、保护和增进人群健康水平的使命,根本目的是不断提高全民族身体素质,保障国家各项事业的发展。营利性医院也要讲求社会效益和经济效益的平衡。

(三)依法理财原则

1.执行国家有关法律、法规和财务制度

在社会主义市场经济条件下,一切经济活动必须在法律法规的范围内运行,财务活动也不例外,医院的财务管理要遵循法律、法规和财务制度,牢固地树立法律意识,坚持各项财务管理工作在法制轨道上运行,这是医院财务活动必须遵循的最基本的原则。严格执行这一原则,对规范医院财务行为、保证医院健康发展,具有十分重要的意义。坚持这一原则,要按照社会主义市场经济的要求,结合具体特点、实际情况,制订财务管理规定、财务管理办法,建立起一套科学的财务制度体系。

2.建立健全医院内部财务制度的原则

医院为了强化管理,不仅要严格遵循和执行国家财务管理法规,而且需要建立内部财务制度,确定内部的财务关系,明确内部各部门的责权分工和利益分配,加强财务部门控制约束机制建设,使财务活动有章可循,以增强各部门的责任心,使各部门相互制约、协调一致地组织财务活动,处理财务关系。

(四)计划管理原则

实行计划管理,是由社会主义市场经济的风险性和财务活动的复杂性所决定的,所谓计划管理,是指对影响医院理财活动的多种情况采用多种方法进行预测,对预测结果进行详细的分析,并通过预算的方式将其表现出来,以提高预见性。实行预算管理,是体现计划原则的重要保证。医院的全部财务活动包括一切收支,都要编制预算,实行预算管理,正确编制单位预算计划,可以有计划地组织单位活动,保证各项业务的顺利进行。医院预算计划的编制,要考虑计划期内的各种有利和不利因素,使计划具有先进性、科学性和可行性。在执行过程中如果发生重大变化,要对原预算计划按规定的程序进行调整,以正确指导财务活动和资金运动。

(五)统分结合原则

统分结合原则指统一领导、分级管理相结合(图 18-1)。医院财务管理工作,应在主管领导或总会计师或首席财务总监(CFO)领导下由财务部门统一管理。医院财务部门统一管理医院的财务有利于强化医院财务管理,促进医院财务管理的规范化。同时设置单独的财务管理机构,配备必要的财务管理人员。

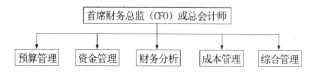

图 18-1　医院统分结合示意图

为了实现统一领导分级管理,还应坚持管钱与管物相结合、使用资金与管理资金结合、管理责任与管理权力结合,在实行经济核算的条件下,应合理安排各部门、各科室在资金成本费用和收益管理中的职权关系,并制订一定的财务目标,定期考核,以实现医院各科室、各部门理财的目标和效率。

二、医院财务管理的任务

医院财务管理的基本任务是按照国家的方针政策,根据自身资金运动的客观规律,利用价值形式、货币形式,对医院的经济活动进行综合管理,其具体任务如下。

(一)合理编制预算,统筹安排各项资金

医院预算是医院完成各项工作任务、实现事业计划的重要保证,也是医院财务工作的基本依据。医院的全部财务收支,都要编制预算计划,实行计划管理。医院预算必须认真贯彻执行卫生方针政策,按照量入为出、收支平衡的原则编制,不搞赤字预算。预算既要积极、先进、合理,又要控制消费,分清轻重缓急和主次先后;既保证重点,又兼顾一般,把有限的资金安排使用到最需要的地方,保证医疗任务的顺利完成。

(二)依法组织收入,积极筹措资金,保证资金需要

医院除了取得国家事业补贴外,要在国家政策允许的范围内,开发潜力,多形式、多渠道、多层次组织收入。但要以严格执行国家政策,禁止多收费、乱收费,不增加患者负担为前提。

(三)努力节约支出,控制费用和成本

医院在积极组织收入的同时,一定要加强支出管理,减少浪费,开展成本核算,压缩一切不必要的开支,节约使用资金,控制费用和成本。医院各项支出,要严格按照预算,制订支出消耗定额,财会部门审核,经领导批准后执行。

(四)建立健全财务制度,加强经济核算和监督,提高资金使用效益

财务管理利用价值形式对医院经营活动进行综合性管理,促使各个环节讲求经济效益,勤俭节约,精打细算,管好资金,用好资金,充分发挥资金的使用效益,促使医院努力增收节支,堵塞漏洞,挖掘潜力,实行院科两级核算,争取用尽可能少的劳动消耗和物质消耗,提供更多优质的卫生服务。

(五)加强国有资产管理,防止国有资产流失

医院的国有资产是实现各项事业计划的物质基础,医院要按照有关国有资产进行严格管理、合理使用,防止国有资产流失。

(六)对医院经济活动进行财务控制和监督

医院的财务机构和财务人员必须严格执行各种财务制度,加强财务监督,严格遵守财经纪律,进行财务控制,督促医院根据国家的方针政策、制度和办法进行管理,以较少的耗费提供较好的医疗服务。对于违反财经法规和财务制度的行为要加以制止,维护财经纪律。财务控制和监督具有经常性和综合性特点,既可以通过财务收支计划做到事前控制,又可以通过各种资料发现经营过程中的有利和不利因素,做到事中控制和事后监督,以提高单位的整体效益。

(冯鲁俊)

第三节　医院财务管理的职能和内容

一、医院财务的职能

财务的本质是指财务的内部联系,医院财务的本质是以较少的投入取得较大的经济效益和社会效益,财务的本质决定财务的职能,财务的职能是指财务本身所具有的功能。财务职能是确定财务管理任务与作用的客观依据,医院财务的职能主要表现在筹资、分配、监督 3 个方面。

(一)筹资职能

由于医院的医疗服务活动是不断进行的,在医院服务过程中,要不断地消耗资金,这要求财务必须不断地筹集投入所需的资金,使财务具有筹资职能。医院筹资渠道主要有从财政部门取得财政性补助资金,从主管部门或主办单位取得非财政性资金,通过提供医疗服务而收取资金,通过对外投资收取资金,接受社会捐赠取得资金等。

(二)分配职能

医院从各种不同来源筹集到的资金,有用于医疗服务活动过程中的资金,主要表现为购买劳动资料和劳动对象,以及向职工支付工资。医院筹集的资金,首先补偿成本消耗,然后向主管部门缴纳应缴超收药费款后,按照《医院财务管理办法》进行分配。财务分配应兼顾医院的利益和职工待遇的关系,兼顾短期利益和长期利益。财务分配所包含的基本内容,可概括为通过正确核算成本消耗,合理反映医院的财务成果,使成本费用与收益相配比,以较少的耗费取得较大的经济效益和社会效益。

(三)监督职能

财务活动能反映医院资金的利用及对外投资的成果,暴露医院经济管理工作中的问题。为了合理地处理财务关系,国家制订了有关方针、政策,财务管理必须按有关规定对医院的财务实行监督,这就是财务监督职能。

二、医院财务管理的内容

2010 年 12 月 28 日财政部和卫生部颁布的《医院财务制度》和《医院会计制度》,对医院财务管理的内容有明确的规定,主要包括资金筹集、收入支出等管理。在市场经济条件下,医院财务管理应更多地引入企业财务管理的内容。

(一)计划经济体制下财务管理的内容

1.资金筹集的管理

医院筹集资金是为了开展医疗服务活动,新建医院需要筹集资金,正常运行的医院同样也需要筹集资金。资金筹集管理是医院财务管理的重要内容。

2.预算管理

国家对医院实行"核定收支,定项(定额)补助,超支不补,结余留用"的管理办法。国家财政对医院进行经常性补助用于维持医院正常运转;专项补助用于医院发展。预算管理主要通过单位预算的编制、审批和执行,对单位各项财务收支计划进行管理。

3.收入管理

医院的收入有医疗服务活动过程中取得的医疗收入、药品收入和其他收入,有国家拨给的财政补助收入,上级补助收入。收入管理主要是对收入项目、收入范围等进行的管理。

4.支出与成本费用管理

医院的支出有医疗支出、药品支出、管理费用支出和专项补助支出等。支出管理就是对支出项目、范围进行的管理。成本管理主要是对成本对象进行归集和成本控制。

5.结余及其分配管理

医院收支结余包括医疗收支结余、药品收余、财政专项补助收支结余。结余及其分配管理主要是对医疗收入分配和使用所进行的管理。

6.基金管理

基金是医院资产减去负债的净资产,它是医院内部形成、其他单位或个人捐赠的各种资金,分为事业基金、固定基金、专用基金。基金管理是对医院基金的取得和使用所进行的管理。

7.负债管理

医院负债包括流动负债和长期负债。负债的管理包括款项、应付款项、暂存款项、应缴款项的管理等。

8.流动资产管理

医院的流动资产包括货币资金、库存物资等,流动资产管理主要是对医院的货币资金、库存款项所进行的管理。

9.固定资产管理

医院固定资产包括房屋建筑物、专业设备等五大类。固定资产管理主要是对医院固定资产所进行的管理。

10.医院无形资产管理

医院无形资产是指不具有实物形态,能较长时间为医院提供收益的资产,例如,名誉、商标等。无形资产管理是指对医院无形资产的取得、使用、减少所进行的管理。

11.对外投资管理

医院对外投资是医院附属单位开展的对外投资项目,包括短期投资、长期投资。有以货币资金、实物、无形资产形式向其他单位的投资,有以货币资金购买的债券投资。医院要加强对外投资的管理。

12.财务清算的管理

随着医疗卫生事业改革的进一步深化,在市场经济体制下,产权改革、资产重组及区域卫生规划的实施等,会引发医院"关、停、并、转"现象,医院"关、停、并、转"的时候,要进行财务清算。加强财务清算期间的财务管理,也是医院财务管理的重要内容之一。

13.财务报告与分析

财务报告是医院根据账册记录编制的、反映医院一定会计期间内经营成果和资金使用情况的书面报告。财务分析主要是通过利用财务报告所提供的各种有关资料,根据经营成果,对一定时期内医院财务活动所进行的研究、分析和评价。开展财务分析是科学合理地制订下一个年度财务预算的基础,也是了解和预测医院经营方向的重要过程,财务分析是当前医院财务管理的一个弱项,需要大力开展和推广。

14.财务控制与监督

财务控制与监督主要是依据国家有关方针、政策和财务制度对医院各项财务活动所进行的监督和控制,是实现医院财务管理目标的重要手段。

在医院财务管理中,预算管理是工作中心,收支管理是基础,财务分析是手段,财务控制与监督是保证。努力做好财务管理工作,对于制订管理计划、目标、重点和措施,提高资金使用效率,促进医院健康发展都将起到重要的作用。

(二)市场经济体系下财务管理的内容

市场经济环境下,为了提高资金的使用效率,除了开展原有的财务管理活动外,更应适应现代管理的需要,开展项目投融资决策、资本结构分析和结余分配等活动。此外,预算管理也应是需要加强的内容。因此,市场经济体制下,财务管理的主要内容包括以下几点。

1.预算管理

预算是事业单位根据事业发展计划和任务编制的年度财务收支计划。预算管理是国家根据客观经济规律的要求,为使预算资金有序高效运行而进行的计划、组织、指挥、协调、控制活动。它的主体是国家或预算职能部门,目标是达到资金高效有序运行。

医院预算管理的主要内容不仅包括医院业务预算管理,还包括财务预算管理。医院全面预算以医疗服务收入为起点,扩展到采购、成本、费用、资金等各个方面,从而形成一个完整的体系。

业务管理包括医疗服务收入预算、支出预算、费用预算、成本预算、管理费用预算等;财务预算包括现金预算等。

2.融资决策

融资是指资金的来源和渠道;在计划经济体系下,医院财政预算体制采取的是差额补助。因此筹资渠道非常单一,主要靠医疗服务收入和政府财政拨款,财政拨款基本上满足了人员工资和日常费用的消耗,财务管理人员主要的工作是将资金管好用好。但是,在市场经济环境下,医院的财政拨款越来越不能弥补医院的费用支出,医疗资金的需求也越来越大,因此,如何解决资金来源的问题,从哪儿筹资,如何筹资,筹多少资才能够保证医院的发展和使用等问题,成为管理者需要考虑的重要问题。因此,筹资管理越来越重要,成为财务管理中的首要问题。

3.投资决策

投资是以收回现金并取得收益为目的而发生的现金流量。在资金有限的前提下,如何选择,如何投资才能发挥资金最大的效益是投资决策的核心内容。例如,医院的一笔资金可以购买设备,兴建医院,开办特色门诊,增加新的服务项目等,投入到哪种项目中,才能发挥最大作用? 同样的现金流出,医院希望取得更多的现金流入。因此,医院需要研究投资决策的可行性、合理性和实用性。

4.项目管理

医院的投资管理越来越多地以项目的方式存在,项目管理的内容包括项目周期、项目投资总费用、项目投资分析等。项目管理需要数理基础和大量的基础信息,采用一定的技术方法,这是项目投资决策成功的关键,因此越来越引起管理者的重视。

5.资产的管理

医院的资产表明一个医院的经济实力和发展潜力,医院的固定资产体现了医院的规模,流动资产体现了医院的运行状况。医院要合理规划固定资产和流动资产的比例,同时还要对流动资产和非流动资产进行分类管理。资产管理的好坏,决定着医院发展的规模和效果。

6.负债的管理

在医疗市场激烈竞争的情况下,卫生部门原有的筹资渠道发生了很大的改变。政府对卫生事业的投入却由 1990 年的 24.99% 下降到 2000 年的 15.25%。在政府筹资不足的前提下,负债筹资越来越成为医院出于自身发展需要向在融资市场上采取的一个主要的方法和手段。但是负债经营必须以偿还能力为前提。如果不能按时偿还债务,医院的发展就会陷入困境。因此,对于管理者来说,测定偿债能力,有利于做出正确的筹资决策和投资决策;而对于债权人来说,偿债能力的强弱是他们做出贷款决策的基本的决定性依据。适当负债是必要的,但在市场经济环境下,由于负债具有一定的风险性,负债到什么程度不会对医院发展产生负面影响,是医院管理者进行理财或资本融资时必须认真思考的问题,也是负债管理中的重要内容。

7.结余分配

取得一定的结余也是医院发展中的一个重要内容,科学合理地核算和分配结余,不仅有利于调动医疗工作者的积极性,也关系到医院的发展规模和方向。因此,医院需要正确核算收支结余,真实准确地计算和反映收支结余或亏损的形成,以及结余的分配或亏损的弥补缺口,向决策者提供管理信息。因此,结余分配政策的制订也是医院结余管理的一项重要内容。不同性质的医院,其结余分配政策也不尽相同。对于大多数非营利性医院,除根据国家有关规定,以及医院的具体情况提取职工福利费基金外,其余转为事业基金,用于医院的发展。而对于营利性医院,在考虑提取职工福利费基金、结转事业基金的基础上,更重要的是要考虑投资人的利润回报和股东的利益。过高的股利,会影响医院再投资的能力,但是过低的股利,有可能引起股东的不满,从而导致投资的减少,也会影响医院的发展。因此,如何合理分配利润,也是医院现代财务管理中的重要内容。

(冯鲁俊)

第四节　医院财务管理的方法

为了实现财务管理目标,财务管理需要一定的方法,包括定性方法和定量方法。在不同的财务管理环节上,财务管理的方法也不同。

一、制订财务制度

财务制度是医院组织财务活动的规范,是对医疗服务活动实行财务监督的依据,是处理各种财务关系的准则。为了有效地对医院进行财务管理,医院必须根据国家的有关方针、政策、法令、财经制度和财务制度,结合本单位的实际情况制订本单位的财务制度,使财务管理工作有法可依,有章可循。医院财务制度主要有财务会计制度、资金管理制度、财产物资管理制度、成本管理制度、财务收支审批制度、财务内部控制制度等。财务制度既要符合国家统一制度的规定,又要符合本单位的实际情况,还要简便可行,为有关部门和人员所接受,以便有效地加强财务管理和监督。

二、财务预测

财务预测是指根据有关的财务活动的历史资料,依据现有条件和未来发展趋势,运用科学的方法对未来财务活动状况可能达到的数额和发展趋势所进行的预计和测算,为财务决策和财务预算提供科学的依据。财务预测的内容主要有资金需要量及其利用效果的预测、投资和效益预测、收入和支出预测、成本和结余预测等。预测的方法:第一,充分掌握过去的会计核算资料和计划期的有关指标,运用数学的方法加以计算分析,借以对未来财务指标或经济效益进行预测;第二,由熟悉财务业务活动的专门人员,根据过去的经验及计划期的有关因素,对医院财务状况进行分析、判断,对未来的财务状况提出预测意见,预测出结果后再认真进行评价,并加以修正,减少盲目性,提高预见性。

财务预测包括以下内容。

第一,明确预测对象和目的。预测的对象和目的不同,则资料的搜集、方法的选择、结果的表现方式等也有不同的要求。为了达到预期的效果,应根据预测的具体对象和目的,确定预测的范围,保证预测的结果。

第二,确立财务预测的基本程序。确立财务预测的目标,有目的地搜集资料,对各类资料进行科学的归类、汇总、调整等加工处理,选择合适的预测方法,有效地进行预测,检查和修正预测的结果,分析误差及其产生原因,以保证目标的达成。

第三,选择财务预测的主要方法。财务预测的主要方法有时间序列预测法、趋势预测法、因素预测法、现金流量法等。

三、财务决策

财务决策是指在财务预测的基础上,对已提出的各种方案定性、定量分析进行科学的、经济的、技术的论证,做出有根据的分析结论,经过分析比较,权衡利弊得失,确定最佳方案。

财务决策一经确定,就要编制相应的预算计划,并调整医院的经济活动,因此是医院决策的重要组成部分。财务决策的正确与否直接关系医院的兴衰和成败。决策方法包括以下几点。

其一,优选对比法。优选对比法是将各种方案排列在一起,按其经济效益的好坏进行优选对比,从而做出决策的方法。这是财务管理中的一个基本方法,包括总量对比法、差量对比法和指标对比法。总量对比法是对不同方案的总收入、总承包或结余等进行对比,以取定最佳方案的一种方法。差量对比法是对不同方案的预期收入之间的差额进行对比,求出差量利润,以便做出决策。指标对比法是对不同方案经济效益的指标进行对比,以取定最优方案的一种方法。例如,在进行长期投资决策时,可把不同投资方案的净现值、内含报酬率、现值指数等指标进行对比,从而选择最优方案。

其二,线性规划法。这是根据运筹学原理,对具有线性联系的极值问题进行求解,从而确定最优方案的一种方案。在若干约束条件下,例如,资金总量、服务人次、检查次数等一定的情况下,这种方法能够帮助管理人员对如何合理组织人力、财力、物力等做出最优决策。

其三,损益决策法。这是在不确定情况下进行决策的一种方法,是将各个方案的收益的最大值和最小值都计算出来,然后取其最大值。

四、财务预算

财务预算是医院对其一定时期内资金运动所做的计划,是以货币形式把各方面的计划综合平衡起来,便于医院内部各职能部门根据统一的目标,安排自己的活动,采取必要的措施,保证计划的完成。医院财务预算计划,主要包括资金筹集和使用计划、业务收支计划、成本费用计划、流动资金计划、专项资金计划等。

编制财务预算计划的程序是:收集和整理资料,并根据上期指标执行情况和财务决策,合理提出财务计划指标,结合医院各项工作计划,对各项指标进行协调、综合平衡,在先进、合理的技术经济定额的基础上,调整指标,编制财务计划。编制财务计划的方法有以下几种。

(1)平衡法:指在编制财务计划时,利用有关指标客观存在的内在平衡关系计算确定计划指标的方法。例如,在确定一定时间现金期末余额时,便可利用如下公式:

期末现金余额＝期初余额＋本期增加额－本期减少额。

平衡法的优点是便于分析计算,工作量不大,结果比较准确明了,适用于那些具有平衡关系的计划指标的确定。但是,在运用平衡法时要注意,具有平衡关系的每一个指标不能重复或遗漏,并且计算口径要一致。

(2)因素法:也称因素推算法,是指在编制财务计划时,根据影响某指标的各种因素,来推算该指标计划数的方法。因素法计算出的结果一般比较准确,但计算过程比较复杂。

(3)比例法:是指在编制财务计划时,根据历史形成的、比较稳定的、各项指标之间的比例关系,来计算计划指标的方法。例如,在推算一定时期资金占用量时,可以使用历史上的资金占用额与业务收入之间的比例和当期业务收入来确定。比较法的优点是计算简便,但所使用的比例必须恰当,否则会出现偏差。

(4)定额法:指在编制财务计划时,以定额作为计划指标的一种方法。在定额管理基础比较好的医院,采用定额法确定的预算指标不仅切合实际,而且有利于定额管理和计划管理相结合。但要根据实际情况的变化不断修改定额,使定额切实可行。

五、财务控制

财务控制是指在经营活动过程中,以计划和各项指标为依据,对资金的收入、支出、占用、耗费进行日常的计算和审核,以实现计划指标,提高经济效益。实行财务控制是落实计划任务,保证计划实现的有效措施。为了保证财务管理工作任务的完成和财务计划目标的实现,医院财务部门必须加强日常财务控制工作,以财务制度为依据,以财务计划为目标,以财务定额为标准,并与经济责任制相结合,明确各科室、各部门和有关人员的责权关系,使财务控制工作岗位化、具体化。

财务控制方法包括以下几项工作:制订控制标准,将标准分解到各科室或个人,便于日常控制;执行标准,主要采用实耗指标,限额领用,限额支票等;对实际完成的差异及时发现,分析研究,消除不利差异,以便及时调整预算计划。财务控制的方法体现在事前控制、事中控制和事后控制的全过程中。

六、财务分析

财务分析是指以会计核算资料为主要依据,对单位财务过程和结果进行调查研究,并与上期资料对比,进而对财务状况进行分析并采取有效措施,以保证计划的完成。借助财务分析,可以掌握财务计划和财务指标的完成情况,并有利于改善财务预测、财务计划工作,研究和掌握医院财务活动的规律性,不断改进财务工作。财务分析的主要方法包括比较分析法、比率分析法、连环代替法、综合分析法及平衡分析法等。下面简要介绍其中的几种。

(一)比较分析法

通过将相关指标进行对比来分析医院财务状况的一种方法。比较分析法要对同一指标的不同方面进行比较,从数量上确定差异,为进一步查找差异原因提供依据。例如,通过与计划数的比较,可以查明该项指标完成计划的程度;通过同历史时期有关数字比较,可以发现有关财务指标的趋势等。比较分析法是一种方便实用的方法,它适用面广,具有分析过程简单、解释问题清楚等优点。但是在运用比较分析法时,一定要注意指标之间的可比性,可比性是应用比较分析法的前提。

(二)比率分析法

比率分析法是将有关指标进行对比,用比率来反映它们之间的关系。主要的比率如下。

1.相关指标比率

这是指根据财务活动存在的相互依存、相互联系的关系,将两个性质不同但又相关的数值相比,求出比率,从中找出客观规律。例如,将医院的收入和固定资产的占用联系在一起计算比率,反映资金占用率的情况。

2.构成比率

计算某指标的各个组成部分占总体的比重,分析其内容的变化趋势。例如,将负债资金同全部资金进行对比,求出资产负债率,以反映财务风险大小。

3.动态比率

将某项指标的不同时间数值相比,求出比率,反映财务活动的变化程度,分析有关指标的发展方向和增减速度。

(三)综合分析法

把有关财务指标和影响医院财务状况的各种因素都有序地排列在一起,综合分析医院财务状况和经营成果的一种方法。对任何单一指标、单一因素进行分析,都不能全面评价医院的财务状况及其发展变动趋势,必须进行综合分析,才能对医院财务状况做出全面、系统的评价。在进行综合分析时,可以将以上提到的方法综合运用开展评价。

七、财务检查

财务检查是以核算资料为主要依据,根据国家制订的财经纪律及单位内的财务管理办法,对单位各项财务活动的合法性、合理性和有效性进行检查,它是实现财务监督手段的重要体现。通过财务检查,可以肯定成绩,揭露问题,有效地保证计划的完成,维护财经纪律,不断提高财务管理水平。通过检查,揭露单位的违法乱纪行为,发现财务管理环节中存在的问题,促使单位加强经济核算,改善财务管理。

财务检查的方法包括单位内部自我检查和外部检查两种。单位内部检查,主要是指各个科室、各个机构内部自身开展的检查,由财务人员、内审机构人员及其他有关部门完成。单位外部检查,主要由卫生主管部门、财政部门、物价部门、审计部门及其他部门来完成。

(冯鲁俊)

第五节 医院财务环境

医院是在一定的环境下诞生、存在、发展的,医院开展财务管理活动必然要受到国家的政治、经济体制,以及相关政策法规制度等许多因素的制约,医院开展财务活动所产生的各种财务关系也应该受到国家政策的指导,这些客观存在的因素必然对医院财务活动产生一定的影响,财务管理活动的结果也是这些因素相互作用的结果。这种作用于理财主体的财务活动的条件、因素的总和,就是财务环境。

财务环境是实施财务管理的基础,没有良好的财务环境,就不能行使财务管理的各项职能。而财务环境也是动态可变的,它随着政治、经济、管理体制等外部因素的变化而变化。市场经济条件下,医院的财务活动是一个开放系统,与内外部环境发生着资金、信息等方面的广泛交流。要实现医院财务管理目标,就要认识和把握医院的财务环境,并根据环境的变化做出相应的决策,以明确有利和不利的条件,避免决策失误,实现财务管理的目标。

一、财务管理环境分析

医院财务环境按构成范围可分为内部财务环境和外部财务环境。从医院的外部环境来看,包括政治、经济、法律、文化教育等各方面的环境;从医院内部看,医院组织形式、内部管理体制和管理组织机构、医院领导者和管理人员的素质等都对财务管理产生不同程度的影响。

(一)外部财务环境

所谓外部财务环境是指医院外部影响财务活动的条件和因素。外部财务环境的主要特点是影响范围大,影响间接,不容易控制也不便加以利用,包括外部软环境和硬环境。

医院财务活动的外部软环境,是指影响财务活动的外部制度因素。如国家颁布的各种财政法律文件、财务法规、财务制度等,这些因素的存在,制约和影响着医院各种财务决策和财务行为,医院在规划、实施其财务行为时必须遵守和服从。

医院财务活动的外部硬环境是指在一定的时间和空间条件下,在一定的数量规模上影响医院财务活动的客观条件和因素。如生产要素市场、金融市场、信息机构、国家有关管理机构、有经济业务记录的单位等。医院在规划、实施财务行为时,受其制约和影响。

医院外部的财务软环境和硬环境之间有着密不可分的关系,如国家颁布的各项财经法规制度,是医院外部财务软环境,它又与上级有关管理部门、财税机关、审计机构等硬环境的监督密切相连,只有将软环境和硬环境结合在一起,医院才能开展正常的财务活动。医院财务外部环境是独立于医院客观存在的,是医院不能控制和改变的。医院只能因势利导,充分利用有利的外部环境开展医院的财务活动。社会主义市场经济条件下,医院财务外部环境的主要内容如下。

1.宏观经济环境

医院的经济活动,是市场经济条件下社会经济运转中的一个组成部分,它直接受到国家的经济形势、政治形势、科技发展等总体环境的影响。国家根据整个国民经济发展和运行的需要,在一定时期内可能实施一系列的宏观调控政策,这些宏观调控政策、法规、条例,有的对医院财务决策、财务行为产生直接的影响,医院必须在国家宏观调控政策下,规范自己的财务活动。

2.体制环境

计划经济体制下,医院无自主权,经济体制改革以来,国家赋予了医院更多的自主权。机制的转换,给医院注入了新的活力,但同时也使医院财务决策、财务活动出现了许多新情况和新问题。可见医院的财务活动与特定的经济体制相联系。

3.市场环境

计划经济模式下,国家集中过多,统得过死,医院形成了"等、靠、要"的思想,由于国家财力有限,卫生事业的发展缓慢;市场经济体制下,医院处于市场经济环境之中,医疗收费实行计划控制,成本消耗遵照市场价格。医院的财务管理首先就要考虑市场因素,加强经济管理,努力降低成本,提高经济效益。

4.法律环境

医院开展财务管理,必须遵行国家现有的法律法规。法律环境不仅为医院经营规定了行为准则及限制条件,而且为医院合法经营提供了保障。医院在提供服务的过程中,必须遵循的法律法规包括以下内容。

(1)《中华人民共和国会计法》:是开展会计核算和财务管理的基本法规。

(2)《中华人民共和国税法》:目前,医院分为营利性医院和非营利性医院,对于营利性医院,国家明确规定要依法纳税,所以税法中的相关规定,尤其是营业税的相关规定是营利性医院需要遵守的。

(3)财务法规:开展财务管理除了要遵守会计法以外,由于卫生系统的特殊性,在事业单位财务管理准则的基础上,财政部、原卫生部联合下发了《医院财务管理办法》和《医院会计核算制度》,是开展财务管理所必须遵循的法规。

5.金融环境

金融环境主要影响医院的融资理财,金融环境对医院的影响表现在金融市场和金融机构中。

(1)金融市场:金融市场的参与者包括资金的供给者和需求者。金融市场既为资金的需求者提供筹资的场所,也为资金的供给者提供多种投资和获利的机会。完善发达的金融市场对于调节资金的供求和流通,促进医院发展具有重要的意义。影响医院财务管理的金融市场包括以下几点。①货币市场:指融资期限在一年以内的短期资金市场。它包括:第一,票据贴现市场。商业票据的持有人在票据到期之前可到银行将商业票据转让给银行,银行以一定的贴现率计算贴现息以后,将票据到期额扣除贴现息之后的余额支付给持有人,持有人借此实现短期融资。第二,短期证券市场。信誉好的医院需要短期资金时,可以通过发行短期融资券筹措资金,以满足经营活动的需要。②资本市场:指融资期限在一年以上的长期资金市场。它包括:第一,长期借贷市场。银行等金融机构从社会各方吸收存款作为资金来源,向医院提供长期贷款。第二,长期证券市场。筹资者通过发行股票或债券筹集相对稳定的长期资金,投资者通过买卖股票或债券获得投资收益。

(2)金融机构:金融机构是在金融市场上沟通资金供给者和资金需求者之间资金融通的媒介。资金供给者和资金需求者之间有时会直接交易,即直接融资,但更多的时候是通过一定的金融机构进行间接融资。我国目前的金融机构包括中国人民银行,各种政策性银行——如中国进出口银行,商业银行如中国工商银行、中国建设银行等。此外还有一些金融机构,如信托公司、证券公司、租赁公司等。这些机构通过多种不同的形式为医院的筹资提供了必要的服务,随着经济的发展,这些金融机构在医院的筹资理财活动中所发挥的作用将会越来越大。

(二)内部财务环境

所谓内部财务环境,是指医院内部客观存在的条件和因素,医院内部财务环境也可分为软环境和硬环境。内部财务环境的主要特点是影响范围小、影响直接、易把握。医院内部财务环境是医院进行财务活动的基础,是医院发展的基本条件。

医院内部财务软环境一般是指医院内部自行制订的管理规章制度。医院在规划、决策财务活动时,必须对医院领导的财务管理水平,以及职工的素质加以全面考虑,从而做出全面而客观的决策。医院内环境始终影响和制约着医院的财务活动。

医院内部财务硬环境,一般是指医院的资产、负债状况,如固定资产、流动资产的规模、结构及两者之间的比例关系,固定资产利用程度,医院资产负债率等。这些硬环境实际上是医院的财务条件和能力。医院在规划其财务活动时将直接受到这些因素的影响。医院财务管理人员必须从本单位实际情况出发,根据财力可能合理安排医院财务活动,做到客观实际。医院内部财务环境中的软环境和硬环境之间相互结合,制约和影响着医院的财务活动。

医院内部环境的资料一般比较容易取得,而且往往有现成资料可以利用。医院内部财务环境从内容看,一般包括医院类型、医院规模、内部管理水平和组成人员素质、资金构成、设备状况、业务运转环节等。

1.组织结构

医院的组织结构对医院财务管理的质量影响很大。医院改制以后,出现了股份制医院,并形成董事会,董事会制订决策,委派总经理执行决策。在这种股份制医院中,出现了首席财务总监

(CFO),专门负责财务管理工作,因此,在这种组织结构中,财务管理的环境较好,管理的水平也较高。如果不具备这种组织结构,在现有的医院体制下,若能够实行总会计师制度,对财务管理活动也非常有利。

2.财务管理水平和素质

医院的财务管理水平是医院内部财务管理体制和制度、基础管理工作、财务管理人员业务素质和职业道德、财务管理工作和经验等方面的综合。医院进行财务决策时,必须充分考虑到自身的财务管理水平。财务决策者的素质是指决策者自身的文化水平、知识结构、经历、经验、胆略、年龄等。决策者的素质对选择合理、有效的方案有着极其重大的影响。

3.资产的总量及其结构比例

医院资产代表一个医院的经济实力,医院的固定资产体现医院的规模,流动资产体现医院的营运能力。医院拥有一定的资产,要合理规划固定资产和流动资产的结构比例,还要考虑资产负债率。

二、医院财务环境适应能力

医院财务环境适应能力是指应对财务环境现状的能力,或者说是财务活动和财务管理对财务环境及其变化的适应能力、承受能力、应变能力的总称。

医院财务环境适应能力是反映医院理财综合能力的一项重要标志。财务环境适应能力的强弱,是评价医院财务状况好坏,理财素质高低的一个重要标准。医院财务环境适应能力,主要取决于医院内部财务状况,而不是外部。医院财务环境的应变能力,是指随着环境的发展变化,能够积极调整财务策略,驾驭和利用环境的能力。市场经济体制下,国家对医院的补贴相对减少,加上医药分业管理的逐步实施,医疗保险的全面推开,区域卫生规划的推行,医院财务环境的适应能力的强弱便越来越明显。医院只有合法地积极组织收入,应对财务环境的变化,才能提高适应财务环境的能力。

(冯鲁俊)

第十九章　医院经营环境与分析

第一节　医院经营环境评价

经营环境是指医院进行经营活动所处的外部条件或所面临的周围环境的总称,是与医院内部本身相对而言的。所谓医院经营环境是指医院外部环境,不包括内部环境。医院经营环境分析的主要任务是及时观察发现对医院运行和发展有显著影响的外部环境因素,并研究分析对医院可能产生的影响及其影响过程,以此提高对外部环境的机会和风险的认识,达到抓住机会,避免和化解不利因素影响,充分利用自身优势,做出相应经营决策,提高医院经营管理水平的目的。

一、医院外部环境评价

医院外部环境的评价有助于医院进行经营管理的策略计划,明确认识医院在竞争的环境中的潜在威胁、障碍和机遇。评价外部环境包括:①宏观环境,医院组织运转所处的特殊外部环境,比如国家卫生体制改革的目标、社会保障制度建设的方向;国家和地方的经济发展指标、医疗卫生事业发展趋势等;②法规环境,包括最近和期望地对医院组织有影响的法律、法规和重大政策;③经济环境,包括医疗服务购买方(国家、企业和个人)的经济状况和变化特点等;④社会环境,包括人群的公共卫生状况,贫穷、营养不良、生活习惯不良、吸烟等行为因素对健康的影响,人群人口学特征及变化趋势,消费者和购买者的态度等;⑤竞争环境,包括调查和评估向同一地区或某一目标人群提供相同或相近服务的医院的优势和不足,充分了解市场的变化,以及需求预测等;⑥技术环境,包括药品、基因和高科技设备的最新进展评估,临床服务的趋势,也包括医院人员的知识、技能和才干。

医院经营环境分析也可分为直接环境因素和间接环境因素两大类。直接经营环境因素包括医疗市场需求因素、医疗服务竞争因素和设备资源供应因素3个方面。间接经营环境因素包括政治因素、社会文化因素、技术因素、经济管理体制因素四个方面。

现代管理中分析组织外部环境和宏观政策分析也采用 PEST 分析法,把握医院经营的外部环境分析也可以通过政治的(Politics)、经济的(Economic)、社会的(Society)、技术的

(Technology)视角分析,国家社会经济的发展,医药卫生体制和社会医疗保障制度的改革,人口结构和疾病谱的变化,医药科学技术的进步等多种医院外部因素,对医院经营与发展有着重要的影响。

二、医院内部评价

医院内部评价则可以帮助医院的领导认清组织的优势和不足,同时结合外部评价的威胁和机遇信息,研究组织的市场新策略。在内部评价中,必须考虑以下各方面。

(一)管理
包括管理层次、管理分工、管理人员的能力等。

(二)人力资源
包括适宜的人员配备、人员资格认证、技术水平等。

(三)财务系统
包括固定资产预算、日常运转费用开支预算、项目可行性论证、经济评价等。

(四)市场
包括服务对象的特征分析,如付费来源、人口学特征、疾病的急缓等,转诊程序,目前服务利用的现状,服务提供的渠道和方式,改进技术,成功的可能性等。

(五)临床系统
包括服务产出的数量和质量评价、水平和垂直一体化、现有技术水平、医师的技能和知识等。

(六)组织结构
在组织层次综合分析人力资源、技术、市场和管理等。

(七)组织文化
有助于建立一种价值体系和行为期望准则,以利于组织目标的实现。

(八)信息系统
包括评价信息系统综合评估财务、临床和市场信息的能力,在国内信息系统为管理决策提供信息的能力有待加强。

(九)后勤支持系统
包括后勤支持服务的供应能力、成本、质量等,有否招标竞争等。

(十)领导能力
包括评价组织高层和管理执行层领导的领导才干。

三、SWOT 分析法

SWOT 分析法是一种可以对外部环境的威胁(Threats)、机会(Opportunities)进行分析辨别,同时,估量组织内部的优势(Strengths)与劣势(Weaknesses),制定有效战略计划的方法,它将医院外部环境的威胁(T)与机会(O),与医院内部条件的优势(S)和劣势(W)同列在一张十字图形表(称为优势-劣势-机会-威胁矩阵)中加以对照,从内外环境条件的相互联系中作出深入的分析评价(表 19-1)。

表 19-1　SWOT 分析

外部因素 ＼ 内部因素	优势-S 逐条列出优势,如管理、人才、学科、设备、科研和信息发展等方面的优势	劣势-W 逐条列出劣势,例如在左面"优势"格内所列举的这些领域的劣势
机会-O 逐条列出机会,如目前和将来政策、经济、新技术、疾病谱及医疗市场等	SO 战略 发挥优势 利用机会	WO 战略 利用机会 克服劣势
威胁-T 逐条列出威胁,如上面"机会"格内列出的那些范围内的威胁	ST 战略 利用优势 回避威胁	WT 战略 清理或合并组织、与巨人同行,走专、精、特之路

（陈倩莹）

第二节　医药卫生体制改革

社会进步与经济的发展、医药卫生体制与社会医疗保障制度的改革、人口结构与疾病谱的变化、医药科学技术的进步等多方面外部因素,在不同的历史时期对我国医院经营与发展产生着重要的影响。

一、计划经济时期(1950－1978)

我国医院是一个具有社会卫生福利性质的机构,医院的生存与发展主要依靠政府的财政拨款和补贴,医院为人民群众提供无偿的、不计成本核算或低价的基本医疗服务。

二、改革前期(1979－1984)

进入 20 世纪 80 年代,我国开始社会主义市场经济体制改革,市场化转轨取得了令人惊叹的经济绩效,社会财富迅速积累,社会对医疗服务的需求快速增加。计划经济体制下形成纵向垂直的医疗资源的配置模式受到挑战,尤其是财政体制的改革,使计划配置的医疗资源供应链断裂。由于医院长期实行低收费政策,很多医疗机构硬件设施落后,医师护士比例失调,护理人员不足,专家、学者、专业人员知识老化,医疗机构缺乏活力,医院经济陷入困境。医疗服务出现"供不应求"的局面,医院提供服务效率低,不能满足人民群众的就医需求,医疗卫生领域出现了第一次的"看病难"问题,"看病难、住院难、手术难"成为当时的社会压力。为此,扩大卫生服务供给,改革医疗收费,成为当时卫生改革的重点。1981 年 3 月,卫生部下发了《医院经济管理暂行办法》和《关于加强卫生机构经济管理的意见》开始扭转卫生机构不善于经营核算的局面。在此基础上,1982 年卫生部颁布了《全国医院工作条例》,以行政法规形式明确了对医院工作的相关要求。

三、改革期(1985－1998)

1985 年我国正式启动医疗卫生改革,改革的核心思想是放权让利,扩大医院自主权。政府鼓励医院以各种方式自筹资金发展医院,解决医疗资源短缺的问题。根据原卫生部统计资料显示:1985—1989年,政府卫生支出中预算内基本建设投入连续5年持续在一个较高的水平(图19-1)。这是改革开放以来医院掀起第一轮医疗资源的配置,给医院注入活力。很多医院,尤其是城市医院在这个时期进行医院规模扩张、设备更新,医护人员定编定岗;医院评审上等级。1989年11月,卫生部正式颁发实行医院分级管理的通知和办法。医院按照服务任务和功能的不同被划分为三级十等,医院分级管理办法客观地反映医院的设施配置和医护人员配置的实际水平,医院的经营管理在政府的控制下展开有序的合作和竞争。

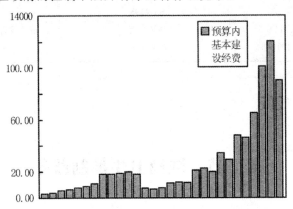

图19-1　财政预算内基本建设经费支出(亿元/年)

1985—1989年国家财政对卫生的投入完成了基本建设后逐年递减。1990年政府卫生投入占总费用降至1/4,而2004年仅为17%(图19-2)。1980年以来,虽然政府卫生事业费用逐年上升,但其所占国家财政支出份额却持续下降,从"六五"时期的2.86%降至2004年的1.66%。在政府投入微不足道的状况下,追求营利目标逐步变成了医疗服务机构及其内部各个层面的共同行动。医院"投入与产出"的经营矛盾显现。卫生总费用中,个人卫生支出在社会卫生支出和政府卫生支出三者中始终占据40%~60%的较高比例。

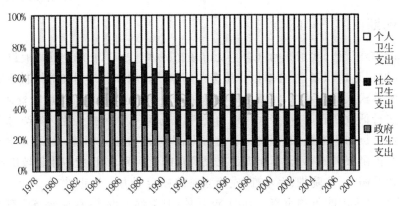

图19-2　卫生总费用构成(1978—2007年)

四、改革中期(1990—2008)

1992年9月,国务院下发了《关于深化卫生医疗体制改革的几点意见》,这项卫生政策激发了医院自主创收,弥补收入的不足。医院注重经济效益而忽视公益性的倾向,影响了医疗机构公益性的本质,酿成第2次群众反映强烈的"看病难、看病贵"问题,引发卫生部门内部和学术界的一系列争论。医改领域内的政府主导和市场主导的争论不休,医院产权改革逐步成为焦点问题被社会各界所讨论。在2000年之前有一些地方开始公开拍卖、出售乡镇卫生院和地方的公立医院。试图通过产权置换改革解决医院的融资问题。2001年无锡市政府批转《关于市属医院实行医疗服务资产经营委托管理目标责任的意见(试行)的通知》提出了托管制的构想;2000年3月,宿迁公开拍卖卫生院,拉开了医院产权改革的序幕,共有100多家公立医院被拍卖,实现了政府资本的退出。

2005年7月28日《中国青年报》刊出的、由国务院发展研究中心负责的医改研究报告认为,目前中国的医疗卫生体制改革基本上是不成功的。结论主要建立在市场主导和政府主导争论基础之上,公立医疗机构的公益性质逐渐淡化,追求经济利益导向在卫生医疗领域蔓延开来。医疗费用快速增长超过居民收入增长,居民医疗负担加重(图19-3),医药费用中药品费用所占比例极高,1993年我国人均药品费用为58元,约占卫生费用的50%,到2003年人均药品费用上涨到256元,约为1993年的4倍。"看病难、看病贵"成为新一轮医疗体制改革的关注点。

五、新医改期(2009年至今)

2009年4月,中共中央、国务院《关于深化医药卫生体制改革的意见》中明确指出实现两个目标。政府拟在未来3年中新增投入8 500亿元,用于基本医疗服务体系、公共卫生体系、基本医疗保障体系、药品供应保障体系和公立医院改革试点等重大调整。提出公立医院改革试点要"积极探索政事分开、管办分开的有效形式""推动公立医院补偿机制改革""逐步将公立医院补偿改为服务收费和财政补助"的方式,国务院的改革意见将对医院的管理模式、经营方式、发展方向带来较大的影响。医院经营自主权可能会进一步提高,财政补助的投入方向会更加明确。"以药养医"的不合理局面将被逐步改变,医院的运行模式将随之医改的目标和方向发生变化。

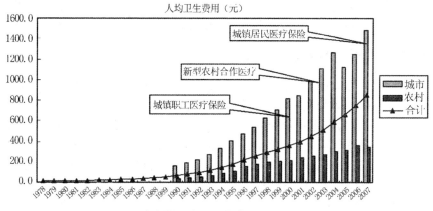

图19-3 城乡居民人均卫生费用(1978—2007年)

新医疗改革方案将使现有卫生体系利益格局发生重大调整,医疗服务体系、基本医疗保障体系、基本药物制度的建立都将对医院财务运行产生影响,政府主导多元投入体制的建立将为医院多渠道筹资创造更宽松的环境。

(陈倩莹)

第三节 医疗保障制度改革

医疗保险是国家社会保障体系的重要组成部分,也是我国卫生体制改革的核心支柱。经过十多年医疗保障制度的改革与创新,我国已建立起适宜社会主义初级阶段的,覆盖全民的医疗保障基本框架体系。国家统计局公布的《中华人民共和国 2022 年国民经济和社会发展统计公报》显示,2022 年年末全国参加城镇职工基本养老保险人数 50 349 万人,比上年末增加 2 275 万人。参加城乡居民基本养老保险人数 54 952 万人,增加 155 万人。参加基本医疗保险人数 134 570 万人,其中参加职工基本医疗保险人数 36 242 万人,参加城乡居民基本医疗保险人数 98 328 万人。参加失业保险人数 23 807 万人,增加 849 万人。年末全国领取失业保险金人数 297 万人。参加工伤保险人数 29 111 万人,增加 825 万人,其中参加工伤保险的农民工 9 127 万人,增加 41 万人。参加生育保险人数 24 608 万人,增加 856 万人。年末全国共有 683 万人享受城市最低生活保障,3 349 万人享受农村最低生活保障,435 万人享受农村特困人员救助供养,全年临时救助 1 083 万人次。全年领取国家定期抚恤金、定期生活补助金的退役军人和其他优抚对象 827 万人。我国将从制度上实现"全民医保"。医院应适应"全民医保"的新形势,适时调整经营策略。

社会医疗保险制度的建立,商业医疗保险的发展,改变了医疗机构提供服务的融资与产出的现状。社保、商保、个人成为购买医疗服务,支付医疗费用的主体买方。单一的医疗服务体系出现了多元化体制改革,公立、民营、私立及其他合作形式的医疗机构向人们提供了可选择的不同层次的医疗服务。

社会医疗保险基金将是投入医院经营资本的主要渠道。以医院与患者的双方关系为主的医疗市场,变为医院与患者、医院与政府主管的医疗保险基金和医疗保险公司多方关系。其明显的标志是由医师或医院制约的医疗费用支出,变为由第三方付款方制约。医院处在患者、医疗保险机构和政府之间的特殊的供需市场环境之中。医院经营的外部环境发生了很大的变化。

一、城镇职工医疗保险制度

1998 年 12 月,国务院颁布了《关于建立城镇职工基本医疗保险制度的决定》,明确了医疗保险制度改革的目标任务、基本原则和政策框架。实施社会统筹与个人账户相结合的城镇职工医疗保险融资方式。医疗保险费由单位和职工共同承担,职工缴费为本人工资的 2%,单位缴费为职工平均工资的 6%,退休职工免于缴费,企业缴费和职工缴费均在税前扣除。个人账户由个人缴费的 2%加上单位缴费的 6%中的 30%构成(即:1.8%),剩余 4.2%纳入社会统筹基金。各地根据本区域的经济发展状况、既往医疗费支出情况,以及单位缴费负担能力等综合因素,确定当地医疗保险缴费比例。职工个人缴费统一为 2%,单位缴费在 6%~12%,覆盖全体城镇职工的基本医疗保险制度在全国范围内实施,为保障城镇职工"病有所医",保障健康和促进社会和谐稳定起到了十分重要的作用。制度覆盖面不断扩大,取得了良好的社会效应。

二、城镇居民医疗保险制度

到 2012 年在全国范围实现了城镇居民医疗保险制度的全覆盖。制度设计的优点:明确了政府承担帮助个人或家庭因为大病所需要承担的巨额医疗费用的责任,防止出现"因病致贫"的现象。虽筹资水准较低,但鼓励了没有直接经济收入或经济收入不稳定的城镇居民。

城镇居民个人和家庭是缴费的主体,各级政府财政补助等多渠道筹资。有的城市利用原有职工家属劳保筹资渠道,鼓励有条件的用人单位对职工家庭中城镇居民个人缴费部分给以补助;城镇职工基本医疗保险参保人员个人账户资金的结余部分,也可用于缴纳家庭成员的基本医疗保险费。政府财政补贴主要形式:一是"普惠性",按参保人头补贴,中小学生和学龄前儿童在筹资水平的 1/3～2/3 予以财政补贴;其他成年居民为 40～80 元。居民个人缴费相当于当地城市年平均可支配收入的 0.5%～2.5%。二是对城镇低保家庭、特困的重度残疾人员、农村居民、法定退休年龄以上老年居民等特殊人员予以大部分参保费用的补贴,甚至全额补贴。

三、农村新型合作医疗制度

农村合作医疗制度在中国发展经济、稳定社会、保障人民的健康方面起了重要的历史作用和具有重要的现实意义。新型农村合作医疗的筹资将政府补贴额定为农户缴费额的 2 倍,大多数地区农户每人每年缴费 10 元,各级政府补助 20 元,2007 年将政府补贴幅度进一步提高到每人每年 30 元,有的地方甚至补贴 70 元,2010 年政府补贴提高到 120 元。2006 年中央和地方两级政府补贴合计占合作医疗筹资总额的 70%～80%,对住院费用的平均补偿约为 30%,门诊费用的补偿比例各地略有差异。

（陈倩莹）

第四节　医院偿付机制

医院偿付机制是对医院医疗服务过程中卫生资源的耗费进行弥补和充实的方式和途径,保证医院在经济活动中的物化劳动和劳动消耗得到足额的偿付,以保证和满足医院简单再生产和扩大再生产的需要,医院偿付机制最终是购买医疗服务的问题。

我国现行的医院偿付渠道主要包括三大部分:财政投入、医业业务收入、药品加成收入。在全国平均水平,2002—2008 年卫生部门综合医院平均收入中只有 5%左右来自政府财政补助,绝大多数的收入需要依靠服务收费和药品加成。药品收入占医院收入的一半左右,而"批零差价"的药品政策是医院生存、发展、资金的重要来源。新医改提出了逐步将公立医院补偿由服务收费、药品加成收入和政府补助三条渠道改为服务收费和政府补助两条渠道,突破公立医院长期以来奉行的"以药补医"机制。社会资本创办的民营医院虽然没有财政补偿,但是也享有免税的政策性补偿。医疗资本的投入分为:财政专项投入用于医院基本建设和添置大型医疗设备;医疗保险基金和个人负担的医疗服务支出,构成医院业务的收入,药品加成收入成为偿付医院收入的重要组成部分。

一、有限的财政投入

在传统的计划经济体制下,财政是以货币形态为主向社会提供公共产品。随着市场化改革的深入,公共产品的"供应链"越来越多地延伸到实物形态和服务形态。现代经济学家认为,在产品消费链中,货币是可供使用者自由支配的"中间产品",物质产品或劳务是可供消费者直接消费的"最终产品"。最终产品供给方式是财政部门通过政府购买、委托代理等方式向政府部门或社会单位直接分配具有固定消费效用的产品和服务。如政府直接采购和调拨发送到医院使用的物品(仪器设备等),这种支出模式称之为"终端供应机制"。其优势是减少了供给的中间环节,减少了供给链中资金滞留和漏出。"最终产品"具有其他供给渠道不可比拟的规模效益,已被越来越多的国家证明为公共产品的最优供给模式。我国财政对医院投入采取传统的中间产品(即:货币资金)供给方式为主,财政部门通过部门预算或专项支出等形式向卫生部门及医疗单位提供货币资金,再由卫生部门和医疗机构自行采购所需产品和劳务,成为医院医疗成本的一部分。在财政分配领域中,提供"中间产品"和"最终产品"的方式不同,产生的效果也不一样。

健全公立医院财政投入机制,关键是要提高财政投入的绩效,既要保障公立医院公益性的需要,促进公立医院实现社会目标,又要符合激励约束相容的原则,通过政府有限的资金投入,引导和激励公立医院自主、高效地实现公益目标,最大限度地发挥政府财政投入的效率。

二、医疗保险基金

社会医疗保险基金是偿付购买医院服务的主要来源,通过国家立法强制单位与个人参加社会医疗保险,承担缴纳医疗保险金的义务,随着职工收入水平和社会经济增长而增长的筹资机制,确保了医疗保险基金筹资的稳定来源,保障了医疗保险支付水平的逐步提高和医院偿付资金的稳定增长。社会医疗保险与医疗卫生事业有着不可分割的内在联系。

(一)目标的共同性

我国医疗卫生事业的主要目的是以保障人民"人人享有基本医疗"为目标。作为社会保障体系的重要组成部分,社会医疗保险的核心是保障社会人群抵御基本医疗需求的资金风险,与发展医疗卫生事业有着共同的宗旨与目的。

(二)原则的一致性

医疗资源的有限性与医疗需求的无限性的矛盾是我国发展医疗卫生事业和医疗保障事业共同面临的矛盾。从社会主义初级阶段的基本国情出发,无论是医疗服务还是医疗保障,都要从资源的有限性的视角考虑和解决问题。确保医院发展和社会保险事业的可持续性,是两者改革必须遵循的共同准则。

(三)资源的互补性

医疗保险资金是医院资源的投入方,医院是医疗资源的使用方和医疗服务的产出方,两者是投入与产出、偿付与被偿付的关系。医院发展需要资金保障,而社会医疗保险发展必须合理控制医疗费用支出,双方存在的制约与资源互补性,必须兼顾和协调好合理偿付和控制支出的平衡。

(四)医疗保险偿付

医疗保险的支付方式和结算模式成为影响医院资金运营效率的重要因素。医疗保险基金按比例支付参保人就医时发生的医疗服务、药品、检查等费用。医疗保险支付有几种主要形式:按项目支付、按固定费率、按病种付费(DRG)、按人头支付、总额预付等。根据费用支付与费用产生的先后关系分为预付制和后付制;按项目支付属于后付制,除按项目支付之外,其余4项都是预付制。对于控制费用支出预付制比后付制更为有效。

各种偿付方式对医院财务经营风险和效益产生不同的影响(图19-4)。图中支付方式从左向右显示医院财务风险的扩大、效益下降。当医疗保险支付采用按项目支付时,医院财务风险最小、效益最大化;当采用总额预算方式时,医院则财务风险最大;采用疾病诊断相关方(DRG),按病种付费,使保险支付和医院财务风险达到均衡点。DRG医院偿付方式越来越多地被一些国家采纳,继美国、澳大利亚、德国等国家对医院支付实施 DRG 之后,日本、我国台湾省等正在研究和探索。医疗保险的预付制形式的激励约束相容的原则可以调动医师的积极性,减少过度检查、过度用药、过度治疗,使医院有动力进行真正意义上的全成本核算的经营管理,降低成本,减少浪费,提高效益,控制医院经营的财务风险。

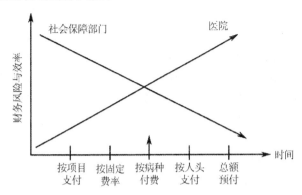

图 19-4　医疗保险支付方式与医院财务风险和效益关系

现行的医疗保险支付方式是按项目付费、按病种付费和总额预付相结合的综合支付方式,医疗保险机构按月与医院统一结算,由于医疗保险的严格审核和不予支付违规款项等的限制措施,扣费现象普遍存在,影响了医院资金的及时流动,也影响了医院的整体经营。

三、个人支付的医疗费用

医疗保障制度的改革与创新,中国已建立起适宜社会主义初级阶段的覆盖全民的医疗保障基本框架体系。城镇职工医疗保险(1998 年)、新型农村合作医疗(2003 年)、城镇居民医疗保险(2007 年)虽然从制度上将实现城乡居民医疗保障全面覆盖的模式,但是,由于三项保障制度的筹资标准不同,待遇标准差异,个人就医过程的医疗费用依然负担较重,约为卫生总费用的 40%～50%,个人自费负担的医疗费用也成为医院收入的重要部分。因此,人民群众是医疗费用增长最直接、最敏感的感受者。

四、医院其他融资

利用政府贴息贷款发展公立医院也是充分发挥政府投资在资源配置作用的一种有效方式。通过拓宽补偿渠道,医院的融资还可以引入社会资本投资(民营资本和慈善基金),运用商业信用和银行贷款等方式实现。

(一)银行贷款

银行贷款是最常见的融资方式,绝大多数医院除政府投入和业务收入外,银行贷款是唯一融资模式。但是按照《中华人民共和国担保法》(1995 年)第九条规定,学校、幼儿园、医院等以公益为目的的事业单位、社会团体不得为保证人。即教育、医院等公益事业是不能向银行抵押贷款的。然而,由于医疗机构稳定的现金流及良好的预期收益依然使其在银行信用等级评定中处于有利位置,尤其是大型医院成为银行的主动销售对象,甚至是银行间的竞争对象。而中小医院在银行信用评价中无法获得有利条件。

(二)商业信用

商业信用是医院与药品供应商、设备供应商约定延期支付药品或设备费用,或者开具承兑汇票的融资模式。这种延期的支付方式成为供应商普遍接受的方式。药品和器械的延期付款一般为3～6个月，为医院的资金周转创造了宽松的环境，成为医院普遍采用的融资手段。延期的支付方式使医院与药品供应商、器械供应商之间的关系链变得更加复杂，形成了一定程度的利益捆绑，不利于医院独立经营目标的实现。

(三)慈善捐赠

慈善捐款是非营利性医院融资的主要渠道之一。在我国慈善捐资事业并不发达，捐资捐赠案例较少，仅在沿海部分地区有少数港澳台同胞、侨胞和其他国家的慈善基金会的项目。如浙江省的邵逸夫医院、上海儿童医学中心(美国 HOPO 基金会捐助)等。邵逸夫医院根据赠资方的提议，在全民所有制不变的前提下进行管理体制的改革。在政府主导下按照政事分开、所有权与经营权分开的原则，建立董事会、监事会和院长三部分的法人治理结构，明确医院所有权、经营权和监督权的分配和制衡。医院施行董事会领导下的院长负责制，享有独立的法人地位，院长是法人代表，董事会章程对3方的权利、人员组成做出了具体规定。

为了鼓励企业和个人积极参与慈善捐赠事业，许多国家都把捐资冲抵款作为一项重要的激励措施。改革开放30年来，我国经济高速发展，社会财富积累显著，国家也积极鼓励慈善捐赠事业发展。1999年9月1日实施的《公益事业捐赠法》规定：公司和其他企业依法捐赠财产用于公益事业，享受企业所得税方面的优惠；自然人和个体工商户依法捐赠财产用于公益事业，享受个人所得税方面的优惠；境外向公益性社会团体和公益性非营利性的事业单位捐赠的用于公益事业的物资，减征或者免征进口关税和进口环节的增值税。但是《中华人民共和国个人所得税法实施条例》(2008年修订)规定了纳税人捐赠款的上限，纳税人用于公益、救济性的捐款在年度纳税所得额3%以内的部分准予税前扣除；个人所得税的纳税人用于公益、救济性的捐赠，在年度应纳税所得额30%以内的部分可以在缴纳个人所得税前据实扣除。还规定不是向特定公益机构捐赠的款项是不能扣除所得税的。税法客观上限制了企业和个人捐赠的积极性，限制了企业和个人的捐赠途径和方法，制约了企业参与公益事业的社会责任和积极性。

(陈倩莹)

第五节　医疗市场规则与竞争

医疗市场是一个特殊市场，具有信息不对称性和技术垄断性的特征，因此经济学称之为不完全性市场。医疗市场秩序的基本内容是由市场主体(需求者和供给者)进出市场的准入秩序、交易秩序和竞争秩序构成的。政府在建立市场秩序方面处于主导地位，是市场的组织者，竞争的裁判员，发挥着"无形的手"的作用。医疗市场的规则(法规与规则)有些已经制定，有些需整理归类和修改，更多的是尚未建立的。医院经营在有序的市场环境中调整经营策略，合理配置医疗资源，规范医疗行为，提供给人民群众安全、优质的医疗服务(图19-5)。

一、市场与规则

(一)准入规则

在完全竞争的市场假设下，有许多无差异的供方和需方(买方和卖方)，可以自由地进出市场。而在不完全竞争的医疗服务特殊市场中,进入市场存在障碍,医疗机构和医师的行医执照必须按照法规由卫生行政部门审批方能准入市场;医疗机构及大型贵重仪器设备配置受区域卫生规划限制;所有与医疗相关的产品,如药品、医用品和设备的质量标准,以及与人体健康和生命安全等相关的医疗服务产品的应用都有准入规则,都需要通过政府部门制定规则并审核准入和监督实施,从而保障人民群众享有安全、优质的医疗服务。

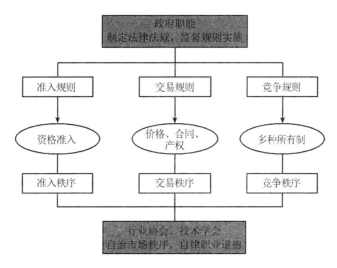

图 19-5　医疗服务市场的政府与市场的关系

(二)交易规则

有价格就有市场,价格是交易的核心,交易通过合同实现。在完全竞争的市场条件下价格是开放的,由产品供需量的变化而调整。需求量扩大价格下降,价格上升则需求减少,供需双方信息对称,任何人都无法垄断市场。需方追求效益最大化,供方追求利润最大化,市场运行在确定的情况下进行,不存在外部性。而在医疗服务不完全,竞争市场提供的药品、材料及医疗服务的价格在很多国家都是由政府制定(称价格管制),这些产品的供给和需求的变化对市场价格调整不敏感,高价竞争(如药品或检查)和供方诱导消费在供需双方信息不对称时尤其突出,存在供方一定程度的垄断性。

(三)竞争规则

医疗市场提供的公共产品,基本医疗服务和医疗救助、准公共产品和私人产品等,政府应规范相对应的服务提供方和保险支付方的运行规则(图 19-6),即:公共财政支出购买公立机构提供的公共产品服务和公益性医疗救助服务;社保基金或个人购买非营利性机构(公立或民营等)提供的基本医疗服务;商业保险和个人购买营利性机构提供的私人产品的补充医疗服务;改革公立医疗机构经营管理体制和融资机制。基本医疗服务的融资,通过单位和个人缴纳社会保险金实现,非基本需求的补充医疗服务的融资,通过个人或家庭资金解决。政府财政继续承担公共卫生和基本医疗未覆盖的,特别是缺乏独立收入来源的老幼残疾人群和低收入困难人群的医疗救助等基本需求责任。鼓励社会资本进入市场,发展多种形式的医疗机构。鼓励高收入者购买非基本需求的私人产品的意愿所产生的外部效应。鼓励公立医院之间、民营医院之间和其他多种形式医疗机构之间的竞争。医疗市场的秩序只能在医药卫生体制改革的过程中经过各方利益的博弈,逐步建立和不断完善起来。

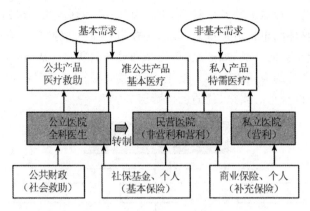

图 19-6 医疗产品、服务提供及筹资途径规则

二、医疗需求因素

人们的医疗行为是一系列主观和客观因素交互影响的结果。居民对卫生医疗服务的需求取决于对治疗的机会成本(包括支付能力、价格水平、时间、服务态度等)以及替代方法的权衡。就医等候时间、就医距离、患者年龄、受教育程度、性别、就医成本、疾病严重程度等,在特定的地区对个人卫生医疗需求行为的影响都非常显著。

在我国人们的就医行为主要特点之一是:认为大型医疗机构拥有较先进的设备和完善的服务,不论疾病是否严重,大多愿意前往大医院就诊。事实上,如果是常见病、慢性病,基层医疗机构就可接受适当的照护和治疗。为此,卫生部门希望通过双向转诊制度,促使民众"小病到社区、大病到医院",实现分级医疗的目的,借此减少大型医疗院所的门诊量。但从实际情况来看,效果并不明显。

在城市地区,患者对高等级公立医院的床位表现出明显的超额需求,而低等级医院的床位却存在一定的闲置。在城市地区医疗资源丰富,选择范围充分的情况下,如果公共卫生医疗机构的治疗成本提高,人们将更多地选择自我治疗而不是到私人机构治疗,即使是私人机构的治疗成本更低。

在农村地区,医疗资源配置相对较少的地区,如果公办卫生医疗机构的治疗成本提高,人们将会在自我治疗和到私人机构治疗间进行权衡;如果私人机构的治疗成本更低,他们会选择到私人机构治疗。农村患者对公办卫生机构中的医疗设备和处方药存在明显的超额需求,对其他卫生医疗可得性则缺乏敏感性。

卫生规避现象在城市地区更加普遍,一个典型的例子是,恩格尔系数越高的家庭选择高等级公立卫生医疗机构的概率越大。卫生医疗费用依然是影响居民需求行为的一个决定性因素。因此,提高居民收入,增加医疗保障、降低个人实际医疗成本的公共政策,能够有效地改善城乡地区的就医需求,但这种改善并不针对所有类别的医疗机构,对低级别公立医院和私人医疗机构的需求反而会降低。

三、人口老龄化因素

随着人口日趋老龄化,老年人的医疗保健问题日渐突出,已产生一定的社会影响。根据当年联合国人口数据预测,2010 年中国 60 岁及以上人口占比将达到 12%。2011 年以后的 30 年里,中国人口老龄化将呈现加速发展的态势,60 岁及以上人口占比将年均增长 16.55%,2040 年

60 岁及以上人口占比将达到 28% 左右。中国开始全面步入老龄化社会。到 2050 年,60 岁及以上老人占比将超过 30%,社会进入深度老龄化阶段。人口老龄化最突出的是健康问题。人口老龄化伴随着老年人的心血管病、糖尿病、老年痴呆症、癌症、骨质疏松症和精神病等疾病增加,特别是高血压、心脏病、糖尿病等各种慢性病在老年人群中患病率已接近 50%。与 10 年前相比,患病率呈明显上升的趋势。老年性痴呆近年来发病率不断升高,据不完全统计,中国患病人数为 600 万～800 万,平均每位患者治病成本约为 112 万元。

人口老龄化已经给我国医疗保健系统带来越来越沉重的负担。由于老年人免缴保险费,退休人数急剧增加,共享着社会医疗保险统筹基金,医疗保险的"代际效应"产生;退休后平均期望寿命的提高,享受医保的时间相应延长。老年人的平均医疗费用高于在职职工,需要护理的患者增加,护理费用大幅度上升,全社会的医疗总费用增加,人口老龄化既对医疗保险产生着重要影响,又对医疗服务和医疗资源的利用展开了挑战。

四、医院经营的竞争机制

医疗市场的逐步开放与医药行业的市场化,民营医疗机构的大量兴起,外资、合资医疗机构的不断进入,大型医院的规模扩张与中小医院的分化,医疗人才流动,就医患者需方选择医院,病源分流,医疗市场的竞争日趋激烈。新医改要求医院与社区卫生服务机构之间的分工协作机制的形成,也将促使医院更加关注医院经营的竞争意识,医疗服务的"品牌"意识,特色专科技术服务,降低各种医疗成本,有效利用资源等适应医疗市场的变化。医院发展面临着机遇与挑战。

(一)竞争主体的变化

医疗卫生事业改革的深入,医疗服务主体从以往较为单一的公立性医院,趋向于多主体的竞争格局。政府倡导"加快形成多元办医的格局""积极稳妥地把部分公立医院转制成为民营医疗机构",鼓励民营资本举办非营利性医院,鼓励社会资本、慈善捐款等资金举办"合作""合资""股份制"等多种形式的医疗机构,打破公立医院垄断的局面,为非营利医院举办主体的多元化提供支持,也为社会资本进入医疗卫生领域创造更加宽松的政策环境。公立医院体制将扩展医院的竞争主体,使医院争夺市场的难度增加。

(二)竞争要素的变化

价格、服务和质量是竞争的三大要素,在公费医疗和劳保医疗的旧体制下,就医者对医疗服务的价格关注较少,在严格的定点就医制度下,患者选择医疗服务和质量的余地非常有限。实施了医疗保险制度之后,开放了就医的自由选择,医疗服务的价格和质量要素作用显现出来,医疗技术精湛,服务质量好,价格公道就能吸引更多的患者,在竞争中取得更多的优势。

(三)竞争方式的变化

医院之间的竞争方式从原来较为严格的定点医疗的"管理竞争",转变为患者自由就医、自由选择的"自由竞争"。患者能够自主选择医院、医师和药店的社会环境,冲击着医院管理和服务模式的改变。

(陈倩莹)

第二十章 医院筹资管理

第一节 概 述

市场经济条件下医院的创立、生存和发展,必须以一次次融资、投资、再融资为前提。资本是医院的血脉,是医院经济活动的第一推动力和持续推动力。随着我国市场经济体制的逐步完善和融资市场的快速发展,医院作为市场经济主体的一部分置身于动态的市场环境之中,计划经济的融资方式正在得到根本性改变,今后医院融资效率越来越成为其发展的关键。由于经济发展的需要,一些新的融资方式应运而生,融资渠道纷繁复杂。对于医院而言,如何选择融资方式,怎样把握融资规模以及各种融资方式的利用时机、条件、成本和风险,这些问题都是医院在融资之前就需要进行认真分析和研究的。

一、医院筹资的必要性

医院筹资是指医院根据卫生事业发展的需要,通过一定渠道采取适当的方式,获取所需资金的一种行为,它在医院财务管理中处于极其重要地位。任何一家医院要进行医疗卫生活动,都必须首先筹集到一定数量的资金,才能运转。因此,筹资既是医院卫生事业活动的前提,又是医院再生产活动顺利进行的保证;同时筹资也为投资提供了基础和前提。没有资金的筹集,就无法进行资金的投放,从这个意义上说,筹资在医院财务管理中处于十分重要地位。

在我国传统的计划经济体制下,医院吃国家资金的"大锅饭",医院无资可筹,也就没有筹资任务。但随着我国社会主义市场经济体制的建立和完善。医院作为相对独立的事业法人走向市场,医院之间的竞争越来越普遍,医院要想在社会卫生服务供求矛盾渐趋突出的大环境下求生存、求发展,单纯地依靠国家财政拨款已满足不了要求,医院必须广开筹资渠道,多渠道、多形式地筹资卫生资金。医院要在积极争取政府增加财政拨款的同时,扩大医疗卫生服务,适当增加有偿服务收入,以解决卫生资金投入不足的问题。目前,非政府筹资形式在医院筹资的作用中也日趋显著,可以说在新体制下,筹资越来越显示出它的现实意义。

二、筹资的分类

按照医院资金的来源渠道不同,可将医院筹集起来的资金划分为自有资金和负债资金两大类。

（一）自有资金

主要是通过吸收直接投资和内部积累等方式筹集资金的,如事业基金、专用基金等。其特点是:一般不用还本,财务风险较小。

（二）负债资金

又称借入资金或债务资金,是医院依法筹措并依约使用,按期偿还的资金。主要包括银行或非银行金融机构的各种借款、应付债券、应付票据等内容。它是通过银行借款、商业信用、融资租赁等方式来筹集资金的。其特点是医院的负债一般要还本或还本付息,财务风险较大。

由于医院资金可以从以上两个不同来源渠道,用多种方式来进行筹集,但其使用时间的长短,附加条件的限制,财务风险的大小等都不一样。因此,医院在筹集资金时必须充分考虑这些特点不同,以便选择最佳筹资方式,实现医院财务管理目标。

按照医院资金使用期限的长短,将资金筹集分为短期资金与长期资金两种。短期资金一般是指供1年内使用的资金。主要用于投资于现金、应收账款等。一般在短期内可收回,短期资金常采取利用商业信用和取得银行流动资金贷款等方式筹集。长期资金一般是指供1年以上使用的资金。主要用于医院基建投资、大型医疗设备投资等。通常在几年乃至十几年方能收回。当前医院长期资金的取得主要采用财政专项拨款、内部积累和融资租赁等方式来筹集。

三、医院筹资渠道

筹资渠道是指经济活动中客观存在的筹措资金的来源方向和途径。认识和了解各种筹资渠道及其特点,有利于医院充分拓宽和合理利用筹资渠道。目前医院的筹资渠道主要有以下几种。

（一）国家财政资金

国家各级财政对医院的财政拨款、专项拨款、专项补助等国有资金是目前医院筹资的主要渠道之一,特别是国有医院,其绝大多数资本由国家投资形成,无论国有资产以何种形式进入医院,从产权关系上看,它们都属国家投入的资金,产权属国有。这也是当前大多数医院国有性质的成因。

（二）医院自有资金

它是指医院内部形成的资金,主要包括事业基金、专用基金等,这些资金的特征是,无须医院通过一定的方式去筹集,而是直接由医院内部经营生成或转移形成,是目前医院筹资的主要渠道之一。

（三）银行信贷资金

银行对医院的各种贷款。这一类资金本应是医院发展和经营的重要资金来源,但由于当前各级医院在经营理念和市场适应能力等方面的滞后,使这类筹资在医院整个资金来源中所占比重较小。

（四）非银行金融机构资金

非银行金融机构资金主要是指来源于信托投资公司、租赁公司及各类医院集团的融资。

（五）其他单位资金

医院在经营过程中,往往形成往来款项(应付款项)。从而形成债务人对债权人的短期信用资金占用。

由于当前医院适应市场经济能力较差,国有资金投入不足,已经严重阻碍了中小型医院的发展,医院应如何正确筹措和利用银行信贷资金,加速医院的发展和适应市场经济的能力已成为医院财务管理中的一项重要课题。部分省市计划、财政、卫生等部门已经开始研讨利用财政专项补助和银行信贷资金相结合的可行性,这一利用银行信贷资金模式,就是政府(国家)贴息贷款。这种风险小于银行贷款、责任大于财政补助的资金筹措方式会为医院筹资增加新的渠道、为医院发展注入新的活力。

四、医院筹资原则

医院筹资是一项重要而复杂的工作,为了有效筹措所需的资金,医院必须遵循一定的基本原则。

(一)筹资总收益大于总成本原则

目前,随着经济的发展,融资已逐渐成为医疗行业的热门话题,很多医院热衷于此。然而,在医院进行融资之前,先不要把目光直接对向各式各样令人心动的筹资途径,更不要草率地做出筹资决策。首先应该考虑的是,医院必须筹资吗?筹资后的投资收益如何?因为筹资则意味着需要成本,筹资成本既有资金的利息成本,还有可能是昂贵的筹资费用和不确定的风险成本。因此,只有经过深入分析,确信利用筹集的资金所预期的总收益要大于筹资的总成本时,才有必要考虑如何筹资。这是医院进行筹资决策的首要原则。

(二)规模适当原则

由于医院筹资需要付出成本,因此,医院在筹集资金时,首先要确定医院的筹资规模。不同时期医院的资金需求量往往是波动的,财务人员应认真分析财务状况,采用一定的方法,预测资金的需要量,合理确定筹资规模。既要避免因筹资不足,影响医院的正常医疗活动;又要防止筹资规模过大,造成资金闲置。

(三)筹措及时原则

同等数量的资金,在不同时点上具有不同的价值。医院财务人员在筹集资金时必须熟知资金时间价值的原理和计算方法,以便根据资金需求的具体情况,合理安排资金的筹集时间,适时获取所需资金。这样,既能避免过早筹集资金形成资金投入前的闲置,又能防止取得资金的时间滞后,错过资金投放的最佳时间。

(四)来源合理原则

资金的来源渠道和资金市场为医院提供了资金的源泉和筹资场所,它反映资金的分布状况和供求关系,决定着筹资的难易程度。不同来源的资金,对医院的收益和成本有不同影响,因此,医院应认真研究资金渠道和资金市场,合理选择资金来源。

(五)方式经济原则

医院在确定筹资数量、筹资时间、资金来源的基础上,筹资时还必须认真研究各种筹资方式。资金筹集必然要付出一定的代价,不同的筹资方式条件下筹资成本高低不同,选择经济可行的筹资方式,与筹资方式相联系的问题是资金的结构问题,医院应确定合理的资金结构,以降低成本,减少风险。

(李惜羽)

第二节　医院自有资金筹集

医院自有资金的筹集主要是通过内部积累及吸收直接投资等方式筹集资金,如果是股份制医院则还可以通过发行股票等方式筹集。

一、医院内部积累

医院内部积累方式主要是依靠医院本身扩大医疗卫生服务范围,提高医疗卫生服务质量,利用自身优势发展卫生第三产业,通过合理收费,实现医院资金的良性循环而形成的内部积累资金。合理收费:医院开展医疗卫生活动所消耗的资金主要补偿方式是向患者收费,即按照国家核定的医疗收费标准收取费用。医疗收费价格确定一般要遵循以下几种原则:收费价格要以医疗成本消耗为依据。收费价格水平要考虑群众有支付能力的卫生消费需求。收费价格水平要考虑政府财政的承受能力。

若是公立医院,由于不以营利为目的,所以定价要素中不应含利润和税金。因此,公立医院要想筹集更多的自有资金,必须扩大医疗卫生服务,积极发展卫生第三产业。另外,盘活医院内部存量资金筹资也是内部积累筹资的一种特殊形式。目前我国部分边远地区的中、小型医院和少数城市医院由于医疗技术薄弱、病源少加之经营不善,往往是一方面资金短缺,但另一方面又存在着严重的资产闲置与低效率运行,被人称为"捧着金碗要饭吃"。在这种情况下,医院进行筹资活动应首先考虑如何积极进行内部融资。即可以通过合理调度盘活内部的停滞资金加速资金周转次数,加速医疗卫生行业集团化进程,充分发挥医疗集团财务公司的作用,合理调配各项资源,利用各项资金的时间差与空间差,总体有效利用资金。调整医院的经济结构,改善医院经营管理等措施,盘活医院的存量资产,实现结构优化,流动加速,闲置资产变现,低效资产变高效,对医疗集团来说无疑是一种成本最低且卓有成效的筹资方式。

二、吸收直接投资

吸收直接投资是指医院直接吸收国家、法人、个人投入资金的一种筹资方式。吸收直接投资与收益留存等都是医院筹集自有资金的重要方式,按现行会计制度,直接投资者都是医院的所有者,他们对医院具有经营权和管理权,同时对医院的亏损甚至倒闭承担相应的经济责任。

目前我国国有非营利性医院吸收直接投资的来源主要是国家财政拨款,还有一小部分是其他单位或个人的捐款。国家财政拨款是指国家根据区域卫生发展规划的要求和政府财力的可能,对医院开展医疗卫生活动的一种资金补偿。营利性医院吸收直接投资是指医院以协议合同等形式吸收国家、其他医院、个人和外商等直接投入资金,形成医院资本金的一种筹资方式,它不以股票为媒介,是非股份制营利性医院筹集自有资金最主要的形式。吸收直接投资可以采用多种方式,从出资者的出资形式看主要有吸收现金投资和吸收非现金投资。吸收非现金投资又可以分为:一是吸收实物资产投资,即投资者以房屋、建筑物、设备等固定资产和材料、商品等流动资产作价投资;二是吸收无形资产投资,即投资者以专利权、商标权、非专有技术、土地使用权等无形资产投资。吸收直接投资方式的优点是:吸收直接投资所筹资本属于主权资本,它与借入资本相比,能提高医院对外偿债的能力;吸收直接投资方式,其程序相对简单,筹资速度相对较快。其缺点是吸收直接投资方式的成本较高。

三、普通股与优先股筹资

目前医疗卫生行业筹资渠道和筹资方式均较为单一,大多数医疗卫生单位仍然延续计划经济时期的筹资模式,等靠国家资金的注入。在国有投资相对减少的今天,很多医院出现资金短缺,医院自身的补偿机制低下,严重影响医院正常业务的开展和高新技术的发展,在当前医疗卫生市场,国有公立医院尚无发行上市股票的事例,然而部分民营和私立医院在其成立时就已实行股份制,虽然这种股份制医院的筹资形式与发行上市股票筹资有着一定的区别,但它毕竟是医院筹资渠道和形式的一种值得尝试的方法。

股票筹资在市场经济日渐完善的条件下,不失为今后医院的发展过程中筹资的重要渠道和形式。股票属于股份制医院为筹集自有资金而发行的有价证券,是股份制医院签发的证明股东所持股份的凭证,它代表了股东对股份医院的所有权。发行普通股是筹集权益资金最常见的方式。普通股是股份制机构发行的代表股东享有平等的权利、义务,不加特别限制且股利不固定的股票,它是最基本的股票。普通股股东具有以下权利:公司经营管理权;剩余财产的要求权;新股发行的优先认股权;红利分配权。优先股则是股份制机构发行的优先于普通股东分得股息和剩余财产的股票。与其他证券相比,它兼有普通股票和债券的一些特征,因此,习惯被称为混合证券。它具有以下基本特征。优先股具有普通股的一些基本特征,表现在:优先股筹资构成股本,在大多数情况下没有到期日,没有固定的股息支付义务,股息从税后收益中支取,能分配公司剩余财产,并承担有限责任。同时,优先股还兼有债券筹资的一些特性,表现为:股息固定,不受股份制机构经营状况和盈利水平的影响;没有表决权和管理权。

对于国有医疗卫生单位股票筹资还是一种新型的筹资形式,其涉及资本市场运作和国家相关政策等各方面的内容,医疗卫生部门的财务人员,特别是财务管理人员应对这一筹资形式做深入的了解。

(李惜羽)

第三节　医院负债资金筹集

一、概述

负债筹资是指通过负债筹集资金。负债是医院一项重要的资金来源,目前负债筹资还不是国有公立医院的筹资主要来源,但几乎所有的医院均不同程度地利用负债资金筹资。负债筹资的特点是:筹集的资金具有使用上的时间性,需到期偿还;无论医院运营好坏,需固定支付债务,从而形成医院的固定负担。按照所筹资金偿还期限的长短,负债筹资可分为流动负债筹资和非流动负债筹资。

(一)流动负债筹资

流动负债筹资所筹资金的可使用时间较短,一般不超过一年。流动负债筹资具有:筹资速度快,容易取得;筹资富有弹性;筹资成本较低;筹资风险较高。流动负债筹资最主要形式有商业信用和短期借款。商业信用指在商品交易中由于延期付款或预收款项所形成的单位间的借贷关系,这种负债筹资方式占医院的流动负债筹资的较大比重,医院商业信用的具体形式有应付账款、预收账款等。短期借款按目的和用途分为周转借款、临时借款、结算借款等;按利息支付方式分为收款法借款、贴现法借款和加息法借款等。医院负债筹资按来源可以分为银行借款、应付账款、预收款项、融资租赁、发行债券及其他方式。

(二)非流动负债筹资

非流动负债筹资是指占用资金期限超过一年的负债筹资,该类筹资可以解决医院长期资金的不足,同时由于非流动负债归还期限较长,医院可对债务的归还做长期安排,还债压力及风险相对较小,但非流动负债筹资一般筹资成本较高,负债限制较多,从而形成对债务单位的种种束缚,在我国,公立医院原则上不得借入非流动负债,确需借入或融资租赁的,应按规定报主管部门(或举办单位)会同有关部分审批,并原则上由政府负责偿还。

二、银行借款

银行借款是指医院根据借款合同从有关银行或非银行金融机构借入的需要还本付息的款项。目前大、中型医院由于技术力量较好,自身补偿能力和抵御风险能力较强,有较好的信用保证,较为容易获得银行等金融机构的信用贷款;而小型医院在各个方面均远不如大、中型医院,因而较难获得信用贷款;从部分省市医疗卫生机构对贷款的需求看,更多的医院更愿意利用政府(国家)贴息贷款这一新颖的贷款形式。

按照借款期限的长短可分为短期借款和长期借款。长期借款按是否提供担保又分为抵押借款和信用借款。由于信用借款风险比抵押借款大,其利率通常较高。银行为了保护其自身权益,保证到期能收回贷款,一般要求借款单位拥有良好的财务状况,这就是借款协议中的保护性条款。借款协议使得银行拥有干预借款人行为的法律能力。银行借款程序一般分为以下几个步骤:医院提出借款申请;银行审查借款申请;签订借款合同;医院取得借款;借款的到期归还本息。银行借款的缺点是财务风险较大,特别是长期借款必须定期还本付息,在经营不利的情况下,可能会产生不能偿付的风险,甚至会导致医院的破产。

三、应付账款

应付账款是指医院购买货物暂未付款而欠供货方的款项,由于目前在药品、医疗器械、医疗设备等市场均是需方市场,在这种情况下,医院处在相当主动的地位,尤其是国有中、大型综合性医院。在这一市场环境下,医院利用应付账款进行短期筹资是非常有利的。通常医院享受的是免费信用,几乎没有任何筹资成本。而对于一般医院而言,若要获得一定期限的免费信用,必须要付出相当的成本,主要是放弃现金折扣。

四、预收款项

预收款项是卖方在交付款项前向买方预先收取部分或全部款项的信用形式。目前医院的预收账款的主要方式是住院患者预交金,在大、中城市医院患者住院通常需交一定数额的住院预交金,这部分资金实际就是医院利用预收账款而形成的短期筹资,只有在少数经济落后的县级或县级以下医院患者住院不交纳住院预交金。因此,这种筹资形式对医院有普遍的实用意义。

预收账款相当于享受了交款方的借款,一定程度上缓解了医院的资金需求,预收账款的期限具有强制性,但通常不需要花费代价。

五、融资租赁

融资租赁通常是一种长期租赁,可解决医院对资产的长期需要。其特点是一般由承租人向出租人提出正式申请,由出租人融通资金引进用户所需设备,然后再租给用户使用,租期较长。一般为租赁财产寿命的一半以上,租赁合同比较稳定。在融资租赁期内,承租人必须连续支付租金,非经双方同意中途不得退租。租赁期满后,可选择以下几种办法处理租赁财产:将设备作价转让给承租人;由出租人收回;延长租期续租等。在租赁期间内,出租人一般不提供维修和保养设备方面的服务。

利用融资租赁筹资的最大缺点是代价成本较高。其固定的租金是一项较沉重的负担。以上几种筹资方式或多或少都对医院所在地的医疗市场状况、医院的经营情况、技术水平、患者来源等均有所要求。对于地方经济活跃、经营较好、水平较高、病源充足的大、中型医院几种筹资方式都可进行。但对于当地经济落后、医院水平较低、经营状况不好、患者来源不足的小型医院,几种筹资方式对其均存在限制。而往往这类医院所在地恰好是缺医少药的老、少、边、穷地区,急需资金提高医疗水平。

前面所提到的政府(国家)贴息贷款模式,作为一种新颖的筹资方式,其目的就是在于提高有限的政府投资的利用效率,利用较少的政府贴息撬动较大的金融贷款,以解决目前部分地区医疗卫生行业筹资方式、渠道单一、急需资金投入的状况。

六、债券

发行债券,同股权融资不同,医院同样可以通过向社会发行债券的方式来募集资本,因此,医院可以通过发行债券的方式来融资,这种融资方式不用担心控制权会改变,也不需要担心公立医院的公立性质会不会改变,医院只需要定期支付债券利息即可。不过这种融资方式同银行贷款一样面临着到期不能偿付利息的风险。

目前医院发行债券的相关前提为发行债券必须是营利性医院或民营、私立医院,国有公立医院还没有公开发行债券的事例。医院发行债券是指医院为筹集资金而发行的、约期还本付息的借贷关系的有价证券。当前在我国,如医院利用发行债券筹资会面临国家医疗卫生政策等多种因素的制约。

七、其他方式

(一)回租租赁

回租租赁同融资租赁一样,均属于金融租赁范畴,其不同之处是租赁方有区别,融资租赁出租方是医用设备生产厂家,回租租赁出租方是租赁公司。生产厂家将设备卖给租赁公司,租赁公司再将设备租赁给医院。回租租赁方式对生产厂家、租赁公司、承租三方大有裨益。对企业来说,将自己现有产品卖给租赁公司兑现,用以增加设备的投资;对租赁公司来讲,利用充足的资金购买先进医疗设备再将其租给医院,通过定期收取租金达到资金升值的目的;从医院方面看,可以投入很少资金就使用先进的医疗设备。采用回租租赁方式,医院花很少的资金就能使用先进的设备。这是一个很大的潜在市场。

(二)或有租金租赁

或有租金租赁是租赁公司与医院之间的一种契约关系,与回租租赁不同之处,它不是以固定或者浮动的利率作为确定租金的依据,而是以租赁设备的收益来确定承租方向出租方所交纳的租金。

(三)国际银团贷款

国际银团贷款也称为辛迪加贷款,是指由一家或几家银行牵头由不同国家银行参加,联合向借款者共同提供巨额资金的一种贷款。贷款金额从几亿美元到数十亿美元不等。辛迪加贷款的贷款期限一般为 5～10 年,有时甚至更长。目前医疗卫生行业主要是世界银行贷款和世界银行贴息贷款方式。

(四)ABS 融资

ABS——"Asset Backed Security"即资产支持证券,ABS 筹资是将某一项目的资产所产生的独立的、可识别的未来收益(现金流量或应收账款)作为抵押(金融担保),据以在国际资本市场发行具有固定收益率的高档债券来筹集资金的一种国际项目融资方式。我国目前这种筹资方式在很大程度上还受政策和法律限制。

(五)DR 筹资

DR 是 Depositary Receipts 的简称,即证券存托凭证。是一种推动国际股票市场全球化,广泛吸引投资者,进一步消除国际资本流动障碍的新的股权筹资方式。

(六)负债调换融资

负债调换融资于 20 世纪 80 年代初出现在欧洲债券市场,指两个借款人相互交换各自的债务的一种筹资方式。

(李惜羽)

第四节　医院资金需求量预测与营运资金政策

一、资金需求量预测

医院在筹资前,应当采用一定的方法预测资金需求量,只有这样,才能使筹集来的资金既能保证医院正常运行的需要,又不会有过多地闲置。

(一)定性预测法

定性预测法是指利用直观的资料,依靠经验和主观分析、判断能力,预测未来资金需求量的方法。通常在医院缺乏完整、准确的历史资料的情况下才采用。定性预测法不能揭示资金需求量与有关因素之间的数量关系。

(二)比率预测法

比率预测法是在以一定财务比率为基础的条件下,预测未来资金需求量的一种方法。

(三)资金习性预测法

所谓资金习性是指资金的变动同收入变动之间的依存关系。根据资金习性可以把资金分为不变资金、变动资金和半变动资金。

资金习性预测法是根据资金习性预测未来资金需求量的一种方法。这里需要指出的是不变资金、变动资金和半变动资金的划分是相对的,相对于一定的业务收入变化范围。近几年,随着医疗卫生事业迅猛发展,资金需求量加大与政府投资不足之间的矛盾日渐突出,医院的基本建设、基础设施改造、基础医疗保障压力很大,资金不足已成为制约医疗卫生事业发展的重要因素,因此,医院在这种情况下,必然要借助负债筹资这种筹资形式,借入适量资金用于医疗事业的发展,解决医院资金周转的困难,这对医院合理配置资源,提高资金使用效益,提高医疗水平具有十分重要意义。同时,医院引入"负债"观念,有助于医院树立经营意识和风险意识。防止因盲目扩大债务规模而影响医院正常业务的开展。

适度负债筹资是医院以银行借款、商业信用和融资租赁等方式吸引适量资金或实物资产投入医院,通过财务杠杆作用,实现医院资源利用的最优化,以充分提高医院经济效益的一种发展形式。需要说明的是,利用商业信用筹资实际上绝大部分是院内融资,由于医院各类预收款、应付账款、科研经费等数额一般较大,有相当数量的间歇资金沉淀在医院,医院可利用这部分资金进行融资,用于医院临时周转,其方式风险较小,但由于受到资金总量的限制,资金融通规模有限。医院租赁融资主要是设备租赁,通过设备租赁可以解决大型设备采购资金不足且使用效益不高的矛盾。

二、营运资金政策

营运资金政策包含了营运资金持有政策和营运资金筹集政策。

(一)营运资金持有政策

营运资金概念包括流动资产和流动负债两部分,是日常财务管理的重要内容。流动资产随着医院业务量的变化而变化,业务量越大,其所需流动资产也越多。但两者的关系并非呈线性关系,这是由于规模经济、资金使用效率等因素的作用。

营运资金持有量的高低,影响着医院的收益和风险。在固定资产、流动负债和业务量一定时,较高的营运资金持有量,意味着流动资金较高。这会使医院财务风险较小。从而保证医院经营活动平稳地进行,风险较小。然而流动资产的收益性一般低于固定资产,所以,较高的总资产拥有量和较高的流动资产比重会降低医院资金使用率和收益率。较低的营运资金持有量会带来相反的结果,即医院有较高的资金使用率和收益率,但财务和经营风险加大。

因此,营运资金持有量的确定,就是在收益和风险之间权衡。营运资金持有量较高的宽松营运资金政策,其收益和风险都较低;营运资金持有量较低的紧缩营运资金政策,其收益和风险都较高。介于两者间的适中的营运资金政策对于医院和投资者而言是理论上最佳的选择。但通常情况下适中的营运资金政策的资金持有量却难以量化,这是因为影响营运资金政策的资金持有量的多种因素共同作用的结果。

所以,医院应当根据自身的具体情况和经济环境条件,按照适中的营运资金政策的原则,确定适当的营运资金持有量。

(二)营运资金筹集政策

营运资金筹集政策就是研究营运资金的筹集政策,重点是分析营运资金两要素——流动资产和流动负债。

1.流动资产和流动负债分析

周转期较短(通常在一年以下)的资产为流动资产,包括货币资金、应收账款、库存物资等。

周转期较短(通常在一年以下)的负债为流动负债,包括短期借款、应付账款等。

2.流动资产和流动负债的配合

营运资金筹集政策,主要是如何安排临时性流动资产和永久性流动资产的资金来源而言,通常可以区分为 3 种:配合型筹资政策、激进型筹资政策和稳健型筹资政策。

(1)配合型筹资政策的特点:对于临时性流动资产,运用临时性负债筹集资金满足其资金需要;对于永久性流动资产和固定资产,运用长期负债、自发性负债和权益资本筹集资金满足资金需要。配合型筹资政策要求临时负债筹资纠划严密,实现现金流动与预期安排相一致,这种筹资政策的基本思想是将资产与负债的期间相配合,以降低医院不能偿还到期债务的风险和尽可能降低债务的资金成本。

(2)激进型筹资政策的特点:临时性负债不但融通临时性流动资产的资金要求,还解决部分永久性资产的资金需求。

(3)稳健型筹资政策的特点:临时性负债只融通部分临时性资产的资金需求,另一部分临时性流动资产和永久性资产,则由长期负债、自发性负债和权益资本作为资金来源。一般而言,如果医院能够驾驭资金的使用,采取收益和风险配合是较好的筹资政策。

(李惜羽)

第五节 杠 杆 效 应

一、杠杆效应的含义

财务管理中的杠杆效应表现为:由于特定费用的存在而导致的,当某一财务变量以较小幅度变动时,另一相关变量会以较大幅度变动。对杠杆效应的认识,可以使医院合理规避风险,提高财务管理水平。

财务管理中的杠杆效应有 3 种形式,即经营杠杆、财务杠杆和复合杠杆,在叙述这些杠杆原理前,必须先了解成本习性、边际贡献等相关问题。

二、成本习性、边际贡献与息税前利润

(一)成本习性及分类

所谓成本习性是指成本总额与业务收入之间在数量上的依存关系。根据成本习性对成本分类,对正确进行财务预测和财务决策,提供重要的依据。

按成本习性分类可以把全部成本分为固定成本、变动成本和混合成本 3 类。

1.固定成本

固定成本是指在一定时期和一定业务收入范围内不随业务量的变动发生任何变动的那一部分成本费用,这些成本费用每期均保持基本相同的水平。正是由于这些成本费用是固定不变的,因此,随着业务收入的增加。意味着它将分配给更多的业务量,也就是单位固定成本将随着业务量的增加而逐步变小。固定成本还可细分为约束性固定成本和酌量性固定成本两类。约束性固定成本是医院维持一定的业务收入必须负担的最低成本;酌量性固定成本是医院运营方针确定

的在一定时期内的成本,随着医院运营方针的改变而改变。

固定成本总额只是在一定时期和一定业务范围内保持不变,这里的一定范围,就是所谓的相关范围。超过相关范围,固定成本也会发生变化。因此,在讨论固定成本时必须与一定时期、一定范围相联系起来进行分析。从相对较长的时期来看,没有绝对不变的固定成本。

2.变动成本

变动成本是指其总额随着业务量成正比变动的那一部分成本。与固定成本相同,变动成本也是研究"相关范围"问题,只有在一定范围内,业务量和成本才能完全成同比例变化,呈完全的线形关系,超过一定范围,这种关系就不成立。

3.混合成本

有些成本虽然也随着业务量的变动而变动,但不成同比例变动,这样就不能简单地归入固定成本或变动成本,这类成本就是混合成本。混合成本依据其与业务量的关系分为半变动成本和半固定成本。

半变动成本是混合成本的基本类型,它通常有一定的初始量,有如固定成本,在这个初始量的基础上随业务量的增加而增长,又类似变动成本。

半固定成本是随着业务量的变化而呈现阶梯形变化,业务量在一定限度内,这种成本不发生变化,当业务量变化到一定限度时,成本就变化到一个新的水平。

(二)边际贡献及其计算

边际贡献是指业务收入减去变动成本后的差额。其计算公式为:

$$M = px - bx = (P - b)x = m \times x$$

式中:M 为边际贡献;P 为业务量单价;b 为单位变动成本;x 为业务量;m 为单位边际贡献。

(三)息税前利润及其计算

息税前利润及其计算是指支付利息和交纳所得税之前的利润。成本按习性分类后,息税前利润计算公式如下:

$$EBIT = px - bx - a = (P - b)x$$

式中:$EBIT$ 为息税前利润;a 为固定成本。

三、经营杠杆及其计算

(一)经营杠杆的概念

在其他因素不变时,业务量的增加虽不会改变固定成本总额,但会降低单位固定成本,从而提高单位利润。反之,业务量的减少会提高单位固定成本,降低单位利润。如果剔除固定成本,所有成本都是变动的,那么边际贡献就是息税前利润,此时息税前利润变动率同业务量变动率完全一致,这种由于固定成本的存在而导致息税前利润大于业务量变动的杠杆效应,就是经营杠杆。

(二)经营杠杆的计算

只要存在固定成本,就存在经营杠杆效应的作用。为此,需要对经营杠杆进行计算。对经营杠杆的计算最常用的指标是经营杠杆系数或经营杠杆度。所谓的经营杠杆系数是指息税前利润变动率相当于业务量变动率的倍数。其计算公式为:

$$经营杠杆系数 = \frac{息税前利润变动率}{业务量变动率}$$

$$DOL = \frac{\triangle EBIT / EBIT}{\triangle(px) / px}$$

$$= \frac{\triangle EBIT / EBIT}{\triangle x / x}$$

式中,DOL 为经营杠杆系数;EBIT 为变动前的息税前利润;△EBIT 为息税前利润的变动额;px 为变动前的业务收入;△(px)为业务收入的变动额;x 为变动前的业务量;Ax 为业务量的变动额。

(三)经营杠杆与经营风险的关系

引起经营风险的主要原因,是时常需求和成本等因素的不确定性,虽然经营杠杆系数本身不是经营风险的根源,但医院经营风险的大小和经营杠杆系数有着重要关系。

四、财务杠杆及其计算

所谓财务杠杆是指筹资债务的利息通常都是固定不变的,当息税前利润增大时,单位盈余所负担的固定财务费用相对减少;反之,当息税前利润减少时,单位盈余所负担的固定财务费用相对增加。这种由于债务的存在而导致收益变动大于息税前利润变动的杠杆效应。

与经营杠杆作用的表示方法类似,财务杠杆作用的大小通常用财务杠杆系数加以衡量。财务杠杆系数越大,财务杠杆作用越明显,财务风险就越大;反之依然。

财务杠杆吸收古的计算公式为:

$$财务杠杆系数 = \frac{息税前利润}{息税前利润 - 利息}$$

$$DFL = \frac{EBIT}{EBIT - I}$$

$$或 DFL = \frac{delta \triangle EPS / EPS}{\triangle EBIT / EBIT}$$

式中,I 为债务利息;△EPS 为单位利润变动额;EPS 为基期单位利润。

医院负债比率是可以人为控制的,医院可以通过合理安排资本结构,适度负债,使用财务杠杆利益抵消风险增大所带来的不利影响。

五、总杠杆系数(复合杠杆系数)

经营杠杆通过扩大业务量影响息税前盈余,而财务杠杆则是通过扩大息税前盈余影响收益。若两种杠杆同时起作用,那么业务量的微小变动都会使单位收益产生更大的变动。这两种杠杆的连锁作用就是总杠杆作用。总杠杆作用的程度,可用总杠杆系数 DTL 来表示和计算。

$$DTL = DOL \times DFL$$

总杠杆的作用在于能够估计出业务量的变动对单位收益造成的影响;再则,它能看出经营杠杆与财务杠杆之间的相互关系,可以使医院在考虑了各种相关的具体因素后,正确灵活地利用两杠杆间的关系作出抉择。

财务杠杆与财务风险的关系:财务风险是指医院为取得财务杠杆利益而利用负债资金时,增加了医院单位收益大幅度变动的机会所带来的风险。医院为了取得财务杠杆利益,就要增加负债,一旦出现息税前利润下降至不足以补偿固定利息支出,医院的单位收益就会下降的利用财务杠杆只能加大医院财务风险,而不能取得财务杠杆利益。这就是说,医院利用财务杠杆,可能会产生好的效果,也可能产生不利影响。

六、复合杠杆

由于存在固定的业务经营成本,产生生产经营杠杆效应,使得息税前利润的变动率大于业务量的变动率;同样,由于存在固定财务费用,产生财务杠杆效应,使得利润的变动率大于息税前利润的变动率。这种由于固定生产经营成本和固定财务费用的共同存在而导致的利润变动大于业务量变动的杠杆效应就是复合杠杆。对复合杠杆进行计量的最常用指标是复合杠杆系数。复合杠杆系数是指利润变动率相当于业务量变动率的倍数。其计算公式如下:

$$复合杠杆系数 = \frac{利润变动率}{业务量变动率}$$

$$DCL = \frac{\triangle EPS/EPS}{\triangle(px)/px} = \frac{\triangle EPS/EPS}{\triangle x/x}$$

复合杠杆系数与经营杠杆系数、财务杠杆系数之间的关系可以表示为:

$$DTL = DOL \times DFL$$

既复合杠杆系数为经营杠杆系数和财务杠杆系数之积。

$$复合杠杆系数 = \frac{边际贡献}{息税前利润 - 利息 - \frac{优先股股利}{1 - 所得税税率}}$$

$$DCL = \frac{M}{EBIT - I - \frac{d}{1-T}}$$

另复合杠杆系数还可表示为:

$$复合杠杆系数 = \frac{边际贡献}{息税前利润 - 利息}$$

$$DCL = \frac{M}{EBIT - I} = \frac{(p-b)x}{(p-b)x - a - I}$$

（李惜羽）

第二十一章　医院预算管理

第一节　概　　述

一、医院全面预算的现状

医院全面预算管理对医院投入及产出的数量、方式、时间、操作方法等做出了明确的规定和安排,并在一定的约束条件下实行资源调整和分配。在新医疗体制改革形势下,全面预算管理已成为医院实施内部管理控制的一种有效方法。当前医院的全面预算管理情况整体上不尽如人意,在业内讨论中也表现得比较悲观,反映的问题也不尽理想。虽然很多医院已经开始实施这方面的管理措施,但要真正将全面预算管理落到实处,还有很多因素制约着医院执行全面预算管理的深度和广度。归纳起来主要表现在:领导层不够重视,意识淡薄;各职能部门不够积极;全面预算编制比较草率、缺乏依据;全面预算执行实施不力;全面预算缺乏科学系统的分析等。现实中不乏有些医院全面预算管理比较规范做得很好,控制效果也比较明显,不仅表现在提高医院运营的效益、效率,而且对整个医院经济管理行为的规范化、制度化、精细化起到了很大的作用。由于全面预算是医院年度财务收支计划,是全体员工努力工作的目标,医院管理层必须有一个整体的、系统的全面预算计划概念,并按照此既定的计划率领全体员工努力勤奋工作,最终实现医院的工作目标。

二、医院全面预算含义和内容

(一)医院全面预算的概念

全面预算是用货币反映的财务收支计划,是用货币的形式来反映组织未来某一特定期间的有关现金收支、资金需求、资金融通、主营收入、成本、财务状况和运营成果等方面的详细计划。全面预算不仅是组织控制支出的工具,还是使组织的资源获得最佳社会效益和经济效益的一种方法。

医院全面预算是指医院按照国家有关规定,根据事业发展计划和目标编制的年度财务收支计划。医院全面预算由收入全面预算和支出全面预算两大部分组成,医院所有收支应全部纳入全面预算管理。

医院全面预算是对计划年度内医院财务收支规模、结构和资金渠道所做的预计,是计划年度内医院各项事业发展计划和工作任务在财务收支上的具体反映,是医院财务活动的基本依据,是保证财务收支活动有计划、有步骤进行的基础和前提,是实现财务管理目标的重要手段和依据。医院实行全面预算管理,有利于贯彻执行国家医疗卫生政策;有利于保证收支平衡,防范财务危机;有利于强化政府监管,改进和完善财务管理;有利于强化财务分析,便于绩效考核。

(二)医院全面预算的内容

1.从收支角度来分

医院全面预算是按公历年度编制的医院未来一定期间(财年)财务收支全面预算,不得延长或缩短期间。将所有收支应全部纳入全面预算管理,体现了全面预算的完整性。医院全面预算包括收入全面预算和支出全面预算。

(1)收入全面预算是以决策确定的运营目标为指导、以运营全面预算为基础,根据医院的人力、财力和物力资源而确定的。预计总收入、总支出,资产负债和现金流量等是全面预算的总和。收入全面预算包括医疗收入、财政补助收入、科研教学项目收入和其他收入。

(2)支出全面预算依据收入全面预算平衡确定人力成本、药品、材料、管理费用等支出全面预算,包括医疗支出、财政项目补助支出、科研教学项目支出和其他支出。

收入全面预算与支出全面预算是一个有机的全面预算整体,互为条件,互相依存,缺一不可。全面预算要准确、科学、合理测定收支,不得人为高估或压减。不得编制无依据、无标准、无项目的全面预算。

2.从经济活动过程来分

编制医院全面预算是通过编制一整套预计的经济活动和其相关财务状况来实现,这些财务状况从不同角度反映而又相互联系和衔接,构成医院全面预算体系。

(1)运营预算:运营预算是指为保证医院正常运营的收入、支出、存货等而编制的预算。它是预算体系的核心,主要包括收入预算、服务量预算、人力成本预算、药品、材料成本预算、管理费用预算等。

医院的收入预算,包括医疗收入、财政补助收入、科教收入、其他收入等内容;医院的支出预算,包括医疗支出、财政项目补助支出、科教项目支出和其他支出。

(2)财务预算:财务预算是关于资金筹措和使用的预算,它以运营预算为基础,主要编制现金预算、信贷预算、预计总收入支出、预计资产负债和预计现金流量等。

(3)专门决策预算(专项):专门决策预算是指根据医院投资决策所编制的投资支出预算,即经医院有关部门反复论证确定的项目支出预算。它主要包括医院的基础设施改造、设备购置、信息化建设、科研类项目、实验室和培训基地建设项目等。资金来源上,既有医院自有资金,也有财政专项拨款,且随着医疗卫生体制改革的不断深入,政府不断加大对公立医院的投入,财政专项资金占投入资金的比重会逐年加大。

由于我国实行部门全面预算起步较晚,对全面预算执行情况的绩效评价也是近几年才逐步开展起来的,目前专项预算管理还存在挤占资金、挪用资金,预算执行进度缓慢等问题,极大地降低了专项资金的使用效益,使大量资金在当年形成沉淀,造成资源浪费。如何对专项资金进行精细化管理,目前医院也正处在积极的探索阶段,有一些实践积累和成果,但尚不成熟,如医院在探索编制专项预算时确立预算绩效目标,建立预算绩效评估框架和量化指标体系,对项目预算确立进行科学评估,继而对项目预算绩效目标实施和实现目标进行评价。

三、医院全面预算的作用

编制医院全面预算是规划和控制医院未来期间运营活动的手段之一,是强化医院运营管理的重要环节,其作用主要有以下几个方面。

(一)编制全面预算有利于目标具体,责任明确

要实现对医院经济活动的有效控制,不仅需要一个符合社会要求和市场需要的医院发展总目标,而且需要将运营总目标按医院内部各职能部门的职责范围层层分解,使医院的运营总目标成为各职能部门工作的具体目标,以便能够控制医院内部各部门、各科室业务活动,并使医院全体员工都知道自己在全面预算期内的具体任务及其与医院运营目标之间的关系,从而明确自己所承担的责任。

医院在持续运营的过程中,通过编制全面预算,才能把医院的收入、支出、结余、项目支出等方面的目标要求,同有关部门、科室、班组的具体工作任务有机地结合起来,使每位员工的工作在全面预算指导和控制下有计划、有步骤地进行。由于全面预算全面、具体,可时时掌握执行过程中的偏差信息,以便采取有效措施,保证医院在全面预算期内整个运营活动不偏离运营目标。

(二)有利于协调医院各部门的运营活动

医院为实现决策层所提出的既定目标,必须使医院内部各部门、各科室、各班组之间紧密联系,有机配合,避免医院运营过程相互脱节。通过编制全面预算,可以把各部门、各科室、班组、个人和每一环节的目标有机地结合起来,明确各自的经济责任和相互关系,有助于医院各层次、各个部门、科室、班组和个人通过正式渠道加强内部沟通。

同时,有助于发现医院未来时期运营活动的薄弱环节,从而为加强薄弱环节管理和控制,克服消极因素的影响,更好地协调医院内部各项运营活动,为最终实现医院社会效益、经济效益和技术效益最大化创造良好条件。

(三)有利于日常经济活动标准的控制

医院在日常运营活动中,各项经济活动的进展如何,是否符合全面预算进程,能否实现决策目标,都需要根据一定的标准进行分析和判断,以便及时采取措施。全面预算使各个部门的管理人员、医疗、医技科室的专业人员和全体员工明确知道运营期间部门、个人都应该做什么和怎样做,并以全面预算为依据,通过计量、对比,及时提供实际执行结果及与全面预算标准之间的差异,然后采用有关的分析方法,找出原因,采取有效措施,保证全面预算目标的顺利实现。

(四)编制医院全面预算为运营控制提供了可靠依据

全面预算一经制定,就必须付诸实施,在全面预算执行过程中,各部门、各医技科室应以全面预算为依据,通过计量、对比,及时提供实际偏离全面预算的差异数额并分析其原因,以便采取有效措施,挖掘潜力,巩固成绩,纠正缺点,保证预定目标的完成。从这个意义上说,全面预算为运营控制提供了可靠依据。

(五)为评价、考核工作绩效提供客观标准

全面预算一旦经过全院各部门的充分酝酿、讨论、制定后,确立为医院内部各部门、科室、员工行动的目标。同时,这也是他们所承担的经济责任,并使其经济责任具有可考核性。医院可以通过对其实际完成数与全面预算数的比较分析,检查其完成全面预算目标的程度,考核评价各部门、员工的工作业绩。同时,根据全面预算与实际的偏差,检查全面预算的编制质量,以便提高全面预算编制水平。此外,通过编制全面预算,还有利于找到降低成本、提高效益的措施和途径,有利于调动全院职工为实现医院的总体目标而不懈工作。

(李惜羽)

第二节　医院全面预算的编制

一、医院全面预算的编制原则与依据

(一)医院全面预算的编制原则

1.坚持收支统管、以收定支、收支平衡的原则

医院在编制全面预算时,必须将一切财务收支全部列入全面预算,包括计划部门根据项目功能、规模核定安排的建设计划以及医院自筹用于发展建设和对外投资的资本支出等,实行统一核算,统一管理。医院应按规定将列入全面预算的各项收入、支出全部纳入全面预算,不得在单位全面预算之外另行设立收支项目。医院支出应当有可靠的收入来源和规模作保证,医院编制收入预算,安排相应的支出,不得安排无收入来源或超出收入规模的支出。医院全面预算要做到收支平衡,不能编制赤字预算,在一定时期内医院预算收入与预算支出之间应实现等量关系,保证国家下达的卫生事业计划能够顺利完成。

2.坚持统筹兼顾、保证重点的原则

医院承担着医疗和部分公共卫生服务职责,在安排支出预算时,既要考虑到各个方面的合理需求,不能顾此失彼,又要对重点工作予以保障。要按照上年度的执行情况,考虑全面预算年度的可变因素,应分辨轻重缓急,将有限的资金安排到最需要的地方。要对各类资金统筹调度,合理安排。人员支出是保证医院业务正常运转的基本支出,必须优先安排。然后,再视财力可能,本着先急后缓、先重后轻的原则,妥善安排其他支出项目,做到既要保证重点,又要兼顾一般。

3.坚持积极稳妥、依法理财的原则

全面预算是医院财务工作的重要基础,全面预算的编制过程也是贯彻国家有关方针、政策、法规、制度以及规范财务管理的过程。因此,医院在编制全面预算的过程中,必须认真贯彻和准确体现国家有关财经和医疗卫生方面的政策、法规、制度,特别是财政、财务、会计等方面的规章制度。

4.全面预算的编制要全面完整

在编制全面预算过程中应综合考虑、全面分析,避免因全面预算缺乏周密而详尽的考虑而影响目标实现的情况出现。全面预算的编制要明确体现或反映出医院整体运营目标,并使这些运营目标数量化和具体化。

5.全面预算的编制要切合实际,科学合理,留有余地在现实的运营过程中,过高或过低的全面预算指标都不利于全面预算管理方法的指导和控制;同时,现实状况的复杂多变又要求全面预算指标具有一定的灵活性,避免因发生意外情况而造成被动,影响原定目标的实现。全面预算的编制在技术上要符合要求,有关全面预算指标之间要相互衔接,要有明确的逻辑和钩稽关系,保证整个全面预算的综合平衡和可靠完整。

(二)医院全面预算的编制依据

为了保证医院全面预算切实可行,在编制全面预算时,要有充分的依据。

(1)国家卫生行政管理部门下达的卫生事业发展计划。

(2)以往年度的全面预算执行情况。

(3)本单位的发展规划、工作计划和业务目标。

(三)编制全面预算的准备工作

编制全面预算是医院全面预算管理的基础环节。为保证全面预算编制的科学、合理,必须先期做好各项准备工作。

1.确定全面预算基础

事业发展计划是编制全面预算的基础,上年全面预算执行情况是编制全面预算的参考。全面预算编制要坚持量入为出,收支平衡,与事业发展计划相衔接。通过分析,掌握上年财务收支和业务规律及有关资料的变化情况,总结经验,预测全面预算年度的收支增减趋势,为编制新年度全面预算奠定基础。

2.核实基本数字

核实基本数字是提高全面预算编制质量的前提。要核实在职和离退休职工人数、门急诊人次、床位编制和实有病床数,计划年度政策性增支因素的标准或定额等基本数据,并分析医院财务指标增减变动情况,合理确定财务指标及预计区间,使全面预算编制建立在可靠的基础上。

3.正确测算各种因素对医院收支的影响

一是分析测算计划年度内国家有关政策对医院收支的影响,如医疗保险制度改革、实施区域卫生规划、增设收费项目、提高收费标准对收入的影响,增加工资、津贴、补贴对支出的影响等。二是分析事业发展计划对医院收支的要求,如新增床位、新进大型医学装备和计划进行的大型修缮等对资金的需求和对收入的影响等。三是分析非经常性收支对医院总体收支的影响,医院不得将以前年度偶然发生的、非正常的收支作为编制当年全面预算的依据。

4.熟悉全面预算编制要求

准确掌握财政部门和主管部门有关编制医院收支全面预算的要求,熟悉新的全面预算科目及其内涵,熟悉全面预算表格的内在联系。财政部门和主管部门根据国家有关政策和全面预算管理和需要,会相应调整全面预算编制要求及全面预算科目、全面预算表格。医院编制全面预算,应及时了解相关要求,准确掌握相关要求,为编制全面预算打好基础。

二、医院全面预算的编制与实施程序

(一)医院全面预算的编制程序

医院全面预算的编制是非常复杂的,涉及行政、后勤、医疗、医技等各个部门,只有全员参与全面预算的编制,才能使全面预算成为各部门、科室、全体员工自愿努力完成的目标。医院全面预算的编制程序可以概括如下。

(1)医院最高管理层根据医院长期发展战略规划、运营目标、运营方针,提出医院在全面预算期(财年)的全面预算总目标和全面预算具体目标。

(2)各业务部门对于分配的全面预算指标进行反复研究,编制本部门全面预算,报送医院全面预算管理部门。

(3)医院全面预算管理部门审查、论证、平衡各部门编制的全面预算,汇总编制医疗收支、管理费用、专项收支等预算,分解到预算单位(单元),并汇总出医院的全面预算,提交医院院长办公会。

(4)经医院院长办公会批准,审议机构(全面预算管理委员会或职工代表大会)通过或驳回修改全面预算。

(5)主要全面预算指标报给卫生行政主管部门。

(6)批准后的医院全面预算,下达各部门、科室并执行。

(二)医院全面预算的实施程序

(1)首先要对医院的外部环境和内部环境进行调查摸底,医院的经济目标要服从于政府要求和市场经济的客观规律,所以在全面预算管理中要准确把握国家宏观经济政策走向,卫生改革的总体方向,周边医疗市场资源配置状况,地区国民收入发展趋势,市民医疗消费需求发展情况,以及同行业相关信息。对医院内部要充分掌握各项事业发展规划和实施计划,全面了解单位人员编制、财产分布及使用情况,了解科室、部门的人员、设备、技术力量、运营能力、工作量情况,并对历年数据进行加工、分析、以便做好全面预算和项目评估和论证工作。

(2)确立医院收支目标医院的收入主要包括业务收入、财政补助收入和其他收入三大部分。确立医院收入目标时应以医院业务收入为重点。通常根据医院总体发展规划和目标:如医院未来设备投资计划,由于房屋改扩建引起的医疗用房的增加,新科研成果的应用,新项目开展而引起的医疗服务水平的提高,由于专业人才引进引起的诊断水平的提高,由于医保定点人员的扩大、绩效激励政策的改变等因素来确定医院的增收额;根据卫生、物价等政策的改变、周边卫生资源配置变化、医保政策的变化确立医院总的减收额度,具体的工作量指标(如门、急诊人次/出院人数),从而确定医院总的业务收入及收入结构。医院的支出应遵循"一要吃饭,二要建设,三要有所积累"的原则,量入为出,量力而行,并与医院成本核算相结合。

(3)对医院收支目标进行合理分解,并层层落实到科室、部门。

1)业务收入部门:根据业务科室的历年运营状况及技术水平,结合科室的人员结构,设备投入情况,医院对科室的扶持政策,科室所承担的职能来分解落实收入目标;根据收入来配比它的药品、器械、材料消耗支出;根据历年情况核定其他公用经费支出。

2)行政后勤部门:主要根据它所承担的职能、任务,强调费用的合理开支,减少浪费,通过定项管理的办法来核定费用支出。这些收支指标的分解、落实并非一劳永逸,而是按"自上而下,自下而上,上下结合,多次平衡"的方式进行,从而缩小全面预算与实际的偏差,使目标更具合理性和可操作性。

(4)全面预算的评价与激励:医院全面预算管理是一项全员参与,全面覆盖,全程跟踪的系统工程,要使其有效实施,必须充分调动管理者和全院职工的积极性,将执行情况与医院管理者、职工的经济利益挂钩,并做到奖罚分明、到位。要奖罚,必须定期对科室的实绩与全面预算的差异进行分析、评估,考评中要求明确责任,区分执行中的可控及不可控因素,对于那些由于责任部门所创造的全面预算绩效,按收入增加、节约支出金额的一定比例确定奖励额度;对由于主观过失所造成的损失,按收入减少、超支额度酌情确定责罚额度。

医院全面预算管理是单位和医院行之有效的财务管理手段和技术。积极推进医院全面预算管理将是从根本上推动医院建设和发展的助推器。

三、医院全面预算管理的编制

以往医院编制方法大部分采用"基数加增长"的方式编制预算。医院应改革传统的"基数加增长"的全面预算编制方法,应采取"零基全面预算法"编制年度全面预算。要在科学测算计划年度内各项工作对医院收支影响程度的基础上,确定每项工作可能给医院提供的收入或需要安排的支出数量,而不是仅仅审核修改上年全面预算或审定新增部分。

(一)收入全面预算的编制

1.医疗收入

医疗收入包括门诊收入、住院收入和其他收入。门诊部分应以计划门诊人次和计划门诊平均收费水平计算,住院部分应以计划病床占用日数和计划平均床日收费水平计算,其他医疗收入应区分不同的服务项目,确定不同的定额,分别计算。

2.财政补助收入

应根据财政部门核定的定项补助数编列。

3.其他收入

可根据具体收入项目的不同内容和有关业务计划分别采取不同的计算方法,逐项计算后汇总编制。也可以参照以前年度此项收入的实际完成情况,合理测算计划年度影响此项收入增减因素和影响程度后,预计填列。

(二)支出全面预算的编制

医院的支出全面预算包括医疗支出、财政项目补助支出、科教项目支出、管理费用和其他支出。医院支出全面预算的编制应本着既要保证医疗业务正常运行,又要合理、节约的精神,以计划年度事业发展计划、工作任务、人员编制、开支定额和标准、物价因素等为基本依据。

1.医疗支出

(1)对人员经费支出部分应根据医院业务科室计划年度平均职工人数,上年末平均工资水平,国家有关调整工资及工资性补贴的政策规定、标准,职工福利费的提取标准、提取额度,计划开支的按规定属于职工福利费范围的增支因素等计算编列,耗用的药品及卫生材料支出可根据计划年度医疗收入相关部分与相应加成率或药品购销差价率等计算编列。

(2)计提的固定资产折旧可根据当年末固定资产总额与计划年度拟增加的固定资产,采用相应的折旧方法计算编列。

(3)无形资产摊销可根据相应的无形资产摊销政策,计算计划年度无形资产摊销额编列。

(4)提取医疗风险基金可根据医疗收入乘以相应的提取比例计算编列。

(5)其他部分可在上年度实际开支的基础上,根据计划年度业务工作量计划合理计算编列。其他部分中的业务支出应在上年度实际开支的基础上,根据年度人均实际支出水平为基础,按计划年度医疗业务科室平均职工人数、业务发展计划、经费开支定额计算。

2.财政项目补助支出

按照具体项目全面预算实事求是的编列。政府举办的公立医院的基本建设和设备购置等发展建设支出,经发展改革等有关部门批准和专家论证后,建立政府专项补助资金项目库,由政府根据轻重缓急和承受能力逐年安排所需资金。公立医院重点学科建设项目,由政府安排专项资金予以支持。

3.科教项目支出

按照科研课题申报的具体项目编列。

4.管理费用

对医院行政管理部门、后勤部门的人员经费和耗用的材料支出、计提的固定资产折旧、无形资产摊销以及其他各类杂项开支可参照医疗支出相应部分计算编列。其中,医院统一管理的离退休经费,按照计划年度离退休人员数和国家规定的离退休经费开支标准计算编列。

5.其他支出

可参考上年度实际开支情况,考虑计划年度内可能发生的相关因素预计编列。

(李惜羽)

第三节 全面预算的编制方法

医院全面预算在很长一段时期都以定性为主,这主要受制于我国较低的全面预算管理水平和较差的预测能力。近年来,随着公立医院体制改革的不断深入,运营能力的不断提高,也开始引入时间序列、因果分析、模型法等定量预测方法。

目前,除传统的全面预算编制方法外,具体常见的全面预算方法还有零基全面预算法、弹性全面预算法、滚动全面预算法和概率全面预算法等。虽然现在这些方法的应用还有很大的局限性,但未来这些定量预测方法将会弥补定性法的不足,从而提高预测的准确性。

一、传统的全面预算编制方法

(一)增量全面预算法

在基期水平的基础上,结合全面预算期业务量水平及有关影响因素的变动情况,通过调整有关基期项目及数额而编制全面预算的方法。一般可能的影响因素包括:年收入的自然增长、政策变化因素、社会物价水平、机构变化等。

(二)系数全面预算法

利用两项不同性质而又有内在联系的数值之间的比例关系,即系数,根据其中一项已知数值,求得另一项指标数值的方法。医院日常财务管理经常使用的指标,例如,每门诊人次收入及支出、每住院人次收入及支出、应收账款周转天数、资产负债率等。

(三)定额全面预算法

定额全面预算法是利用全面预算定额与定员等相关基本数字进行全面预算编制的方法。它是某项定额与计划年度有关的技术经济指标的乘积。有的全面预算定额是国家统一制定的,有的则是在实践中形成的。例如,离退休人员经费、财政基本补助收入等。

(四)比例全面预算法

利用局部占全部的比例关系,根据其中一项已知数值,计算另一项数值的一种方法。一般是利用全面预算单项收支占收支总额的比例关系,根据全面预算单项收支测算全面预算收支总额,也可以根据全面预算收支总额测算全面预算单项收支数额。如职工福利费、工会经费、住房公积金等,按照国家有关规定采用比例全面预算法。

(五)综合全面预算法

运用系数法和增量法测算全面预算收支的一种方法。这种法方法是在基期全面预算执行的基础上,既使用系数法计算增长因素对全面预算收支的影响,又考虑影响全面预算收支的其他各种因素,进行综合分析测算,使其计算结果更为准确。

二、零基全面预算法

零基全面预算法全称为"以零为基础编制全面预算的方法",是指在编制全面预算时,不受过去业务收支情况的约束,将所有正在进行的业务活动都看作是重新开始,逐项审核成本费用是否合理,在综合平衡的基础上编制当期全面预算的方法。

(一)零基全面预算的特点

根据全面预算编制的基础不同,分增量全面预算和零基全面预算两种编制方法。与传统的增量全面预算法相比,零基全面预算法有以下 3 个特点。

(1)全面预算编制的基础不同。零基全面预算法是以零为起点,不考虑以往会计期间所发生的收支业务,根据全面预算期业务活动的重要性和可供分配的资金量确定全面预算项目和数额;增量全面预算法是以基期全面预算为基础,在此基础上结合全面预算期业务量水平,考虑可能影响因素的未来变动情况,调整原有项目而编制全面预算的一种方法。

(2)全面预算编制的分析对象不同。零基全面预算法需要对全面预算期内所有的经济业务进行成本-效益分析;增量全面预算法承认原有各项业务的合理性,只是对新增加的经济业务进行成本-效益分析。

(3)全面预算的着眼点不同。零基全面预算法在对各项目进行成本分析基础上,排出先后次序,按照项目的重要性分配全面预算资金;增量全面预算法仅限于全面预算资金的调整,不考虑业务活动本身。

(二)零基全面预算的编制

零基全面预算采用了典型的"自下而上""自上而下""上下结合"三次循环式的全面预算编制程序,充分体现了群策群力的精神,便于全面预算的贯彻实施。这种方法既有利于发挥各部门人员的主观能动性,又能促使各部门通过成本效益分析,将有限的资源运用到最需要的地方,从而提高资源的使用效率。零基全面预算一般适用于不经常发生或全面预算编制基础变化较大的全面预算项目,其编制程序主要包括以下几个步骤。

1.提出全面预算目标

在正式编制全面预算前,管理层应根据医院的整体规划和运营目标,综合考虑各种资源条件,提出全面预算目标,规范各部门的全面预算行为。

2.确定部门全面预算目标

各职能科室根据医院的总体目标和本部门的具体目标,以零为基础,提出本部门在全面预算期内为完成全面预算目标需要发生的开支项目,并详细说明每一项目的开支性质、金额、必要性和用途。

3.进行成本-效益分析

医院财务部门对各职能科室提出的全面预算项目进行成本-效益分析,将其投入与产出进行对比,说明每项费用将会给医院带来的影响。然后,在权衡轻重缓急的基础上,将各个费用项目分成若干层次,排出先后顺序和重要程度。

4.分配资金落实全面预算

根据全面预算项目的排列顺序,对全面预算期内可动用的资金进行合理分配。做到保证重点,兼顾一般。

5.编制并执行全面预算

资金分配方案确定后,财务部门要审核、汇总各部门全面预算,编制正式全面预算后,经批准下达执行。

三、弹性全面预算法

弹性全面预算法又称变动全面预算法,是根据全面预算期间可预见的多种业务量水平,分别编制相应全面预算的方法。用弹性全面预算法编制的全面预算称为弹性全面预算。它的优点在于弥补了固定全面预算当实际业务量与计划业务量发生较大差异时,收支水平的实际数与全面预算数缺乏可比性这一缺陷。

(一)弹性全面预算的编制

采用弹性全面预算法编制全面预算的具体步骤如下。

(1)选择适合的业务量:如门诊人次、出院人次、材料消耗量、直接人工工时和价格等。

(2)确定适用的业务量范围:弹性全面预算的业务量范围视部门业务量变化情况而定,不能脱离实际。一般而言,可定在正常业务量水平的70%~120%,或者以历史上最高业务量和最低业务量为上下限。

(3)划分各项费用的成本习性,确定各项成本与业务量之间的数量关系。

(4)根据各经济变量之间的数量关系,计算在不同业务量水平下的全面预算数额。

(二)弹性全面预算的编制方法

弹性全面预算法主要分公式法和列表法两种。

1.公式法

公式法是运用成本性态模型 $y=a+bx$,测算全面预算期成本费用数额,并编制成本费用全面预算的方法。其中,y 表示全面预算总成本,a 表示固定全面预算,b 表示单位变动全面预算,x 表示预计业务量。

公式法的优点是便于计算任何业务量的全面预算成本。但是,如果成本的分布呈现阶梯式或曲线式,需要用数学方法修正为直线时才能应用。

2.列表法

列表法也叫多水平法,是在确定的业务量范围内,划分若干个不同间隔水平(5%~10%),然后分别计算各项全面预算数额,汇总列入一个全面预算表格中的方法。它的优点在于不管实际业务量是多少,不必经过计算就可以直接找到与业务量相近的全面预算成本。但是,在运用列表法编制全面预算时,往往需要使用插补法计算实际业务量的全面预算成本,计算过程比较麻烦。

四、滚动全面预算法

滚动全面预算法又称连续全面预算法或永续全面预算法,是指随着时间的推移和全面预算的执行,调整和编制下期全面预算,全面预算时间不断延伸,整个全面预算期间处于逐期向后,永续滚动状态的一种全面预算编制方法。

采用滚动全面预算法编制全面预算,按照滚动的时间单位不同分为逐月滚动、逐季滚动和混合滚动。

(一)逐月滚动

逐月滚动方式是指在全面预算编制过程中,以月份为全面预算的编制和滚动单位,每月调整全面预算的方法。

(二)逐季滚动

逐季滚动方式是指在全面预算编制过程中,以季度为全面预算的编制和滚动单位,每季度调整全面预算的方法。采用逐季滚动方式编制的全面预算具有工作量较小,但缺点是精确度较差。

(三)混合滚动

混合滚动方式是指在全面预算编制过程中,以月份和季度为全面预算的编制和滚动单位,每季度细化调整全面预算的方法。这种方法的理论依据是:人们对未来的了解程度具有对近期把握较大,对远期的预计把握较小。

采用混合滚动方式编制的全面预算集中了逐月滚动和逐季滚动方式的优点,具有较高的实用性。

运用滚动全面预算法编制全面预算,能够保持全面预算的持续性,从动态的角度、发展的观点把握医院近期运营目标和长期的战略布局;采用长计划、短安排的具体做法,使全面预算更接近和适应实际情况,有利于全面预算的顺利执行和实施。

(李惜羽)

第四节　医院的全面预算管理

一、全面预算管理在医院经济管理中的地位

医院经济管理包括财务管理、物资管理、药品管理、设备管理、全面预算管理、成本管理、价格管理、专项资金管理等。在诸多经济管理项目中,全面预算管理是医院运营管理的主线,为达到医院一定时期的运营目标,最重要的是对目标执行过程中的控制,而全面预算管理体现了这一控制的全过程。

医院在全面预算管理方面存在的误区有形式上的全面预算、视为财务任务、编制方法模式化、全面预算准确急于求成、按领导意图报全面预算、全面预算考核强调节约、以不变应万变等。

二、医院全面预算管理体系

按照"全面预算归口管理、限额下达控制、三级目标统一"的原则,由一级医院总全面预算、二级归口职能部门全面预算和三级临床、医技等基层单位全面预算组成,实行以财务全面预算为主,把全院所有处、科室收支都纳入医院全面预算管理体系的全面预算。

全面预算是未来一定时期内运营计划的数量表现形式,是一种系统的管理方法。它是用来分配医院的财务、实物及人力等资源,以实现既定的战略目标。医院可以通过全面预算来监控战略目标的实施进度,有助于控制收支,并预测未来的现金流量。

三、医院全面预算管理组织

开展医院全面预算和管理必须要有一定的组织机构作保障。全面预算管理部门可以独立设置也可以在财务部内设置,负责各项预算工作的开展。预算管理的组织机构及其职能如下。

(一)全面预算管理委员的组成

全面预算管理委员会是预算审定的权力机构,它由院长、副院长、财务负责人、其他职能部门负责人和责任中心负责人组成。主要职责是审议通过有关全面预算管理制度,组织有关部门或聘请有关专家进行财务预测,审议通过全面预算目标、全面预算编制方法和程序,审查整体全面预算方案及各部门编制的全面预算草案,协调和解决全面预算编制过程中的问题,将经过审查的全面预算提交院长办公会审批,院长办公会通过后下达正式全面预算,检查、监督和分析全面预算执行情况,提出改进措施,提出修订和调整全面预算的建议,对于全面预算执行中出现的矛盾进行调解和仲裁,审定年度决算,并提出考核奖惩意见。

(二)全面预算管理委员会的职责

(1)传达全面预算的编制方针、程序、具体指导科室、部门全面预算方案的编制。

(2)根据全面预算编制方针,对科室、部门编制全面预算草案进行初步审查、协调和平衡、汇总后编制医院的全面预算方案,一并报全面预算管理委员会审查。

(3)在全面预算执行过程中,监督、控制科室、部门的全面预算执行情况。

(4)每期全面预算执行完毕,及时形成全面预算执行报告和全面预算差异分析报告,交全面预算管理委员会审议。

(5)遇有特殊情况时,向全面预算管理委员会提出全面预算修正建议。

(6)协助全面预算管理委员会协调、处理全面预算执行过程中出现的一些问题。

(三)明确投资中心及其职责

投资中心由收益中心、成本中心、全面预算责任中心组成,各责任中心第一负责人对本中心全面预算承担第一责任。主要职责如下:①提供编制全面预算的各项基础资料;②编制本责任中心全面预算草案;③监督本单位/部门全面预算的执行情况并及时反馈;④根据内部和外部环境变化提出全面预算调整申请;⑤协调本单位/部门内部资源及单位/部门之间的全面预算关系;⑥定期分析和考核本单位/部门全面预算执行情况。

(李惜羽)

第二十二章 医院运营资金管理

第一节 概 述

一、运营资金的含义与管理目的

运营资金即总营运资金,是指医院投放在流动资产的资金,包括库存现金、应收账款、存货等流动资产。这些流动资产是医院资产的重要组成部分,具有占用时间短,周转快、易变现等特点。医院从有效管理的角度出发,通常都以一定量的运营资金为基础从事医疗服务活动。这是因为,医院的流动资产可转化为现金,构成现金流入之源;医院偿还流动负债需支付现金,构成现金流出之源。虽然流动资产各项目的流动性不尽相同,但相对来说,持有流动资产越多,医院的偿债能力就越强。因此,通过运营资金的分析,可以了解医院的资产流动性、流动资产的变现能力和短期偿债能力。

二、运营资金的特点

(一)运营资金周转期短

医院投放于流动资产上的资金在医院开展医疗业务活动过程中及其他活动中会不断地被使用或者耗用,保持原有形态的时间是短暂的,一般不会超过一年。

(二)运营资金形态变动大

医院的运营资金在使用中经常由一种形态转变为另一种形态。依次表现为货币资金、储备资金、劳务生产资金等占用形态,循环往复,其形态也随之不断变化。如用现金购买材料,将货币资金形态的流动资产转变为实物形态的流动资产,医院提供医疗服务耗费材料收取规定的费用,实物形态的流动资产又变为货币形态的流动资产,这种循环往复就形成了医院运营资金的周转。由于医院的医疗服务活动和其他活动是不断进行的,医院的运营资金占用形态在时间上依次继起,相继转化,所以医院运营资金在使用过程中形态变动大。研究医院运营资金占用形态的变动性有助于合理配置各种运营资金的适当比例,促进医院运营资金周转的顺利进行。

(三)运营资金变现性强

医院运营资金中的库存现金、银行存款本身就是可以随时用于支付和偿债的,不存在变现问题,而非现金形态的运营资金如库存物资、应收款项、药品等往往也很快能够变现。因此医院的运营资金的变现性强,表明现金流动性好,资金运转完好,医院运营资金的易变现性对于医院应对临时性、突发性的资金需求具有重要意义。

(四)运营资金来源多而灵活

医院运营资金的来源渠道多种多样,运营资金的需求既可以通过长期筹资方式解决也可通过短期筹资方式解决,如医院的运营资金可通过银行的长期或短期借款解决,也可通过提供医疗服务获得,采取赊账的方式购买药品,卫生材料等,也有利于充分利用现金,提高运营资金使用效率。加快应收款项的回收速度和回收金额也是一种短期的筹资方式,所以说医院运营资金的来源多而灵活。

(李惜羽)

第二节 现金管理

医院的现金是医院流动资产的重要组成部分,现金的概念有狭义和广义之分。狭义的现金是指医院的库存现金;广义的现金是指包括库存现金、银行存款和符合现金定义的其他货币形态资产。这里所说的现金是广义的现金。库存现金、银行存款和其他货币资金是医疗卫生机构货币资金的主要组成部分。货币资金是指医疗卫生机构在开展医疗活动及其辅助活动过程中处于货币形态的资金,是医疗卫生机构流动资产的重要组成部分。现金是可以立即投入流动的交换媒介,它是医院中流动性最强的资产,能够直接支付和偿还到期债务,但现金的收益性最弱,因此现金管理就需要在流动性和收益性之间进行权衡选择,在保持其适度流动性的前提下,尽可能地提高收益。

一、持有现金的动机与成本

(一)持有现金的动机

虽然现金的收益性最弱,但医院又必须持有一定量的现金用于日常的医疗服务和偿还短期债务。医院持有现金的动机主要如下。

1.交易动机

医院在正常经营过程中应保持一定的现金支付能力,即医院为了维持日常周转及正常经营活动,必须保持的现金余额数,如用于购买材料、支付工资、偿付到期债务等。医院每天在提供医疗服务过程中都会发生许多收入和支出,这些收入和支出在数量上的不相等和在时间上的不匹配,使医院需要持有一定数量的现金来调节,以使医疗服务活动能继续进行。

通常医院为了满足交易动机所持有的现金余额,主要取决于医院的医疗服务水平和规模。医院医疗服务规模扩大,收费数额增加,所需现金余额也随之增加。反之,医院的医疗服务水平低,规模小,服务的数量就少,收费的数额相应就少,所需的现金持有量也少。

2.预防动机

预防动机即医院为应付紧急情况(突发事件)而需要保持的现金支付能力。如季节性疾病、流行病的突发等,由于人群患病的不易测性和其他各种不测因素的存在,医院通常难以对未来现金流入量与现金流出量做出准确的估计和预期。一旦医院对未来现金流量的预期与实际情况发生偏离,会使原本很好的财务计划失去效果。因此,医院为了应付紧急情况,有必要在正常业务活动现金需要量的基础上,追加一定数量的现金余额。

3.投机动机

投机动机即置存现金是用于不寻常的购买机会,比如,遇有廉价材料或其他资产供应的机会,便可用手头现金大量购入。暂时不用的现金存在银行里也可以获得一定的收入。但是,一般来说,医院专为投机性动机而特别置存现金的不多见。有时,遇到不寻常的购买机会,医院也会设法临时筹集资金。因此,投机性动机只是医院确定现金余额时所需考虑的次要因素之一,其持有量的大小往往与医院在金融市场的投资机会及医院对待风险的态度有关。

医院除以上三项原因持有现金外,也会基于满足将来某一特定要求或者为在银行维持补偿性余额等其他原因而持有现金。医院在确定现金余额时,一般应综合考虑各方面的持有动机。但需要注意的是,由于各种动机所需的现金可以调节使用,医院持有的现金总额并不等于各种动机所需现金余额的简单相加,前者通常小于后者。另外,上述各种动机所需保持的现金,并不要求必须是货币形态,也可以是能够随时变现的有价证券以及能够随时融入现金的其他各种存在形态,如可随时借入的银行信贷资金等。

(二)持有现金的成本

医院持有现金可以满足其交易性动机、预防性动机和投机动机,但也存在成本,现金的成本主要包括现金的机会成本、管理成本、转换成本和短缺成本。这些成本都属于医院的资金成本。

1.机会成本

现金作为医院的一项资金占用是有代价的,这种代价就是它的机会成本。即医院持有现金而牺牲的投资收益,与现金持有量成正比关系。

2.管理成本

医院拥有现金,会发生管理费用,如管理人员工资、安全措施费等,这些费用就是现金的管理成本。

3.转换成本

现金的转换成本是指现金与有价证券相互转换的成本。一般情况下,现金的转换成本与现金转换的次数相关,现金转换的次数越多,现金转换的成本越大。

4.短缺成本

现金的短缺成本是因为缺乏必要的现金,不能应付业务开支所需,而使医院蒙受损失或为此付出的代价。现金的持有量越多,出现现金短缺的可能性越小,现金的短缺成本越小;相反,医院现金持有量越少,出现现金短缺的可能性越大,现金短缺的成本就越大。

二、最佳现金持有量的确定

医院现金管理的主要内容就是确定医院最佳的现金持有量,这也是医院现金预算编制的重要环节。因此,基于交易、预防、投机等动机的需要,医院必须保持一定数量的现金余额,即控制好现金持有规模,确定适当的现金持有量。一般来讲,确定最佳现金持有量的常用的模型有两种。

(一)成本分析模型

成本分析模型是通过分析持有现金的成本,寻求持有成本最低的现金持有量。在成本分析模型中,需要考虑3种成本。

1.机会成本

现金作为企业的一项资金占用是有代价的,这种代价就是它的机会成本。一般来讲,机会成本用银行利息率来反映。假定某医院的利息率为10％,年均持有70万元的现金,则该医院每年现金的成本为7万元(70×10％)。现金持有额越大,机会成本就越高。医院为了使医疗服务业务的顺利开展,需要拥有一定的现金,但现金拥有量过多,导致机会成本代价大幅度上升,那就适得其反了。

2.管理成本

医院现金持有的管理成本是一种固定成本,与现金持有量之间无明显的比例关系。

3.短缺成本

现金短缺成本在内容上大致包括丧失购买机会造成停工损失、不能及时还款所造成信用损失和得不到现金折扣等。其中,失去信用而造成的损失难以准确计量,但其影响往往很大,甚至导致供货方拒绝或拖延供货,债权人要求清算等。现金的短缺成本随现金持有量的增加而下降,随现金持有量的减少而上升。

(二)存货模型

存货模型又称Baumol Model,它是由美国经济学家William J.Baumol首先提出的。他认为企业现金持有量在许多方面与存货相似,存货经济订货批量模型可用于确定目标现金持有量,并以此为出发点,建立了Baumol模型。

存货模型的着眼点也是现金有关成本最低。在这些成本中,最相关的是现金持有机会成本和转换成本。机会成本如前所述,转换成本则是指医院用现金购入有价证券以及转让有价证券换取现金时付出的交易费用,即现金与有价证券之间相互转换的成本,如委托买卖佣金、委托手续费、证券过户费、实物交割手续费等。

但要注意的是全额预算的医院只能通过预算外资金或预算包干结余资金购买有价证券,禁止用预算核拨的专项资金购买,购买的债券一般包括国库券、国家重点建设债券、重点企业债券等。

证券转换成本与现金持有量的关系是在现金需要量既定的前提下,每次现金持有量即有价证券变现额的多少,必然会对有价证券的变现次数产生影响,即现金持有量越少,进行证券变现的次数越多,相应的转换成本就越大;反之,现金持有量越多,证券变现的次数就越少,需要的转换成本也就越小。因此,现金持有量的不同必然通过证券变现次数的多少而对转换成本产生影响。

在存货模型中,只对机会成本和转换成本进行考虑,它们随着现金持有量的变动而呈现出相反的变动趋向,即现金持有量增加,持有机会成本增加,而转换成本减少。这就要求医院必须对现金和有价证券的分割比例进行合理安排,从而使机会成本与转换成本保持最佳组合。换言之,能够使现金管理的机会成本与转换成本之和保持最低的现金持有量,即为最佳现金持有量。

运用存货模型确定最佳现金持有量时,是以下列假设为前提的:①医院所需的现金可以通过证券变现取得,且证券变现的不确定性很小;②医院预算期内现金需要总量可以预测;③现金的支出过程比较稳定、波动较小,而且每当现金余额降至零时,均可通过部分证券变现得以补足;④证券的利率或报酬率以及每次固定性交易费用可以获悉。如果这些条件基本得到满足,医院便可以利用存货模型来确定现金的最佳持有量。

三、现金的日常管理

医院在确定了最佳现金持有量后,还应采取各种措施,加强现金的日常管理,重点是库存现金的管理和银行存款,以保证现金的安全、完整,最大限度地发挥其效用。

(一)库存现金的管理要求

库存现金是医疗机构流动性最强的资产,使用方便,收付频繁,容易发生丢失、被挪用或侵占,而且不能随保留时间的推移而增值。因此,医疗机构应当严格遵循国家《现金管理暂行条例》等有关现金管理的规定,建立健全单位现金内部控制,保证现金使用的合法性、合理性和安全完整。库存现金的管理包括库存现金限额、现金使用范围、库存现金收支以及现金内部控制等。

1.严格控制库存现金的限额

库存现金的限额是指为了保证医院日常零星开支的需要,允许其保留的库存现金的最高金额。这一限额一般由医院的开户银行根据其实际需要,按照《现金管理暂行条例》核定。

医院需要保持一定数额的现金以满足其正常业务的需要,但也不能保留过多的现金。过多地保留现金将降低医院的经济效益。而且现金流动性非常强,容易成为不法分子偷盗、贪污、挪用的对象。因此,医院应当严格遵守核定后的库存现金限额,超出部分应于当日终了前存入开户银行。需要增加或减少库存现金限额时,需向开户银行提出申请,由其重新核定。

2.严格遵守现金的使用范围

根据国家现金结算制度的规定,医院收支的各种款项必须按照国务院颁布的《现金管理暂行条例》的规定办理。医院与其他单位或个人的经济往来,除在规定范围可以使用现金外,必须通过开户银行进行转账结算。根据《现金管理暂行条例》的规定,现金的使用范围主要如下。

(1)职工工资、津贴,指企业、事业单位和机关、团体、部队支付给职工的工资和工资性津贴。

(2)个人劳务报酬,指由于个人向企业、事业单位和机关、团体、部队等提供劳务而由企业、事业单位和机关、团体、部队等向个人支付的劳务报酬。

(3)根据国家制度条例的规定,颁发给个人的科学技术、文化艺术、体育等方面的各种奖金。

(4)各种劳保、福利费用以及国家规定的对个人的其他支出,如退休金、抚恤金、学生助学金、职工困难生活补助。

(5)收购单位向个人收购农副产品和其他物资的价款,如金银、工艺品、废旧物资的价款。

(6)出差人员必须随身携带的差旅费。

(7)结算起点(1 000元人民币)以下的零星支出。超过结算起点的应实行银行转账结算,结算起点的调整由中国人民银行确定。

(8)中国人民银行确定需要用现金支付的其他支出。如采购地点不确定、交通不便、抢险救灾以及其他特殊情况,办理转账结算不够方便,必须使用现金的支出。对于这类支出,现金支取单位应向开户银行提出书面申请,由本单位财会部门负责人签字盖章,开户银行审查批准后予以支付现金。

3.不得坐支现金

医疗机构要严格按照《现金管理暂行条例》的规定办理现金收支业务,在规定的使用范围内使用现金结算,并且不得"坐支"现金。坐支是指企事业单位和机关团体从本单位的现金收入中直接用于现金支出。按照《现金管理暂行条例》及其实施细则的规定,开户单位支付现金,可以从本单位的现金库存中支付或者从开户银行提取,不得从本单位的现金收入中直接支出。这主要是因为坐支使银行无法准确掌握各单位的现金收入来源和支出用途；干扰开户银行对各单位现金收付的管理,扰乱国家金融秩序。因此,医院收到的现金应于收取当日送存开户银行；支用现金,可以从本单位库存现金中支付或从开户银行提取,而不能从本单位的现金收入中直接支付。因特殊需要确实需要坐支现金的,应按规定事先向开户银行提出申请,说明申请坐支的理由、用途和每月预计坐支的金额,然后由开户银行根据有关规定进行审查,核定开户单位的坐支范围和坐支限额。

4.采取有效措施控制现金支出时间

控制现金支出管理的关键是现金支出的时间,即尽可能地延缓现金的支出时间是控制现金持有量最简便的方法。当然,这种延缓必须是合理合法的,且是不影响医院信誉的,否则,医院延期支付所带来的效益必将远小于为此而遭受的损失。通常医院可采用的方法主要如下。

(1)推迟支付应付账款法:一般情况下,供应商在向医院收取账款时,都会给医院预留一定的信用期限,医院可以在不影响信誉的前提下,尽量推迟支付的时间。

(2)合理利用现金"浮游量":现金的浮游量是指医院现金账户上现金金额与银行账户上所示的存款额之间的差额。有时,医院账户上的现金余额已为零或负数,而银行账上的该医院的现金余额还有很多。这是因为有些医院已开出的付款票据,银行尚未付款出账,而形成的未达账项,对于这部分现金的浮游量,医院可以根据历年的资料,进行合理地分析预测,有效地加以利用。要点是预测的现金浮游量必须充分接近实际值,否则容易开出空头支票。

(3)汇票付款法:这种方法是在支付账款时,可以采用汇票付款的尽量使用汇票,而不采用支票或银行本票,更不是直接支付现钞。因为,在使用汇票时,只要不是"见票即付"的付款方式,在受票人将汇票送达银行后,银行还要将汇票送交付款人承兑,并由付款人将一笔相当于汇票金额的资金存入银行,银行才会付款给受票人,这样就有可能合法地延期付款。而在使用支票或银行本票时,只要受票人将支票存入银行,付款人就必须无条件付款。

(4)分期付款法:对医院而言,如果医院与交易方是一种长期往来关系,彼此间已经建立了一定的信用,那么在出现现金周转困难时,适当地采取"分期付款"的方法,对方是完全可以理解的。为此,可采用大额分期付款,小额按时足额支付的方法,另外,对于采用分期付款方法时,一定要妥善拟订分期付款计划,并将计划告知对方,且必须确保按计划履行付款义务,这样就不会失信于交易方。

(5)改进工资支付方式法:医院每月在发放职工工资时,都需要大笔的现金,而这大笔的现金如果在同一时间提取,则在医院现金周转困难时会陷入危机。解决此危机的方法就是最大限度地避免这部分现金在同一时间提取。为此。可在银行单独开设一个专供支付职工工资的账户,然后预先估计出开出支付工资支票到银行兑现的具体时间与大致金额。

5.建立现金管理的内部控制制度

库存现金具有极容易发生丢失、短缺和被盗窃等现象,最容易被挤占、挪用和产生舞弊行为的特点,存在较高的控制风险。因此,医院应在严格遵守国家现金管理制度的同时,建立并不断完善现金管理内控制度,并从以下几个关键环节采取相应的控制措施以降低现金的控制风险,保护本单位财产安全。

(1)职责分工、权限范围和审批程序应当明确,机构设置和人员配备应当科学合理,现金出纳和会计记录工作应当相互分离,出纳工作应由专人负责。

(2)医院应当每天进行现金盘点,确保现金账面余额与实际库存相符。如发现不符,应及时查明原因后做出处理。

(3)与现金有关的票据的购买、保管、使用、销毁等应当有完整的记录。

(4)现金日记账应根据经审核合法的收付款凭证逐笔登记入账;现金收入应当及时存入银行,不得坐支现金,不得账外设账,严禁收款不入账;现金支出应该符合国家规定的使用范围并经有权审批人批准。

(二)银行存款的管理

1.银行存款的概念

银行存款是指医院存入银行等金融机构的各种存款。医院除不超过规定限额的少量现金可以留存外,其他货币资金必须存入开户银行,相关业务需要通过银行办理转账结算。因此,医院应该按照有关规定经过批准在银行开设账户,加强银行账户管理,遵守结算纪律,做好银行存款的核算工作。

2.银行存款的管理

医院银行存款应按照以下要求进行管理。

(1)医院的货币资金,除保留限额内的库存现金外,其余都必须存入开户银行。基层医疗卫生机构在银行或其他金融机构的账户必须由单位财务部门按规定经过批准后统一开设和管理,避免多头开户。

(2)严格执行银行结算规定。不得出租或出借银行存款账户;不准签发空头支票和远期支票;不得弄虚作假套取现金和银行信用。

(3)各类银行存款的支票预留印鉴和密码,由财务负责人和出纳人员分别掌握,不得向其他部门或个人借用、泄露。如因借用泄密而造成的经济损失应由财务部查明原因,追究借用、泄密者的赔偿责任。

(4)财务部门应设置银行存款分户账,逐日记录收、支、结存情况,每月与银行对账单核对,如有不符,应编制银行存款余额调节表调节相符。

(5)发生外币业务时,应当将有关外币金额折算成人民币金额记账。

(三)其他货币资金的管理

其他货币资金是指医院的银行本票存款、银行汇票存款、信用卡存款等各种其他货币资金。其中,银行本票存款是指为取得银行本票按规定存入银行的款项;银行汇票存款是指为取得银行汇票按规定存入银行的款项;信用卡存款是指为取得信用卡按照规定存入银行的款项。医院应当加强对其他货币资金的管理,及时办理结算,对于逾期尚未办理结算的银行汇票、银行本票等,应按规定及时转回。

（李惜羽）

第三节　应收账款管理

一、应收账款的概念

应收医疗款是指医疗机构因提供医疗和公共卫生服务而应向门诊患者、住院患者收取的和与医疗保险机构结算的应收未收医疗款项。医院的应收账款包括应收在院患者医疗款、应收医疗款、财政应返还额度和其他应收款。

应收在院患者医疗款是指医院因为提供医疗服务活动，而应向住院患者收取的而尚未收到的医疗款项。

应收医疗款是指在医疗服务活动过程中应向门诊患者、出院患者、医疗保险机构等收取的医疗款。主要包括门诊患者发生的医药费，已经出院患者的医疗欠费，医院垫付医疗保险资金，尚未收回的公费医疗，享受医疗保险患者的医疗费，以及医院内部为职工垫付的医药费。医院的应收医疗款发生频繁，金额大，核算程序比较复杂，容易发生问题，因此，应重视对医疗应收款的管理。

财政应返还额度是指实行国库集中支付的医院应收财政返还的资金额度。

其他应收款是指医院除财政应返还额度、应收在院患者医疗款、应收医疗款、预付账款以外的其他各项应收、暂付款项，包括职工预借的差旅费、拨付的备用金、应向职工收取的各种垫付款项、应收长期投资的利息或利润等。

二、医疗应收款的管理

(一)医疗应收款管理的目的

应收医疗款同样是流动资产的重要组成部分，属于短期性债权。应收医疗款应按门诊患者、出院患者明细管理。医院加强医疗应收款的管理，是指通过完善医疗应收款的管理责任制，建立健全医疗应收款核算的账簿记录，做到及时清理、催收。其目的主要是防止拖欠，加速资金周转，提高医院结算资金的使用效果。

(二)医疗应收款管理要点

医疗应收款管理的基本目标是在充分发挥应收款项功能的基础上，降低应收款项的成本，使扩大服务范围所增加的收益大于有关的各项费用。医疗应收款的成本包括机会成本、坏账损失、管理成本。

1.医疗应收款的机会成本

同现金的机会成本一样，是指医院的资金因占用在应收款项上而丧失的其他投资机会。医疗应收款的机会成本的大小与医院的应收款项占用资金的数量密切相关，占用资金数量越大，机会成本就越高。

2.医疗应收款的坏账损失

医疗应收款的坏账损失指应收款项无法收回而使医院蒙受的经济损失，这种损失造成医院成本的增加，直接影响医院的经营成果。当医院的应收款项的数额越大，拖欠越久，出现坏账的损失的可能性就越大，必然会影响到医院正常医疗服务业务所需的资金量。因此，医院在开展医疗服务过程中要加强对应收款的管理，制定相应的应收款收回制度，尽量减少欠费，以减少坏账损失的发生。

3.医疗应收款的管理成本

医疗应收款的管理成本是指医院对应收款项进行管理所发生的费用支出。主要包括催收账款发生的费用、应收款项的日常管理费用、账簿记录费用等。

医疗应收款的管理应在考虑上述成本的前提下加速应收款的回收，提高应收款的周转速度，强化日常管理，以保证医院应收款的及时回收。

但要考虑到，医院是以提高社会效益为最高宗旨的非营利机构，公立医疗机构回归公益性是医疗卫生体系改革的目标之一。因此,在医疗服务过程中,如患者经济状况和医疗服务之间发生矛盾时,应以及时开展相应的医疗服务为主,首先抢救患者,救死扶伤,这就必然发生一些急诊患者的欠费。当发生以上事项时,门诊或住院收费管理人员应主动与业务人员配合,对所发生的欠费项目、金额及欠费患者的姓名、单位、住址、联系电话等进行详细记录,并报院有关部门审批。门诊和住院收费处要有专人负责及时填制"门诊患者欠费情况表"和"住院患者欠费情况表",报财务部门进行账务处理。院财务部门要建立与门诊和住院收费部门对欠费业务的定期核对制度,以确保患者欠费明细账户与门诊收费处和住院结算处的患者欠费明细分类账户的一致。如果发现不相符,应及时查明原因,以防止挪用、伪造、贪污门诊患者欠费等舞弊行为的发生。

(三)应收医疗款的控制

医院应收账款额的控制主要体现在对应收在院患者医疗款、应收医疗款数额的控制上。

具体来讲医院医疗应收款主要包括门诊患者欠费、住院患者欠费和历年欠费 3 个部分。对此医院在应收账款的管理中要做到如下几项。

1.加强住院患者预交金的管理

医院要按规定收取住院患者预交金,住院结算处要按日登记住院患者住院费用分户账,每天结出患者预交金使用情况,预交金不足时应及时催收补交,控制和减少患者欠费的发生。

2.对出院患者欠费要及时催收清理

医院要健全患者欠费手续,对出院患者欠费要及时催收,对医疗保险、合同记账单位的欠费要依照合同协议定期办理结算。

3.加强门诊患者欠费的管理

医院对合同记账单位的欠费要定期定时结算,医疗保险部门的欠费要按照有关制度严格执行。对其他门诊患者欠费要严格控制,对一些急危重患者,要先抢救随后催收,建立有效的审批担保制度,尽量减少患者欠费的发生。

4.加速各种应收款项的周转速度

发生应收账款会增加医院的资金占用,但它又是必要的,因为应收账款可以扩大服务规模,增加业务收入。随着我国医疗保险体制改革的推行和支付方式的改革,为了方便广大参保人员,一般采取医疗机构垫付医疗资金的做法,由于医疗保险机构所实行的偿付医疗费用的滞后,导致医院应收账款增加,这就需要在利用应收账款吸引患者及缩短收款时间之间找到适当的平衡点,并需要实施妥善的收账策略。

(四)收支两条线下应收医疗款的管理要求

医改以后,财务预算拨款方式发生了变化,基层医疗卫生机构开始施行收支两条线的管理模式。基层医疗卫生机构需加强对应收医疗款的管理,应定期或者至少每年年度终了对其进行全面检查,及时清理结算,不得长期挂账。对于期限超过 3 年以上,确认无法收回的除医疗保险结算差额以外的应收医疗款,要及时查明原因,按照管理权限要求,报经批准后核销。同时,基层医疗卫生机构应设置"坏账核销备查账",对已经核销的应收医疗款进行详细登记。

(五)应收医疗款的折让

应收账款应各种原因无法全部回收,而产生应收账款的折让。应收账款发生的折让按照以下阶段进行管理。

1.应收账款发生折让时

应收账款发生折让时,应填具"折让证明单",其折让部分应设销货折让科目表示,不得直接从医疗收入或药品收入项下减除。财务科接到银行通知客户退票时,应立即转告营业部门,营业部门对于退票无法换回现金或新票时,应立即寄发信函通知发票人及背书人,并迅速拟订对策处理。

2.营业部门对退票申诉案件送请财务科办理时

营业部门对退票申诉案件送请财务科办理时,应提供下列资料:发票人及背书人户籍所在地(先以电话告知财务科);发票人及背书人财产(土地应注明所有权人、地段、地号、面积等,建筑物(土地改良物)应注明所有权人、账号、设定抵押,其他财产应注明名称、存放地点、现值等)。

3.当债权确定无法收回时

当债权确定无法收回时,应专案列送财务科,并附税务机关认可的合法凭证(如法院裁定书,或当地有关部门的证明文件,或邮政信函等),经核准后,冲销应收账款。

4.依法申诉而无法收回的债权部分

依法申诉而无法收回的债权部分,应取得法院债权凭证,交财务科列册保管,若事后发现债务人(利益偿还请求权时效为 15 年)有偿债能力时,应依上列有关规定,申请法院执行。

总之,医院应加强对各种应收账款的管理,及时结清,保障资金周转顺畅。对于逾期未能收回的款项,应分析原因,采取相应的措施予以收回或核销。

三、其他应收款的管理

其他应收款是指医院除财政应返还额度、应收医疗款以外的其他各项应收、暂付款项,包括职工预借的差旅费、拨付的备用金、应向职工收取的各种垫付款项等,是医院的短期性债权。由于其他应收款发生较为频繁,内容比较复杂,因此医院应加强管理,控制暂付款项的范围、比例和期限,减少对资金的占用,积极组织清算,防止损失,提高资金使用效率,要定期或者至少每年年度终了对其进行全面检查,及时清理结算,不得长期挂账。对于期限超过 3 年以上,确认无法收回的其他应收款应及时查明原因,按照管理权限要求,报经批准后核销。同时,医院应设置"坏账核销备查账",对已经核销的其他应收款进行详细登记。

四、坏账损失的管理

医院的应收款项中,难免有无法收回的应收款项,这些不能收回的应收款称为坏账,由于发生坏账而产生的损失称为坏账损失。为了体现稳健性原则,增强医院自我发展能力,医院财务制度做出规定,医院应建立坏账准备金制度,设计"坏账准备"科目。新医院会计制度规定:"医院应当在每年年度终了时,对医院应收账款进行全面检查,计提坏账准备"。

(一)医院坏账损失应具备的特征

《医院财务管理办法》规定确认坏账损失必须具备两个特征:①因债务人破产或死亡,以其财产或遗产清偿后,仍然不能收回的应收款项;②因债务人逾期未履行偿债义务,超过 3 年仍然不能收回的应收款项。

(二)坏账损失的核算方法

坏账损失的核算方法主要有两种。

1.直接转消法

直接转消法是指在坏账实际发生式,才将坏账损失予以确认,并冲销应收款项。

2.备抵法

备抵法是采用一定的方法按期预计坏账损失,计提坏账准备,计入当期费用,当某项应收款项全部或部分被确认已经成为坏账时,按确认的坏账金额冲减已计提的坏账准备,同时注销相应的应收款项的一种核算方法。

医院应采用备抵法换算坏账损失。计提坏账准备的范围为应收医疗款和其他应收款。医院应当根据应收款项的实际可收回情况,合理地计提坏账准备,不得多提或少提。

(三)坏账管理的具体要求

(1)计提坏账准备金:医院发生坏账损失是不可避免的,属正常情况。医院应当于每年度终了时,对应收款项进行全面检查,分析其可收回性,对于预计可能产生的坏账损失计提坏账准备。为正确计算盈亏,对于坏账损失,医院财务制度规定可以按年末应收医疗款和其他应收款科目余额的2%~4%计提坏账准备金,并不应超过这一标准。

(2)要严把坏账的标准:一般来讲,医院对有确凿证据表明确实无法收回的应收款项,如应收医疗款中因违规管理医保拒付的部分和患者无力支付的部分,其他应收款中应债务人已撤销、破产、资不抵债、现金流量严重不足等而无法收回的部分,按照医院管理权限,报经批准后作为坏账损失。一旦确认不得随意更改,如要更改要报有关管理部门批准。

(3)对确认长期无法收回的坏账损失(一般是3年以上),经过清查,分清责任,经医院确认的坏账要按照国有资产管理的有关规定报经主管部门批准后,才可以在坏账准备中冲销。

(4)坏账损失是医院对其他应收账款预计的损失,它不表示对债权的放弃或减免,因此,在实际工作中,对于已发生的坏账不得将其从其他应收款账面价值中消除。医院每期计提坏账,不论其是否实际发生,均应列为当期费用;同时,对于实际发生的坏账,应从其他应收款中予以消除。

(5)计提坏账准备的方法有医院根据应收款项的性质自行确定,可以采取的方法有应收款项余额百分比法、账龄分析法、个别认定法等。医院应当以适当方式列出目录,具体注明计提坏账准备的范围、提取方法、账龄的划分和提取比例,并按照管理权限报经批准。坏账准备提取方法已经确定,不得随意变更。如需变更,应当按照管理权限报经批准,并在会计报表中予以说明。

(6)已经确认的坏账,并不是医院放弃了其追索权,一旦重新收回,应及时入账。

医院建立坏账准备金制度一方面体现了稳健谨慎的原则,另一方面将预计不能回收的应收账款作为一种损失及时计入成本,避免了医院的虚盈实亏,有利于准确计量应收款项占用的资金量,可使医院加快资金周转,提高医院的经济利益。

(李惜羽)

第四节　库存物资管理

一、医院库存物资管理的原则和任务

(一)医院库存物资的概念和特点

医院库存物资是指医院在开展业务活动及其他辅助活动中储存和耗用的资产,包括卫生材料、药品、包装物和低值易耗品、其他材料等。医院的库存物资处于经常性的不断耗用和重置之中,是流动资产重要的组成部分。

医院库存物资是有形资产,具有流动性强的特点,常处于销售、耗用、购买或重置中,具有较快的变现能力。同时库存物资又具有实效性特点,其发生潜在损失的可能性较大。在正常的医疗或公共卫生服务过程中,其能够规律地转换为货币资产或其他资产,但长期闲置或者不能耗用的库存物资就会形成积压,造成损失。因此应加强对库存物资的管理。

(二)医院库存物资管理的原则

1.统一管理的原则

医院库存物资应实行统一管理的原则,要求做到统一领导、统一计划、统一调配。这是因为各科室、部门的工作性质、任务不同,对库存物资的需求也不相同,故表现出比较分散的特点,如不实行统一管理,势必造成混乱而影响医疗服务业务工作的开展。

2.节约的原则

勤俭节约是医院办院的一项长期方针,不论是医院的财会部门、物资管理部门还是物资耗用的使用部门,都应把勤俭节约放在重要的位置上,精打细算,合理配置,节约成本,提高利用效率。

3.分类管理的原则

由于医院开展的医疗服务活动是针对千差万别的患者,要想保证医疗服务的顺利和良好进行,医院需要储存各种必要的医用物资,因此,医院的物资品种众多,数量庞大。据统计,一个中型规模的医院按品种、规格计算就大约有上万种物资。所以,医院库存物资管理还必须遵循分类管理的原则,才能使物资管理井然有序、多而不乱。

4.应急性原则

医疗服务活动不同于企业或商业。医院提供服务的对象主要是患者,卫生服务具有不确定的特点,由于患者所患疾病是千变万化的,同类患者也存在着不同的个体差异,患者的患病程度不同并有急慢之分。因此,医疗服务的这种特殊性在客观上要求物资供应必须遵循应急性原则。

(三)医院库存物资管理的任务和要求

医院库存物资管理的基本任务就是保证医院医疗服务工作的正常运行。具体地说,医院库存物资管理的主要任务和要求如下。

(1)按计划所需的物资品种、数量、质量和期限,保证及时供应。

(2)节约医院有限物资资源,防止损失浪费,降低物资消耗,提高物资利用效率,使有限的医院库存物资发挥更大的作用。

(3)加速物资周转,促进流动资金循环,提高流动资金利用的效果。

(4)科学预测,制定供应计划,防止盲目采购供应,保证医疗服务顺利进行。

(5)建立健全库房管理制度,完善出入库手续,对高值耗材的领、用、存应设置辅助账;应定期盘点,每年盘点不得少于一次,做到财务部门与归口管理部门账账、账实相符。

二、医院库存物资的分类

医院库存物资品种比较多,为了加强对库存物资的管理,需要对不同性质的库存物资进行合理分类,分别管理。医院库存物资主要分成以下几类。

(一)药品

药品是医院开展专业服务,用于诊断、治疗疾病的特殊商品,是最基本的物资基础。医院作为医疗卫生服务体系的基础环节,遵循公益性质和社会效益原则,执行药品零差率销售政策,药品要严格执行《药品管理法》、药品价格管理、国家基本药物制度和基本医疗保险制度等相关政策和规定,应配备、使用基本药物制度所要求的药品,配备药品应全部由上级卫生行政主管部门实行统一集中采购,按政府统一核定的药品零售价格销售。

(二)卫生材料

卫生材料是指向患者提供服务过程中,经一次性使用其价值即转化为费用的医用物资,如纱布、药棉、胶布、绷带、X光胶片、显影粉、定影粉、化学试剂、一次性注射器(输液器)、石膏等。

(三)低值易耗

低值易耗是指在基层医疗卫生机构提供服务过程中,经多次使用不改变其实物形态,而其单位价值又低于固定资产起点,或者虽然单位价值达到固定资产标准,但使用期限较短或易于损坏需要经常补充和更新的物品。低值易耗品根据其用途通常包括以下几类:①医疗用品,如听诊器、搪瓷品、不锈钢盘、消毒车等;②办公用品,如热水瓶、玻璃瓶、玻璃板、计算器、装订机等;③棉纺织品,如工作服、口罩、帽子、袖套等;④文娱体育用品,如球拍、球网、小乐器等;⑤炊事用品,如锅、碗、碟、蒸笼等;⑥其他用品,指不属于上列范围的低值易耗品。

(四)其他材料

其他材料是指为保证基层医疗卫生机构正常工作需要而储备的除低值易耗品和卫生材料以外的其他公用物品,是间接为医疗和公共卫生活动服务而消耗的各种材料。如针棉织品、办公用品、卫生清洁用具、各种固体、液体和气体燃料及油料,为包装本单位有关产品而储备的各种包装容器。如医院自制药品包装用的纸箱、玻璃瓶、塑料瓶等以及其他常用材料等。

三、库存物资的定额管理

库存物资定额管理,是医院库存物资管理的基础,亦是医院利用物资管理指导各项工作的重要依据。医院库存物资管理包括物资消耗定额管理、物资储备定额管理和物资节约定额管理。

(一)制订物资消耗定额的意义

医院库存物资消耗定额是指医院在一定的技术条件下完成某一项任务所合理消耗的物资数量标准。物资消耗定额管理是医院管理科学化的一个重要组成部分,对医院制订物资供应计划,合理利用和节约物资具有重要意义,具体如下。

(1)制订物资消耗定额是确定物资需要量和编制物资供应分配计划的基础。

(2)制订物资消耗定额是合理利用物资和节约物资消耗的有效措施,并能促进医院管理工作水平的提高。

(3)制订物资消耗定额是开展经济核算,计算成本和评价物资优劣及效益的先决条件。

(4)制订物资消耗定额是实行限额发放物资、监督合理使用物资的可靠办法。

(二)制定物资消耗定额的基本办法

1.技术分析法

技术分析法是根据工作任务的性质、特点和要求,分析某一项任务各阶段各环节所需的物资情况,经过技术分析计算制订出消耗定额。此方法较科学准确,但工作量很大。

2.统计分析法

根据医院历年物资消耗的统计资料,结合计划期内医院经营环境变化等因素来确定物资消耗定额,统计分析法简便易行,但需要有详细可靠的统计资料,同时在使用中往往无法避免以往物资使用中存在的不合理现象的影响,准确性较差。

3.经验估计法

根据医院以往的实际经验,参考有关技术文件资料,结合计划期内技术条件变化情况来确定物资消耗定额。经验估计法较简便,但科学性和准确性较差。

(三)物资消耗定额管理的分类

1.全面定额管理

全面定额管理指对低值易耗品或卫生材料全部实行按经费标准的全面定额管理。公式如下。

> 每病床工作日物资消耗额＝年(月)度内实际支出金额/年(月)度内床位工作总日数

2.单项定额管理

单项定额管理是指按物资种类分别制订的消耗定额,医院对消耗量较大的低值易耗品或卫生材料,可实行单项定额管理。

(四)物资消耗储备及节约指标定额公式

物资储备定额是指医院在一定的条件下,为了保障医院工作任务的完成而规定的物资储备标准。医院的物资供应计划主要包括物资消耗量和储备量两部分,而物资储备量主要是依据储备定额来确立的。储备定额可以使医院库存物资供应在保证连续使用的前提下,能尽量减少资金占用,促进资金流动。它通过经常性储备定额、保险储备定额、季结储备定额等指标构成。医院库存物资节约定额是指在保证医院业务的前提下,为更有效利用库存物资而规定的物资节约指标。

四、库存物资供应计划管理

医院库存物资供应计划是指医院为了保证医疗护理工作的顺利进行而编制的科学计划,旨在保证所需各种医院库存物资及时合理供应。具体来讲,医院库存物资供应计划是医院向国家申请或进行市场采购,按品种质量、数量、期限成套地取得医疗、教学、科研等所需各种物资的依据,也是医院库存物资供应工作的开始阶段和中心部分,做好供应计划对改进各阶段的库存物资供应工作起着重要的作用。

库存物资供应计划有年度计划、季度计划和月度计划。库存物资供应计划是医院向上级申请库存物资和内容平衡分配的依据,属目标计划。医院各科室提出年内所需用的库存物资计划,经财务部门及院领导审定,由医院库存物资管理部门编制,有的还需报上级卫生行政部门批准。

库存物资供应计划管理的工作包括:制订本院库存物资供应目录、确定各种库存物资的需要量、确定储备量和采购日期,确定库存物资采购量等。

(一)制订本院库存物资供应目录

制订库存物资供应目录是制订医院库存物资供应计划的基础工作。医院库存物资管理部门应全面收集本院所需的各种库存物资情况,按照库存物资分类进行系统整理,对每一种库存物资的名称、规格、型号、计量单位、价格、来源、功能等进行详细了解。还应衡量以往医院库存物资使用消耗情况,了解各种库存物资的技术经济效果,充分考虑医院的资金周转情况,以此来制订库存物资供应计划。

制订库存物资供应目录的关键在于如何从几种同样功能的库存物资中,根据库存物资的有效性、安全性、经济性等特点,结合本院实际情况来选择出最适合本医院的品种。另外,随着医学科学的不断发展,医用库存物资也不断更新换代,新的库存物资不断涌现,因此,医院在制订库存物资供应目录时要注意保持随时更新。

(二)确定库存物资的需要量

医院库存物资需要量是指在计划期内(可以为月、季、年)为保证按质完成预期的各项医疗护理工作和其他任务所需要的库存物资数量。一般可以采用直接计算法,按照一定的比例和系数,确定各种库存物资的需要量。

(三)确定库存物资的储备量

确定库存物资储备量,就是在分别确定计划期初和计划期末的储备量的基础上,求出在计划期内应当增减的库存物资供应量。计划期初的库存物资储备量就是报告期末的库存物资储备量,它根据实际盘点和预计确定,计划期末的库存物资储备量,是计划期结束时的库存物资库存数量。计划期的库存物资申请量可以用以下公式计算:

计划申请量＝库存物资需要量＋计划年末储备量－计划年初储备量－医院内部其他资源

(四)确定采购日期

采购日期也称供货周期确定。在确定采购日期时要考虑库存物资的需要量、库存物资的储备量、库存物资的保存成本、库存物资使用有效期限、库存物资的采购成本和库存物资采购的难易程度等。只有在综合考虑了这些因素后确定出的最佳采购日期才是整体最优的库存物资采购计划,才能结合医院实际情况,参考医院先期预算确定出医院库存物资采购的数量。

五、经济批量

(一)库存物资的成本

医院为了发挥库存物资的功能,必须储备一定量的物资,但也会由此而发生各项支出,即库存物资的成本。具体包括取得成本、储存成本和缺货成本。

1.取得成本

取得成本是指为取得某种库存物资而支出的成本,通常用 TC_a 来表示,包括订货成本和采购成本两部分。

(1)订货成本:是指取得订单的成本,如办公费、差旅费、邮资、通信费等支出。订货成本中有一部分与订货的次数有关,如差旅费、邮资等,称为订货的变动成本。另一部分与订货次数无关,如常设采购机构的基本开支等,称为订货的固定成本(F_1)。

(2)采购成本是指库存物资本身的价值,经常用数量与单价的乘积来确定。

2.储存成本

储存成本是指为保存库存物资而发生的成本,包括库存物资占用资金所应计的利息、仓库费用、保险费用、物资破损和变质损失等,通常用 TC_c 来表示。储存成本也分为变动成本和固定成本。变动成本与库存物资的数量有关,如库存物资资金的应计利息、物资的破损和变质损失、保险费用等。

3.缺货成本

缺货成本是指由于库存物资储存不足而给医院造成的损失,如卫生材料储存不足造成的医疗服务中断的损失等。库存物资的缺货成本与其储存数量呈反向变化,储存的数量越多,发生缺货的可能性就越小,短缺成本就越小。缺货成本用 TC_s 表示。

进行库存物资管理就是要尽力在各种库存物资成本与库存物资的效益之间做出权衡,以达到两者的最佳组合,即如果使 TC 值最小,医院的库存物资就会是最优化状态,这也正是医院库存物资管理的目标。

(二)经济订货量基本模型

实现库存物资管理的目标关键在于确定一个最佳的库存物资数量来对库存物资加以控制。管理运筹学从经济的角度提供了一种制订物资储备定额的方法,即经济批量模型。经济订货批量也称最佳订购批量,是指使储备物资总成本最小的订购批量。

经济订货量基本模型需要设立的假设条件是:①医院能够及时补充库存物资,即需要订货时便可立即取得库存物资;②能集中到货,而不是陆续入库;③不允许缺货,即无缺货成本,TC_s 为零,这是因为良好的库存物资管理本来就不应该出现缺货成本;④需求量稳定,并且能预测,即 D 为已知常量;⑤存货单价不变,不考虑现金折扣,即 D 为已知常量;⑥医院现金充足,不会因现金短缺而影响进货;⑦所需库存物资市场供应充足,不会因买不到需要的库存物资而影响其他。

六、库存物资管理的其他要求

库存物资取得时应按实际成本计价。其中,集中采购配送的库存物资,其成本按照通过确定的采购价格(包括配送费用)确定;自行外购的库存物资按照实际采购价格及相关直接税费确定;接受捐赠的库存物资,其成本比照同类或类似物资的市场价格或有关凭据注明的金额确定。

库存物资发出时,应根据实际情况采用个别计价法、先进先出法或者加权平均法确定发出物资的实际成本,计价方法一经确定,不得随意变更。

低值易耗品应当于内部领用时摊销,摊销方法可采取一次摊销法或五五摊销法。其中,一次摊销法是指在领用低值易耗品时,将其实际成本一次计入有关费用科目的方法。这种方法适用于价值低、易损坏的低值易耗品。采用这一方法时,必须加强实物管理,对领用实物数量在领用时进行登记,以防止丢失或挪用。五五摊销法是指在低值易耗品领用时摊销其一半价值,在报废时再摊销其另一半价值的方法。这种方法的优点是便于对低值易耗品进行实物监督,适用于每月领用、报废低值易耗品比较均衡的情况。

(李惜羽)

第二十三章 医院成本核算与管理

第一节 概 述

随着我国医改的推进,政府对医院的补偿机制发生了转变,这就要求医院要不断改革内部运营管理机制、提高资金使用效益,为了实行这个目的,加强医院的成本核算工作显得尤为重要。只有转变医院运行机制,加强医院的经济管理,科学、规范地开展医疗成本核算,有效的利用人力、财力、物力等资源,提高效率、降低成本,完善医院补偿机制,才能促进医疗卫生事业健康发展。

一、医院成本管理定义

《医院财务制度》第二十六条规定:医院成本管理是指医院通过成本核算和分析,提出成本控制措施,降低医疗成本的活动。

成本管理是医院实行财务管理的基础。成本管理是由成本核算、成本分析、成本控制等各个方面有机组成的统一体系。实行成本管理,有利于医院摸清家底,加强绩效评价,合理控制费用,提高服务效率。

二、医院成本管理目的

医院成本管理的目的是全面、真实、准确地反映医院成本信息,强化成本意识,降低医疗成本,提高医院绩效,增强医院在医疗市场中的竞争力。

与原财务制度相比,新出台的医院财务管理制度重点增加了成本核算和管理。成本核算是成本管理的基础,科学规范的成本核算能够提供全面、真实、准确的医院成本信息。成本信息是合理确定医疗服务价格、财政补偿的基础,是完善基本医疗保险费用支付方式的重要依据。成本核算工作是医院科学管理的重要手段。通过开展成本核算及成本分析,采取成本控制措施,制定成本考核体系,实现强化成本意识,降低医疗成本,加大预算约束,提高医院绩效,增强医院在医疗市场中的竞争力。

三、医院成本核算内涵

医院成本核算是指医院按照成本支出范围规定,依据医院管理和决策需要,将其业务活动中所发生的各种耗费按照核算对象进行归集和分配,计算出总成本和单位成本的过程。通过成本核算确定一定时期内医疗服务的成本水平,考核成本计划的完成情况,为医院的经济管理活动提供相关的成本信息,真实反映医疗活动的财务状况和运营成果。

《医院财务制度》对医院成本管理明确要求,医院成本核算应遵循合法性、可靠性、相关性、分期核算、权责发生制、按实际成本计价、收支配比、一致性、重要性的原则。

(一)合法性原则

计入成本的费用必须符合法律、法规制度规定,不合规定的不能记入。

(二)可靠性原则

成本核算应建立在数据真实、可靠的基础上。

(三)相关性原则

医院会计核算所提供的会计信息应当符合国家宏观经济管理的要求,满足相关方面进行预算管理和了解医院财务状况及收支情况的需要,以及医院内部加强管理的需要。

(四)分期核算原则

成本核算分期,一定要和会计核算的会计期间一致,按月、季、年核算。

(五)权责发生制原则

权责发生制是关于收入、支出确定的一项原则。医院财务管理应以业务收入和费用(支出)是否发生为依据来确认本期收入与费用(支出)的处理方式,即以收付应归属期间为标准,确定本期收入和费用(支出)。凡是当期已经实现的收入和已经发生应当在本期负担的费用(支出),无论款项是否收付,都应当作为本期的收入和费用(支出)处理;凡是不属于本期的收入和费用(支出),即使款项已经在本期收付,也不应作为本期的收入和费用(支出)入账。

(六)按实际成本计价原则

实际成本又称取得成本,具有客观性,是交易过程形成的成本。医院的各项财产物资应当按照取得或购建时的实际价值核算,除国家另有规定者除外,一律不得自行调整其账面价值。

(七)收支配比原则

收支配比原则是指医院的收入和支出应当相互配比。配比原则包括 3 个方面的内容:收入必须与取得时付出的成本费用相配比;某一部门的收入必须与该部门的成本费用相配比;一定会计期间收入必须与该期间的费用成本相配比。

(八)一致性原则

医院各个会计期间共同所用的会计处理方法、程序和依据应当前后一致,不得随意变更。如确有必要变更,应当将变更的情况、原因和对医院财务收支及结果的影响在财务报告中说明。

(九)重要性原则

在进行成本核算时,对主要费用、主要部门要采用详细方法进行分配计算。对于一些一般费用和部门,对成本影响不大的可以合并简化计算和分配。

四、医院成本核算与财务会计的关系

医院的成本核算与财务会计是既相互联系,又有所区别的。财务会计的信息着重于对事件的如实反映,而成本核算的特征主要是分析性的。

(一)成本核算与财务会计的联系

财务会计又称对外报账型会计,是以医院为整体定期向上级部门提供内容、项目及格式都固定的财务报表,财务会计需要严格遵守行业统一的财经法规和会计制度。

医院成本核算和财务会计的研究对象基本一致,医院成本核算是医院财务工作的一部分,要遵循《医院财务制度》和《医院会计制度》的规定,要保持与会计核算理论的一致性。医院成本核算原则与财务会计核算原则具有一致性,需要同样原则下组织核算。

医院成本核算和财务会计使用的原材料基本相同,成本核算需使用财务会计的现成信息,无论是单位内部还是单位外部的数据来源均应保持一致。

医院成本核算与财务会计的产出结果是一致的。成本核算产出的是成本指标,财务会计核算产出的是支出指标,各医疗科室成本之和与预算总支出应该保持一致。

(二)成本核算与财务会计的区别

1.信息使用者不同

财务会计的侧重点在于根据日常的业务记录,登记账簿,定期编制有关的财务报表,而成本核算在提供报表的同时,侧重点在于针对运营管理中遇到的特定问题进行分析研究,以便向内部各级管理人员提供预测、决策和控制考核所需要的信息资料,其具体目标主要是为医院内部管理服务。

2.信息的约束性不同

财务会计提供会计信息要受会计准则的严格约束,这些约束包括会计事项的计量与确认的标准、会计处理的程序和方法、会计报表的种类与格式、会计报告的时间等各个方面。而成本核算和管理提供信息是根据运营管理和决策控制的需要,在计算和分析方法上,具有灵活性,以满足运营管理过程中不同方面决策和控制的需要。由于每个医院的业务开展各具特色,存在差异,所以医院成本核算要根据自身的实际管理需求和业务特点量身订制,而不应以行业统一的标准与模式来生搬硬套,否则会使医院失去很多个性化的东西,那么核算结果的准确性与真实性,就会大打折扣。

3.成本的归集分配方法不同

在财务会计中对支出的分配标准较为单一,如将水电费按人员比例分配。而在成本核算中仅用一种分配方法显然不能反映成本对象受益情况,因此在成本核算中采用多种不同的分配方法。如有的按面积分配,有的按工时分配,有的按工作量分配等,更好地体现了成本的合理性和真实性。

五、医院成本核算的现状和意义

(一)医院成本核算的现状

1.成本管理意识淡薄

医院的运营意识和成本意识较淡薄,缺乏强有力的支持。大部分医院只注重医疗服务过程的成本管理,忽视了药品、材料、物资、设备等的成本管理;注重医疗质量,开展新技术、新项目,提升医院品牌,却忽视了降低医疗服务成本,员工的成本意识及降低成本的主动性没有建立。

2.缺乏成本核算体系

医院成本管理没有形成一套涵盖成本预测、成本计划、成本核算、成本控制与管理、成本分析的科学、有效的方法体系。目前,多家医院开展了成本核算,但是各医院的成本核算内容不统一、核算方法不规范,尤其是间接成本的分摊不一致,没有统一的成本核算数据采集体系,导致医院成本核算结果不具有可比性。从而会造成医院成本管理的盲目性,无法为政策的制定提供准确的参考依据。

3.缺乏现代化的管理手段

医院的成本控制缺少现代化的管理手段,利用信息系统进行成本数据采集的质量参差不齐,必将制约医院成本管理水平的提高。

(二)医院成本核算的意义

1.成本核算信息是制定医疗服务价格和建立基本医疗保险结算制度的重要依据

我国的医疗服务具有社会公益性质,医疗服务项目收费基本上由政府定价。长期以来,由于医院成本核算工作未引起足够的重视和有效的开展,使得政府对医疗服务的定价与医院医疗服务成本脱钩,政府补贴并不能完全弥补医院在医疗服务过程中的活劳动和物化劳动的耗费。这不仅影响了医院正常运营活动的开展,制约了医院的发展,甚至引发了个别医院、个人的逐利行为,损害了医院的公益形象。

成本是制定价格的最低界限,通过开展医院成本核算,正确核算成本能真实反映医疗服务耗费,为国家合理制定医疗服务收费价格和补偿机制提供重要依据。

2.医院成本核算是完善分配制度、实施员工激励管理的重要前提

激励机制是促进医院提高服务质量和经济效益的有效管理措施。通过成本核算及成本分析,把医疗服务的技术管理与经济管理结合起来,使医疗服务质量通过经济效益而量化。把劳动价值与劳动分配挂钩,明确科室和个人的责、权、利,增强员工关心医疗服务质量、降低成本、减少浪费、关心医疗服务结果的自觉性。同时,克服薪酬分配上的平均主义,实行按劳分配和按质分配绩效薪酬制度。从而起到激励员工的作用。绩效工资是实行按劳分配的补充方式,是给医务人员提供超额劳动的报酬,是激励机制的重要内容,成本核算是医院绩效考核与分配制度建立的前提和基础。

3.成本核算是医院科学管理的重要手段

医院要提高竞争能力和自我发展能力,兼顾社会效益和经济效益,既要提高医疗质量和诊治病人数量,合理检查、合理治疗,又要控制费用不合理增长,使社会效益提高。同时,在保证医疗质量的前提下,减少不必要的医务劳动耗费,降低医疗运营成本。面对医疗服务市场的不断变化与挑战,医院需要不断改革内部运营管理机制,提高管理决策水平。医院应根据管理的不同需求,开展不同层次的成本核算,并在此基础上进行成本分析、成本控制以及成本考核,为医院管理者的正确决策提供量化的数据和科学的分析,力求以最少的投入获得最优的社会效益和经济效益。

医院要在竞争中取胜,就要面向患者,做出正确的经济管理决策。成本管理人员只有及时提供准确的成本核算资料,才能使成本预测、决策和分析等活动建立在真实、可靠、高效的基础上。

(冯鲁俊)

第二节 成本核算的理论

一、医院成本的概念和分类

(一)医院成本的概念

医院成本是指医院在提供医疗服务过程中所消耗的物化劳动和活劳动的货币表现,包括人力成本(工资、奖金、补助等)、物耗成本(低值易耗品、卫生材料)、设备成本、房屋成本等。

(二)医院成本的分类

1.按成本性态分类,分为固定成本、变动成本和混合成本

(1)固定成本:固定成本是指在一定时期和一定业务量范围内,成本总额不随业务量、作业量变动而发生增减的成本。固定成本常常是维持性作业消耗的资源耗用,维持性作业是指使医院内部某部门受益,而与医疗服务项目或患者几乎没有联系的作业。固定成本总额只有在一定时期和一定业务量范围内才是固定的,这就是说固定成本的固定性是有条件的,不能以绝对化的观点来看待固定成本与业务量之间的依存关系,超出相关范围,固定成本还是会发生变动。

(2)变动成本:变动成本是指在一定相关范围内,成本总额随着业务量的变动而成正比变动的成本。这里的变动成本是就总业务量的成本总额而言。变动成本是与业务量的总数成正比例增减变动的成本总额,主要是科室可以控制的成本,包括各种材料消耗、水电气的消耗等。

(3)混合成本:混合成本介于固定成本和变动成本之间,其总额虽受业务量变动的影响,但其变动幅度并不与业务量保持严格比例的成本。固定成本与变动成本只是经济生活中诸多成本形态的两种极端类型,多数成本是以混合成本的形式存在,即同时兼有变动成本和固定成本两种不同性质的成本项目。

2.按与成本对象之间的关系,分为直接成本和间接成本

(1)直接成本:直接成本是指在成本核算中,不需要通过分配可以直接追踪归属于某一成本对象的成本,即医院在开展业务活动中可以直接计入医疗服务支出的费用。包括医疗科室开支的人员经费、耗用的药品及卫生材料支出、计提的固定资产折旧、无形资产摊销、提取医疗风险基金,以及医疗科室直接发生的、可独立计量的办公费、印刷费、水费、电费、邮电费、取暖费、物业管理费、差旅费、会议费、培训费等其他费用。

(2)间接成本:间接成本是指同多个受益对象相联系的成本,需要先归集而后采用一定的成本分摊方法在多个受益对象之间进行分配的成本,即不能直接计入医疗服务支出的管理费用和其他支出。包括医院行政管理部门和后勤部门发生的各项支出。间接费用按照一定的方式(如按人员比例)可以在医疗科室中进行分摊。

3.按核算内容分类,分为人员经费、材料经费和其他费用

(1)人员费用:指应计入医疗业务成本和管理费用的职工工资、奖金、津贴、补贴和其他工资性支出以及职工福利费和对个人和家庭的补助支出等。

(2)卫生材料费和药品费:医疗运营过程中实际消耗的医疗耗材、辅助材料和药品、燃料的原价、运输、装卸等费用。

（3）固定资产折旧费、无形资产摊销费：固定资产折旧、租赁费、修理修缮费和低值易耗品的摊销、无形资产的摊销。

（4）提取医疗风险基金：用于支付医院购买医疗风险保险发生的支出或实际发生的医疗事故赔偿的资金。

（5）其他费用：不属于以上各要素但应计入医疗业务成本和管理费用的支出，如办公费、水电费、差旅费等。

二、医疗保险付费方式

医院成本核算层次的划分与医保付费方式的变革密不可分。当前，医保付费方式的改革正在进行中。实行付费方式的改革能控制医疗需求和医疗费用的增长，使之与 GDP 增长水平相适应；能够促进医院转变管理模式、降低医疗成本、提供适宜的医疗服务；能够优化医疗费用报销流程，缩短报销周期；能够实现医疗保险基金管理的信息化，便于调节与控制。

我国医疗体制改革试点的实践证明，单一的费用支付方式难以达到预期的效果，建立多元化、混合的支付体系，便于实践管理，保留综合优势以消除单一支付体系的负面效应。

（一）医保付费方式

医疗保险付费方式是指医疗保险经办机构代表参保患者为患者提供医疗服务的定点医疗机构支付费用的方式，即第三方付费（也就是我们通常所说的保险报销费用）。目前国际上保险人对医院的付费方式有五种，分别是：按服务项目付费、总额预付、按人头付费、按服务单元付费和按病种付费。当前我国城镇职工医保、城镇居民医保和新农合的支付方式主要是按服务项目付费，总体逐步转化为按服务单元付费、按病种付费等多种付费方式。由于不同的支付方式对医疗供需双方存在着不同的刺激作用，直接影响卫生费用的控制和医疗保险制度实施的成败。

（1）按服务项目付费：按服务项目付费是对医疗服务过程中所设计的每一服务项目制定价格。参保人员在享受医疗服务时逐一对服务项目计费或付费，然后由医疗保险经办机构向参保人或者定点医疗机构依照规定比例偿付发生的医疗费用。这是一种运用最早而又最常用的一种付费方式，也是我国当前医疗服务付费的基本方法。

（2）总额预付：总额预付制是政府或医保经办机构与医疗服务提供方协商，以前期医院总支出为依据，在剔除不合理支出后，确定供方下一年度总额预算，保险机构在支付供方费用时，以此为最高限额。这种付费方式对医院服务量方面有高度的控制权，医疗机构一旦采纳这种补偿方式，对所有前来就诊的参保人必须提供医疗保险范围内的服务，因此会在总预算额内精打细算，控制过量医疗服务。我国在进行医院体制改革前，国家对多数公立医院实行这种付费方法。现在一些地方社保机构也采用这种方法。

（3）按人头付费：按人头付费是医疗保险机构每月或每年按医院或医师服务的人数和规定收费的定额，预付给服务提供方一笔固定的费用。在此期间，供方提供合同范围内的一切医疗服务。这是在没有完整、高效的管理系统前，常被社会保险采用的一种方法。按照既往数据，测算出每一住院人次的花费，再考虑地域费用水平和医疗费用上涨等因素确定付费标准。

（4）按服务单元付费：服务单元，是指将医疗服务的过程按照一个特定的参数划分为相同的部分，每一个部分为一个服务单元。例如，一个门诊人次、一个住院人次和一个住院床日。按服务单元付费即保险机构根据过去的历史资料以及其他因素制定出平均服务单元费用标准，然后根据医疗机构的服务单元量进行偿付。与按人头付费方式相比，按单元付费更进一步，它把患者每次住院分解成每天或其他单元来付费,相对科学一些。

(5)按病种付费:即按疾病诊断付费方案。这一概念是由耶鲁大学研究者于 20 世纪 70 年代提出来的。它的出发点是基于患者所接受的治疗与患者的病情有关而与医院的特性无关,如病床规模、是不是专科医院等。治疗每位患者都要消耗一定的资源,而每位患者因其年龄、性别、主要和次要诊断以及入院时的状况等因素的不同而消耗不同的资源。疾病诊断付费方案正是基于这个出发点用大量的临床数据,采用量化的办法,核算每种条件下资源消耗的正常值(或平均消耗量)建立起来的。医院被看成是一个生产多种产品的企业,它可以医治多种类型和不同状态下的疾病。显然,按照补偿的价格和医院可能消耗的资源,医院总是承担着一定的经济风险。按疾病诊断付费方案是一个庞大而复杂的系统,它首先将疾病分成 23 种主要的诊断类型,进而将它们分成 470 个独立的组,然后再按美国不同地区工资指数制定不同的支付比例。预付标准从疾病的主要诊断、是否需要手术、患者年龄及有无并发症四个方面综合平衡,确定每种疾病的住院日和费用,用预付方式支付给医疗服务提供者。DRG 方式因涉及医疗机构之间利益的公平性、标准评判和医疗责任界定等问题,为可能出现的法律诉讼,DRG 是通过法案的方式推行下去的。

(二)医保付费方式对医院财务管理的影响

医疗保险付费方式改革对医院的管理理念、管理模式、工作流程、医疗行为等都带来了一定的影响,对医院的医保管理工作更是提出了挑战。如何适应改革,应对挑战成为医院管理和医保管理必须面对而又亟待解决的问题。

《关于进一步推进医疗保险付费方式改革的意见》指出当前推进付费方式改革的任务目标是:结合基金收支预算管理加强总额控制,探索总额预付。在此基础上,结合门诊统筹的开展探索按人头付费,结合住院门诊大病的保障探索按病种付费。建立和完善医疗保险经办机构与医疗机构的谈判协商机制与风险分担机制,逐步形成与基本医疗保险制度发展相适应,激励与约束并重的支付制度。

门诊医疗费用的支付,要结合居民医保门诊统筹的普遍开展,适应基层医疗机构或全科医师首诊制的建立,探索实行以按人头付费为主的付费方式。实行按人头付费必须明确门诊统筹基本医疗服务包,首先保障参保人员基本医疗保险甲类药品、一般诊疗费和其他必需的基层医疗服务费用的支付。要通过签订定点服务协议,将门诊统筹基本医疗服务包列入定点服务协议内容,落实签约定点基层医疗机构或全科医师的保障责任。

住院及门诊大病医疗费用的支付,要结合医疗保险统筹基金支付水平的提高,探索实行以按病种付费为主的付费方式。按病种付费可从单一病种起步,优先选择临床路径明确、并发症与并发症少、诊疗技术成熟、质量可控且费用稳定的常见病、多发病。同时,兼顾儿童白血病、先天性心脏病等当前有重大社会影响的疾病。具体病种由各地根据实际组织专家论证后确定。有条件的地区可逐步探索按病种分组(DRGs)付费的办法。生育保险住院分娩(包括顺产、器械产、剖宫产)医疗费用,原则上要按病种付费的方式,由经办机构与医疗机构直接结算。暂不具备实行按人头或按病种付费的地方,作为过渡方式,可以结合基金预算管理,将现行的按项目付费方式改为总额控制下的按平均定额付费方式。

要针对不同付费方式明确监管重点环节。采取按人头付费的,重点防范减少服务内容、降低服务标准等行为;采取按病种付费的,重点防范诊断升级、分解住院等行为;采取总额预付的,重点防范服务提供不足、推诿重症患者等行为。

三、成本责任中心的划分

(一)责任中心的概念和划分

1.责任中心的概念

责任中心是医院实行责任会计制度的基础,是指医院内部按照责权统一的原则划分的、相对独立的、根据其管理权限承担一定经济责任并能反映其经济责任履行情况的核算单位。

医院在进行医疗服务的过程中,为了有效地进行内部经济管理和控制,在同一领导、分级管理的原则下,根据本院的具体情况,将整个医院的经济管理逐级划分为若干个责任领域或范围,即责任中心。让其主管负责人员在其职责范围以内,各尽其职,各负其责,努力工作,并定期就其经济责任进行绩效考核,实行奖惩,将权、责、利有机地结合起来,围绕各责任中心的运营活动实行自我控制。实行责任中心制,可以真实反映医院各部门、各科室自身经济责任的完成情况,进一步规范科室成本计算办法,加强成本控制,有利于激励各部门、科室和全体人员的工作热情,有利于加强医院内部管理,保证不断提高社会效益和经济效益。

2.医院责任中心的划分

医院划分责任中心前,必须使每个责任单位对它们所进行的经济活动要有十分明确的权责范围,做到权小责小,权大责大,权责紧密结合。医院责任中心的划分原则如下。

(1)医院在运营过程中,各部门、科室、班组应具有相对独立的地位,能独立承担一定的经济责任。

(2)作为责任中心的部门、科室、班组应有一定的管理、控制权利和责任范围。

(3)作为责任中心的部门、科室、班组均能制定明确的控制目标,并具有实现与控制目标的能力。

(4)在医院运营活动过程中,各责任中心都必须能独立地执行和完成目标规定的任务。

责任中心无论其级次与大小,凡在经济管理上的责任是可以辨认者,都可以作为单独的考核单位。从门诊部、药械科、制剂室、药房,到临床科室、医技科室、洗衣室、技工室、锅炉房、电工班组,甚至医院或某科室的某项设备,都可以划分为责任中心。医院内部的责任层次一般分为院、科两级,以一个科室为一个责任中心为宜。后勤保障部门的班组,少数科室所属的室(组),其责任范围易于区分并能够独立核算的,也可划分为责任中心。

(二)责任中心的分类

责任中心按其责任范围所控制的区域大小,一般分为医疗成本中心、收益中心和投资中心三类。

1.医疗成本中心

(1)医疗成本中心的范围:医疗成本中心又称医疗费用中心,是指医院在运营过程中医疗成本发生的区域。医疗成本中心在一般情况下,只能控制医疗成本。即医疗成本中心的主管负责人,对本责任范围内发生的医疗成本应负责任,并能对其中的若干个医疗成本项目加以控制,但他无法控制医疗收入和盈亏。

医疗成本中心在医院各种形式的责任中心中应用范围较广,凡在医院内部对成本负有责任的部门、科室、班组都可视为医疗成本中心。例如,医院的挂号室、普通制剂室、无菌制剂室、药品、输血、输氧等等是医疗成本中心。有条件的或分工较细的科室,又有可能对若干班组、员工个人或某一项设备,如 CT、B 超、动态心电图划为医疗成本中心,在一个医院内部来说,只要需要和可能,各级组织都可成为成本中心。

(2)责任成本:责任成本是指医院将成本支出按部门、科室、班组等责任者进行归类,并由责任者负责和进行核算的可控成本。计算责任成本,要求把能够分清责任的成本数据,分解到医院各部门、科室、班组或个人,做到干什么、管什么,干与管一致,干的要对一定的成本负责,经济责任清楚。责任成本是考核各成本中心工作业绩的依据,但应和奖惩制度挂钩。

责任成本有"可控成本"和"不可控成本"两类。可控成本是指可由医院一个部门、科室、班组或个人对其发生额施加影响并可控制的成本。不可控成本是指不能由医院某一个部门、科室、班组或个人施加影响并控制的成本。

"可控成本"与"不可控成本"的划分标准为:①成本中心在运行过程中,是否有办法知道将要发生什么性质的耗费;②成本中心对其是否有办法计量它的耗费;③成本中心在运行过程中,在其发生偏差时,是否有能力控制并能调节它的耗费。

责任成本的可控与不可控是相对的,一项成本对某责任中心来说是可控的,而对另一责任中心则可能是不可控的;对上级责任中心是可控的,而对下级责任中心则又可能是不可控的。例如:医院总收入的成本,对药品责任中心来说是不可控成本,药品责任中心直接发生的费用属于药品责任中心的可控成本,间接分配的费用又是不可控成本,因为责任中心无法控制,因此,药品责任中心对不可控成本也就不能负责。

如果成本中心对于某项成本来说,能够按以上3个要求对其进行管理,那么这项成本便称作该成本中心的可控成本;否则,就是不可控成本。属于成本中心的各项可控成本之和,即构成该成本中心的责任成本。如各医技科室,作为成本中心来说,对人工、水、电、医用材料、设备维修、折旧的提取,都有一定的方法计量,在实际工作中既有办法知道其耗费中活劳动消耗与物化劳动消耗各占的比重,又有能力控制、调节其耗费量,但对间接费用则不能控制和调节。

由于成本中心只对其可控成本负责,因此,每个成本中心在月、季、年计划开始以前,应根据上级下达的工作任务先编制责任全面预算,平时又根据本中心的可控成本,对责任成本的实际发生数进行记录,定期编制该成本中心的责任成本实绩报告,其工作实绩也以它的可控成本作为效绩评估和考核的依据;对不可控成本,由于成本中心无能为力,在定期的实绩报告中不予反映,最多只能作为补充资料上报,供上级参考。

成本中心的负责人,只能对其可以直接影响和控制的责任成本负责,对其不能影响和控制的不可控成本就不能负责。可见,只有可控成本才能构成该成本中心的责任成本。通过经济责任制的实施,医院根据需要和可能将本院所属各部门、科室、班组或个人都可划分为成本中心,分别编制责任全面预算,根据记录、分析和考核各成本中心的责任成本,并据其绩效实行奖惩,就能促进各成本中心积极努力抓成本管理,这是医院控制成本增加效益的必要途径。

在实际工作中,一个医疗成本中心的不可控成本,往往是另一个医疗成本中心的可控成本。如医院实行医疗项目成本核算后,各医疗项目成本的间接费用和行政管理费,对辅助科室和行政部门来说是可控成本,而对各医疗项目的成本中心则是不可控成本;又如直接用于制剂室生产的原材料、燃料、动力、人工工资等,对于制剂室成本中心是可控成本,而制剂室应摊的医院行政管理费等间接费用则是不可控成本。

在通常情况下,小规模的部门、班组、某项设备的成本中心,与较大规模的科室成本中心相比,其所计算的成本指标范围不尽相同。前者涉及的成本项目较少,后者可能要涉及全部成本项目,但都是责任成本。

2.收益中心

收益中心是指既对医疗成本负责、又对医疗收入和盈亏负责的医院内部单位。该单位既要控制成本的发生,也要对应取得的收入和收益进行控制,即它能通过对运营决策的调整来对该单位的盈亏产生影响,为医院增加经济效益。

(1)医院收益中心分类:医院的收益中心可以是自然形成的,也可以是人为划分的。自然的收益中心一般是指医院内部的独立单位,如所属分院、门诊部(所)、独立的药品零售店、服务中心等,这些单位一般可以直接与外部市场发生业务上的联系,提供其劳务或销售最终产品,既有收入,又有成本,可以计算盈亏,并且直接以完成的财务成果与其责任全面预算对比,即可评价和考核其工作业绩。人为划分的收益中心,一般不与外部市场发生业务上的联系,它适用于医院内部具有独立收入来源的药房、医技科室、在加工材料等部门。采用收益中心的管理办法,可以充分调动这些部门的积极性,达到节约挖潜、增加收入、提高经济效益的目的。

(2)医院收益中心的管理:医院在实行收益中心管理办法时,既可以对其进行完整的、独立的全部成本计算净盈亏,也可以采取不分摊不可控成本的办法,如间接费用和管理费用,只计算收益中心的毛收益,让收益中心由净收益中心变为毛收益中心。

医院收益中心应实行等价交换。应当指出的是,医院的收益由于有自然形成的,也有人为的收益。如供给患者的药品实现的收益是自然形成的,人为的收益是指在医院内部各责任中心之间,采用"内部货币"的结算办法,按照"内部转移价格"或称"内部费用转移"的办法,实行等价交换所实现的收益。例如,汽车班按照内定价格收取使用车辆的费用;又如维修班、洗衣房、供应室、药库等按照内定价格向有关科室收取的费用。由于将成本中心作为收益中心来运营管理,能够加强经管人员的责任心,做到人人既关心成本,又关心收益,因此,人为的收益中心随着市场经济的发展和医院经济管理的深化,逐渐被一些医院采用。

3.投资中心

投资中心是指既对成本、收入、收益负责,又对投入的资金的使用效果负责的医院所属内部单位。投资中心不但能控制成本、收入与收益,同时也能控制所占用的全部资金,包括流动资产和固定资产。投资中心一般适用于运营规模和运营管理权限较大的内部单位,如医院后勤工作体制改革后,实行服务公司管理的地区,对某医院的后勤工作,如洗衣、食堂、运输、维修、小卖部等实行统一管理,由于运营的职责是在保证优质服务的前提下要对投资的经济效益负责,所以,服务公司有充分的运营决策权和投资决策权。各投资中心共同使用的资产必须划分清楚,共同发生的成本应按适当标准进行分配,这样才能比较准确地算出各投资中心的经济效益。投资中心比医院其他责任中心的权利更大、责任更重。医院的投资中心是在医院规模不断扩大、市场竞争加剧以后医院发生较大运营投资权的产物。

四、医院成本核算的层次

开展成本核算,首先要明确的是成本核算的对象,这是开展成分费用归集的前提和基础。成本核算对象不同,核算的内容、方法和口径都不同。按照我国财务制度的规定,根据核算对象的不同,成本核算可分为总成本核算、科室成本核算、医疗服务项目成本核算、病种成本核算、床日和诊次成本核算。成本核算一般应以科室、诊次和床日为核算对象,三级医院及其他有条件的医院还应以医疗服务项目、病种等为核算对象进行成本核算。

(一)医院总成本

医院总成本是指医院在医疗运营过程中耗费资金的总和。它可总括反映医疗成本状况,评价和考核医院的运营水平,也是用于对外和向上级报告的财务成本,如财务会计报表反映的医疗总成本。在总成本中可划分为门诊总成本、住院总成本、医疗总成本、药品总成本。

(二)科室(部门)成本

科室、部门成本是按责任会计理论方法对责任单位的成本核算,是责任单位在医疗运营过程中所耗费的资金。科室、部门成本主要是对责任单位并对科室的运营做出预测和决策,在医院的管理中有着重要作用。

(三)医疗项目成本

医疗项目成本是针对每个医疗项目所核算的成本,反映了医疗项目所耗费的资金。项目成本主要作用在于考核医疗项目的盈亏作为补偿和定价的依据。

(四)病种成本

病种成本是反映在治疗某病种所耗费的资金总和。可以作为对治疗过程的综合评价,为病种收费提供依据,为医保的结算开辟新的途径。

(五)床日和诊次成本

1.床日成本

床日成本是指住院患者每一床位日所耗费的成本,是医院为一个住院患者提供一天的诊疗服务所耗费的平均成本。床日成本包括住院、检查、治疗、药品、血液、其他医疗材料等所有住院服务的成本。

2.诊次成本

诊次成本是医院为患者提供一次完整的门诊服务所耗费的平均成本。一个诊次的服务包括从挂号、交款、检查、诊断,直至明确结局的全过程。它和住院患者病种成本一起构成了医院最终极的两个成本核算对象。事实上,医院任何一项成本核算工作最终都指向这两类成本。

每诊次成本和每床日成本是考核医院实际成本水平的指标,便于同类医院之间的比较。在一般情况下,一个医院的某单位成本的升降,可以直接表示医院在此方面成本控制上的成效。

在以上述核算对象为基础进行成本核算的同时,开展医疗全成本核算的地方或医院,应将财政项目补助支出所形成的固定资产折旧、无形资产摊销纳入成本核算范围;开展医院全成本核算的地方或医院,还应在医疗成本核算的基础上,将科教项目支出形成的固定资产折旧、无形资产摊销纳入成本核算范围。

五、不计入医院成本核算范围的支出

为了正确反映医院正常业务活动的成本和管理水平,在进行医院成本核算时,凡属下列业务所发生的支出,一般不应计入成本范围:①不属于医院成本核算范围的其他核算主体及其经济活动所发生的支出;②为购置和建造固定资产、购入无形资产和其他资产的资本性支出;③对外投资的支出;④各种罚款、赞助和捐赠支出;⑤有经费来源的科研、教学等项目支出;⑥在各类基金中列支的费用;⑦国家规定的不得列入成本的其他支出。

(冯鲁俊)

第三节　科室成本核算

一、医院科室成本核算

(一)科室成本核算的含义

科室成本核算是指将医院业务活动中所发生的各种耗费以科室为核算对象进行归集和分配,计算出科室成本的过程。建立成本责任中心,核算科室成本,将成本形成过程的控制落实到具体科室和个人,节省医院开支,减少卫生资源浪费。科室成本核算有利于改善医院运营管理,加强医院对科室医疗投入、产出的管理。

(二)科室成本核算的作用

(1)实行科室成本核算,有利于医院各层次的成本核算。成本核算分为总成本核算、科室成本核算、医疗服务项目成本核算、病种成本核算、床日和诊次成本五个层次,科室是医院组织架构中最基本明晰的责任单元,科室成本是对医院总成本的细分,科室成本核算既是医院总成本核算的延伸,又是项目成本核算和病种成本核算的基础。

(2)实行科室成本核算,有利于增强职工的成本效益责任意识。随着我国医疗卫生改革的不断发展和深入,医院面临着前所未有的压力。医院要发展就必须强化内部管理,完善内部机制,明确经济责任。将科室作为成本责任中心,进行科室成本核算,不仅能培养职工成本效益责任意识,促使科室人员自觉加强管理,节约开支,减少浪费,而且有利于降低医院的运行成本,提高医疗管理水平。

(3)实行科室成本核算,有利于医疗资源合理配置。医院在重大项目的立项选择和决策上,充分依靠成本核算数据,进行事前的成本分析及成本预测,最大可能地减少投资风险,避免盲目决策,使医院的发展规划决策更具科学性,对科室的业务发展、人力的配备、床位的设置更加合理化,医疗卫生资源配置更加高效。

(4)实行科室成本核算,有利于控制医院的整体成本。进行科室成本核算,有利于更好地执行医院的支出标准和消耗定额制度。通过实行定额制度和部门预算管理,能有效地控制卫生材料和业务费用的增长。

(5)实行科室成本核算,有利于正确处理经济效益和社会效益的关系。医院实行成本核算能够调动职工工作的积极性、主动性,为医院开源节流、增收节支,有利于持续改进、提高医疗质量和医院声誉,不断加强和提高医院管理水平,在获得较好的经济效益的同时,也获得较好的社会效益,保证医院持续、稳定、健康地发展。

二、科室分类

根据《医院财务制度》的规定,科室成本核算的科室区分为以下类别:临床服务类、医疗技术类、医疗辅助类和行政后勤类等。

(一)临床服务类

临床服务类指直接为患者提供医疗服务,并能体现最终医疗结果、完整反映医疗成本的科室,包括门诊和病房。

(二)医疗技术类

医疗技术类指为临床服务类科室及患者提供医疗技术服务的科室。该类科室作为一个医疗检查、治疗项目的执行科室,只是提供医疗服务过程中的中间服务,并不体现医疗服务的最终产品,如检验科、心功能科等。

(三)医疗辅助类

医疗辅助类科室是服务于临床服务类和医疗技术类科室,为其提供动力、生产、加工等辅助服务的科室,如门诊病案室、咨询导诊室等。

(四)行政后勤类

行政后勤类指除临床服务、医疗技术和医疗辅助科室之外的从事院内外行政后勤业务工作的科室,如医务处、财务处、行保处等。

三、科室成本的归集

医院应通过健全的组织机构,按照规范的统计要求及报送程序,将支出直接或分配归属到耗用科室,形成各类科室的成本。包括直接成本和间接成本。

直接成本的归集分两种情况,一种情况是为开展医疗服务活动而发生的能够直接计入或采用一定方法计算后直接计入该科室的各种支出,即直接成本,比如人员支出、直接耗材、药品成本等,按照实际耗用情况,计入相关科室成本。对于科室有用水、用电记录的,水费、电费也直接计入相关科室成本。

另一种情况为开展医疗服务活动而发生的不能直接计入、需要按照一定原则和标准分配计入该科室的各项支出,即科室的间接成本,即公摊成本。公摊成本需按一定的分摊标准在医院所有科室进行分摊。公摊成本包括煤、水、电、取暖费,房屋修缮费等。分摊标准可以采用人员比例、房屋面积或仪器设备占用等。例如,取暖费、房屋维修费按房屋面积比例进行分摊,科室无用水、用电记录时,水费按科室人员比例分摊,电费按房屋面积或按仪器设备占用比例进行分摊。

医院根据成本核算的要求设置成本核算科室,在各级科室下还需要设定核算单元,它是成本核算的最小单位。核算单元与成本责任中心既有区别又是相互关联的。成本责任中心是按照成本管理目标,将医院运营的整体目标分解为不同层次的子目标,落实到有关单位完成而形成的内部责任单位。核算单元是成本责任中心的分支单位,核算单元的成本核算是责任中心的成本核算的延伸和细化,每个责任中心的成本等于其各个核算单元的成本之和。例如,神经内科是成本责任中心,但它的核算单元有神经内科一病区、神经内科二病区和神经内科门诊。核算单元的确定要科学合理,如果核算单元过多,就会增加核算难度和成本,如果核算单元过少,也无法精细化进行成本核算。所以,确定核算单元既要遵循成本效益原则,又要满足成本核算的要求。

四、科室成本的分摊

医院全成本核算过程对各级各类科室成本都要核算和反映,但医技科室、医辅科室和行政后勤科室并不是医院成本核算的终点,临床科室才是终点,其他科室的成本要归集分配到临床各相关科室。

根据《医院财务制度》规定,各类科室成本应本着相关性、成本效益关系及重要性等原则,按照分项逐级分步结转的方法进行分摊,最终将所有成本转移到临床服务类科室。

(一)管理费用的分摊

在将公摊成本进行分配后,将行政后勤类科室的管理费用向临床服务类、医疗技术类、医疗辅助类科室分摊。分摊参数可采用人员比例、内部服务量、工作量等。

在管理费用的分摊中,可以根据科室服务对象的性质采用不同的人员系数,如医务处主要为医疗人员提供管理服务,所以人员系数采用科室医师、医技人员总数分摊,护理部主要为护理人员提供管理服务,人员系数采用科室护理人员总数分摊。

(二)医疗辅助成本分摊

管理费用分配后,再将医疗辅助类科室成本向临床服务类和医疗技术类科室分摊,分摊参数可采用人员比例、内部服务量、工作量等。

在医疗辅助成本的分摊中,如果医疗辅助科室按其为其他科室提供的服务指定内部价格,并按内部价格归集科室成本时,由于该科室的成本已经计入各被分摊科室中,因此其成本不能直接再分摊,应将已计入科室成本的部分先剔除,差额部分再按服务量进行分摊。

需要注意的是,医院内部价格应定期检查,发现实际成本与内部价格差异较大时应重新核定,以尽可能减少未分摊成本。

(三)医技科室成本分摊

最后将医疗技术类科室成本向临床服务类科室分摊,分摊参数可采用工作量、业务收入、收入、占用资产、面积等,分摊后形成门诊、住院临床类科室的成本。

（冯鲁俊）

第四节 项目成本核算

一、医院项目成本核算介绍

医院服务项目成本核算是以各科室开展的医疗服务项目为对象,归集和分配各项支出,计算出各项目单位成本的过程。核算办法是将临床服务类、医疗技术类和医疗辅助类科室的医疗成本向其提供的医疗服务项目进行归集和分摊,分摊参数可采用各项目收入比、工作量等。

医疗服务项目成本核算就是对围绕某一服务项目所发生的一切成本进行审核、记录、汇集和分配,并计算实际成本的过程。

医疗服务项目成本核算是以临床服务科室及医疗技术科室二次分摊后的科室成本为基础,以各科室开展的医疗服务项目为对象,归集和分配各项支出,计算出各科室所开展医疗服务项目单位成本的过程。

通过项目成本核算,可以明晰成本与价格关系,有利于政府部门准确制定医疗服务项目的价格,对医院发生的各种费用进行合理补偿;有利于对不同部门或不同医院的同一医疗服务项目进行成本差异分析,找出运营管理的差距及存在的问题,指导医院优化资源配置;项目成本的核算也是病种成本核算的基础。

二、项目直接成本的归集

即收集可直接归集到各医疗服务项目的费用,如人员经费、卫生材料费等。

三、项目其他成本的分摊

即将项目开展科室的医疗成本按照一定方法分摊至服务项目。以二次分摊后的临床服务类、医疗技术类科室成本为基础,向所有医疗服务项目分摊。

一般来说,成本分摊系数包括收入分配系数、工作量分配系数和操作时间分配系数。因为项目成本核算的对象是医疗服务项目,其目的是为政府部门制定医疗服务价格提供依据,因此参与项目成本核算的成本范围不包括单收费材料和药品的成本。

(一)收入分配系数

收入分配系数是指某服务项目年医疗收入占该项目所在科室总医疗收入的百分比。

(二)工作量分配系数

工作量分配系数是指某服务项目工作量占该项目所在成本科室总工作量的百分比。

(三)操作时间分配系数

操作时间分配系数是指某项目的操作时间占该项目所在成本科室总操作时间的百分比。

四、项目成本的汇总

由于项目成本核算的工作量较大,通常以年为单位进行核算,将项目消耗的人员经费、卫生材料费、低值易耗品、专用设备折旧等直接成本,加上项目开展科室的成本分摊额,即可得到该服务项目的年总成本,再根据该项目年工作量可得到单位成本。

五、作业成本法

为了准确核算项目成本,要以作业成本法为指导。作业成本法(简称 ABC 法)作为一种先进的成本管理方法,可以提高医院的运营业绩和决策水平,促进医院的内涵建设,增强医院的生命力和竞争力。作业成本法是一种通过对所有作业活动进行动态追踪反映,计量作业和成本对象的成本,评价作业业绩和资源利用情况的成本计算和管理方法。与各种传统的成本计算方法相比,作业成本法把医疗服务提供过程看作是由一系列作业组成的动态过程,在资源和医疗服务项目之间引入"作业"。以作业为中心,根据作业对资源耗费的情况将资源成本分配到作业中,然后根据医疗服务项目所耗用的作业量,最终将成本分配医疗服务项目,即对价值的研究着眼于"资源→作业→项目"的过程,而不是传统的"资源→项目"的过程。

根据作业消耗资源,服务项目消耗作业的指导思想,先将消耗的资源分配到作业,再将作业成本归集到服务项目,医院的医疗服务活动过程可被分为若干作业,这些作业分别以各自不同的方式耗费资源为患者提供服务,所以需要根据医院行业特点和实际情况,把资源费用分配到直接成本中心,最后分配到各项作业中。而医疗服务项目是由一系列的作业构成的,这样就可以通过归集作业成本来核算医疗服务项目成本。

资源是指在一定期间内为提供服务而发生的各类成本,是作业进行中被耗费的人力、物力、财力等经济要素,这些资源消耗用货币形式来表现就是作业成本。从成本计算的角度看,作业是基于一定目的,以人为主体,消耗一定资源的特定范围内的活动。从管理角度讲,医疗服务提供过程中的各个工序或环节,例如,诊疗、手术(消毒、探查)、护理等行为都可以视为作业。可以根据人员类型、工作流程、日常工作范围及工作内容划分科室作业。

在医院的运营活动中,会有多个作业消耗同一经济资源的情况,这就需要寻找一个标准,来将这一资源合理地分配到有关的作业中去,这一标准就是资源动因。资源动因是指作业消耗资源的原因或方式,反映了作业对资源的消耗状况,是对一项作业所消耗资源数量的计量。资源动因可以根据作业人数、作业工时、材料消耗比例、设备原值、房屋占用面积等进行设置。在医院里资源动因即指各医疗或医技的科室成本向作业分配的依据。

作业动因是引起作业发生的因素,是指各项作业被最终服务消耗的原因和方式,是对一项作业产出的定量计算,是成本对象对作业需求的频度与强度,反映了每项作业利用率的产出计量标准,反映了成本对象对作业消耗的逻辑关系,是将成本库中汇集的各种成本分配到医疗服务中去的标准,也是沟通资源耗费和最终服务的中介。作业动因可以根据医疗项目执行人员类型、作业时长、工作量、工时、项目消耗材料比例、项目耗用设备额定功率等进行设置。在医院里作业动因即指各项作业成本向医疗项目分配的依据。

(冯鲁俊)

第五节　病种成本和诊次成本核算

一、病种成本

(一)病种成本概述

病种成本核算是以病种为核算对象,按一定流程和方法归集相关费用计算病种成本的过程。核算病种在治疗过程中的全成本。它是医院成本核算的重要组成部分,是对医院成本核算工作的深化和细化。

(二)病种成本核算的意义和作用

(1)病种成本核算可以为政府制定科学合理的单病种付费医疗服务价格政策提供科学依据。以前我国医院实行的是全部按服务项目收费方式,政府按服务项目补偿的政策,由于医疗服务的垄断性,存在诱导消费的现象,是导致"看病贵"的根源之一,病种成本核算有利于政府进行医疗服务价格的控制。

(2)实行病种成本核算,有利于促进医疗资源的有效利用。以病种作为成本核算单位,建立单病种诊疗标准成本,能反映出各病种治疗的时间与耗费,能较准确地反映医疗成本与产出。将不同时期、不同医院的同一指标对比,能够反映医院的技术管理水平、医疗服务质量水平和经济效益情况,有利于医院成本的控制。

(3)实行病种成本核算,有利于临床路径的实施。临床路径的表现形式通常是一套以时间为顺序的,具体而详细的"医疗服务计划单",或者是表格式程序、路径图。临床路径是一种科学的服务与管理方法,既能为服务对象减少花费,又能有效保证高质量的医疗服务。实施临床路径将缩短患者的平均床日数,减少不必要的检查化验次数,使流程更加合理高效,成本更加低廉。因此,进行病种成本核算,有利于促进临床路径的实施。

(三)病种成本核算方法

在科室成本核算基础上,进行项目成本核算,而项目成本核算又是病种成本核算的基础。病种成本核算是在确定临床路径的前提下,以项目成本为基础进行核算的。首先,确定病种及它的临床路径;其次,根据临床路径,确定临床服务项目,计算项目成本;最后,把临床路径中所有项目成本相加,就形成了病种成本。

病种成本的核算方法主要有两种,分别是实际成本法和以临床路径为基础的病种成本核算法。在开展了项目成本核算的医院,如进行病种成本的核算,则应选择第二种以临床路径为基础的病种成本核算法,具体核算路径是对出院患者在院期间为治疗某单病种所耗费的医疗项目成本、药品成本及材料费成本进行叠加,进而形成单病种成本。

二、诊次成本

诊次成本核算是以诊次为核算对象,将科室成本进一步分摊到门急诊人次、计算出每诊次的成本。

诊次成本是医院为患者提供一次完整的门诊服务所耗费的平均成本。一个诊次的服务包括从挂号、交款、检查、诊断,直至明确结局的全过程。它和住院患者床日成本一起构成了医院最终极的两个成本核算对象。事实上,医院任何一项成本核算工作最终都指向这两类成本。

$$诊次成本 = 某门诊科室成本总额 \div 该科室门急诊人次$$

其中成本总额可以是:医疗成本总额、门诊成本总额、科室成本总额、项目成本总额。人次数做相应调整,例如,以某项目成本总额为成本总额计算时,人次数为该科室该项目的门急诊人次数。

三、床日成本

床日成本核算是以床日为核算对象,将科室成本进一步分摊到住院床日中,计算出每床日成本。

床日成本是指住院患者每一床日所耗费的成本,是医院为一个住院患者提供一天的诊疗服务所耗费的平均成本。床日成本包括住院、检查、治疗、药品、血液、其他医疗材料等所有住院服务的成本。

$$床日成本 = 某住院科室成本总额 \div 该科室住院床日$$

其中床日总额可以是:医疗成本总额、住院成本总额、科室成本总额、项目成本总额。

(冯鲁俊)

第六节 成本分析和控制

开展医院成本核算是成本管理最重要的一个环节,根据成本核算的结果进行分析,从而发现问题,采取相应措施,对不合理成本进行有效控制,从而达到成本管理的目的。因此,成本分析和控制是成本管理的重要环节。

一、医院成本分析

医院成本分析指医院应根据成本核算结果,对照目标成本或标准成本,采取趋势分析、结构分析、量本利分析等方法,及时分析实际成本变动情况及原因,把握成本变动规律,提高成本效率。

(一)趋势分析

趋势分析法主要是通过对比两期或连续数期的成本数据,确定其增减变动的方向、数额或幅度,以掌握有关成本数据的变动趋势或发现异常的变动。典型的趋势分析是将本期成本数据与上期成本数据进行比较,更为复杂的趋势分析则涉及多个期间的比较。

在具体运用趋势分析法时,一般有两种分析的方式,绝对数趋势分析和相对数趋势分析。绝对数趋势分析是通过编制连续数期的报表,并将有关数字并行排列,比较相同指标的金额或数据变动幅度,以此来说明其发展变化。相对数趋势分析是根据会计报表中许多重要的财务指标,如成本收益率指标等。可采用环比动态比率、定期动态比率等方法。

(二)结构分析

结构分析是指对成本中各组成部分及其对比关系变动规律的分析。它通常采用计算成本中各组成部分占总成本比率的方法,用以分析医院成本的内部结构特征和合理性。

结构分析可以分析整个医院以及各个科室的人力成本、材料成本、药品成本、折旧成本、离退休人员成本等成本元素的构成,为成本控制及管理提供依据。如分析某科室全成本的构成情况,根据人力成本、材料成本、药品成本、固定资产折旧等在该科室总成本中的比重,据此分析该科室的各类成本构成是否合理。

通过成本结构分析产出的成本结构分析报表主要有:成本构成总表、直接医疗成本构成表、医疗技术类科室成本构成表、医疗辅助类科室成本构成表、管理科室成本构成表等。

(三)量本利分析

量本利分析又称盈亏平衡分析,是"服务量、成本、结余"分析简称,即指成本、业务量、结余三者之间的依存关系,又称 CVP 分析、保本分析、盈亏临界点分析。量本利分析所考虑的主要相关因素有固定成本、变动成本、保本点、边际贡献等。

医院应结合医疗服务特点和成本性态,合理分析成本变动与业务量之间的依存关系,科学划分固定成本和变动成本,并根据实际情况及时调整。

保本点是指达到保本状态时的业务量的总称。即在该业务量水平下,收入正好等于全部成本;超过这个业务量水平,就有盈利;低于这个业务量水平,就会发生亏损。量本利分析主要研究如何确定保本点和有关因素变动对保本点的影响。

边际贡献是指销售业务收入减去变动成本后的余额。

变动成本率也称为补偿率,是变动成本在收入中所占的比率。

$$门诊结余 = 门诊医疗收入 - 门诊变动成本 - 门诊固定成本$$
$$住院结余 = 住院医疗收入 - 住院变动成本 - 住院固定成本$$

当结余等于零时,此时的业务量即为保本点的业务量。

医院通过对保本点的计算,反映出业务量、成本间的互动关系,用以确定保证医院正常有序发展所达到的保本点业务量和保本收入总额,进一步确定所必需的目标业务量和目标收入总额,同时,固定成本和变动成本的改变也会影响医院的运营发展。

量本利分析所建立和使用的数学模型和有关图形,是建立在一定假设基础上的。因此,进行量本利分析时一定要注意以下几个假定条件。

1.成本性态分析的假定

量本利分析必须以完成成本性态分析为前提,即医院的全部成本都必须被划分为固定成本和变动成本两部分,并且建立了成本性态模型。

2.相关范围及一元性假定

假定医院在一定时期和一定服务量范围内,成本水平保持不变,即在相关范围内,固定成本总额和单位变动成本保持不变。成本和业务收入在相关范围内均表现为直线关系。

3.医院服务项目构成保持不变的假定

假定医院在多种医疗服务项目的情况下,其总的服务量发生变化时,各个服务项目的收入额在全部医疗服务项目总收入额中所占比重不会发生变化,即医疗服务项目的种类及其收入额的构成一般保持不变。

4.变动成本法的假定

假定医院的各医疗服务项目的成本,是按变动成本法计算的。

$$门诊结余＝门诊医疗收入－门诊变动成本－门诊固定成本$$
$$住院结余＝住院医疗收入－住院变动成本－住院固定成本$$

根据以上计算结果,可得出以下结论:目前,该公立医院是门诊已达到有盈余的水平,但住院处于亏损状态,实际开放床日数处于低水平。该医院应当扩大住院规模,积极收治患者,以求获得较高合理收益。

二、成本控制

医院应在保证医疗服务质量的前提下,利用各种管理方法和措施,按照预定的成本定额、成本计划和成本费用开支标准,对成本形成过程中的耗费进行控制。

(一)成本控制的原则

1.经济性原则

经济性原则指成本控制的代价不应超过成本控制取得的收益,否则成本控制就是不经济的,难以持续。要选择重要领域的关键环节实施成本控制措施,并且措施要具有实用性和灵活性。对正常成本费用开支按规定的成本费用开支标准从简控制,对于例外情况则要重点关注。

2.因地制宜原则

因地制宜原则指医院成本控制系统的设计要考虑医院、科室和成本项目的特定情况,针对医院的组织结构、管理模式、发展阶段以及科室、岗位、职务的特点设计对应措施。

3.全员参与原则

全员参与原则指成本控制观念要得到医院全体员工的认可,并且使每位领导和员工负有成本控制的责任。成本控制是全体员工的共同任务,只有通过医院全体员工的一致努力才能完成。

(二)成本控制的方法

1.标准成本法

比较标准成本与实际成本差异并分析原因,从而采取成本控制措施。这种方法是将成本计划、控制、核算和分析集合在一起进行成本管理。

2.定额成本法

将实际费用划分为定额成本和定额差异,分析差异产生的原因并予以纠正。这种方法在发生费用时,及时揭示实际成本与定额成本的差异,将事后控制发展为事中控制。

(三)成本控制的具体措施

《医院财务制度》规定,医院应建立健全成本定额管理制度、费用审核制度等,采取有效措施纠正、限制不必要的成本费用支出差异,控制成本费用支出。

成本控制的具体措施如下。

(1)建立成本支出预算管理制度。

(2)开展医院全成本核算,提高成本管理的效能。

(3)合理控制人力成本,实现减员增效。

(4)建立健全招标采购制度,实现质优价廉的物资供应。

(5)加强资金的筹集、投放与使用管理,保证资源利用最大化。

(6)医院开展技术改造,革新项目或内容,提高劳动效率,减少运行成本。

(7)其他成本控制措施。

(冯鲁俊)

第二十四章 会计等式与借贷记账法

第一节 会计要素与会计等式

会计要素与会计等式是会计核算的基本内容,会计要素是账户设置和会计报表设计的基础,而会计等式则表明了会计要素之间的数量关系。本节将主要介绍医院会计要素和会计等式,为借贷记账法学习奠定理论基础。

一、会计要素

医院会计核算的对象是医院资金的流动。为了利用复式记账法对医院的业务活动进行全面、系统、正确地确认、计量、记录和报告,有必要将会计对象分解为若干构成要素。会计要素是对会计对象所做的最基本的带有规律性的科学分类,是会计核算对象的具体化。有了会计要素这一基本分类,在账户设置和会计报表设计时就有了依据,在具体核算时还可深入开展不同层次的详细分类,进行分类核算。在编制会计报表进行财务信息输出时,会计要素也即会计报表要素是会计报表反映的基本指标。

新会计制度第一部分中规定:"医院会计采用权责发生制基础,医院会计要素包括资产、负债、净资产、收入和费用。"其中,资产、负债和净资产是医院财务状况的静态表现,也是资产负债表的构成要素,体现的是医院的基本产权关系;收入和费用是医院运营成果的动态反映,也是收入费用表的构成要素,体现的是医院在运营中发生的财务关系。

(一)资产

1.资产的定义

资产是指医院过去的交易或事项形成的并由医院拥有或者控制的资源,该资源预期会给医院带来经济利益或者服务潜力。根据资产的定义,资产应当同时具备以下特征。

(1)资产预期会给医院带来经济利益或者服务潜力。资产预期会给医院带来经济利益或服务潜力,是资产的本质特征。这里所指的"服务潜力"是按照医改的目的和要求,医院从事所规定的各项活动,向公众提供医疗服务的能力。

资产预期会给医院带来经济利益,是指资产预期会直接或间接导致现金或现金等价物流入医院。例如,医院的应收医疗款在债务人偿付时可以直接为医院带来现金流入;医院采购的药品、卫生材料,购置的固定资产等,可以用于医疗服务过程,这些资源用于医疗服务过程,并按照相关标准通过项目收费转化为现金,是医院获得的经济利益。

我国卫生体制改革的总体目标是要求医院用较低的成本提供比较优质的医疗服务,不断满足人民群众对基本医疗服务的需求。与企业不同,医院属于公益性质,是非营利性组织,不以营利为最终目的。医院持有很多资产并非是为了获取经济利益,而是为了向社会公众提供医疗服务。医院的资产更大的意义在于其使用效益和社会效益,医院致力于使用合理的资产提供更好、更多的满足人民群众需要的医疗服务。因此,对于医院而言,是否具备服务潜力是衡量一项资源是否符合资产定义、是否应当作为资产予以确认和计量的重要标志,预期能够给医院带来服务潜力是医院资产的重要特征。

(2)资产是医院所拥有或者控制的。一般情况下,一项财产能否作为医院的资产,主要是看其所有权是否属于该医院,如果医院拥有其所有权,即作为资产确认。如果不拥有其所有权,但能够对其进行控制,则该项资产也应作为资产确认。控制是指医院对该项财产具有管理权,能够自主地运用它进行经济活动,并承担由此而产生的各种风险。资产是医院所拥有的,或者即使不为医院所拥有也能为医院所控制的。医院拥有资产,就能排他性地从资产中获取经济利益或服务潜力。如果医院不能拥有或控制资产所能带来的经济利益或服务潜力,该资产就不能作为医院的资产。比如,对于以融资租赁方式租入的固定资产来说,虽然医院并不拥有其所有权,但是由于租赁合同规定的租赁期相当长,接近于该资产的使用寿命。租赁期满,承租医院一般有优先购买该资产的选择权。在租赁期内,承租医院有权支配资产并从中受益或者可以向患者提供服务。所以,以融资租赁方式租入的固定资产应视为医院的资产。对于以经营租赁方式租入的固定资产来说,由于医院不能控制它,不应视同为医院的资产。临时借入的仪器设备等,不被医院所拥有,因此,不属于医院的资产。

(3)资产是由过去的交易或事项形成的。资产必须是现时的资产,而不能是预期的资产。只有过去的交易或者事项才能增加或减少医院的资产,预期未来发生的交易或者事项不形成资产。比如,医院购买医疗设备、自行建造住院楼、自行研制生产药品等,已经发生的购买、自行建造、生产等交易或者事项即为过去的交易或者事项。而医院有购买计划,但尚未发生的购买交易则不会形成医院的资产。

(4)资产必须是以货币计量的;不能用货币计量的资产暂时无法统计的,不能计入医院的资产中。例如,医疗事故中的损失费用,如果以现金或实物的形式进入到医院的资产账户中,才属于医院的资产,否则不能计入资产。

只有同时具备以上条件的,才能作为资产加以确认。

2.资产的分类

资产可以按照不同的标准进行分类。

(1)按照流动性对资产进行分类,可以分为流动资产和非流动资产。流动资产是指可以在1年内(含1年)变现或耗用的资产,主要包括货币资金、短期投资、应收及预付款项、存货等。除流动资产以外的其他资产,统称为非流动资产,如长期投资、固定资产、在建工程、无形资产等。

(2)按照有无实物形态对资产进行分类,可以分为有形资产和无形资产。有形资产是指有实物形态的资产,如库存物资、固定资产等;无形资产是指不具有实物形态而能为医院提供某种权利的资产,通常表现为某种法定权利或技术,如专利权、商标权、著作权、版权、土地使用权、医院购入的不构成相关硬件不可缺少组成部分的应用软件等。

3.资产的确认和计量

(1)资产的确认:确认资产的一般标准如下。①符合资产的定义;②其成本或者价值能够可靠的计量。医院在取得一项资源时,如果同时满足上述条件,应当将该项资源确认为一项资产。某项资源即使符合了资产的定义,但如果不能可靠计量,则无法体现在会计凭证、账簿直至会计报表中,也就不能被确认为医院的资产。

(2)资产的计量。①资产的初始计量:资产的初始计量是指资产初始确认时入账金额的确定。医院在确认资产时,通常应当按照取得资产或自制资产所发生的实际成本予以计量。对于接受捐赠、无偿划拨的非现金资产,其成本比照同类或类似物资的市场价格或有关凭据注明的金额加以确定。对于无偿调入的长期股权投资,因其同类或类似投资的市场价格难以确定,其成本应以调出单位的原账面价值为基础确定。②资产的后续计量:资产的后续计量是指在资产的存续期间内的各个会计期末,资产账面金额的确定。新制度出于会计信息有用性和会计谨慎性原则的考虑,要求医院在每年年度终了,对应收款项进行全面检查,对预计可能发生的坏账损失计提坏账准备并计入当期费用;对于固定资产和无形资产,要求按月计提折旧和摊销,以如实反映资产在期末真实的折余或摊余价值。医院的其他资产,除非新增或减少,期末一般不调整其账面金额。

(二)负债

1.负债的定义

负债是与资产对应的概念。负债是指医院过去的交易或事项形成的现实义务,履行该义务预期会导致含有经济利益或者服务潜力的资源流出医院。根据负债的定义,负债应当同时具备以下特征。

(1)负债是医院由于过去的交易或者事项形成的。负债是过去已经发生的交易或事项所产生的结果。即只有过去发生的交易或事项增加或减少医院的负债,而不能根据谈判中的交易或事项或计划的经济业务来确认负债。例如,已经发生的借款行为会形成医院的负债,而计划中的银行借款行为则不会形成医院的负债;已经发生的购置医疗设备的行为可能形成医院的负债,而计划中的商品购买行为不会形成医院的负债。

(2)负债是医院承担的现实义务。负债作为医院的一种义务,是由医院过去的交易或事项形成的现在已经承担的义务。负债是已发生,未来必须偿付的经济责任。负债的实质是医院未来的经济利益的丧失或牺牲。如医院接受银行贷款形成的尚未偿还的短期借款,是医院已经承担的现时义务,构成医院的负债;如果医院没有接受银行贷款,则不承担还款的现实义务,也就不构成医院的负债。"现时义务"不等同于"未来承诺",如医院管理层决定在今后某一时间购买某项资产,这只是一项"未来承诺",其本身并不产生现时义务。一般情况下,只有在资产已经获得时才会发生现时义务。

(3)负债的清偿预期会导致含有经济利益或者服务潜力的资源流出医院。负债的清偿通常将导致医院含有经济利益或服务潜力的资产的减少,如医院用现金、实物资产或者以提供劳务等方式偿还负债,会导致含有经济利益或服务潜力的资源流出医院。

(4)以货币进行确切计量或可以实现预计。

(5)负债一般都有确切的债权人和偿付日期。负债是不可以自动消失的,除非已经进行了偿还。但是负债不一定用现金来偿还,它可以采用实物或者其他等价物的方式,或者以劳务的形式进行偿还。

2.负债的分类

为了准确报告和分析医院的负债状况和偿债能力,医院的负债应当按其流动性划分为流动负债和非流动负债。其中,流动负债是指医院将在 1 年内(含 1 年)偿还的负债,包括短期借款、应缴款项、应付票据、应付账款、预收医疗款、应付职工薪酬、应付福利费、应付社会保障费、应交税费、其他应付款等;非流动负债是指医院偿还期限在 1 年以上(不含 1 年)的长期负债,包括长期借款、长期应付款等。

(三)净资产

1.净资产的定义

净资产是指医院资产减去负债后的余额。净资产是医院开展医疗活动和完成教学、科研各项任务的物质基础,是形成医院资产的基本来源。医院的资产一方面来源于对外借款等负债,另一方面来源于其自身业务活动的积累,比如提供医疗服务取得医疗收入、政府财政补助、科研教学项目拨款等。也就是说,在医院的总资产中,扣除债权人对其享有要求权的资产(即负债)之后,剩余的就是医院自己享有要求权的资产,即净资产。医院净资产是指医院资产减去负债后的余额。医院的净资产具有以下几个特点。

(1)净资产除专用基金结余、财政专项补助结余和待分配结余外,一般是永久性的,是医院的自有资产的主要来源。

(2)净资产是个净额概念。医院净资产是指医院资产减去负债后的余额,即:净资产=资产-负债。一般而言,引起净资产增减变动主要有两种情况:①由于含有经济利益或服务潜力的资源流入医院,使得医院的资产增加,或者负债减少,从而导致净资产增加,即医院获得了收入而导致净资产增加;②由于含有经济利益或服务潜力的资源流出医院,使得医院的资产减少,或负债增加,从而导致净资产减少,即医院发生了费用而导致净资产减少。即医院的净资产变动主要来自收入减去费用后的余额。因此,净资产是个净额概念,其核算既依赖于资产和负债的正确核算,也依赖于收入与费用的正确核算。

(3)医院享有其净资产的拥有权和使用权。医院净资产归医院拥有和支配。医院可以使用净资产购买设备和物资,也可以用来安排其他开支。对于专用基金、财政补助结转(余)、科教项目结转(余)等具有限定用途的净资产,医院应当按照有关规定和限定用途予以使用。

(4)净资产不能单独计价。净资产的计价要依赖资产、负债、收入、费用这些要素,并与这些要素息息相关。

(5)医院净资产产权属国家所有。医院的各项净资产虽然为医院所拥有和支配,但从净资产的终极归属而言,其所有权并不属于医院本身,而是归属于国家所有。净资产是医院对上级主管部门或单位的经济责任或其投资者的经济责任。

2.净资产的分类

(1)按是否限定用途分类:医院净资产按是否限定用途,可分为限定性净资产和非限定性净资产两类。①限定性净资产是指由国家有关法规、制度或拨款单位指定用途的净资产,如专用基金、财政补助结转(余)、科教项目结转(余);②非限定性净资产是指不受国家法规、制度或出资者、拨款单位约束,而由医院自行决定使用的净资产,如事业基金。限定性净资产随着限定条件的解除或时间的推移可以转化为非限定性净资产,如非财政科教项目结余解除限定后,可以转为非限定性净资产(事业基金),由医院自行支配使用。

(2)按内容分类:医院净资产按内容分类,可分为事业基金、专用基金、待冲基金、财政补助结转(余)、科教项目结转(余)、本期结余和结余分配。①事业基金:事业基金指医院拥有的非限定用途的净资产。包括结余分配转入资金(不包括财政基本支出补助结转)、非财政科教项目结余解除限定后转入的资金等。事业基金按规定用于事业发展和弥补亏损。②专用基金:专用基金指医院按照规定设置、提取的具有专门用途的净资产。主要包括职工福利基金、医疗风险基金等。职工福利基金是指按业务收支结余的一定比例提取、专门用于职工集体福利设施、集体福利待遇的资金。医疗风险基金是指从医疗业务成本中计提、专门用于支付医院购买医疗风险保险发生的支出或实际发生的医疗事故赔偿的资金。其他专用基金是指按照有关规定提取、设置的其他专用资金。③待冲基金:待冲基金指医院使用财政补助、科教项目收入购建固定资产、无形资产或购买药品、卫生材料等物资所形成的,留待计提资产折旧、摊销或领用发出库存物资时予以冲减的基金。④财政补助结转(余):财政补助结转(余)指医院历年滚存的财政补助结转和结余资金,包括基本支出结转、项目支出结转和项目支出结余。⑤科教项目结转(余):科教项目结转(余)指医院尚未结项的非财政资助科教项目累计所取得收入减去累计发生支出后的,留待下期按原用途继续使用的结转资金,以及医院已经结项但尚未解除限定的非财政科教项目结余资金。⑥本期结余:本期结余指医院本期除财政项目补助收支、科教项目收支以外的各项收入减去各项费用后的结余。本期结余只存在于年度中间,年末,应按规定转入结余分配,结转后无余额。如果年末本期结余是亏损,用事业基金弥补,不足以弥补的则为待分配结余。财政专项补助结余不参与年末分配。⑦结余分配:结余分配是指医院用于核算医院当年提取职工福利基金、未分配结余结转事业基金、用事业基金弥补亏损等情况和结果而设置的一个会计账户。该账户属中间结转账户,年末提取职工福利基金和将未分配结余结转事业基金后,此账户一般无余额。

(四)收入

1.收入的定义

收入是指医院开展医疗服务及其他活动依法取得的非偿还性资金。

医院的业务活动包括医疗、科研、教学以及与之相关的其他活动。在开展这些活动时,需要消耗各种资源,为了使各项医疗活动不间断地进行,需要不断地取得补偿,医院取得的补偿包括国家财政补助、向患者收费或医疗保险机构付费,这些都构成了医院的收入。在市场经济条件下,医院可以利用暂时闲置的资产对外投资,投资取得的收益也构成医院收入。

医院收入具有以下几个特点。

(1)医院收入是依法取得的。医院收入必须符合国家有关法律、法规和制度的规定,如财政补助收入必须通过法定程序报批后,方能取得。医院的医疗服务收入,其项目和收费标准都由政府管制,医疗服务项目、收费价格必须按照规定程序经过有关部门批准后,才能向服务对象收取。医院的药品价格、药品加成政策也由政府管制。医院的其他收入,也要按照规定的程序和规则依法取得。

(2)医院收入将引起资产增加或负债减少(或者两者兼而有之),并最终将导致医院经济利益或服务潜力的增加。例如,医院取得医疗收入最终会引起库存现金或银行存款的增加,或引起预收医疗款的减少,或同时增加库存现金/银行存款并减少预收医疗款。

(3)医院收入将导致本期净资产增加。医院取得收入一定会增加本期净资产。需要说明的是,这里所指的仅是收入本身对净资产的影响。收入扣除相关成本费用后的净额可能会引起净资产的增加,也可能会引起净资产的减少。收入的这一特征使其与负债相区分,比如医院从银行借入款项,同时引起资产增加和负债增加,并不引起净资产增加。

2.收入的分类

医院的收入按照来源可分为医疗收入、财政补助收入、科教项目收入和其他收入。

(1)医疗收入:即医院开展医疗服务活动取得的收入,包括门诊收入和住院收入。

(2)财政补助收入:即医院按部门预算隶属关系从同级财政部门取得的各类财政补助收入,包括基本支出补助收入和项目支出补助收入。基本支出补助收入是指由财政部门拨入的符合国家规定的离退休人员经费、政策性亏损补贴等经常性补助收入;项目支出补助收入是指由财政部门拨入的主要用于基本建设和设备购置、重点学科发展、承担政府指定公共卫生任务等的专项补助收入。

(3)科教项目收入:即医院取得的除财政补助收入外专门用于科研、教学项目的补助收入。

(4)其他收入:即医院取得的除医疗收入、财政补助收入、科教项目收入以外的其他收入,包括培训收入、食堂收入、银行存款利息收入、租金收入、投资收益、财产物资盘盈收入、捐赠收入、确实无法支付的应付款项等。

3.收入的确认与计量

医院确认各项业务收入,应当以权责发生制为基础,财政补助收入和科教项目收入以收付实现制为补充。

权责发生制是以应收应付作为标准来处理经济业务,确认本期收入和费用的会计核算基础。在权责发生制基础下,凡属本期应计的收入,不管本期是否实际收到款项,均作为本期的收入处理;凡属本期应负担的费用,不管本期是否实际付出款项,都作为本期的费用处理。

收付实现制是以款项的实际收付为标准来处理经济业务,确认本期收入和支出的会计核算基础。在收付实现制基础下,凡在本期实际支付的款项,不论其付款义务是否归属于本期,均应作为本期支出处理;凡在本期实际收到的款项,不论其是否归属于本期,均应作为本期收入处理。

医院各项收入的确认和计量原则如下。

(1)医疗收入:医疗收入应按照权责发生制基础予以确认,即在提供医疗服务(包括发出药品)并收讫价款或取得收款权利时,按照国家规定的医疗服务项目收费标准计算确定的金额确认入账。医院给予患者或其他付费方的折扣不计入医疗收入。

医院同医疗保险机构结算时,医疗保险机构实际支付金额与医院确认金额之间存在差额的,对于除医院因违规治疗等管理不善原因被医疗保险机构拒付产生的差额以外的差额,应当调整医疗收入。例如,医院垫付医疗保险基金支出 3 000 万元,医保机构审核后实际拨入医保垫付资金 2 900 万元,医院应根据 2 900 万元调整医院医疗收入。

(2)财政补助收入:财政补助采用国库集中支付方式下拨时,在财政直接支付方式下,应在收到代理银行转来的《财政直接支付入账通知书》时,按照通知书中的直接支付入账金额确认财政补助收入;在财政授权支付方式下,应在收到代理银行转来的《授权支付到账通知书》时,按照通知书中的授权支付额度确认财政补助收入。

其他方式下拨的财政补助,应在实际取得补助时确认财政补助收入。

(3)科教项目收入:科教项目收入按照收付实现制基础予以确认,即在实际收到时,按照实际收到的金额予以确认。

(4)其他收入:其他收入中,固定资产出租收入、投资收益等按照权责发生制基础予以确认,其他收入一般在实际收到时予以确认。

（五）费用

1.费用的定义

费用的定义是指医院为开展医疗服务及其他业务活动所发生的、导致本期净资产减少的经济利益或者服务潜力的流出。从费用的概念可以看出，费用具有以下两个基本特征。

（1）费用会引起资产减少或者负债增加（或者两者兼而有之），并最终将导致医院资源的减少，包括经济利益的流出和服务潜力的降低，具体表现为医院的现金或非现金资产的流出、耗费或者毁损等。比如医院将卫生材料用于患者治疗，导致存货（资产）的减少，消耗的卫生材料成本构成费用。再如，固定资产随着时间推移，其价值发生了损耗，并通过折旧反映出来，折旧属于费用的范畴。又如，医院将其存货捐赠给其他单位或个人，导致存货（资产）的减少，这时存货的成本也构成费用。

（2）费用将导致本期净资产的减少。这里所指的"本期"是指费用的发生当期，即费用的确认时点。也就是说，只有在导致某一会计期间净资产减少时，才能确认一项费用。费用最终将减少医院的资产，根据"资产＝负债＋净资产"的会计等式，引起资产总额减少的情况有负债的减少或者净资产的减少。值得注意的是，其中只有同时引起净资产减少的经济利益或者服务潜力流出才是费用。比如，医院以银行存款（资产）偿还一项应付账款（负债），这种情况下，资产和负债减少了相同的金额，并没有影响净资产，因此此项资产流出不构成费用。

2.费用的分类

（1）按费用功能分类：按照费用的功能分类，医院的费用分为医疗业务成本、财政项目补助支出、科教项目支出、管理费用和其他支出。①医疗业务成本：指医院开展医疗服务及其辅助活动发生的费用，包括人员经费、耗用的药品及卫生材料费、固定资产折旧费、无形资产摊销费、提取医疗风险基金和其他费用，不包括财政补助收入和科教项目收入形成的固定资产折旧和无形资产摊销。医疗业务成本是医院为了提供医疗服务而发生，按照成本项目、医疗科室等进行归集的直接费用。②财政项目补助支出：指医院利用财政项目补助收入发生的项目支出。③科教项目支出：指医院使用财政补助收入以外的科研、教学项目收入开展科研、教学活动所发生的各项支出。④管理费用：指医院行政及后勤管理部门为组织、管理医疗、科研、教学业务活动所发生的各项费用，包括医院行政及后勤管理部门发生的人员经费、公用经费、资产折旧（摊销）费等费用，以及医院统一负担的离退休人员经费、坏账损失、银行借款利息支出、银行手续费支出、汇兑损益、聘请中介机构费、印花税、房产税、车船使用税等。管理费用属于期间费用，即为医院发生的、不能合理地归属于具体项目或对象，而只能按照一定会计期间归集的费用。⑤其他支出：指医院本期发生的，无法归属到医疗业务成本、财政项目补助支出、科教项目支出、管理费用中的支出，包括培训支出，食堂提供服务发生的支出，出租固定资产的折旧费，营业税、城市维护建设税、教育费附加等税费，财产物资盘亏或毁损损失，捐赠支出，罚没支出等。

（2）按费用性质分类：医院为了加强其内部管理，还可以同时按照费用的性质进行分类，并将费用的功能分类与性质分类结合起来。比如医疗业务成本按费用性质分类包括人员经费、卫生材料费、药品费、固定资产折旧费、无形资产摊销费、提取医疗风险基金和其他费用；管理费用按费用性质分类包括人员经费、固定资产折旧费、无形资产摊销费和其他费用。其中人员经费、其他费用又可参照《政府收支分类科目》中"支出经济分类科目"的相关科目进行分类。

根据《政府收支分类科目》中支出经济分类科目，人员经费包括工资福利支出和对个人和家庭的补助支出。

1)工资福利支出反映医院支付给在职职工和临时聘用人员的各类劳动报酬,以及为上述人员缴纳的各项社会保险费等,包括:①基本工资,反映医院按规定发放的基本工资。包括医院工作人员的岗位工资、薪级工资,各类学校毕业生试用期工资等。②津贴补贴,反映医院在基本工资之外按规定开支的津贴和补贴。包括政府特殊津贴、艰苦边远地区津贴、护龄津贴、卫生津贴等和各类补贴,如交通补贴、通讯补贴、取暖补贴等。③奖金,反映医院按规定开支的各类奖金。如国家统一规定的机关事业单位年终一次性奖金等。④社会保障缴费,反映医院为职工缴纳的基本养老、基本医疗、失业、工伤、生育等社会保险费,残疾人就业保障金等社会保险费。⑤伙食补助费,反映医院发给职工的伙食补助费,如误餐补助等。⑥其他工资福利支出,反映上述项目未包括的人员支出,如各种加班工资、病假两个月以上期间的人员工资、编制外长期聘用人员、长期临时工工资等。

2)对个人和家庭的补助包括:①离休费,反映医院离休人员的离休费、护理费和其他补贴。②退休费,反映未参加基本养老保险的医院退休人员的退休费和其他补贴。③退职费,反映医院退职人员的生活补贴,一次性付给职工的退职补贴。④抚恤和生活补助,反映医院按规定开支的烈士遗属、牺牲病故人员遗属的一次性和定期抚恤金,伤残人员的抚恤金,离退休人员等其他人员的各项抚恤金。按规定开支的优抚对象定期定量生活补助费,退役军人生活补助费,医院职工和遗属生活补助,因公负伤等住院治疗、住疗养院期间的伙食补助费,长期赡养人员补助费等。⑤救济费,反映按国家规定支付给特殊人员的生活救济费,包括精减、退职、老、弱、残职工救济费等。⑥医疗费,反映未参加职工基本医疗保险的医院人员的医疗费支出,以及参保人员在医疗保险基金开支范围之外,按规定应由医院分担的医疗补助支出。⑦住房公积金,反映医院按职工工资总额的一定比例为职工缴纳的住房公积金。⑧住房补贴,反映医院开支的在职和离退休人员的地方住房补贴、提租补贴、购房补贴等。⑨其他对个人和家庭的补助支出反映未包括在上述项目的对个人和家庭的补助支出,如婴幼儿补贴、职工探亲补贴、退职人员及随行家属路费等。

3)其他费用则可参照《政府收支分类科目》中支出经济分类科目"一般商品和服务支出"的相关科目进行分类,具体包括:①办公费,反映医院日常办公用品、书报杂志及日常印刷费等支出。②水电费,反映医院支付的水费(包括饮用水、卫生用水、绿化用水、中央空调用水)、污水处理费、电费(包括照明用电、空调用电、电梯用电、食堂用电、取暖加压用电、计算机等办公设备用电)等支出。③邮电费,反映医院开支的信函、包裹、货物等物品的邮寄及电话费(含住宅电话补贴)、电报费、传真费、网络通信费等。④取暖费,反映医院取暖用燃料费、热力费、炉具购置费、锅炉临时工的工资、节煤奖以及由医院统一支付的在职职工和离退休人员宿舍取暖费等。⑤公用车运行维护费,反映公务用车租用费、燃料费、维修费、过桥过路费、保险费、安全奖励费用等支出。⑥其他交通工具运行费用,反映医院除公务用车外的其他各类交通工具(如船舶、飞机)燃料费、维修费、过桥过路费、保险费、安全奖励费用等支出。⑦差旅费,反映医院工作人员出差的交通费、住宿费、伙食补助费、因工作需要开支的杂费,干部及大中专学生调遣费,调干随行家属旅差费补助等。⑧培训费,反映各类培训支出。⑨公务接待费,反映医院按规定开支的各类公务接待(含外宾接待)费用。⑩劳务费,反映医院支付给其他单位和个人的劳务费用,如临时聘用人员、钟点工工资、稿费、翻译费、评审费、一般咨询费、手续费等。⑪工会经费,反映医院按规定提取的工会经费。⑫福利费,反映医院按国家规定提取的福利费。⑬其他日常公用支出,反映上述科目未包括的日常公用支出。如日常小型会议费、一般行政赔偿费和诉讼费、会员费、来访费、广告费、其他劳务费及离休人员特需费、公用经费等。

3.费用的确认和计量

(1)费用的确认原则:医院应当在含有经济利益或服务潜力的资源已经流出本单位,资产将带来的未来经济利益或服务潜力预期将减少或者资产预期不能再带来未来经济利益或服务潜力时,确认相应的费用。

(2)费用的计量原则:费用的计量,即以怎样的金额确认费用。医院的各项费用应当在实际发生时按照其实际发生额计入当期费用。

(3)医院费用确认和计量的具体情况:医院在费用确认和计量中,通常会有以下 3 种具体情况。

1)第一:费用的确认与收入的确认有着直接联系(或称因果关系、补偿关系)与本期收入有直接因果关系的费用,或由本期收入补偿的费用,应当在确认相关收入的当期确认为当期费用。比如医疗业务成本与医疗收入有直接因果关系,医疗业务成本由医疗收入来补偿,两者应在同期予以确认。发出药品、卫生材料是直接与所产生的药品、卫生材料收入相联系的,相关药品、卫生材料的成本应当在确认当期药品、卫生材料收入的同时被确认为当期医疗业务成本(药品费、卫生材料费)。

2)第二:直接作为当期费用确认。在医院的业务活动中,有些支出不能提供明确的未来经济利益或服务潜力,并且对这些支出加以分摊也没有意义(不能合理地进行分摊,或者分摊不符合成本效益原则等)。这时,这些费用就应当直接作为当期费用予以确认。比如,固定资产日常修理费等。这些费用虽然与跨期收入(或提高以后期间的服务潜力)有联系,但由于不确定性因素,往往不能肯定地预计其带来利益及所涉及的期间,因而就直接列作当期的费用。

对于直接确认为当期费用的费用,其计量通常是根据所支付的或者应当支付的现金、银行存款或其他货币资金的金额,或者因此而承担的负债(如应付账款、其他应付款等)的金额来确定。

3)第三:按照系统、合理的分摊方式确认。如果一项支出的发生预期在若干个会计期间带来经济利益或服务潜力,那么该项支出就应当按照合理的分摊方法,分期确认为费用。比如以医院自筹资金形成的固定资产的折旧和无形资产的摊销都属于这一情况。当然,并不是所有的折旧和摊销都应当确认为医院的费用,比如以财政补助、科教项目资金形成的折旧,应冲减待冲基金而非确认为费用。

对于分摊确认的费用,如固定资产折旧、无形资产摊销等,费用的计量通常是根据所确认的折旧和摊销金额来确定的。比如按照规定的折旧方法,在预计使用年限内,计提固定资产折旧时,应当按照计提的折旧金额,确认相同金额的费用。

二、会计等式

(一)会计等式定义

会计等式亦称会计平衡公式或会计恒等式,是反映各会计要素之间数量关系的公式。会计等式既是会计的钥匙,也是会计科目、复式记账和会计报表等会计核算方法建立的理论依据。

医院要开始医疗服务活动,必须先拥有或控制一定的经济资源,即资产。各医院的资产尽管在数量和结构上有所不同,但医院各种资产的来源不外乎两种:一是出资者的资金投入,即出资者权益;二是债权人提供的资金,即债权人权益。资产的构成,表明医院拥有多少经济资源和拥有什么样的经济资源;权益(负债及净资产)的构成,则体现由不同渠道取得这些经济资源时所形成的经济关系。因此,资产与权益之间形成了相互依存关系,它们是同一资金的两个不同方面,任何资产必然有其相应的权益,任何权益必有它的资产;一个医院的资产总额与权益总额在数量上存在着必然相等的关系,这一平衡关系用公式表示如下:

$$资产=权益$$

$$权益=负债+净资产$$

$$资产=负债+净资产 ①$$

这个等式表明医院在某一时点上资金运动的相对静止状态。

医院在开展业务活动过程中不断产生收入和费用,收入和费用相抵后即产生结余,结余是医院的运营成果,是医院净资产的重要来源。在收入和费用没有结转之前,即在一定时期内动态观察医院的业务活动,会计平衡公式还可以表示为:

$$资产=负债+净资产+(收入-费用) ②$$

上述等式,只存在于业务活动过程中,年终结余分配后,上式又回复为:

$$资产=负债+净资产$$

其中:①和②是会计等式中的两个基本公式。

(二)会计等式与经济业务的类型

医院在经营过程中发生的各种经济活动在会计上称为经济业务,亦称会计事项。经济业务不断发生,必然会引起各项会计要素经常发生增减变动。但是,无论医院的经济业务的数额如何变动,都不会改变会计等式的数量平衡关系,即医院资产总额总是等于权益总额。从各种经济业务对医院会计要素的影响来看,可以概括为两大类,一类只涉及资产和权益;另一类只涉及收入和支出。

1.涉及资产和权益的经济业务发生后对会计等式的影响

(1)一项资产增加,另一项资产减少,增减金额相等。即经济业务只是引起资产方项目的增减变化,不涉及权益方项目的增减。

(2)一项权益增加,另一项权益减少,增减金额相等。即经济业务只是引起权益方项目的增减变化,不涉及资产方项目的增减,包括:①一项负债增加,另一项负债减少;②一项净资产增加,另一项净资产减少;③一项负债增加,一项净资产减少;④一项净资产增加,一项负债减少。

(3)资产与权益同时增加,双方增加金额相等。即经济业务发生同时引起资产方与权益方项目的增加,包括:①一项资产增加,一项负债增加;②一项资产增加,一项净资产增加。

(4)资产与权益同时减少,双方减少金额相等。即经济业务发生同时引起资产方与权益方项目的减少,包括:①一项资产减少,一项负债减少;②一项资产减少,一项净资产减少。

2.涉及收入和支出(费用)的经济业务发生后对会计等式的影响

在会计年度开始时,基本的会计等式为:

$$资产=负债+净资产$$

在会计年度中,医院由于经营,一方面会取得收入,并因此增加资产(或减少负债);另一方面要发生支出(费用),并因此减少资产(或增加负债)。这类经济业务发生时所引起会计等式中有关会计要素的增减变动,概括起来也不外乎上述第一类经济业务发生对资产和权益影响的四种类型。

(1)收入发生引起资产增加,等式双方同增。

(2)收入发生引起负债减少,等式右方两个项目之间此增彼减。

(3)支出(费用)发生引起资产减少,等式左方两个项目之间此增彼减。

(4)支出(费用)发生引起负债增加,等式双方同增。

由于上述经济业务的发生,会计等式转化为:

$$资产+费用=负债+净资产+收入$$
$$或资产=负债+净资产+(收入-费用)$$

综上所述,会计等式的平衡原理揭示了会计要素之间的规律性联系,因而它是设置会计科目、复式记账和会计报表等方法的理论依据。反过来讲,运用以这一平衡原理建立的各种会计方法,就可以把握会计要素之间的这种规律性联系,为经济管理提供各种会计信息。

（柳　杨）

第二节　会计科目与账户

会计科目是对会计要素的具体内容进行分类核算的项目。通过设置会计科目,可以把各项会计要素的增减变化分门别类地记在账上,清楚地提供一系列具体、分类的数量指标。而会计账户是根据会计科目,设置的具有一定格式和结构,记录会计要素增减变动情况的记账实体。本节将主要介绍医院会计科目与账户。

一、会计科目

会计科目简称"科目",是按经济内容对资产、负债、净资产、收入、费用等会计要素做进一步分类的类别名称,即对会计要素的具体内容进行分类核算的标志或项目。会计科目是对会计对象的具体内容进行科学归类和连续核算与监督的重要工具。会计科目的设置应符合会计核算的一般原则对会计核算工作的基本要求,以保证会计信息的质量。每一个会计科目都应当明确反映一定的经济内容,科目和科目之间在内容上不能相互交叉。会计科目是设置账户的依据,是账户的名称。

(一)设置会计科目的意义

会计科目就是对会计对象具体内容的科学分类,设置会计科目意义重大。

(1)设置会计科目,可以对错综复杂的经济业务进行科学的分类,将复杂的经济信息变成有规律的、易识别的经济信息,并为其转换成会计信息准备条件。

(2)设置会计科目,为正确组织会计核算提供了条件。只有在对会计对象进行科学分类的基础上,才能正确计算其相关经济内容在金额上的增减变化情况,从而正确进行会计核算。

(3)设置会计科目,可以为会计信息的使用者提供科学、详细的分类指标体系。

(4)设置会计科目,可以把价值形式的综合核算和财产物资的实物核算有机结合起来,从而有效地控制财产物资的实物形态。

(二)设置会计科目的原则

分类是管理的一种形式,会计科目作为分类信息项目或标志,分类的正确与否决定着会计信息的科学性、系统性和适用性。因此,会计科目必须根据一定的原则来设置。设置会计科目应遵循以下原则。

1.合法性原则

合法性原则指所设置的会计科目应当符合国家统一的会计制度的规定。

2.相关性原则

相关性原则指所设置的会计科目应为提供有关各方所需要的会计信息服务,满足对外报告与对内管理的要求。

3.实用性原则

实用性原则指所设置的会计科目应符合单位自身的特点,满足单位的实际需要。另外,会计科目要简明、适用,并要分类、编号。每一个会计科目都应有特定的核算内容。具体要求如下。

(1)在设置会计科目时,必须严格、明确地界定每一个会计科目特定的核算内容,不能混淆。

(2)会计科目的名称应与其核算的内容相一致,并要含义明确、通俗易懂。

(3)会计科目的编号是会计科目的数字代码。总分类科目的编号一般为四位数码,其中首位数字表示大类或会计要素,第二位数字表示大类下的小类;四位数字组合起来表示具体的会计科目,如1001表示库存现金。

统一规定会计科目的编号,是为了便于编制会计凭证,登记会计账簿,查阅账目,实行会计电算化。单位在填制会计凭证、登记会计账簿时,应当填列会计科目的名称,或者同时填列会计科目的名称和编号,不应当只填会计科目编号,不填会计科目名称。

(三)会计科目的分类

由于每个会计科目核算的经济内容及提供核算指标的详细程度不同,因此可以按不同的分类方法将会计科目进行分类。

1.按会计科目核算的经济内容不同

按会计科目核算的经济内容不同,可以分为资产类、负债类、净资产类、收入类和费用类。

(1)资产类科目:①流动资产科目;②非流动资产科目。

(2)负债类科目:①流动负债科目;②非流动负债科目。

(3)净资产类科目:①事业基金科目;②专用基金科目;③待冲基金科目;④财政补助结转(余)科目;⑤科教项目结转(余)科目;⑥本期结余科目;⑦结余分配科目。

(4)收入类科目:①医疗收入科目;②财政补助收入科目;③科教项目收入科目;④其他收入科目。

(5)费用类科目:①医疗业务成本科目;②财政项目补助支出科目;③科教项目支出科目;④管理费用科目;⑤其他支出科目。

2.会计科目按其提供核算指标的详细程度

会计科目按其提供核算指标的详细程度,可以分为总分类科目和明细分类科目。

(1)总分类科目,简称总账科目,是对会计要素的具体内容进行总括分类的科目,是总分类账户的名称。

(2)明细分类科目,简称明细科目,是对总分类科目进一步分类的科目,它所反映的经济内容或提供的指标比较具体详细。医院会计要根据其经济业务复杂程度、管理要求,把明细科目分为子目和细目,子目称为一级明细科目,细目称为二级明细科目。通常总账科目又称一级科目,一级明细科目又称二级科目,二级明细科目又称三级科目。

(四)医院会计科目表

会计科目名称表将会计科目分为资产类、负债类、净资产类、收入类和费用类。

二、会计账户

(一)会计账户的概念

会计账户是根据会计科目,按照会计管理与核算的要求,具有一定格式和结构,用来分类记录会计要素增减变动情况及其结果的载体或记账实体,也就是在账簿中开设的记账单元。在会计核算中,会计账户是用货币计量单位对经济业务按会计科目进行归类、反映和监督的一种专门方法。

(二)开设账户的必要性

账户依附于账页,反映在账簿中。账簿能提供系统的、分门别类的经济信息。账户是反映会计对象具体内容的形式。会计对象是资金运动,资金运动的具体内容是通过在账簿中设置许多账户来反映的。如在"资产"总分类账中设置"库存现金""银行存款""固定资产""库存物资""待摊费用"等账户,就具体地反映出医院的资金使用在哪些方面。

1.开设账户是核算经济业务的需要

通过每个账户,记录每笔经济业务和每类经济业务所引起资金数量的增减变化。按照财务制度的规定,计算出资金的取得、使用、耗费、收回和分配。

2.开设账户是贮存会计信息的需要

账户记录经济业务引起资金的增减变化,既能反映资金的总分类情况,又能反映资金的明细分类的明细情况;既可以反映每一笔经济业务的情况,又可以反映一定时期全部经济业务的情况;既反映资产、负债和净资产的增加和减少情况,又反映其变化的结果情况。从而使每个账户储存有丰富的会计信息。

3.开设账户是提供会计信息的需要

根据每个账户贮存的会计信息,按照医院管理的需要,向有关方面提供关于资金运动的总分类会计信息,或某一方面的明细分类的会计信息,或某种具体的明细的会计信息,以便借助这些会计信息加强医院管理。

(三)会计账户的设置

账户是根据事先确定的会计科目而设置的,确定有什么会计科目就相应的设置什么账户;会计科目是分级设置的,账户也应分级设置。

为了总括核算医院的经济活动情况,根据总分类科目设置的账户称为总账账户,又称一级账户,一般习惯也称为总账,用来核算某项经济内容的总括情况。按子目设置的账户称为二级账户;按细目设置的账户称为三级账户;二、三级账户统称明细账户,一般又称分户账,用来核算某项经济业务详细内容的账户。总账户与明细账户对比见表24-1。

(四)账户的基本结构

医院在开展业务活动的过程中,其经济业务的增减变化是错综复杂的,但每项经济业务所引起增减变化归纳起来不外乎是增加和减少两种情况,账户的结构就要分别记载这两种情况的变化,并为变化后的财务状况及其结果提供资料。

1.账户结构形式

账户的基本结构分为左方和右方两部分,反映经济业务引起资金运动数量变化的增加和减少两种情况。在账户中应包括以下内容:①账户的名称,即会计科目;②日期和摘要,即经济业务发生的时间和内容;③凭证号数,即账户记录的来源和依据;④增加和减少的金额。图24-1为账户的简化形式,通常称为"T"字账。

表 24-1　总账户与明细账户

总账户	明细账户(也称为分户账)	
一级账户	二级账户 (按子目设置)	三级账户 (按细目设置)
医疗收入	住院收入	床位收入 治疗收入 手术收入 护理收入 …
	门诊收入	挂号收入 诊察收入 检查收入 化验收入 …

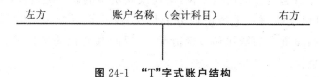

图 24-1　"T"字式账户结构

账户的左方和右方,登记经济业务引起资金运动数量变化的增加或减少。如果在"左方"记录增加额,则在"右方"记录减少额。反之,如果在"右方"记录增加额,则在"左方"记录减少额。

2.账户的余额

账户记录的内容通常包括四个金额要素:期初余额、本期增加发生额、本期减少发生额和期末余额,它们也是账户记录金额的核算指标。

(1)本期增加发生额:指本期账户所登记的增加金额的合计数。

(2)本期减少发生额:指本期账户所登记的减少金额的合计数。

(3)期末余额与期初余额:期末余额为本期期初余额加上本期增加额减去本期减少额后的金额。

上述四项指标的关系可用下列公式表示:

本期期末余额＝本期期初余额＋本期增加发生额－本期减少发生额

三、会计科目与会计账户的关系

会计科目是对会计对象的具体内容进行分类核算的标志或项目。会计账户是根据规定的会计科目开设的,用来记录各个会计科目所反映的经济业务内容的格式。两者既有联系又有区别,具体如下。

(一)会计科目与账户的联系

会计科目与账户都是对经济业务进行的分类,都说明一定的经济业务内容。会计科目给会计账户赋予了科学名称,并限定了会计账户的内涵和用途;会计账户则充分表现了会计科目所要反映的内容,两者在账页中的有机结合,构成了会计账簿。会计科目若不与会计账户相结合,只能是一种对会计要素分类后的名称;而会计账户若不以会计科目命名,则无法应用。

(二)会计科目与账户的区别

1.制定的权限不同

在我国,会计科目是由国家财政部门颁布的会计制度统一制定的,是会计的一项基本制度,除具有方法性和指标性外,还具有法规性,是各经济单位会计核算和会计管理的一种依据;账户是各经济单位根据会计科目的规定和管理的需要在账簿中开设的。

2.时间阶段不同

会计科目是会计主体在进行会计核算之前,事先就确定的对经济业务进行分类核算的项目;账户则是经济业务发生后,进行分类、连续登记的一种手段。

3.具体表现不同

会计科目只有名称,表示对会计要素详细分类的项目,没有形式与结构;而会计账户则既有形式又有一定的结构,并根据不同的命名而有不同的表现。会计科目是对经济内容进行分类核算的依据,是账户的名称;而会计账户则是对会计对象具体内容进行分类核算的载体和工具,是编制会计报表的依据。

(李　靖)

第三节　借贷记账法

为了对会计要素进行核算与监督,在按一定原则设置了会计科目,并按会计科目开设了账户之后,就需要采用一定的记账方法将会计要素的增减变动登记在账户中。记账方法是指在经济业务发生以后,如何将其记录在账户中的方法。目前通常采用的方法为复式记账法。

一、复式记账法

记账方法有两类,单式记账法和复式记账法。单式记账法是对发生的每一项经济业务所引起的会计要素的增减变动,只在一个账户中进行单方面记录的一种记账法。复式记账法则是从单式记账发展而来的,是对发生的每一项经济业务,都要以相等的金额,同时在两个或两个以上相互联系的账户中进行登记。复式记账法分为借贷记账法,增减记账法和收付记账法等。

(一)复式记账法的原理

复式记账的理论依据是会计平衡关系,即会计等式:

$$资产＝权益＝负债＋净资产$$

会计要素之间的平衡关系是客观的,经济业务的发生又必然引起会计要素数量上的增减变动。要使平衡关系不受影响,就只能是等式两边的要素以相等的数额同时增加或同时减少。或等式一边的不同要素之间、同一要素的不同项目之间以相等的数额此增彼减。而每一变动都涉及不同要素或同一要素的至少两个项目的增减变化。因此,每一项经济业务都要以相等的金额同时在两个或两个以上账户中登记,才能保证记录经济业务的完整性。所以说,会计等式是复式记账法的理论基础。

(二)复式记账法的特点

复式记账法与单式记账法相比,有如下两个特点。

(1)由于对每一项经济业务都要在相互联系的两个或两个以上的账户中做记录,根据账户记录的结果,不仅可以了解每一项经济业务的来龙去脉,而且可以通过会计要素的增减变动全面、系统地了解经济活动的过程和结果。

(2)由于复式记账要求以相等的金额在两个以上的账户同时记账,因此可以对账户记录的结果进行试算平衡,以检查账户记录的正确性。

二、借贷记账法

(一)借贷记账法的概念

借贷记账法,是指以"借""贷"为记账符号,以"资产＝负债＋净资产"为理论依据,以"有借必有贷,借贷必相等"为记账规则,来登记经济业务,反映各会计要素增减变动情况的一种复式记账法。借贷记账法起源于13～14世纪的意大利,是历史上第一种复式记账法,也是当今世界各国普遍采用的一种记账方法。我国《事业单位会计准则》明确规定医院会计记账采用借贷记账法。

(二)借贷记账法的主要特点

(1)以"借""贷"作为记账符号,在医院的实际工作中,"借"表示资产类、费用类账户的增加和负债类、净资产类、收入类账户的减少;"贷"表示负债类、净资产类、收入类账户的增加和资产类、费用类账户的减少。借贷记账法的记账符号如图24-2所示。

借方	账户名称 （会计科目）	贷方
资产的增加		资产的减少
负债的减少		负债的增加
净资产的减少		净资产的增加
费用的增加		费用的减少或转出
收入的减少或转出		收入的增加

图 24-2　借贷记账法的记账符号

(2)以"有借必有贷,借贷必相等"作为记账规则,医院的每项经济业务,如果在一个账户中记借方,必须同时在另一个或几个账户中记贷方;或者在一个账户中记贷方,必须同时在另一个或几个账户中记借方,记入借方的总额与记入贷方的总额必须相等。

(3)按"借方＝贷方"的等式试算平衡,即:①所有账户在一定期间内借方发生额的总和必然等于贷方发生额的总和;②所有期末有余额的账户,它的借方余额的总和也必然等于贷方余额的总和。

上述平衡关系用公式表示如下:

$$\sum 账户的借方发生额 = \sum 账户的贷方发生额$$
$$\sum 账户的借方余额 = \sum 账户的贷方余额$$

(三)借贷记账法的账户结构

借贷记账法账户的结构是根据会计要素的不同而不同。然而不同性质的账户结构都是以会计等式为基础体现的一种对称。借贷记账法的账户基本结构是,每一个账户都分为左右两方,左方为"借方",右方为"贷方"。采用借贷记账法时,规定账户的借贷两方必须做相反方向的记录。账户结构可以概括如图24-3所示。

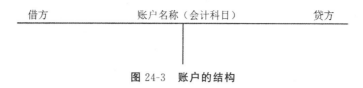

图 24-3 账户的结构

1.资产类账户的结构

资产类账户的结构如图 24-4 所示。

借方	资产类账户名称		贷方
期初余额	XXX		
本期增加额	XXX	本期减少额	XXX
本期发生额合计	XXX	本期发生额合计	XXX
期末余额	XXX		

图 24-4 资产类账户的结构

借方期末余额＝借方期初余额＋借方本期发生额－贷方本期发生额

2.负债及净资产类账户的结构

负债及净资产类账户的结构如图 24-5 所示。

借方	负债及净资产类账户名称		贷方
		期初余额	XXX
本期减少额	XXX	本期增加额	XXX
本期发生额合计	XXX	本期发生额合计	XXX
		期末余额	XXX

图 24-5 负债及净资产类账户的结构

贷方期末余额＝贷方期初余额＋贷方本期发生额－借方本期发生额

3.收入类账户的结构

收入类账户的结构如图 24-6 所示。

借方	收入类账户名称		贷方
本期转出额	XXX	本期增加额	XXX
本期发生额合计	XXX	本期发生额合计	XXX

图 24-6 收入类账户的结构

4.费用类账户的结构

费用类账户的结构如图 24-7 所示。

借方	费用类账户名称		贷方
本期增加额	XXX	本期转出额	XXX
本期发生额合计	XXX	本期发生额合计	XXX

图 24-7 费用类账户的结构

其记账方法也有相应要求,具体如下。

(1)任何账户都是左借右贷。

(2)资产、费用类账户增加记左方(借方),净资产、负债和收入类账户增加记右方(贷方),资产、费用类账户减少记右方(贷方),净资产、负债和收入类账户减少记左方(借方)。

(3)各类账户的期末余额与记录增加额的一方通常都在同一方向。

(四)借贷记账法的记账规则

借贷记账法的记账规则概括地说就是"有借必有贷,借贷必相等"。借贷记账法的记账规则是根据以下两个方面来确定的。一是根据复式记账的原理,对任何一项经济业务都必须以相等的金额,在两个或两个以上相互联系的账户中进行登记;二是根据借贷记账法账户结构的原理,对每一项经济业务都应当作借贷相反的记录。因此,借贷记账法要求对每一项经济业务都要按借贷相反的方向,以相等的金额,在两个或两个以上相互联系的账户中进行登记。

结合会计等式,在账户中体现这一平衡关系,可以将不同性质的账户的结构确定为:凡是属于资产类和费用类的账户,经济业务的发生所引起的增加数记入借方,减少数记入贷方,余额在借方;凡是属于负债类、收入类和净资产类的账户,减少数记入借方,增加数记入贷方,余额在贷方。借贷记账法的记账规则见图 24-8 所示。

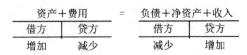

图 24-8　借贷记账法的记账规则

注意事项如下。

(1)对每一个账户来说,期初余额只可能在账户的一方:借方或贷方,反映资产或负债或净资产的期初金额。

(2)如果期末余额与期初余额的方向相同,说明账户的性质未变;如果期末余额与期初余额的方向相反,则说明账户的性质已发生改变。如"应收医疗款"是资产类账户,期初余额一般在借方,反映期初尚未收回的账款。但如果期末余额出现在贷方,说明本期多收了医疗款,多收部分就转化成应退还给对方的款项,变成负债性质的账户了。类似情况一般会在一些往来款账户中出现,如"应收在院患者医疗款""预付账款""应付账款""预收医疗款"等反映往来账款的账户以及"待处理财产损溢"等双重性账户(共同性账户),应根据它们的期末余额方向来确定其性质,如果是借方余额,就是资产类账户;相反,如果是贷方余额,则是负债类账户。因此应在学习中注意深刻理解与掌握账户的结构。

(3)对于收入、费用类账户,由于这类账户的本期发生额在期末结账时都已转入结余类账户,所以一般无期初、期末余额。

(五)借贷记账法的实际运用

1.记账的一般步骤

在实际运用记账规则记录一项经济业务时,一般按下列步骤进行。

(1)分析经济业务涉及哪几个会计要素,应在哪几个账户中进行登记。

(2)确定涉及的这些账户属于什么性质的账户,哪个账户记增加,哪个账户记减少,还是同时记增加或同时记减少。

(3)判断应记入相关账户的借方还是贷方,以及各账户应记的金额。

2.借贷记账法举例

现以某医院开展的四笔经济业务为例说明借贷记账法的记账规则。

(1)医院预收住院患者医疗款 6 万元,存入银行存款账户,如图 24-9 和图 24-10 所示。

借方	预收医疗款		贷方
		期初余额	589 000
		①	60 000
		期末余额	649 000

图 24-9 预收医疗款

借方	银行存款		贷方
期初余额	283 000		
①	60 000	②	100 000
		③	200 000
期末余额	43 000		

图 24-10 银行存款

（2）医院用银行存 10 万元款购买卫生材料,如图 24-10 和图 24-11 所示。

借方	库存物资		贷方
期初余额	560 000		
②	100 000		
期末余额	660 000		

图 24-11 库存物资

（3）医院用银行存款,偿还短期借款 20 万元,如图 24-10 和图 24-12 所示。

借方	短期借款		贷方
		期初余额	450 000
③	200 000		
		期末余额	250 000

图 24-12 短期借款

（4）医院将某已经完成的科研项目的余额款 25 万元,按规定转入事业基金,如图 24-13 和图 24-14 所示。

借方	科教项目结转（余）		贷方
		期初余额	300 000
④	250 000		
		期末余额	50 000

图 24-13 科教项目结转(余)

借方	事业基金		贷方
		期初余额	158 0 000
		④	250 000
		期末余额	1 830 000

图 24-14 事业基金

通过以上四项业务可见:①借贷记账法的记账规则是"有借必有贷,借贷必相等";②经济业务对会计等式的增减变化影响是涉及等号两边的账户时,同增或同减;只涉及等号一边的账户时,有增有减。

三、会计分录

(一)会计分录

会计分录简称"分录",是指对每项经济业务按照复式记账的要求,列示出应记入账户的名称及其记账方向和金额的一种书面记录。在借贷记账法下,会计分录是用来指明某项经济业务应借、应贷账户的名称及金额的记录。在实际工作中,会计分录是在记账凭证中编制的,其编制依据是经济业务发生时的原始凭证。编制会计分录的作用,是通过明确账户的对应关系,使登记账簿的工作更加方便,并可提高登记账簿工作的正确性。

编制正确的会计分录,应注意以下三点。

1.明确账户名称

明确账户名称即指出账户的会计科目及其所属的二级或明细科目。

2.确定记账方向

确定记账方向即用不同记账方法的记账符号来表示出应记入账户的方向。

3.标明金额

标明金额即标明记入每一账户的金额数。

(二)会计分录分类

在会计核算中,根据每项经济业务的复杂程度不同可分为简单会计分录和复合会计分录。

1.简单会计分录

简单会计分录是指一笔会计分录只涉及两个账户发生对应关系的分录,即由一个账户的借方与另一个账户的贷方相对应所组成的分录,如上述会计分录都属于简单会计分录。

2.复合会计分录

复合会计分录是指由一个账户的借方与两个以上的账户的贷方相对应或者一个账户的贷方与两个以上账户的借方相对应所组成的分录。一般由两个或两个以上的简单分录组合而成,任何一个复合分录都可以拆成两个或多个简单分录。编制复合会计分录,可以集中地、全面地反映某项经济业务的全面情况,可以简化记账手续。

但是在实际工作中,一般不允许将不同类型的经济业务合并为多借多贷的复合分录。

四、借贷记账法的试算平衡

(一)试算平衡

试算平衡是依据会计等式的平衡关系和借贷记账法的记账规则检验会计分录是否正确的测试方法。

1.余额试算平衡

所有总分类账户的借方期末余额合计=所有总分类账户的贷方期末余额合计。

2.发生额试算平衡

所有账户借方发生额合计=所有账户贷方发生额合计。

(二)平行登记

平行登记是指同一经济业务,依据相同的会计凭证,分别在有关的总分类账户及其所属明细分类账进行登记的一种方法。总分类账户提供总括核算资料,对其所属的明细分类账户起着驾驭和控制作用,而明细分类账户提供明细核算资料,对总分类账户起着辅助和补充的作用。对任何一笔经济业务的发生,总分类账户和所属明细分类账户记录依据的会计凭证是相同的,但记录和提供的核算资料详细程度不同。因此,总分类账户和所属明细分类账户反映同一经济业务时,必须采用平行登记的方法。平行登记的要点可归纳为同时期、同依据、同方向、等金额 4 个方面。

1.同时期

同时期即对同一经济业务,登记总分类账户和明细分类账户的会计期间应该一致。

2.同依据

同依据即登记的依据相同。对每一项经济业务,应依据相同的会计凭证,一方面在有关总分类账户中进行总括登记;另一方面,在其所属明细分类账户中进行明细登记。换言之,登记总分类账户与登记明细分类账户的依据是同一原始凭证。

3.同方向

同方向即登记的方向一致。登记总分类账户的借贷方向和登记明细分类账户的借贷方向必须相同,如果在总分类账户中记借方,则在其所属明细分类账户中也应该记入借方,反之亦然。

4.等金额

等金额即登记的金额相等。对每一项经济业务,记入总分类账户的金额必须与记入所属明细分类账户的金额之和相等。这样平行登记的结果,总分类账户与其所属明细分类账户之间就必然形成相互核对的数量关系。可用公式表示如下:

总分类账户本期发生额＝所属明细分类账户本期发生额合计

总分类账户期末余额＝所属明细分类账户期末余额合计

通过试算平衡表来检查账簿记录是否平衡并不是绝对的,如果借贷不平衡,就可以肯定账户的记录或计算有错误。但是如果借贷平衡,却不能肯定记账没有错误,因为有些错误并不影响借贷双方平衡。如果在有关账户中重记或漏记某些经济业务,或将借贷记账方向弄反,就不能通过试算平衡发现错误。

（李　靖）

第二十五章　医院财务报表及财务分析

第一节　主要的财务报表

一般来讲,企业财务分析的基本资料包括财务报告的三张基本报表:资产负债表、现金流量表和损益表。对企业管理者而言,进行财务分析,这三张基本报表是基础。通过分析资产负债表,可以了解单位的总体实力,资产负债,所有者权益各项目的比率;通过分析损益表,可以了解单位的获利能力,利润分配情况;通过分析现金流量表,可以了解单位获取现金的能力;将几张财务报表综合分析,可以获得更多有价值的信息。医院财务报告系统不同于企业,但是无论其组织机构、业务内容、经营规模如何不同,所有的单位都至少通过三种报表来报告它们的业务经营情况。每种报表都有其特定的目的,报表之间有相互核对的财务关系,即钩稽关系。下面介绍医院中常用的财务分析报表。

一、资产负债表

资产负债表是反映单位某一特定日期资产、负债和所有者权益等财务状况的会计报表,是一个单位财务结构和状况的记录,它能够提供资产、负债及所有者权益的全貌。编制资产负债表,可以分析和检查资产、负债和所有者权益(净资产)三者之间的结构比例是否合理,医院各项资产的配置是否合理,是否有较好的偿债能力和基金运行能力,从而总结和评价医院整体基金活动。资产负债表是分析单位生产经营能力的重要资料,对了解和把握特定时点上单位的基本财务结构及债务状况有很大帮助。

二、收入支出总表

收入支出总表是反映医院一定期间收支结余及经营成果的会计报表,记载了医院在一定时期内的收入和费用,反映经营活动和财务成果的变化,是了解医院经营活动的重要分析工具,同时也是预测未来,进行决策所必不可少的重要报告。它包括医疗收支明细表和药品收支明细表两张附表。

(一)医疗收支明细表

医疗收支明细表是收入支出总表的辅助报表,反映医院一定时期内医疗收支的情况,是收入支出总表的进一步说明和细化。通过医疗收支明细表,可以了解医院主要医疗业务活动的经济成果和变化规律。

(二)药品收支明细表

药品收支明细表是收入支出总表的另一张辅助报表,反映医院一定时期内药品收支的情况,是收入支出总表的进一步说明和细化。它是按照医疗和药品"分开核算、分别管理"的原则分离出来的单独反映医院药品收支活动成果的一张报表。

三、基金变动表

基金变动表是一定时期内基金的流入和流出变动情况的会计报表,反映医院在一定期间内经营活动的动态情况,是管理者了解和评价医院基金分配和发展潜力的重要报表。

四、基本数字表

基本数字表是反映医院在一定时期内职工人数、床位数、病床使用率,门急诊人次等医院经营状况的基本情况报表。它由统计指标、财务指标、统计分析指标和财务分析指标等构成,是统计报表和财务报表的结合,也是财务报表的使用者了解医院基本情况最主要的报表之一。它通过统计指标和财务分析指标反映医院运营中各项任务完成情况、工作效率、资金运转等情况,对综合分析医院经济状况,检查医院发展方向有着重要的意义,也是进行社会经济分析必不可少的一种报表。

(李 靖)

第二节 现有财务报表中存在的问题与对策

1998 年底,为适应社会主义市场经济的发展,财政部、卫健委联合颁布了《医院财务制度》和《医院会计制度》,标志着我国医院财务管理体制发生了根本性变革。新的财务会计制度对于规范医院的财务管理,提高医院的成本核算水平,均起到了很好的作用。

市场经济体制的建立,改变了医院的经营环境,医院开始具有经营主体的地位。医疗机构的筹资渠道也发生了改变,越来越多的投资方式和融资手段被医院管理者所采用。在这种环境下,投资者和融资者需要了解医疗机构的财务状况和管理水平,更多地关注医院的成本投入和资金的使用效率。财务报表提供的信息成为评价医疗机构经营效率和财务管理的基础信息。而现行医院会计制度作为一个行业会计制度,在核算原则和方法上与现代企业会计制度相差甚远,无法科学地开展医疗机构的成本核算,导致医院的投资者和决策者无法获得真实准确的信息,从而也影响了医院的投资和发展。

一、现行医院财务报表体系中存在的问题

(一)固定资产核算不提折旧,会计报表不能反映出固定资产的真实价值

在激烈的医疗市场竞争中,各级医疗机构为了立于不败之地,除了提高医务人员的医疗技术水平、改善服务态度之外,还在房屋设施、基础医疗设备和高精尖设备等方面加大了投入,以提高

医院的诊疗水平,改善就医环境。而现行医院会计制度下,固定资产以其原始价值在医院资产中核算。这种核算方法,是产生医院会计信息差异的诸多因素中最为重要的一个因素。固定资产虽在医疗服务中发挥作用,并给医院带来经济利益,但不进行折旧核算。医院的固定资产以其原值反映,不随折旧的提取而变化,固定资产折旧没有作为固定资产的减项,不能真实反映医院的固定资产和总资产。也就是说,在医疗服务价值中没有完整地引进固定资产价值转移的概念。

现行医院会计制度下,对固定资产折旧的处理方法是以计提"修购基金"的形式来体现的,计提时直接计入有关支出科目的同时,等额计入修购基金之中;反映在资产负债表上,则是以折旧额减少了当期的未分配利润的同时,增加了修购基金,实质上只是净资产项目内部的增减变动,对当期的资产和净资产总额均未构成影响。提取修购基金,虽与折旧有雷同之处,但固定资产和固定基金账面价值不变。它没有计提折旧或类似科目,就是说医院的固定资产和总资产不随着折旧的提取而变化,不利于医院,尤其是拥有大型设备较多的医院的所有者和经营者正确评价业绩和指导管理。

(二)现行财务报表中的结余无法反映成本与收入的配比关系

现行会计制度编制的收入支出总表是采用单步式,就是将当期所有的收入加在一起,然后将所有费用加在一起,通过收入减去费用计算求出当期效益。单步式收支总表对于支出一视同仁,没有区分费用,支出与收入配比的先后层次,不能直观地反映当期医疗收支结余、药品收支结余及其他收支结余。尤其是在药品收入在医疗收入中所占比重较大的情况下,不利于药品费用的核算。

(三)无形资产的计量问题未引起足够重视

医疗卫生服务是一种特殊的劳务,但是现行的医疗服务价格中没有核算人力资本。医疗服务价格是一种不含工资的成本。知名医院、知名医师将给医院带来无法估量的收入,而这些无形资产在目前的会计体系中是无法体现的。因此,应对无形资产进行核算,人力资源会计应补充到核算体系中,尤其是在资产重组或清产核资的时候。但是,如何科学合理地具体计量无形资产,这是需要认真研究的一项内容。

(四)财务报表中没有反映现金流的报表

在企业财务会计中,现金流量表是一个重要的会计报表,它反映一定时期内现金流入和流出的变化,反映企业在一定期间内的经营活动、投资活动和筹资活动的动态情况,为管理者提供了一定会计期间内现金的流入和流出信息,以便管理者了解和评价企业获取现金的能力,并预测企业未来的现金流量。而在医院现行的会计报表中,医院管理者往往看不懂现行的会计报表。他们迫切需要关心的是那些在制定医疗机构内部财务分析和决策时迫切需要知道的财经数据,而现行的财务报告不注意报告那些对财务分析和决策真正重要的信息。无论账面上的价值有多大,由于没有单独反映现金净流量的报表,使管理者无法掌握现金流动情况,不利于经营和投资决策。

二、医院开展成本核算的建议和方法

(一)设置"折旧"科目,准确反映资产的价值问题

在现有的会计制度下,固定资本不提折旧,固定资产的核算对资产负债表的影响要在固定资产报废时才能消除。因此,在利用医疗机构的资产负债表进行分析时,必须考虑折旧因素所带来资产总值和净资产虚增额的影响,特别是那些固定资产占资产比重非常高的医院,建议增设"折

旧"科目,并按设备名称设置明细辅助账。在资产负债表中的"固定资产""固定基金"项目下增设"折旧"项目,作为成本核算时医院固定资产的减项。

(二)改变现有的"收支总表"的编制方法

参考企业损益表的编制方法,改变单步式的核算方法,采用多步式编制收支总表,区分费用和支出与收入配比的先后层次,以利于医疗药品的成本核算。步骤如下。

(1)从医疗收入出发减去医疗支出,计算医疗收支结余。

(2)从药品收入出发减去药品支出,计算药品收支结余。

(3)在医疗收支结余加上药品收支结余的基础上加上其他收支结余和财政专项补助结余,计算出当期损益。

多步式收支结余总表的优点在于能够直观地反映医疗收支、药品收支等医院经营状况,便于投资人及使用者理解,也便于医院开展成本核算和成本分析,有利于不同医院之间进行比较,更重要的是利用多步式损益表有利于预测医院今后的盈利能力。

(三)建议在医院会计核算制度中增加现金流量表

为了及时反映现金流的问题,从内部管理的需要入手,医院应编制医疗机构现金流量表。现金流量表的内容包括:经营活动产生的现金流量、投资活动中产生的现金流量、筹资活动中产生的现金流量、汇率变动对现金的影响、现金流量净增额等五个部分。

利用现金流量表进行分析。主要分析资金回报率,包括现金回收额和现金回收;分析经营活动现金净流量存在的问题;分析单位资金来源比例和再投资能力等。

(四)对无形资产按照重置成本法进行计价

重置成本法是指在资产评估时,按被评估资产的现时完全重置成本,减去应扣损耗或贬值,来确定被评估资产价格的一种方法。具体来讲,就是计算重新购建与被评估资产相同或类似的全新资产在现行市价条件下所需的费用,并在此基础上扣除被评估资产因为使用、存放和技术进步及社会经济环境变化而减少的价值,从而得出被评估资产按现行市价及其新旧程度计算的重估价值。

医疗机构的无形资产包括医院的声誉、医师的医术、专利技术等,对于医疗机构的人力资本,可以参考市场方法和收入法进行评估,即外聘单位支付给专家的报酬,以及该专家预期的市场利润可以视为该无形资产的价值。

对于医疗机构商誉的评估涉及多方面因素,它依附于医疗机构整体而存在,其价格只能通过医疗机构整体来体现。它在数量上表现为该机构收益与按行业平均收益率计算的收益之间的差额的本金化价格。商誉价格的计算结果,可以是正数,也可以是负数。商誉价格是正是负,在宏观上取决于该行业整体资产是大于还是小于行业单项资产之和;在微观上则取决于医疗机构收益额是大于还是小于按行业平均收益率计算的收益额。

(李　靖)

第二十六章 医院财务会计内部控制与管理

第一节 医院财务会计内部控制与管理概述

内部控制是因加强经济管理的需要而产生的,是随着经济的发展而发展完善的。远在公元前 3600 年的美索不达米亚文化的记载中,就可找到内部牵制的踪迹。内部控制在世界范围的发展可以分为 4 个阶段:内部牵制阶段、内部控制制度阶段、内部控制结构阶段、内部控制框架阶段。1992 年,美国提出的《内部控制——整体框架》,即著名的"COSO 报告",是目前国际最为权威的内部控制理论。2004 年,美国证券市场开始实施《塞班斯法案》,规定上市公司的财务报告必须包括一份内控报告,并明确规定公司管理层对建立和维护财务报告的内部控制体系及相应控制流程负有完全责任,财务报告中必须附有其内控体系和相应流程有效性的年度评估。国内有关内部控制的研究和实务主要是借鉴国外的经验,并结合适合于我国具体情况的内控制度。2001 年 6 月至 2004 年 7 月财政部连续指定和发布《内部会计控制规范——基本规范(试行)》等7 项内部会计控制规范。2008 年 6 月 28 日,财政部等五部门联合发布我国首部《企业内部控制基本规范》,是我国在会计审计领域做出的与国际接轨的重大改革之一,使我国企业内部控制规范化工作跨入新的发展阶段。

与企业相比较,医院财务会计内部控制规范建设还相对滞后,虽然经过多年的实践,各医院都相继建立了一系列内部控制制度,并制定了一定考核办法,但尚未有统一的、完整的、规范的、权威性的内部控制制度,相关的文件仅有 2006 年卫生健康委员会发布的《医院财务会计内部控制规定(试行)》,这种现状与现代医院管理要求不相适应。财政部已将《行政事业单位内部控制规范》进行广泛征求意见,下发实施后将有效填补行政事业单位内部控制规范的空白。

一、医院财务会计内部控制现状

随着医疗体制改革的不断深入,建立健全医院财务会计内部控制制度对提高医院管理水平有着重要的意义。在医院财务会计内部控制实施过程中存在一些问题,需要进一步完善和提高。只有不断健全与完善内部控制,加强内部运营管理,提高医院财务会计内部控制的效率和效果,提高内部管理水平和风险防范能力,推进廉政建设,才能维护社会公众利益,达到内部控制的最终目标,使医院稳步健康的发展。

内部控制制度是现代管理理论的重要组成部分,是强调以预防为主的制度,目的在于通过建立完善的制度和程序来防止错误和舞弊的发生,提高管理的效果及效率。严控则强,失控则弱,无控则乱。目前,我国医院财务会计内部控制与管理中还存在着一些问题。

(一)对财务会计内部控制的重要性缺乏应有的认识

内控意识是内控制度中的一项重要内容,良好的内控意识是确保内控制度建立健全并有效实施的重要保证。但是许多医院缺乏对财务会计内部控制知识的基本了解,对建立健全内部控制的重要性和现实意义认识不够,内控意识薄弱。有的医院管理层只是把内控理解为各种规章制度的汇总,有的在处理内控与管理、内控与风险、内控与发展的关系问题上的认识有偏差,把内控与发展和效益对立起来。有的医院管理者简单地将预算控制等同于内部控制,认为有了预算控制就无所谓内部控制体系了,还有的单位干脆拒绝进行内部控制制度的建设。

(二)忽视了财会部门在医院财务会计内部控制中的地位和作用

医院财务部门是医院财务会计内部控制制度的执行者和实施者,对财务会计内部控制制度的有效实施起着举足轻重的作用。许多医院的财会部门没有得到应有的重视,财务管理制度不健全,财务会计基础工作仍很薄弱,需要进一步强化。有的单位缺乏明确的岗位责任制,财会人员对其所处岗位的职责内容不详,职权不明确,责任不清楚,程序不规范,造成财务管理及运营失控。

(三)财产物资的控制较薄弱

财产物资是医院资产的重要组成部分,医院必须制定切实可行的财务会计内部控制制度,保证其安全和完整,防止资产流失。实行政府采购制度以后,医院固定资产的购置环节得以规范,但在使用管理方面仍缺乏相关的内部控制,重钱轻物,重购轻管现象比较普遍。有的医院对财产物资的采购具有盲目性,只是依据科室申请去采购,而不进行可行性研究,造成资产的重复购置和闲置浪费。

(四)费用支出方面缺乏有效控制

许多医院对经费的支出(特别是招待费、办公费、会议费、车辆费等)缺乏严格的控制标准,有的医院即使制定了内部经费开支标准,仍较多采用实报实销制,只要有相应审批人员签字同意,会计人员就予以报销;专项经费被挤占、挪用、执行效率低的现象比较普遍,致使专项资金未能发挥其应有的资金效益。

(五)缺少评价、监督机制

财务会计内部控制是一个系统管理的过程,需要通过大量的制度和活动来实现,要确保内控制度的执行效果,就必须进行监督。目前,财务会计内部控制制度的内部监督和评价机制没有很好地建立起来,缺乏统一的标准和体系,致使检查监督和评价流于形式,无法达到理想效果。如在实际工作中存在着不相容岗位没有相互分离的问题,记账人员、保管人员、经办人员没有设置专人专岗,存在出纳兼复核、采购兼保管等违规现象,重大事项决策和执行没有实行分离制约制度。缺乏应有的监督机制,任何严密的内部控制系统都难以发挥作用。

(六)财务会计内部控制人员的素质不能适应岗位要求

目前很多医院缺乏经过正规培训的财务会计内部控制人员。很多在职内部控制人员在意识上、技能上和行为方式上不能达到实施财务会计内部控制的基本要求,对内部控制的程序或措施经常理解不到位。多数医院的内部审计部门没有发挥其监督、评价、防范的作用。

我国医院财务会计内部控制与管理还存在着很多缺陷,在医疗体制改革不断深化的情况下,医院的内控建设面临着前所未有的挑战,因此财务会计内部控制制度的健全及发挥作用也就显得尤为重要。

二、医院内部控制与管理的改进

(一)促使财务内控制度有效实施

增强医院员工特别是管理层对财务会计内部控制重要性的认识,促使财务内控制度有效实施:医院管理层的思想意识、道德水平和综合素质是医院财务会计内部控制的关键因素。医院领导层应改变旧的"重医疗、轻管理"的管理理念,更新知识,加强对会计法律和法规的学习,明确财务负责人参与医院重大决策的职责。管理理念的提升是医院形成良好的内控机制和制度执行的关键。

(二)切实加强财产物资的安全控制

按照不相容职务相分离的原则,合理设置会计及相关工作岗位,明确职责及权限,对重要岗位定期轮换,形成相互制衡的机制。建立和完善各项资产在采购、验收、付款等环节上的授权审批制度。严格规范固定资产的购建与使用。建立和完善各项管理制度,并组织实施。

(三)建立和完善监督机制

监督机制是确保财务会计内部控制有效的关键环节。内部控制制度的制定不仅是文字化的制度形式,更重要的是在工作中要监督执行,行使监督的职能作用。达到查错防弊、改进管理的目的。

(四)建立适合医院的成本费用考核体系

医院要结合自身的实际情况,建立成本费用管理的组织体系和考评体系,各成本责任中心将成本管理机构制定的指标,落实到人,采取奖罚措施,达到成本控制的目的,提高医院的运营效率。

(五)加强人员培训,提高审计人员素质

加强内部审计人员业务培训和后续教育工作,以培训学习及考核来提高内部审计人员的整体素质,全面提高他们的思想素养、理论水平、学历层次。同时,应积极吸收经济、会计、法律等相关专业人才或复合人才加入审计队伍,促进医院内部审计人员素质的提高,为有效开展内审业务提供保障。

(冯鲁俊)

第二节　财务会计内部控制与管理的基本要求

一、内部控制定义

内部控制是指单位为实现控制目标,通过制定一系列制度、实施相关措施和程序,对经济活动的风险进行防范和管控的动态过程。

医院财务会计内部控制是医院为了保证业务活动的有效进行和资产的安全与完整,防止、发现和纠正错误与舞弊,保证会计资料的真实、合法、完整而制定和实施的政策、措施及程序。通过

建立健全财务会计内部控制,使医院各部门、各岗位相互监督、制约和联系,从而维护国有资产安全与完整,堵塞漏洞,加强医院财务管理,促进各医院财务会计内部控制制度的建设,提高医院财务管理水平和会计信息质量,为提高医院自身竞争力和医院发展战略目标的实现,提供合理保证。

二、内部控制目标

内部控制与管理的目标可归纳为 5 个方面。

(一)合理保证医院管理和服务活动合法合规

内部控制要求医院的管理和服务活动必须置于国家法律、法规允许的基本框架之下,在守法的基础上进行管理。

(二)合理保证医院资金安全完整

资金安全是医院正常经营的前提和基础,也是财务管理的目标之一,而良好的内部控制,应当为资产安全提供扎实的制度保障。

(三)合理保证医院财务报告及相关信息真实准确

可靠的信息报告能够为医院管理者提供适合其制定目标的准确而完整的信息,同时,保证对外披露的信息报告的真实、完整,有利于提升医院的诚信度和公信力,维护医院良好的声誉和形象。

(四)提高管理服务的效率和效果

要求医院结合自身管理和提供服务的环境,通过健全有效的内部控制,不断提高管理服务活动的效率和效果。

(五)促进医院实现发展战略

这是内部控制的终极目标。它要求医院在运营管理中努力做出符合战略要求,有利于提升可持续发展能力和创造长久价值的策略选择。

三、内部控制原则

内部控制制度的建立与实施,应当遵循下列原则。

(一)全面性原则

内部控制应当贯穿决策、执行和监督全过程,覆盖各种业务和事项。内部控制是一个全方位的整体,它渗透于医院管理和服务活动整个过程并贯穿于活动的始终。

(二)重要性原则

内部控制应当在全面控制的基础上,关注重要业务事项和高风险领域。医院在构建内部控制制度时,应密切关注所面临的各种风险,有针对性地设计内部控制措施,使风险降低到可以忍受的合理水平,保持医院健康持续地发展。

(三)制衡性原则

内部控制应当在治理结构、机构设置及权责分配、业务流程等方面相互制约、相互监督,同时兼顾运营效率。一项完整的经济业务事项,如果是经过两个以上的相互制约环节对其进行监督和检查,其发生错弊现象的概率就很低。就具体的内部控制措施来说,相互牵制必须考虑横向控制和纵向控制两个方面的制约关系。从横向关系来讲,完成某个环节的工作需有来自彼此独立的两个部门或人员协调运作、相互监督、相互制约、相互证明;从纵向关系来讲,完成某个工作需经过互不隶属的两个或两个以上的岗位和环节,以使下级受上级监督,上级受下级牵制。横向关系和纵向关系的核查和制约,使得发生的错弊减少到较低程度,或者即使发生问题,也易尽早发现,便于及时纠正。

(四)适应性原则

内部控制应当与医院规模、业务范围、竞争状况和风险水平等相适应,并随着情况的变化及时加以调整。进行内部控制设计时应根据不同的控制类型灵活采用不同的策略。

(五)成本效益原则

内部控制应当权衡实施成本与预期效益,以适当的成本实现有效控制。在设计内部控制时,一定要考虑控制投入成本和控制产出效益之比,一般来讲,要对那些在业务处理过程中发挥作用大、影响范围广的关键控制点进行严格控制;而对那些只在局部发挥作用、影响特定范围的一般控制点,其设立只要能起到监控作用即可,不必花费大量的人力、物力进行控制。力争以最小的控制成本获取最大的经济效果。

四、内部控制要素

借鉴1992年美国提出的《内部控制——整体框架》即COSO框架,内部控制的要素归纳为内部环境、风险评估、控制活动、信息与沟通、内部监督五大方面。

(一)内部环境

内部环境规定医院的纪律与架构,影响运营管理目标的制定,塑造医院文化并影响员工的控制意识,是实施内部控制的基础。它通常包括下列5个方面。

1.医院的治理结构

医院的治理结构比如管理层、核心部门的分工制衡及其在内部控制中的职责权限等。

2.医院的内部机构设置及权责分配

尽管没有统一模式,但所采用的组织结构应当有利于提升管理效能,并保证信息通畅流动。

3.内部审计机制

内部审计机制包括内部审计机构设置、人员配备、工作开展及其独立性的保证等。

4.医院的人力资源政策

医院的人力资源政策如关键岗位员工的强制休假制度和定期岗位轮换制度等。

5.医院文化

医院文化包括医院整体的风险意识和风险管理理念,管理层的诚信和道德价值观,医院全体员工的法制观念等。一般而言,医院负责人在塑造良好的内部环境中发挥着关键作用。

(二)风险评估

风险是指一个潜在事项的发生对目标实现产生的影响。风险评估是指医院及时识别、科学分析管理服务活动中与实现控制目标相关的风险,合理确定风险应对策略,是实施内部控制的重要环节。风险评估主要包括目标设定、风险识别、风险分析和风险应对。风险与可能被影响的控制目标相关联。医院必须制定与各项管理服务项目相关的目标,设立可辨认、分析和管理相关风险的机制,以了解医院所面临的来自内部和外部的各种不同风险。在充分识别各种潜在风险因素后,要对固有风险(即不采取任何防范措施)可能造成的损失程度进行评估。

(三)控制活动

控制活动是指医院管理层根据风险评估结果,采用相应的控制措施,将风险控制在可承受度之内的政策和程序。控制措施可概括为 7 个方面，即不相容职务分离控制、授权审批控制、会计系统控制、财产保护控制、预算控制、运营分析控制和绩效考评控制。同时规定医院应当建立重大风险预警机制和突发事件应急处理机制，明确风险预警标准，对可能发生的重大风险或突发事件，制订应急预案、明确责任人员、规范处置程序，确保突发事件得到及时妥善处理。

(四)信息与沟通

信息与沟通是指医院及时准确地收集、传递与内部控制相关的信息，确保信息在医院内部、医院与外部之间进行有效沟通，是实施内部控制的重要条件。信息与沟通的主要环节包括确认、计量、记录有效的管理服务业务；在财务报告中恰当揭示财务状况、运营成果和现金流量；保证管理层与医院内部、外部的顺畅沟通。信息与沟通的方式是灵活多样的，但无论哪种方式，都应当保证信息的真实性、及时性和有用性。

(五)内部监督

内部监督即医院对内部控制建立与实施情况进行监督检查，评价内部控制的有效性，对于发现的内部控制缺陷，以及时加以改进。内部监督是实施内部控制的重要保证，包括日常监督和专项监督。监督情况应当形成书面报告，在报告中应揭示内部控制的重要缺陷。内部监督形成的报告应当有畅通的报告渠道，确保发现的重要问题能传达到管理层。同时，应当建立内部控制缺陷纠正、改进机制，充分发挥内部监督效力。

（冯鲁俊）

第三节　内部控制的主要内容与要求

一、预算控制

(一)预算编制控制

根据国家有关规定和医院的实际情况，建立健全预算编制、审批、执行、分析、调整、决算编报、绩效评价等内部预算管理工作机制。单位一切收入、支出必须全部纳入预算管理。

医院的预算编制应当做到程序合理、方法科学、编制及时、数据准确。按规定程序逐级上报，由上级预算管理部门审批。

医院应当指定部门专人负责收集、整理、归档并及时更新与预算编制有关的各类文件，定期开展培训，确保预算编制部门人员及时全面掌握相关规定。

医院应当建立内部预算编制部门与预算执行部门、资产管理部门的沟通协调机制，确保预算编制部门及时取得和有效运用财务信息和其他相关资料，实现对资产的合理配置。应严格按照批复的预算组织收入、安排支出，确保预算严格有效执行。

(二)预算执行控制

1.建立预算执行的适时分析机制

财会部门定期核对内部各部门的预算执行报告和已掌握的动态监控信息，确认各部门的预算执行完成情况。医院根据财会部门核实的情况定期予以通报并召开预算执行分析会议，研究、解决预算执行中存在的问题，提出改进措施。确保年度预算的完成。

2.年度预算一经批复,一般不予调整

因政策变化、突发事件等客观原因影响预算执行的,按规定程序报批。应当建立突发事件应急预案资金保障机制,明确资金报批和使用程序。因突发事件等不可预见因素确需调整预算的,应当按照国家有关规定和医院的应急预案办理。

(三)决算控制

加强决算管理,确保决算真实、完整、准确,建立健全预算与决算相互协调、相互促进的机制。

建立健全预算支出绩效评价机制,按照国家有关规定和本单位具体情况建立绩效评价指标,明确评价项目和评价方法,加强业务或项目成本核算;通过开展支出绩效评价考核,控制成本费用支出,降低运行成本,提高资金使用效率。

二、收入与支出控制

(一)收入控制

1.医院应当建立健全收入管理制度和岗位责任制

根据收入来源和管理方式,合理设置岗位,明确相关岗位的职责权限,确保提供服务与收取费用、价格管理与价格执行、收入票据保管与使用、办理退费与退费审批、收入稽核与收入经办等不相容职务相互分离,合理设置岗位,加强制约和监督。

2.各项收入应符合国家有关法律、法规和政策规定

要严格按照国家规定管理各项收入,严格执行收入管理业务流程。

(1)重点控制门诊收入、住院结算收入。加强流程控制,防范收入流失,确保收入的全过程得到有效控制。

(2)加强结算起止时间控制。统一规定门诊收入、住院收入的每天、每月结算起止时间,以及时准确核算收入。

(3)建立退费管理制度。各项退费必须提供交费凭据及相关证明,核对原始凭证和原始记录,严格审批权限,完备审批手续,做好相关凭证的保存和归档工作。

(4)各项收入应当由单位财会部门统一收取并进行会计核算,其他部门和个人未经批准不得办理收款业务,严禁设立账外账和"小金库"。严格按照医院财务会计制度规定确认、核算收入。

3.财务部门要及时备案各项收入合同

业务部门应在涉及收入的合同协议签订后及时将合同副本交存财会部门备案,确保各项收入应收尽收,以及时入账。财会部门应当定期检查收入金额是否与合同约定相符;对应收未收项目应当查明情况,明确责任主体,落实追缴责任。按照规定项目和标准实现的收入不得以任何形式截留、挪用、私分或者变相私分。

4.指定专人负责文件

指定专人负责收集、整理、归档并及时更新与收入有关的文件,定期开展培训,确保主管领导和业务人员及时全面掌握相关规定。

5.取得的各项收入必须开具统一规定的票据

各类收入票据由财务部门统一管理。

(1)建立各项收入与票据存根的审查核对制度,确保收入真实完整。建立健全票据管理程序和责任制度。明确票据的购买、印制、保管、领用、核销、遗失处理、清查、归档等环节的职责权限和程序,财政票据等各类票据的申领、启用、核销、销毁均应履行规定手续。

(2)按照规定设置票据专管员,建立票据台账,做好票据的保管和序时登记工作。票据应当按照顺序号使用,不得拆本使用。设立票据登记簿进行详细记录,防止空白票据遗失、盗用。

(3)每位负责保管票据的人员要配置单独的保险柜等保管设备,并做到人走柜锁。不得违反规定转让、出借、代开、买卖财政票据,不得擅自扩大财政票据的适用范围。

6.重点关注一些特殊项目的收入情况

医院内部应当定期和不定期检查、评价收入管理的薄弱环节,如发现问题,应当及时整改。重点关注:长期挂账的往来款项和冲减支出的交易或事项是否真实;挂账多年的应收款项是否及时进行追缴,确实无法追缴的,是否按照规定程序报批后处理;已核销的应收款项是否按照"账销、案存、权在"的要求,保留继续追缴权利,明确责任人追缴义务;与收入相关的其他情形。医院的收入管理岗位流程图如图 26-1 所示。

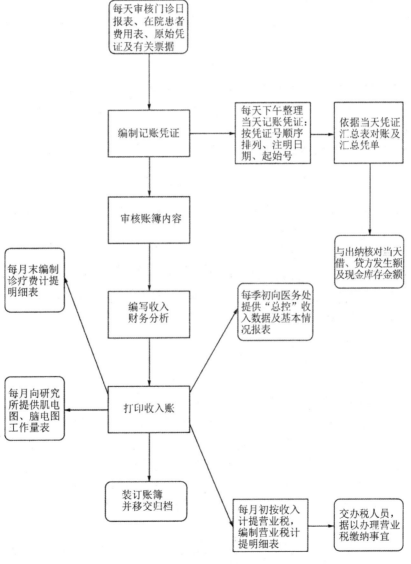

图 26-1 医院的收入管理岗位流程图

(二)支出控制

1.建立健全支出管理制度和岗位责任制

合理设置岗位,明确相关岗位的职责权限,确保支出申请和内部审批、付款审批和付款执行、业务经办和会计核算等不相容岗位相互分离。合理设置岗位,加强制约和监督。

2.完善支出管理的流程

按照支付业务的类型,完善支出管理流程,明确内部审批、审核、支付、核算和归档等支出各关键岗位的职责权限。实行国库集中支付的,应当严格按照财政国库管理制度有关规定执行。

3.加强支出审批控制

明确支出的内部审批权限、程序、责任和相关控制措施。审批人应当在授权范围内审批,不得超越权限审批。

4.建立重大支出集体决策制度和责任追究制度

重大支出应当由单位领导班子集体决策,重大支出标准根据本单位实际情况确定,不得随意变更。

5.加强支出审核控制

全面审核各类付款凭证及其附件的所有要素。主要做到几个方面:①重点审核单据凭证是否真实、合规、完整,审批手续是否齐全,以及是否符合国库集中支付和政府采购等有关规定;②会议费、差旅费、培训费等支出报销凭据应附明细清单,并由经办人员签字或盖章;③超出规定标准的支出事项应由经办人员说明原因并附审批依据,确保单据凭证与真实的经济业务事项相符。

6.加强支付控制

明确报销业务流程,按照规定办理资金支付手续。签发的支票应当进行备查登记。使用公务卡结算的,应当按照公务卡管理有关规定办理业务。

7.加强支出的核算和归档控制

由财会部门根据业务的实质内容及时登记账簿,保证核算的及时性、真实性和完整性。与支出业务相关的经济合同和专项报告应当按照有关规定交存财会部门备案。各项支出要符合国家有关财经法规制度。严格按照医院财务会计制度的规定确认、核算支出。

8.加强成本核算与管理

严格控制成本费用支出,降低运行成本,提高效益。

9.一些项目的支出要重点关注和管理

医院内部应当定期和不定期检查、评价支出管理的薄弱环节,如发现问题,应当及时整改。重点关注内容包括:①是否存在挪用预算资金向无预算项目支付资金或用于对外投资的情形;②是否存在采用虚假或不实事项套取预算资金的情形;③是否存在违规向所属预算单位划转资金的情形;④是否存在将财政预算资金借贷给其他单位的情形;⑤预付款项的转回或冲销是否合理、合规,是否存在协同第三方套取预算资金的情形;与支出相关的其他情形。

三、采购控制

医院应当按照《中华人民共和国政府采购法》及相关法律、法规的规定加强对采购业务的控制。建立健全包括采购预算与计划管理、采购活动管理、验收与合同管理、质疑投诉答复管理和内部监督检查等方面的内部管理制度。对未纳入《中华人民共和国政府采购法》适用范围的采购业务,应当参照政府采购业务制定相应的内部管理制度。

医院应当结合本规范的要求和实际情况,对采购业务的关键环节制定有针对性的内部控制措施。

(一)加强采购业务的预算和计划管理

建立预算管理部门、采购管理部门和资产管理部门之间的沟通机制。采购管理部门根据本单位工程、货物和服务实际需求及经费预算标准和设备配置标准细化部门预算,列明采购项目或货物品目,并根据采购预算及实际采购需求安排编报月度采购计划。

指定专人负责收集、整理、归档并及时更新与政府采购业务有关的政策制度文件,定期开展培训,确保办理政府采购业务的人员及时全面掌握相关规定。

建立采购业务管理岗位责任制,明确相关部门和岗位的职责权限,确保采购需求制定与内部审批、招标文件准备与复核、合同签订与验收、采购活动组织与质疑投诉检查等不相容岗位相互分离。

(二)加强审批审核事项管理

审批审核事项包括采购组织形式变更、采购方式变更、采购进口产品和落实政府采购扶持节能、环保产品政策的审核等。建立采购进口产品或变更采购方式的专家论证制度及严格的内部审核制度,以及向上级主管部门报批报备及公告登记管理制度。

(三)加强对采购活动的控制

通过竞争方式择优选择政府采购业务代理机构。在制定采购文件、签订合同及组织重大采购项目的验收过程中应当聘请技术、法律、财务等方面的专家共同参与,确保需求明确、翔实,采购文件和合同条款完备、合法。单位在采购活动中要严格执行对评审专家登记、评审过程记录、专家评价管理规定,要对代理机构直接或代为收取的投标保证金和履约保证金进行严格管理,确保保证金按法律制度规定及时返还供应商或上缴国库。

(四)加强采购项目的验收管理

根据规定的验收制度和采购文件,由独立的验收部门或指定专人对所购物品的品种、规格、数量、质量和其他相关内容进行验收,出具验收证明。对重大采购项目要成立验收小组。对验收过程中发现的异常情况,负责验收的部门或人员应当立即向有关部门报告;有关部门应查明原因,以及时处理。

(五)建立采购业务质疑投诉管理制度

采购活动组织部门要与采购需求制定部门建立协调机制,共同负责答复供应商质疑。答复质疑应当采用书面形式,答复及时,内容真实、客观、清晰。

(六)加强采购业务的记录控制

妥善保管采购业务的相关文件,包括采购预算与计划、各类批复文件、招标文件、投标文件、评标文件、合同文本、验收证明、质疑答复文件、投诉处理决定等,完整记录和反映采购业务的全过程。定期对采购业务的信息进行分类统计,并在单位内部进行通报。

(七)大宗设备、物资或重大服务采购业务需求

对于大宗设备、物资或重大服务采购业务需求,应当由医院领导班子集体研究决定,并成立由医院内部资产、财会、审计、纪检监察等部门人员组成的采购工作小组,形成各部门相互协调、相互制约的机制,加强对采购业务各个环节的控制。

(八)加强涉密采购项目安全保密管理

涉密采购项目应当严格履行安全保密审查程序,并与相关供应商或采购中介机构签订保密协议或者在合同中设定保密条款。

(九)重点关注的项目和内容

医院内部应当定期和不定期检查、评价采购过程中的薄弱环节,如发现问题,应当及时整改。重点关注内容包括:①是否按照预算和计划组织采购业务;②对于纳入政府集中采购目录的项目,是否按照规定委托集中采购机构实行集中采购;③是否存在拆分政府采购项目逃避公开招标的情形;④采购进口品或变更采购方式的项目是否履行了审批手续;⑤涉及节能、环保、安全产品的项目是否执行了相关政策;⑥是否按时发布了采购信息;⑦对采购限额标准以上公开招标数据标准以下的政府采购项目,是否按照法定要求选择采购方式;⑧是否按照规定履行验收程序;⑨与采购业务相关的其他情形。

四、重要项目控制

(一)资产控制

1.货币资金控制

医院应当按照《行政单位国有资产管理暂行办法》《事业单位国有资产管理暂行办法》及相关法律、法规的规定,建立健全符合本规范要求和医院实际情况的资产管理制度和岗位责任制,强化检查和绩效考核,加强对资产安全和有效使用的控制。

(1)建立健全货币资金管理岗位责任制,合理设置岗位,不得由一人办理货币资金业务的全过程,确保不相容岗位相互分离和定期轮岗规定落实到位。

(2)担任出纳的人员应当具备会计从业资格:出纳不得兼任稽核、票据管理、会计档案保管和收入、支出、债权、债务账目的登记和对账工作。医院不得由一人办理货币资金业务的全过程。办理货币资金业务的人员,要有计划地进行岗位轮换。医院门诊和住院收费人员要具备会计基础知识和熟练操作计算机的能力。

(3)严禁一人保管支付款项所需的全部印章:财务专用章应当由专人保管,个人名章应当由本人或其授权人员保管。每位负责保管印章的人员要配置单独的保险柜等保管设备,并做到人走柜锁。

(4)建立严格的货币资金业务授权批准制度:明确被授权人的审批权限、审批程序、责任和相关控制措施,按规定应当由有关负责人签字或盖章的经济业务与事项,必须严格履行签字或盖章手续,审批人员按照规定在授权范围内进行审批,不得超越权限。使用财务专用章必须履行相关的审批手续并进行登记。

(5)货币资金纳入信息化管理:已实现财务信息化管理的单位,货币资金的收付流程要全面纳入信息系统管理,禁止手工开具资金收付凭证。按照规定的程序办理货币资金收入业务。货币资金收入必须开具收款票据,保证货币资金及时、完整入账。

(6)货币资金支付控制:货币资金必须按规定程序办理。①支付申请:用款时应当提交支付申请,注明款项的用途、金额、预算、支付方式等内容,并附有有效经济合同或相关证明及计算依据。②支付审批:审批人根据其职责、权限和相应程序对支付申请进行审批。对不符合规定的货币资金支付申请,审批人应当拒绝批准。③支付审核:财务审核人员负责对批准的货币资金支付申请进行审核,审核批准范围、权限、程序是否合规;手续及相关单证是否齐备;金额计算是否准确；支付方式、收款单位是否妥当等，经审核无误后签章。④支付结算：出纳人员根据签章齐全的支付申请，按规定办理货币资金支付手续，并及时登记现金日记账和银行存款日记账。签发的支票应进行备查登记。其中：按照《现金管理暂行条例》的规定办理现金的收支业务。不属于现金开支范围的业务应当通过银行办理转账结算。实行现金库存限额管理，超过限额的部分，必须当日送存银行并及时入账，不得坐支现金。出纳人员每天要登记日记账、核对库存现金、编制货币资金日报表，做到日清月结。加强对现金业务的管理与控制。按照《支付结算办法》等有关规定加强银行账户的管理。严格按照规定开立账户、办理存款、取款和结算；定期检查、清理银行账户的开立及使用情况；加强对银行结算凭证的填制、传递及保管等环节的管理与控制。严禁出借银行账户。

（7）加强货币资金的核查控制：指定不办理货币资金业务的会计人员不定期抽查盘点库存现金，抽查银行对账单、银行日记账及银行存款余额调节表，核对是否账实相符、账账相符。对调节不符、可能存在重大问题的未达账项应当及时向会计机构负责人报告。

加强与货币资金相关的票据的管理，明确各种票据的购买、保管、领用、背书转让、注销等环节的职责权限和程序，并专设登记簿进行记录，防止空白票据的遗失和被盗用。

（8）货币资金控制重点内容：医院内部应当定期和不定期检查、评价货币资金管理的薄弱环节，如发现问题，应当及时整改。重点关注：①货币资金业务相关岗位设置情况；②是否存在违反《现金管理暂行条例》的情形；③是否存在违规开立、变更、撤销银行账户的情形及其他违反《人民币银行结算账户管理办法》《支付结算办法》的情形；④对以前检查中发现的违规情况，是否及时进行整改；⑤与货币资金管理相关的其他情形。

2.药品及库存物资控制

（1）建立健全库存物资控制制度：医院应当建立健全物资保管、领用审批、登记记录、盘点清查等专项制度，明确内部相关部门和岗位的职责权限，确保请购与审批、询价与确定供应商、合同订立与审核、采购与验收、采购验收与会计记录、付款审批与付款执行等不相容职务相互分离，合理设置岗位，加强制约和监督。防止物资被盗、过期变质、毁损和流失。医院不得由同一部门或一人办理药品及库存物资业务的全过程。

（2）制定科学规范的药品及库存物资管理流程：明确计划编制、审批、取得、验收入库、付款、仓储保管、领用发出与处置等环节的控制要求，设置相应凭证，完备请购手续、采购合同、验收证明、入库凭证、发票等文件和凭证的核对工作，确保全过程得到有效控制。

（3）加强药品及库存物资采购业务的预算管理：具有请购权的部门按照预算执行进度办理请购手续。

（4）健全药品及库存物资采购管理制度：药品和库存物资由单位统一采购。对采购方式确定、供应商选择、验收程序等做出明确规定。纳入政府采购和药品集中招标采购范围的，必须按照有关规定执行。

根据药品及库存物资的用量和性质，加强安全库存量与储备定额管理，根据供应情况及业务需求，确定批量采购或零星采购计划，具体做到以下几点：①确定安全存量，实行储备定额计划控制；②加强采购量的控制与监督，确定经济采购量；③批量采购由采购部门、归口管理部门、财务部门、审计监督部门、专业委员会及使用部门共同参与，确保采购过程公开透明，切实降低采购成本；④小额零星采购由经授权的部门对价格、质量、供应商等有关内容进行审查、筛选，按规定审批。

(5)加强药品及库存物资验收入库管理：根据验收入库制度和经批准的合同等采购文件，组织验收人员对品种、规格、数量、质量和其他相关内容进行验收并及时入库；所有药品及库存物资必须经过验收入库才能领用；不经验收入库，一律不准办理资金结算。

(6)加强物资保管与领用控制：除物资管理部门及仓储人员外，其他部门和人员接触或领用物资时，应当由授权部门和授权人批准；大批物资和属于贵重物品、危险品或需保密的物资，应当单独制定管理制度，规定严格的审批程序和接触限制条件。

(7)加强物资的记录和核算控制：物资管理部门应当建立物资台账，保持完整的物资动态记录，并定期对物资进行清查盘点，确保账实相符。财会部门要根据审核无误的验收入库手续、批准的计划、合同协议、发票等相关证明及时记账。财会部门的物资明细账与物资台账应当定期进行相互核对，如发现不符，应当及时查明原因。保证账账、账实相符。

药品及库存物资的储存与保管要实行限制接触控制。指定专人负责领用，制定领用限额或定额；建立高值耗材的领、用、存辅助账。

(8)健全药品及库存物资缺损、报废、失效的控制制度和责任追究制度：完善盘点制度，库房每年盘点不得少于一次。药品及库存物资盘点时，财务、审计等相关部门要派人员监督。

3.固定资产控制

(1)建立健全固定资产管理岗位责任制：明确内部相关部门和岗位的职责权限，加强对固定资产的验收、使用、保管和处置等环节的控制。确保购建计划编制与审批、验收取得与款项支付、处置的申请与审批、审批与执行、执行与相关会计记录等不相容职务相互分离，合理设置岗位，加强制约和监督。医院不得由同一部门或一人办理固定资产业务的全过程。

(2)制定固定资产管理业务流程：明确取得、验收、使用、保管、处置等环节的控制要求，设置相应账卡，如实记录。

(3)建立固定资产购建论证制度：按照规模适度、科学决策的原则，加强立项、预算、调整、审批、执行等环节的控制。大型医用设备配置按照准入规定履行报批手续。

(4)加强固定资产购建控制：固定资产购建应由归口管理部门、使用部门、财务部门、审计监督部门及专业人员等共同参与，确保购建过程公开透明，降低购建成本。

(5)固定资产验收控制：取得固定资产要组织有关部门或人员严格验收，验收合格后方可交付使用，并及时办理结算，登记固定资产账卡。验收控制包括：①建立固定资产信息管理系统，以及时、全面、准确反映固定资产情况，统计分析固定资产采购预算编制的合理性及资产使用的效果和效率。②明确固定资产使用和保管责任人，贵重或危险的固定资产，以及有保密等特殊要求的固定资产，应当指定专人保管、专人使用。建立固定资产维修保养制度。归口管理部门应当对固定资产进行定期检查、维修和保养，并做好详细记录。严格控制固定资产维修保养费用。③明确固定资产的调剂、出租、出借、处置及对外投资的程序、审批权限和责任。固定资产的调剂、出租、出借、对外投资、处置等必须符合国有资产管理规定，进行可行性论证，按照规定的程序和权限报批后执行，并及时进行账务处理。出租、出借、对外投资固定资产的合同副本应当交存财会部门备案。④固定资产管理部门应当建立固定资产台账，保持完整的固定资产动态记录，并定期对固定资产进行清查盘点，确保账实相符。财会部门的固定资产明细账与固定资产台账应当定期进行相互核对，如发现不符，应当及时查明原因。加强固定资产处置管理制度。明确固定资产处置(包括出售、出让、转让、对外捐赠、报损、报废等)的标准和程序，按照管理权限逐级审核报批后执行。

4.对外投资控制

(1)建立健全对外投资业务的管理制度和岗位责任制:明确相关部门和岗位的职责、权限,确保项目可行性研究与评估、决策与执行、处置的审批与执行等不相容职务相互分离。

(2)建立对外投资决策控制制度:加强投资项目立项、评估、决策环节的有效控制,防止国有资产流失。所有对外投资项目必须事先立项,组织由财务、审计、纪检等职能部门和有关专家或由有资质的中介机构进行风险性、收益性论证评估,经领导集体决策,按规定程序逐级上报批准。决策过程应有完整的书面记录及决策人员签字。严禁个人自行决定对外投资或者擅自改变集体决策意见。

(3)加强无形资产的对外投资管理:医院以无形资产对外投资的,必须按照国家有关规定进行资产评估、确认,以确认的价值进行对外投资。

(4)严格对外投资授权审批权限控制,不得超越权限审批:建立对外投资责任追究制度。对出现重大决策失误、未履行集体审批程序和不按规定执行的部门及人员,应当追究相应的责任。

(5)加强对外投资会计核算控制:建立账务控制系统,加强对外投资会计核算核对控制,对其增减变动及投资收益的实现情况进行相关会计核算。

(6)建立对外投资项目的追踪管理制度:对出现的问题和风险及时采取应对措施,保证资产的安全与完整。

(7)加强对外投资的收回、转让和核销等处置控制:对外投资的收回、转让、核销,应当实行集体决策,须履行评估、报批手续,经授权批准机构批准后方可办理。

(8)对外投资应当由单位领导班子集体研究决定,投资活动和投资范围应当符合国家有关投资管理规定:单位应当建立对外投资信息管理系统,以及时、全面、准确地反映对外投资的价值变动和投资收益情况,财会部门应当及时进行会计核算。

5.重点关注的内容

医院内部应当定期和不定期检查、评价实物资产管理的薄弱环节,如发现问题,应当及时整改。重点关注内容包括:①不定期抽查盘点报告并实地盘点实物资产,查看是否存在账实不符、核算不实、入账不及时的情形,对已发现的资产盘盈、盘亏、毁损,是否查明原因、落实并追究责任;②结合资产、收支等账簿记录和资产保险记录、资产租赁经济合同等原始凭证,检查是否存在少计资产或账外资产的情形;③是否存在资产配置不当、闲置、擅自借给外单位使用等情形;④与实物资产管理相关的其他情形。

(二)建设项目控制

医院应当建立健全建设项目管理制度和廉政责任制度。通过签订建设项目管理协议、廉政责任书等,明确各方在项目决策程序和执行过程中的责任、权利和义务,以及反腐倡廉的要求和措施等。合理设置岗位,明确相关部门和岗位的职责权限,确保项目建议和可行性研究与项目决策、概预算编制与审核、项目实施与价款支付、竣工决算与竣工审计等不相容职务相互分离。建设项目的控制从以下几方面入手。

1.建设项目立项

建设项目立项、概预算编制和招标等应当严格遵循国家有关法律、法规的要求,符合国家政策导向和医院实际需要,经内部职能部门联合审核后,由领导班子集体决策,重大项目还应经过专家论证。

任何部门不能包办建设项目全过程,严禁任何个人单独决策或者擅自改变集体决策意见。

决策过程及各方面意见应当形成书面文件,与相关资料一同妥善归档保管。

建立工程项目相关业务授权批准制度。明确被授权人的批准方式、权限、程序、责任及相关控制措施,规定经办人的职责范围和工作要求。严禁未经授权的机构或人员办理工程项目业务。

按照国家统一的会计制度的规定设置会计账簿,对建设项目进行核算。如实记载业务的开展情况,妥善保管相关记录、文件和凭证,确保建设过程得到全面反映。

国库支持项目的控制:实行国库集中支付的建设项目,应当按照财政国库管理制度相关规定,根据项目支出预算和工程进度办理资金支付等相关事项。

按照审批单位下达的投资计划(预算)专款专用,按规定标准开支,严禁截留、挪用和超批复内容使用资金。

建立工程项目概预算控制制度。严格审查概预算编制依据、项目内容、工程量的计算和定额套用是否真实、完整、准确。

2.建设项目施工

(1)加强工程项目质量控制:工程项目要建立健全法人负责制、项目招投标制、工程建设监理制和工程合同管理制,确保工程质量得到有效控制。

(2)建立工程价款支付控制制度:严格按工程进度或合同约定支付价款。明确价款支付的审批权限、支付条件、支付方式和会计核算程序。对工程变更等原因造成价款支付方式和金额发生变动的,相关部门必须提供完整的书面文件和资料,经财务、审计部门审核并按审批程序报批后支付价款。

3.建设项目竣工

项目竣工后应当按照规定的时限办理竣工决算,并根据批复的竣工决算和有关规定办理建设项目档案和资产移交等工作。

经批准的投资概算是工程投资的最高限额,未经批准,不得突破,单位应当杜绝超规模、超概预算现象的发生。

加强项目竣工决算审计工作。未经竣工决算审计的建设项目,不得办理资产验收和移交手续。

4.建设项目控制重点内容

应当定期和不定期检查、评价建设项目管理的薄弱环节,如发现问题,应当及时整改。重点关注:①是否违反规定超概算投资;②工程物资采购、付款等重要业务的授权批准手续是否健全,是否符合《中华人民共和国招投标法》《中华人民共和国政府采购法》及相关法规、制度和合同的要求;③是否存在已交付使用的建设项目长期不结转入账的情形;④是否存在建设项目结余资金长期挂账的情形;⑤是否存在与施工方协同操作套取预算资金的情形;⑥是否存在不按照规定保存建设项目相关档案的情形;⑦与建设项目相关的其他情形。

(三)债权和债务控制

严格遵循国家有关规定,根据单位的职能定位和管理要求,建立健全债权和债务管理制度,明确债务管理部门或人员的职责权限。确保业务经办与会计记录、出纳与会计记录、业务经办与审批、总账与明细账核算、审查与记录等不相容职务相互分离。

加强债权控制。明确债权审批权限,健全审批手续,实行责任追究制度,对发生的大额债权必须要有保全措施。建立清欠核对报告制度,定期清理,并进行债权账龄分析,采取函证、对账等形式加强催收管理和会计核算,定期将债权情况编制报表向单位领导报告。

建立健全应收款项、预付款项和备用金的催收、清理制度,严格审批,以及时清理。建立健全患者预交住院金、应收在院患者医药费、医疗欠费管理控制制度。主要内容包括:①每天进行住院结算凭证、住院结算日报表和在院患者医药费明细账卡的核对;②每月核对预收医疗款的结算情况;③加强应收医疗款的控制与管理,健全催收款机制,欠费核销按规定报批。

单位大额债务的举借和偿还属于重大经济事项,单位应当进行充分论证,并由单位领导班子集体决策。要充分考虑资产总额及构成、还款能力、对医院可持续发展的影响等因素,严格控制借债规模。

经办人员应当在指定职责范围内,按照单位领导班子的批准意见办理债务的举借、核对、清理和结算。不得由一人办理债务业务的全过程。

按照国家有关规定设置各类账簿,核算债务资金来源、使用及偿还情况,妥善保管相关记录、文件和凭证,按照规定及时向有关部门上报债务情况。

建立债务授权审批、合同、付款和清理结算的控制制度。加强债务的对账和检查控制。定期与债权人核对债务余额,进行债务清理,防范和控制财务风险。医院内部应当定期和不定期检查、评价债务管理的薄弱环节,如发现问题,应当及时整改。防范和控制财务风险。

五、经济合同控制

医院应当指定经济合同归口管理部门,对经济合同实施统一规范管理。

(一)建立经济合同授权制度

(1)建立与经济合同相关的授权批准制度,严禁未经授权擅自以单位名义对外签订经济合同;严禁违反相关规定签订担保、投资和借贷合同。

(2)采购业务应当订立经济合同:医院授权采购代理机构代为签订政府采购业务经济合同的,应当签订授权委托书。

(3)加强经济合同订立控制:合同订立前,单位应当充分了解合同对方的主体资格、信用情况等有关内容,确保对方当事人具备履约能力。

(4)对于影响重大、涉及较高专业技术或法律关系复杂的合同,应当组织法律、技术、财会等专业人员参与谈判,必要时可聘请外部专家参与相关工作。

(5)应当指定相关职能部门或聘请外部专家对合同文本进行严格审核,重点关注合同的主体、内容和形式是否合法,合同双方的权利和义务、违约责任和争议解决条款是否明确等。

医院订立政府采购合同的,应当在中标、成交通知书发出后 30 d 内签订。

(二)加强经济合同履行控制

合同履行过程中,因对方或自身原因导致可能无法按时履行的,应当及时采取应对措施,并向医院有关负责人汇报。

(1)应当建立政府采购合同履行监督审查制度:对政府采购合同履行中签订补充合同,或变更、中止或者终止合同等情形应按政府采购法及相关制度规定的条件进行审查和控制。

(2)财会部门应当根据经济合同条款办理结算业务:未按经济合同条款履约的,或应签订书面经济合同而未签订的,或验收未通过的业务,财会部门有权拒绝付款,并及时向单位有关负责人报告。

(三)加强经济合同登记控制

经济合同要进行登记,经济合同副本应当交存单位财会部门备案;政府采购合同副本还应当于签订之日起 7 个工作日内交所属主管部门备案。

应当定期对合同进行统计、分类和归档,详细登记合同的订立、履行和变更情况,实行合同的全过程封闭管理。

(四)加强经济合同的安全工作

应当加强经济合同信息安全保密工作,未经批准,不得以任何形式泄露合同订立与履行过程中涉及的国家机密或商业秘密。

(五)经济合同纠纷控制

应当加强经济合同纠纷控制。经济合同发生纠纷的,应当在规定时效内与对方协商谈判并向单位有关负责人报告。经双方协商达成一致意见的纠纷解决方法,应当签订书面协议。纠纷经协商无法解决的,经办人员应向单位有关负责人报告,并依经济合同约定选择仲裁或诉讼方式解决。

六、财务电子信息化控制

(一)建立健全财务电子信息化管理制度和岗位责任制

应用专门的授权模块,明确相关部门和岗位的职责、权限,确保软件开发与系统操作、系统操作与维护、档案保管等不相容职务相互分离,合理设置岗位,加强制约和监督。

财务电子信息系统凡涉及资金管理、物资管理、收入、成本费用等部分,其功能、业务流程、操作授权、数据结构和数据校验等方面必须符合财务会计内部控制的要求。

门诊收费和住院收费系统必须符合卫生健康委员会《医院信息系统基本功能规范》的要求,实时监控收款员收款、交款情况;提供至少两种不同的方式统计数据;系统自动生成的日报表不得手工修改;预交款结算校验;开展票据稽核管理、欠费管理、价格管理、退款管理。

(二)加强财务电子信息系统的应用控制

建立用户操作管理、上机守则、操作规程及上机记录制度。加强对操作员的控制,实行操作授权,严禁未经授权操作数据库。监控数据处理过程中各项操作的次序控制、数据防错、纠错有效性控制、修改权限和修改痕迹控制,确保数据输入、处理、输出的真实性、完整性、准确性和安全性。

(三)加强数据、程序及网络安全控制

设置和使用等级口令密码控制,健全加密操作日志管理,操作员口令和操作日志加密存储,加强数据存储、备份与处理等环节的有效控制,做到任何情况下数据不丢失、不损坏、不泄露、不被非法侵入;加强接触控制,定期监测病毒,保证程序不被修改、损坏、不被病毒感染;采用数据保密、访问控制、认证及网络接入口保密等方法,确保信息在内部网络和外部网络传输的安全。

建立财务电子信息档案管理制度,加强文件储存与保管控制。数据要及时双备份,专人保管,并存放在安全可靠的不同地点。

(冯鲁俊)

第四节　内部控制的评价与监督

一、内部控制评价制度

应当根据规范的要求和单位的实际情况,制定内部控制评价制度,对内部控制设计和运行的有效性进行评价。

(一)内部控制评价的组织机构

由内部审计机构或者指定专职人员具体负责财务会计内部财务控制制度执行情况的监督检查,确保财务会计内部控制制度的有效执行。

医院可聘请中介机构或相关专业人员对本单位财务会计内部控制制度的建立健全及实施进行评价,并对财务会计内部控制中的重大缺陷提出书面报告。对发现的问题和薄弱环节,要采取有效措施,改进和完善内部控制制度。

(二)内部控制评价的要求

内部控制评价工作应当与内部控制设计与实施工作保持独立性,评价的方法、范围和频率由单位根据本单位的性质、业务范围、业务规模、管理模式和实际风险水平确定。

常用的评价方法包括穿行测试、实地查验、问卷调查、抽样和比较分析、专题讨论等。

(三)内部控制评价结果

内部控制评价的结果应当形成书面报告,对执行内部控制成效显著的内部机构和人员提出表彰建议,对违反内部控制的内部机构和人员提出处理意见;对发现的内部控制设计缺陷,应当分析其产生的原因,提出改进方案。内部控制评价报告经单位负责人签字后应当报送同级财政部门。

二、内部控制的监督

国务院财政部门和县级以上地方各级人民政府财政部门应当根据《中华人民共和国会计法》和内部控制规范,对本行政区域内各单位内部控制的建立和运行情况进行监督检查。

财政部门等在依法检查、处理、处罚财政违规行为时,应当同时检查确定是否存在造成财政违规行为的内部控制缺陷,并跟踪有关单位内部控制缺陷的整改情况,巩固检查成果。

国务院审计机关和县级以上地方各级人民政府审计机关对单位进行审计时,应当对单位特定基准日内部控制设计和运行的有效性进行审计,在实施审计工作的基础上对内部控制的有效性发表审计意见。

已经按有关规定接受注册会计师审计的单位,接受委托的会计师事务所应当对单位特定基准日内部控制设计和运行的有效性进行审计,在实施审计工作的基础上对内部控制的有效性发表审计意见。

(冯鲁俊)

参考文献

[1] 李连成,莫大鹏,付应明.现代医院管理制度全集[M].北京:中国言实出版社,2020.

[2] 杜天方,刘燕.医疗机构项目成本管理[M].杭州:浙江工商大学出版社,2022.

[3] 蒋飞.现代医院管理精要[M].北京:科学技术文献出版社,2019.

[4] 糜琛蓉,倪语星,朱仁义.医院感染防控与管理实训[M].北京:科学出版社,2020.

[5] 翟理祥,夏萍.精益医疗管理实践[M].北京:人民卫生出版社,2022.

[6] 刘乃丰.医院信息中心建设管理手册[M].南京:东南大学出版社,2020.

[7] 陈伟,李鑫.医疗投诉管理实务[M].北京:国家行政学院出版社,2022.

[8] 王霜.现代医院管理制度研究[M].秦皇岛:燕山大学出版社,2019.

[9] 应亚珍.现代医院管理丛书:医院经济运行精细化管理[M].北京:人民卫生出版社,2022.

[10] 张锦文.医院管理[M].台湾:台北市大林出版社,2020.

[11] 莫求,王永莲.医院行政管理[M].上海:上海交通大学出版社,2019.

[12] 臧培毅.现代医院管理理论与实践[M].长春:吉林科学技术出版社,2018.

[13] 庄建民.医院管理新思维[M].北京:人民卫生出版社,2020.

[14] 师庆科,王觅也.华西医学大系:现代大型综合性医院大数据平台建设与应用探索[M].成都:四川科学技术出版社,2022.

[15] 邹妮,孙喆.医院感染管理[M].上海:上海世界图书出版公司,2019.

[16] 郑艳华.现代医院管理[M].北京:科学技术文献出版社,2020.

[17] 卢文,张延红,陈永利.新形势下医院财务管理与创新研究[M].长春:吉林科学技术出版社,2022.

[18] 吴兆玉,陈绍成.实用医院医疗管理规范[M].成都:四川科学技术出版社,2019.

[19] 苗豫东.公立医院应急管理理论与实践[M].北京:经济科学出版社,2022.

[20] 李亚军.现代医院管理制度[M].西安:世界图书出版西安有限公司,2020.

[21] 孙良仁.现代医院管理实践[M].北京:科学技术文献出版社,2019.

[22] 吕峰,杨宏,高云英.医院信息管理理论研究[M].成都:电子科技大学出版社,2018.

[23] 王人颢.公立医院国有资产管理手册[M].北京:中国经济出版社,2022.

[24] 沈红玲.现代医院管理理论与实践[M].北京:科学技术文献出版社,2020.

[25] 马静.实用医院管理[M].汕头:汕头大学出版社,2019.

［26］马雅斌,李语玲,王云峰.医院药事管理制度［M］.上海:世界图书出版上海有限公司,2022.

［27］莫言娟.现代医院管理与医院经济运行［M］.天津:天津科学技术出版社,2020.

［28］胡光云.新编医院管理实务［M］.昆明:云南科技出版社,2019.

［29］王晓锋.现代医院管理模式与实用操作［M］.北京:科学技术文献出版社,2020.

［30］潘美恩,廖思兰,黄洁梅.医院档案管理与实务［M］.长春:吉林科学技术出版社,2022.

［31］兰芳.现代医院财务管理研究［M］.延吉:延边大学出版社,2020.

［32］张蔚.现代医院文档管理［M］.西安:世界图书出版西安有限公司,2022.

［33］杨继红.现代医院管理概要［M］.上海:上海交通大学出版社,2019.

［34］陈英博.现代医院财务管理探索［M］.北京:现代出版社,2020.

［35］陈佳骏.6S 精益管理提升医院员工满意度的实践研究［J］.现代医院管理,2022,20(03):50-52.

［36］谭梦,刘玉秀,王修来,等.国外医院管理的研究热点分析［J］.医学研究生学报,2022,35(04):414-417.

［37］胡木兰.学校医院管理系统的分析与设计［J］.软件,2022,43(04):51-53.

［38］费良巧,王峥,李星星,等.基于供应链管理的现代医院管理［J］.现代医院管理,2022,20(01):44-47.

［39］刘伊婧,孙志欣.现代中医医院的管理四要素［J］.中国城乡企业卫生,2022,37(01):212-214.

［40］王莉,张鑫.利用网络信息技术实现医院档案信息化管理［J］.办公自动化,2022,27(15):46-48.